Anna Bergmann
Der entseelte Patient

Anna Bergmann

Der entseelte Patient

Die moderne Medizin und der Tod

Aufbau-Verlag

Mit 23 Abbildungen

ISBN 3-351-02587-4

1. Auflage 2004

Einbandgestaltung Harald Braun
Drucken und Binden AALEXX Druck GmbH
Printed in Germany

www.aufbau-verlag.de

Inhalt

Einleitung[1]

Nach starken Regenfällen standen im August 2002 Gebiete Deutschlands, Österreichs und Tschechiens durch Flußüberschwemmungen der Donau und Elbe unter Wasser. Obwohl das 21. Jahrhundert gerade erst begonnen hatte, meldeten die Medien bereits das *Jahrhunderthochwasser*. Die verheerenden Folgen auf die Lebensbedingungen der Bewohner und die Landwirtschaft forderten die Politik heraus. Nicht zuletzt, so wurde gemutmaßt, ging der unmittelbar folgende Wahlsieg der deutschen Sozialdemokratie und deren Bündnispartei »Die Grünen« auf das Konto dieser Katastrophe, hatte sich doch die Regierung gegenüber den Betroffenen als Helfer in der Not solidarisch gezeigt. Gleich im Sommer darauf herrschte in Europa eine »Rekordhitzewelle«. Allein in Frankreich beklagte man über 10000 Opfer, die infolge der Extremtemperaturen gestorben waren. Auf dem Höhepunkt der Hitzeperiode, zwischen dem 6. und 11. August 2003, breitete sich in den Kliniken Chaos aus, die Zahl von Kranken und Toten erreichte ein epidemisches Ausmaß, Bestattungsunternehmen waren überfordert, die französische Regierung stürzte in eine Krise, und Rücktrittsforderungen wurden laut.

Hatte in den achtziger Jahren zunächst nur die aus dem linken Spektrum hervorgegangene und kaum ernst genommene ökologische Bewegung klimatische Veränderungen als Symptom der mit dem kapitalistischen Wirtschaftssystem verbundenen Umweltzerstörung ins Zentrum ihres Engagements gerückt, so kann mittlerweile von keiner seriösen politischen Partei das Klima als *quantité négligeable* mehr abgetan werden. Denn die Auswirkungen der zunehmenden Wetterextreme rücken den untrennbaren Zusammenhang von Kultur, Politik, Ökonomie und Natur ins Bewußtsein und beschäftigen auf sogenannten Klimagipfeln, Umwelt- und Bevölkerungskonferenzen die internationale Politik.

Wegen seiner global immer deutlicher spürbaren Macht und der nunmehr auch in Europa häufiger werdenden extremen Wetterlagen wirft das Klima die Frage auf, wie menschliches Überleben auf dieser Erde unter Bedingungen der Erderwärmung, des Treibhauseffekts, der Schmelze von Berggletschern und der polaren Eiskappen möglich sein wird. Der Klimawandel wird u. a. auch als Folgeerscheinung des Globalisierungsprozesses durch die kapitalistische Geld- und Marktökonomie untersucht, die, wie Elmar Altvater in Erinnerung ruft, »auf Ressourcen in einem Ausmaß wie kein anderes gesellschaftliches System in der Menschheitsgeschichte angewiesen ist«[2] und die daher jene über Millionen von Jahren gebildeten fossilen Energiequellen innerhalb einiger weniger Jahrhunderte zu plündern verstand.[3]

Naturbeherrschung um jeden Preis schien seit der Renaissance ein erfolgversprechendes Rezept zu sein, um sich gegen die gehäuft auftretenden Naturkatastrophen zu wappnen, die momentan jedoch als Folgeerscheinungen dieser offensiven Bewältigungsstrategie das Leben auf der Erde bedrohen. Nicht mehr als Zeichen göttlichen Zorns und Strafe gedeutet, sondern naturwissenschaftlich untersucht, werden sie als Ergebnis der vom Menschen selbst verursachten Verseuchung von Wasser, Luft und Böden interpretiert, das wie ein Bumerang sich auch gegen unsere scheinbar naturunabhängige Lebensweise zu wenden beginnt und apokalyptische Zukunftsvisionen heraufbeschwört.

Aus dem Bewußtsein verdrängt bleiben dabei die historischen Wurzeln, denen das Motiv für die Entstehung der Naturausbeutung und -beherrschung durch den Menschen geschuldet ist und die im Gegensatz zur gegenwärtigen klimatologischen Interpretation der Katastrophenerscheinungen eindeutig naturautonome Ursprünge haben: Die Kleine Eiszeit – ein Klimawandel, der sich zwischen dem 13. und 19. Jahrhundert vollzog und Europa mit seinen Höhepunkten im 14. sowie 17. Jahrhundert besonders dramatisch traf –

veränderte abrupt die menschlichen Lebensbedingungen und damit einhergehend Religion, Politik sowie Ökonomie fundamental. Nicht zuletzt waren es Wetterextreme und die durch sie verursachten Hunger- sowie Seuchenkatastrophen, die seit dem Spätmittelalter wesentliche Impulse für die Herausbildung neuer Überlebensstrategien setzten – für die Entwicklung eines scheinbar naturunabhängigen kapitalistischen Industriesystems und für die Entstehung des modernen Staates sowie des wissenschaftlichen Fortschritts, dem sich das Aufklärungszeitalter und seither die Moderne verschrieben haben.

Zwischen dem 14. und 18. Jahrhundert traten in Europa gehäuft Naturkatastrophen auf, die im ausgehenden Mittelalter und in der frühen Neuzeit zu einem Dauerphänomen wurden. Sie bilden in diesem Buch den Ausgangspunkt aller weiteren Betrachtungen. Kennzeichnend für unser gängiges Geschichtsverständnis wie für unser politisches Bewußtsein ist es, durch Natur geschuldetes Unheil im Vergleich zu dem von politischer Herrschaft oder menschlicher Gewalt verursachten Leid als nur »halb so schlimm«, als relativ schnell und spurlos vorübergehende Erscheinung wahrzunehmen. Mehr noch: Naturkatastrophen als Ereignisse mit folgenschweren politischen, ökonomischen und sozialpsychologischen Konsequenzen anzuerkennen widerstrebt dem Selbstverständnis der Moderne zutiefst, denn dieses Selbstverständnis unterliegt der Illusion, gegen naturale Mächte immun und durch sie nicht wirklich verwundbar zu sein. So findet Arno Borst in renommierten Handbüchern der europäischen Geschichte die stagnierende Entwicklung Süditaliens im frühen 20. Jahrhundert besprochen, hingegen das Erdbeben von Messina 1908 – immerhin »das fürchterlichste im neuzeitlichen Europa« – nicht einmal erwähnt: »Als hätte die Verelendung dieser Landschaft nichts mit ihrer Anfälligkeit für Erdbeben zu tun! Für die jeweils Verschonten gelten Naturkatastrophen gemeinhin als Unfälle, das heißt als Ereignisse, die eigentlich gar nicht der Fall sind.«[4]

Ebenso hat sich die Geschichtsschreibung hinsichtlich der politischen Destabilisierung Europas im 17. Jahrhundert ausführlich Kriegen und ökonomischen Krisen gewidmet, dabei aber den zeitgleich auftretenden Teufelskreis von verheerenden Wetter-, Hunger- und Seuchenkatastrophen, die in dieser Epoche weit mehr Opfer als militärische Konflikte forderten, vollends unterschlagen. Während jedes Kind im Geschichtsunterricht vom Dreißigjährigen Krieg erfährt, ist das Phänomen der Kleinen Eiszeit aus unserem historischen Bewußtsein gelöscht. Allenfalls ist bekannt, daß es Frauen gab, die als Wetterhexen auf dem Scheiterhaufen verbrannt wurden, auch, daß die jüdische Bevölkerung der Pestverbreitung bezichtigt war und daher immer wieder Pogromen zum Opfer fiel. Die allmähliche Herausbildung solcher mörderischen Projektionsmuster und die speziellen Auswirkungen übermächtig gewordener Todesangst werden jedoch nicht mit realen Katastrophenerfahrungen der frühen Neuzeit in Verbindung gebracht.

Der in diesem Buch verfolgte Ansatz hingegen versucht Geschichte als einen Prozeß zu beschreiben, der sich in einer Wechselbeziehung von Natur- und Kulturgeschichte vollzieht. Die menschliche Abhängigkeit von naturalen Ereignissen wird daher mit der Schilderung der außergewöhnlichen Naturkatastrophendichte während des 14. und 17. Jahrhunderts zunächst in den Vordergrund gestellt. Dies kann als methodischer Zugang gelesen werden, die aus der modernen Naturbeherrschung resultierende polarisierende Setzung von Natur und Kultur aufzugeben, um den Blick auf die Bedeutung von Natur hinsichtlich politischer, ökonomischer, wissenschaftlicher und nicht zuletzt auch sozialpsychologischer Reaktionen der Angst zu schärfen. Ein Geschichtsverständnis, das allein menschliches Handeln zum Motor politischer und sozialer Veränderungen erklärt und die Natur als geschichtsexternen Faktor isoliert, klammert nicht nur das Klima in seinem Einfluß auf Kultur, Ökonomie, Politik – kurzum auf die Fundamente gesellschaftlicher Lebensbedingungen, auf prosperierende wie krisenhafte Entwicklungen aus, sondern mißachtet eine zentrale Dimension der *conditio humana* überhaupt.

Die Verdrängung der Natur in ihrer Bedeutung für historische und politische Prozesse ist selbst ein Symptom für das aus dem Geist der Renaissance und der Frühaufklärung geborene Konzept der Naturbeherrschung. Waren dies doch Epochen dramatischer Natur-, Hunger- und Seuchenkatastrophen, in denen enorme kulturelle Energien darauf verwendet wurden, potenzierte Todesgefahren durch Staatenbildungsprozesse und die Begründung der modernen Naturwissenschaft unter menschliche Kontrolle zu bringen. Die im kollektiven Bewußtsein verankerte Marginalisierung der Naturgewalten spiegelt das für die Moderne charakteristische Naturverhältnis wider – erst in jüngster Zeit wird es durch häufiger auftretende Wetterextreme erschüttert –, und es ist eine ideologische Konsequenz unseres Glaubens, die Natur so »im Griff zu haben«, als könnte sie das Zeitgeschehen nicht wirklich tangieren.

Das Prinzip der Rationalität, dem sich die Moderne verschrieben hat, stellt sich nicht nur in der gesellschaftlichen Wahrnehmung der äußeren Natur, wie in Fragen des Klimas, zunehmend als Mythos heraus. Am deutlichsten manifestiert sich die mystizistische Beziehung zu Möglichkeiten der Naturbeherrschung in all jenen Behauptungsversuchen, die glauben machen, eine Resistenz gegen die am eigenen Leib durch Krankheit, Altern und vor allem den Tod erfahrbare Verwundbarkeit erzeugen zu können. Die moderne Medizin gilt als diejenige Instanz, die uns im Zeichen des medizinischen Fortschritts in eine Welt führen kann, in der körperliches Leid und die menschliche Sterblichkeit in ihre Schranken verwiesen sind, in der wir uns vor dem Tod immer mehr geschützt meinen. So hat sich der Mythos etabliert, Menschen könnten ohne Hilfe der modernen Medizin nicht alt werden. Mit dieser »Medikalisierung des Alters«, zu dem seine, wie Ivan Illich verdeutlicht, »Neuinterpretation [...] als geriatrischer Fall« gehört, schwindet die Möglichkeit, »auf autonome Weise alt zu werden«.[5] Da der medikalisierte

Umgang mit dem Leben insgesamt – Geburt, Sexualität und Tod – auch den Prozeß des Sterbens erfaßt und ihn seiner Dimension eines sozialen Ereignisses beraubt hat, ist in unserer modernen Wahrnehmung der Tod zu einem klinisch besiegbaren Phänomen degeneriert und reduziert auf einen medizinisch zu behandelnden Fall, auf eine »physiologische Katastrophe«,[6] die ärztlich verhinderbar ist und gegen die der Kampf gewonnen werden kann. Und so ist der Triumph über den Tod, wie Thomas Macho erklärt, »zum ärztlichen Ethos schlechthin geworden«,[7] der im Fall seines Scheiterns um so mehr gesellschaftliche Kräfte herausfordert.

Die westliche Kultur ist inzwischen von der Idee der Unsterblichkeit so besessen, daß die Todesvermeidung, wie Zygmunt Bauman erklärt, »geradewegs in den Mittelpunkt des täglichen Lebens«[8] gerückt ist und durch medizinisch begründete Verhaltensweisen wie Jogging, Fitness, Anti-Aging-Kampagnen, tägliche Einnahmen von sogenannten Spurenelementen und Vitaminen etc. unseren Alltag bestimmt. Mindestens so populär geworden, aber von noch anderer Tragweite sind die chirurgischen Techniken des Schneidens und Trennens mit Hilfe des Skalpells, wie Schönheitsoperationen, Gentherapie, Präimplantationsdiagnostik, Klonen oder Organverpflanzungen, mit denen die experimentelle Medizin gegen Krankheit und Tod vorzugehen versucht. Ihre Verheißungen übertreffen alle metaphysischen Vorstellungen über die Möglichkeiten der Todesüberwindung bei weitem, denn sie suggerieren deren Machbarkeit im Diesseits und befördern dabei gewissermaßen eine »Vergottung« der Medizin, wie sie nicht zuletzt das Bonmot von den »Göttern in Weiß« veranschaulicht.

Diese exponierte gesellschaftliche Rolle der Medizin beruht auf einem Doppelaspekt von Wissenschaft und Religion. Denn die naturwissenschaftliche Medizin liefert nicht nur das Know-how für die angestrebte Verhinderung von Leid, sondern genießt als Instanz wissenschaftlicher Objektivität eine so hohe kulturelle Autorität, daß sie während des 20. Jahrhunderts in diktatorisch wie demokratisch organisierten Gesellschaften im Zeichen der Wissenschaftsgläubigkeit die Definitionsmacht von »lebenswert« und »lebensunwert« erlangt hat und entsprechend über Leben und Tod, z. B. durch »Euthanasie«, über eugenische Indikationen für Abtreibungen oder die Einführung der medizinischen Hirntodvorstellung zu verfügen begann. Dieses Primat der Wissenschaft mit ihrem Expertenwissen gegenüber den traditionellen Entscheidungskompetenzen, die für die politische Meinungsbildung im Parlament maßgebend sind, beruht auf dem Versprechen des medizinischen Fortschritts, die Menschheit von Krankheit, Leiden und Tod erlösen zu können. Der wissenschaftliche Fortschritt verfolgt daher eine Heilsthematik, eine Utopie, die auch als säkularisierte Theologie verstanden werden kann.

In ihrer religiösen Kompetenzzuschreibung für Leben und Tod hat die Krankenhausmedizin immer mehr den Charakter einer, so Jean Ziegler, Thanatokratie angenommen.[9] Die Entwicklung hin zu einer Macht- und Wissensordnung, die sich in dieser überhöhten gesellschaftlichen Erlösungsfunktion zunehmend auch als Spezialistin des Todes profiliert hat, beginnt in der Renaissance mit der Begründung der naturwissenschaftlichen Medizin im Anatomischen Theater des 16. Jahrhunderts – ein für die gesellschaftliche Elite inszeniertes Todesritual, ein Leichenspektakel, mit dem die empirische Erkenntnis des Lebendigen durch die Zergliederung des Toten entstand. Der sich auf den Tod fokussierende anatomische Erkenntnisstil – das methodologische Fundament der naturwissenschaftlichen Medizin schlechthin – wurde just in jener Epoche eingeführt, als Todesangst und Massensterben den europäischen Alltag zu prägen begonnen hatten. An der Wurzel der Moderne, an dem von sich überhäufenden Naturkatastrophen ausgelösten Versuch, unserer inneren und äußeren Natur Herr zu werden, hat sich unter der Ägide der experimentellen Medizin das Phantasma der Sterblichkeitsüberwindung dynamisch entwickelt. Das heißt, in ihrer Entstehung und auch auf dem Höhepunkt aktueller medizinischer Entwicklungen von Fragmentierungstechniken, die gentechnologische mit verpflanzungsmedizinischen Verfahren kombinieren, steht die Auseinandersetzung mit dem Tod.

Die menschliche Sterblichkeit, die Unfaßbarkeit des Todes zählen zu den größten Angstquellen und werden daher wahrscheinlich zu Recht von Ethnologen und Religionswissenschaftlern für den Ursprung der Religionen verantwortlich gemacht. Schließlich haben alle Religionen den Glauben an ein Leben nach dem Tod bzw. an die Unsterblichkeit der Seele gemeinsam. Daß ausgerechnet die säkularisierte oder, mit Max Weber ausgedrückt, die »entzauberte Welt« auch der Idee der Todesüberwindung verfallen ist, ist ein Resultat des Verweltlichungsprozesses selbst. Diese Feststellung erscheint nur dann paradox, wenn die »Entzauberung der Welt« als vollständiger Bruch mit christlichen sowie magischen Deutungen und damit verbundenen Praktiken verstanden wird, man also davon ausgeht, daß Rationalität und Religion einen Gegensatz bilden und die Säkularisierung auf eine simple Ersetzung metaphysischer durch naturwissenschaftliche Erklärungsmuster hinausgelaufen ist. Insbesondere hinsichtlich des Todes jedoch sind Verweltlichungsversuche müßig, obschon sie in unserer sich auf die Rationalität berufenden Kultur ins Zentrum gerückt sind.

So wird in säkularen Gesellschaften die Vorreiterrolle der Medizin im Überwindungsversuch der menschlichen Sterblichkeit von keiner christlichen Kirche in Frage gestellt. Dieses Phänomen beruht auf einer gemeinsamen Tradition, da empirische Medizin und christliche Religion seit der Renaissance sich nicht als Kontrahenten verstanden, vielmehr hat die moderne Medizin den Weg in die Aufklärung mit Hilfe der christlichen Kirche beschritten. Entscheidende Säkularisierungsprozesse wie die Herausbildung der weltlichen Gerichtsbarkeit sowie der Aufschwung der naturwissenschaftlichen Medizin vollzogen sich nicht zuletzt auch durch die Integration christlicher Werte und Rituale sowie bestimmter magischer Praktiken und Symbole in das Normen- und Moralsystem der Moderne. Anders ausgedrückt: Das

Entstehen des neuzeitlichen Staates und die Durchsetzung der naturwissenschaftlichen anatomischen Erkenntnisweise waren undenkbar ohne christliche Religion und Magie.

Es geht in diesem Buch wesentlich darum, den Mythos und das Selbstverständnis der Moderne als durchweg rationale, von Magie und Religion befreite Kultur in Frage zu stellen und die Verdrängung der Geschichtsmächtigkeit von Natur auf die im kulturellen Gedächtnis verankerten traumatischen Erfahrungen mit Krankheit und Tod zu beziehen. Im Zeichen des Massensterbens durch Naturkatastrophen, Hunger und Pest formierte sich seit der Renaissance eine neuartige Allianz zwischen Obrigkeit, Wissenschaft und christlicher Religion.

So hatte sich erstens die im 13. Jahrhundert vom Klerus eingeführte Inquisition bis zum 16. Jahrhundert zu der neuzeitlichen staatlichen Institution *par excellence* entwickelt, zu einem Rechtssystem, das auf weltlicher Tötungsmacht beruhte. Dieses Rechtssystem lieferte bis ins 19. Jahrhundert hinein die Basis für die Entfaltung »geordneter« Gewalteskalationen durch Hinrichtungsexzesse, die stets christlich ritualisiert und von Priestern begleitet waren. In der Entwicklung der weltlichen Gerichtsbarkeit manifestierte sich die säkulare Todesbewältigung mit Hilfe von theologisch begründeten Projektionsmustern wie z. B. im Hexen*wahn* – einem Phänomen der Frühaufklärung im 17. Jahrhundert und keineswegs des »finsteren Mittelalters«. Todesangst wurde in Projektionsmuster kanalisiert und umgewandelt in ein Ordnungssystem staatlich kontrollierter Gewalt, die gleichsam in der Organisation der frühneuzeitlichen Hinrichtungsrituale darauf bedacht war, sich eine religiöse Basis zu geben.

Auch vom Seuchensterben angetrieben und ein Katalysator für staatliche Institutionalisierungsprozesse war zweitens die Entstehung der Quarantäne, die in Zeiten der Pest den Ausnahmezustand organisierte. Schon mit den ersten großen Epidemiezügen im 14. Jahrhundert formierte sich eine Politik der Absonderung von Kranken und Seuchenverdächtigen, an die sich systematische Verfolgungen von Bettlern, Juden und Zigeunern knüpften. Dieses System der Pestabwehr ist in seinen Grundzügen mit dem von Foucault geprägten Begriff der Biopolitik am ehesten zu beschreiben.[10] Denn aus der Seuchenabwehr ging das erste Lager hervor, in das Menschen aufgrund einer Erkrankung oder auch nur wegen eines Pestverdachts, nicht aber wegen einer Straftat interniert wurden. Die Quarantäne entstand im 14. Jahrhundert während der größten Pestzüge, die Europa je erlebt hatte, zunächst gänzlich ohne medizinische Beteiligung als Zwangssystem – in einer Zeit also, als kein bakteriologisches Erklärungsmuster, sondern allein magisch begründete Abwehrpraktiken mit Hilfe der Elemente Feuer, Wasser und Luft gegen die Pest handlungsanweisend waren. Die magische Praxis bot die Grundlage aller weiterentwikkelten Maßnahmen der neuartigen Isolation von Seuchenkranken und pestverdächtigen Personen. Eine Mischung aus Rationalität und Magie bestimmte schließlich die Politik der modernen Hygiene.

Drittens wurde seit ihren Anfängen im 14. Jahrhundert bis Ende des 18. Jahrhunderts die empirische Erkenntnisweise der modernen Medizin im Sinne eines christlichen Gottesdienstes sakral gefeiert. Die Kirche übernahm dabei die Rolle einer Legitimationsinstanz für die Durchführung der als Tötungsakt aufgefaßten Zergliederung im Anatomischen Theater. In Gegenwart höchster klerikaler Autoritäten und Repräsentanten der Obrigkeit, wie Bischöfe, Könige oder Fürsten, wurde die öffentlich inszenierte Sektion von ausschließlich Hingerichteten mit christlichen Ritualen zelebriert. Kirche und Obrigkeit sorgten dabei nicht nur für die Lieferung der Leichen, sondern waren aktiv an der Aufführung des Zergliederungsspektakels beteiligt.

So gesehen, vollzogen sich Säkularisierungsprozesse zwar unter dem Primat der Rationalität, blieben aber dem magischen Denken und erst recht der christlichen Religion verhaftet, wenn es um die Etablierung weltlicher Macht, insbesondere der blutigen Strafrechtspraxis und der Leichenzergliederung im Zeichen des medizinischen Erkenntnisinteresses, ging. Das heißt, Rationalisierungsentwicklungen setzten sich auf religiösen und magischen Fundamenten verschärft dort durch, wo zum einen die staatliche Ordnungsmacht eine weltliche Gewalt- und Tötungspraxis im Ritual der Hinrichtung organisierte, und zum anderen in der dramatischen Tabuüberschreitung der Sektion, die das anatomische Paradigma der modernen Medizin auf Basis des damaligen Totenkults begründete. In beiden Fällen handelt es sich bis in die Gegenwart um höchst tabuisierte Handlungen, denn sowohl das organisierte Töten von Angesicht zu Angesicht als auch die Zerstückelung einer Leiche sind von Furcht, Schuldängsten und entsprechenden Hemmungen beherrscht – eine anthropologische Mitgift, die in der frühen Neuzeit eine besondere Ausprägung erfuhr, da die Kultur dieser Epoche in ihrem Selbstverständnis mit der magischen Vorstellungswelt noch stark verbunden war.

Strafjustiz und anatomische Wissenschaft waren nicht nur oberflächlich durch die Leichenlieferungen miteinander verknüpft. Die Instanz der Hinrichtung bot eine unverzichtbare Voraussetzung für die Entwicklung der anatomischen Grundlagenwissenschaft, und die moderne Medizin war über den langen Zeitraum von immerhin vier Jahrhunderten in die Strafrituale eingebunden. Nicht nur, daß die menschlichen Erkenntnisobjekte medizinischer Forschung bis zu Beginn des 18. Jahrhunderts vorrangig aus den Exekutionen rekrutiert wurden; vielmehr hatte sich die naturwissenschaftlich forschende Medizin durch ihre Liaison mit der sich parallel herausbildenden staatlichen Tötungsmacht aus ein und demselben Gewaltzusammenhang begründet und war selbst Teil des frühneuzeitlichen Opferrituals der Hinrichtung. Seit Ende des 14. Jahrhunderts kristallisierte sich im Zuge der Professionalisierung des Henkerberufs dieser neuartige Opferkult heraus. Er knüpfte an Riten und Symbole der vormodernen Opferlogik, das Prinzip der Gabe und des Tausches an, das eine Kommunikation zwischen der irdischen mit der himmlischen Welt intendierte. Aus der mit dem vormodernen Opferkult verbundenen Strafpraxis ging das anatomische Erkenntniszeremoniell originär hervor, und es fügte sich in die opferlogischen Gesetze der Hinrichtung ein.

Diese Verstrickung der experimentellen Medizin mit dem Opfergedanken löste sich nicht mehr auf, selbst als im Zuge der Aufklärung die Verbindung zwischen dem Anatomischen Theater und der Exekution durch den Rückzug aus der Öffentlichkeit und strukturelle Veränderungen beider Institutionen abriß. Im 18. Jahrhundert schloß das Anatomische Theater in Europa zwar seine Pforten für das Publikum, und die moderne Medizin kündigte ihre Abhängigkeit von der Hinrichtung größtenteils auf, selbst wenn dieser Zusammenhang z. B. in der Volksrepublik China bis heute aktuell geblieben ist, von dem der deutsche Anatom Gunther von Hagens, aber mitunter auch die westliche Transplantationsmedizin profitieren. Gleichsam erweiterte sie den Kreis ihrer Sektionsobjekte um Verstorbene aus Armen-, Zucht- und Siechenhäusern und dehnte ihre Erkenntnisgewinnung von der Leichenzergliederung auf den Menschenversuch aus.

Eine neue Ära medizinischer Rationalität begann nicht nur wegen der Aufgabe des öffentlichen Rituals im Anatomischen Theater. Die Einführung des Menschenexperiments im großen Stil, seine rassistische, mit zweckrationalen Argumenten begründete Praxis markiert den eigentlichen Bruch mit magischen und religiösen Ritualen: Eingebettet in den Aufstieg des medizinischen Rassismus im 18. Jahrhundert durch Anthropologie, Hirn- und Schädelanatomie,[11] markiert der im Zeichen der Aufklärung proklamierte medizinische Fortschritt, dessen Förderung als ein staatliches Aufgabenfeld ersten Ranges in den Vordergrund rückte, den Wendepunkt der experimentellen Medizin in ihrer opferlogischen Konsequenz. Aus der im Humanversuch begründeten Gewalt- und Tötungspraxis ging das naturwissenschaftlich erzeugte Menschenopfer hervor, für dessen Legitimation eine Ethik unter Prämissen der Nützlichkeit entwickelt wurde. Seither gilt für die medizinische Wissenskultur eine eigene

Opferlogik, in die der Erkenntnisprozeß des medizinischen Fortschritts bis heute verfangen ist.

Unterlag die Entwicklungsgeschichte der modernen Medizin im Anatomischen Theater über Jahrhunderte hinweg den Gesetzen des Hinrichtungsrituals, so hatte seit Mitte des 18. Jahrhunderts die opferlogische Implikation der empirischen Erkenntnisweise mit dem staatlich legitimierten Menschenversuch eine noch radikalere Konsequenz: Die Experimentatoren verwendeten im Dienste des medizinischen Fortschritts für Humanversuche bevorzugt jene Menschen, die im Zuge des seit Mitte des 18. Jahrhunderts neu entstandenen medizinischen Rassismus anthropologisch als inferior abgewertet und mit wissenschaftlichen Parametern ontologisch als Angehörige der Spezies Homo sapiens in Frage gestellt wurden. Das Leben von Unterschichtpatienten, Waisenkindern, nicht verheirateten Müttern und unehelich schwangeren Frauen, Insassen von Irrenanstalten, Häftlingen in Gefängnissen und sogenannten Konzentrationslagern in Kolonialgebieten wurde im Menschenexperiment rigoros aufs Spiel gesetzt. Man nahm deren Tod für die »Rettung der Menschheit« systematisch in Kauf. Einzig vor dem Hintergrund dieser im 18. Jahrhundert begonnenen Traditionslinie sind die medizinischen Verbrechen in den biopolitisch organisierten Konzentrationslagern des Nationalsozialismus zu verstehen und einzuordnen.

In diesem Buch geht es somit nicht nur um das Verhältnis von Rationalität, Religion und Magie in der Entwicklungsgeschichte der Moderne, sondern auch um eine Beschäftigung mit den im Laufe des Säkularisierungsprozesses sich herausbildenden rational begründeten Gewaltpraktiken, insbesondere hinsichtlich des medizinischen Fortschritts und des ihm zugrunde liegenden Menschenopfers. Lassen wir die aus der Kultur der westlichen Zivilisation von Oberschichten sowie Wissenschaftlern konzipierte und vorangetriebene Gewaltentwicklung seit der Renaissance auf dem Weg in die Industriegesellschaft und darüber hinaus Revue passieren, so kann die 1936 von Norbert Elias entwickelte evolutionäre

Vorstellung »Über den Prozeß der Zivilisation«[12] nicht aufrechterhalten bleiben: Die in der Frühaufklärung kulminierenden Hinrichtungsrituale; die zu einem Dauerphänomen werdenden, von Militärs geplanten und durch neue Waffentechnologien sich brutalisierenden Kriege seit dem 17. Jahrhundert; Judenpogrome und Hexenwahn; die Errichtung der Kolonialherrschaft und die mit ihr verbundenen, im Namen der Zivilisation christlich oder rassistisch begründeten Massenmorde; die rigorose Ausbeutung menschlicher Arbeitskraft während des Industrialisierungsprozesses im Europa und den USA des 18. und 19. Jahrhunderts sowie aktuell in der Dritten Welt; und nicht zu vergessen das 20. Jahrhundert mit seinen faschistischen Regimen Italiens, Spaniens, Griechenlands, Deutschlands und zwei Weltkriegen, den Atombombenabwürfen auf Hiroshima und Nagasaki, dem Holocaust und der »Euthanasie« – eine solche Bilanz bestärkt die Kritik, die Hans Peter Duerr gegen den »Mythos« vom zivilisatorischen Fortschritt erhoben hat.[13]

Anknüpfend an die von Jean Delumeau vorgelegte Studie über die »Angst im Abendland«[14], stellt diese Arbeit einen Versuch dar, die Entwicklung spezifischer Gewaltformen in der europäischen Geschichte der Neuzeit auf Erfahrungen des Massensterbens, auf kollektive Todesangst und daraus entstandene Traumata zurückzuführen. Denn nicht zuletzt steht die kulturelle Bewältigung von Todesangst mit staatlichen Institutionalisierungsprozessen von Gewalt in enger Verbindung und führte gleichsam zur Ausprägung einer medizinischen Rationalität. Dabei dienten magische Praktiken sowie christliche Ritualisierungen der ethischen Legitimation von organisierter Gewalt. Das heißt, der Zivilisationsprozeß war davon geprägt, mit Hilfe magischer und christlicher Praktiken Gewaltformen zu entwickeln. Diese zeichneten sich durch das im Rahmen ihrer Verwissenschaftlichung und Verstaatlichung gewonnene rationale Gesicht aus, wobei die Gewalt keineswegs abnahm, sondern auf Staat und Wissenschaft übertragen und von ihnen monopolisiert wurde.

In einer Studie über die Geschichte der im Namen medizinischer Wissenschaft erfolgten Gewaltpraxis liegt es auf der Hand, diese nach Aspekten des Geschlechterverhältnisses zu differenzieren. Hatte doch die Renaissance-Anatomie sich unter anderem auch aus dem Kontext der Kriege bzw. der Feldchirurgie – einer männlichen Domäne der damaligen Volksmedizin – entwickelt. Im genauen Gegensatz zur Heilkunde, die sich in Frauenhand befand, verhalf die Universitätsgelehrtenmedizin der zur sogenannten unehrlichen Berufssparte zählenden männlichen Chirurgie zum gesellschaftlichen Aufstieg. Die Autonomie und Wissenskultur der von Frauen hervorgebrachten praktischen Heilkunde hingegen erlebte mit dem Aufschwung der Chirurgie und experimentellen Medizin durch eine Politik der Reglementierung und Monopolisierung ihren Niedergang. Nicht zuletzt war dieser Prozeß auch in die Hexenverfolgung eingebunden und mündete im 18. Jahrhundert in die Entstehung einer von Männern hervorgebrachten Gynäkologie mit neuen mechanistischen Inhalten und entsprechenden chirurgischen Methoden (z. B. Einsatz von Schlingen, Haken und Zangen). Zudem entwarf die naturwissenschaftliche Medizin im Laufe des 18. Jahrhunderts sich selbst als Spiegel einer »natürlichen Geschlechterordnung«, die Frauen als »kultur-« und »denkunfähige Wesen« nicht nur aus der Wissenschaft, sondern aus der Gesellschaft insgesamt verbannte. Männer waren somit die Begründer der Leichenzergliederung sowie des Menschen- und Tierexperiments im Labor und über Jahrhunderte leidenschaftlich engagierte Subjekte des wissenschaftlichen Fortschritts. Auch erklärten sie die für den Forschungsprozeß notwendigen Qualitäten – vor allem eine strenge Rationalität, die jegliches sympathetische Gefühl gegenüber der Umwelt vergessen lassen muß und »Mut« zur Zufügung von Schmerz abfordert – zu ureigenen Identitätsmerkmalen von Männlichkeit.

Das Buch gliedert sich in drei Teile, die jeweils unterschiedliche Perspektiven auf Organisationsformen eröffnen, mit denen in Europa seit dem 14. Jahrhundert dem

Massensterben begegnet wurde. Es handelt sich dabei um Phänomene, die sich epochenübergreifend entwickelten und im Sinne der *longues durées*[15] (Fernand Braudel) einen »langen Atem« hatten. Dies liegt vor allem in der Hartnäckigkeit von historischen Wandlungsprozessen begründet, die sich auf kulturelle Praktiken, Rituale und Symbolsysteme des Todes beziehen und generell in nur sehr langen Perioden vor sich gehen. So hält Philippe Ariès selbst den großen Beobachtungszeitraum von einem Jahrtausend für angemessen, um Linien im kulturellen Einstellungswandel zum Tod historisch erfassen zu können.[16] Dies hat mich ermutigt, einen Zeitrahmen von beinahe fünfhundert Jahren zu spannen. Häufig habe ich in der Darstellung einen Schwerpunkt auf Deutschland gelegt und für die Geschichte der Anatomie insbesondere archivalische Quellen aus Berlin herangezogen – nicht nur, weil Berlin bis ins 20. Jahrhundert als europäische Metropole der Anatomie und naturwissenschaftlichen Medizin galt, sondern auch, weil die Geschichte seines Anatomischen Theaters bisher kaum Beachtung gefunden hat.

Der erste Teil dieses Buches zeichnet in groben Zügen die Auswirkungen der Kleinen Eiszeit, den *circulus vitiosus* von Wetter-, Hunger- und Seuchenkatastrophen in weiten Teilen Europas seit dem 13. Jahrhundert, nach, und er beschreibt, wie in diesem Zeitraum das Peststerben durch staatliche Seuchenpolitik bekämpft wurde. Aus dem Lazarett und der Quarantäne entwickelte sich seit Ende des 14. Jahrhunderts gegenüber Pestkranken und stigmatisierten Randgruppen, auf die obligatorisch der Seuchenverdacht fiel, einerseits staatlicher Terror, und andererseits ging aus diesen Institutionen gleichermaßen ein System der Sicherheit hervor. Im Namen dieser paradoxen Todesabwehr zerschlug die Quarantänepolitik sowohl die sozialen Bande zu erkrankten Familienangehörigen und erschütterte überdies den Totenkult in seinen Grundfesten durch eine zuvor nicht gekannte restriktive Grenzziehung zwischen Lebenden und Toten, Kranken und Gesunden, zwischen Städten und Regionen, in denen die Pest grassierte, und solchen, die als epidemiefrei galten. Die Verordnung des Massengrabes und damit einhergehende Friedhofsverlegungen erzeugten ein Spannungsverhältnis zwischen staatlicher Rationalität und Traditionen des Totenkults, die größtenteils so verfestigt waren, daß sie immer nur vorübergehend während eines Pestzuges mit Gewalt aufgelöst werden konnten.

Das über Jahrhunderte praktizierte staatlich organisierte Überwachungs- und Isolationssystem – eine Kooperation zwischen Militär, Polizei und Medizin – verankerte sich als traumatische Erfahrung im kollektiven Gedächtnis[17] und wurde in letzter Konsequenz zum Modell der nationalsozialistischen Vernichtungspolitik. Als Akt »kollektiver Selbstverteidigung«, die keineswegs nur metaphorisch als »Desinfektion« propagiert wurde, erfolgte im Warschauer Ghetto, in zu Tötungsanstalten umfunktionierten Krankenhäusern und in Konzentrationslagern nach dem Modell der Quarantäne eine Reinszenierung der jahrhundertelang mit jedem Seuchenzug von neuem eingeübten Isolationsmethoden, des Massengrabes, der Räucherung und des Verbrennens.

Der zweite Teil rekonstruiert die Geburt der modernen Medizin durch die Begründung der Anatomie im 14. Jahrhundert. Dabei steht die Geschichte der empirischen Medizin in ihrer Bedeutung für die weltliche Todesbewältigung, aus der das bis in die Gegenwart gültige Konzept des menschlichen Körpers als Maschine sowie das medizinisch begründete Opfer hervorgingen, im Zentrum. Hier geht es zunächst darum, das Anatomische Theater in den Kontext des Hinrichtungsrituals zu stellen: Eingebunden in den Opferkult der seit dem 13. Jahrhundert sich herausbildenden Institution der Hinrichtung, unterlag die Erkenntnisweise im Anatomischen Theater den Gesetzen des Exekutionsrituals und dem Symbolsystem des Totenkults. Im Akt der Hinrichtung wurde der Körper des Delinquenten je nach Höhe der Strafe mehrmals im Sinne einer Seelenvernichtung durch seine Zerstückelung, Verstümmelung und Verstreuung ausgelöscht und somit rituell auf immer und ewig »getötet«. Dieser Tötungslogik zufolge handelten Anatomen als verlängerter Arm des Henkers, und ihre Tätigkeit als Zergliederer von Hingerichteten zählte zum Bestandteil des Exekutionsprozedere.

Der dritte Teil befaßt sich mit der Befreiung der medizinischen Erkenntnisweise aus der Institution der Hinrichtung. Diese Zäsur setzte Mitte des 18. Jahrhunderts ein, als das Krankenhaus mit der Einführung des Menschenversuchs zur Experimentierstätte medizinischer Forschung wurde. Nun begann eine erbarmungslose Verdinglichung von Menschen aus gesellschaftlichen Randgruppen den Erkenntnisstil der experimentellen Medizin zu beherrschen. In diesem Teil geht es wesentlich darum, den Zusammenhang von Heilen und Töten als Strukturmerkmal der medizinischen Erkenntnisweise historisch nachzuzeichnen, der in der medizinischen Forschungsmethode selbst begründet liegt und daher keineswegs ein Spezifikum der nationalsozialistischen Medizin war. In dem zweckrational begründeten Vorgehen der Zergliederung, der Vivisektion von Tieren und des Menschenversuchs liegen Quellen experimenteller Gewalt- und Folterpraktiken, denen durch die hehre Forschungsintention, das Leben von möglichst vielen Menschen zu retten, keine Grenzen gesetzt sind. Obwohl von Aufklärern im 18. und beginnenden 19. Jahrhundert gefordert, wurde das medizinische Tötungsrecht im Dienste des wissenschaftlichen Fortschritts nie gesetzlich implementiert – so auch nicht für Forschungsbedingungen unter dem nationalsozialistischen Regime. Vielmehr erhielt es implizit seine Rechtfertigung durch die vom Staat eingeräumte »Freiheit der Wissenschaft«, ethisch gestützt durch Kosten-Nutzen-Abwägungen. Das Labor kann seither als ein quasi rechtsfreier Raum gelten, in dem der Ausnahmezustand herrscht, der außerhalb des normalen Moral- und Wertesystems steht und seine Rechtfertigung durch das Fortschrittsparadigma erfährt.

Vor diesem Hintergrund wird auch das Phänomen erklärlich, daß ausgerechnet Konzentrationslager zu Laboratorien der experimentellen Medizin wurden. Der Begriff des Konzentrationslagers geht auf den kubanischen Unabhängigkeitskrieg gegen Spanien (1895–1902) zurück, in dem 1896 die Spanier *campos de concentraciones* zur Internierung der aufständischen Bevölkerung errichteten. Auch internierten die Briten im »Südafrikanischen Krieg« (1899–1902) auf dem Territorium der heutigen Republik Südafrika Burenfamilien und unter noch grausameren Bedingungen die afrikanische Bevölkerung in *concentration camps*.[18] In der deutschen Sprache wurde das Konzentrationslager im beginnenden 20. Jahrhundert zu einem stehenden Begriff. Sein erstmaliger Gebrauch ist in einem Telegramm vom 11. Dezember 1904 des Reichskanzlers Fürst Bernhard von Bülow (1849–1929) an den Befehlshaber der deutschen »Schutztruppen« in der Kolonie Deutsch-Südwestafrika (heute Namibia), Generalleutnant Lothar von Trotha (1848–1943), nachgewiesen.[19]

Ein Merkmal der kolonialen Konzentrationslager war der biopolitische Zugriff auf Menschen als Angehörige bestimmter Ethnien und Kulturen. Männer, Frauen, Kinder und Alte wurden aufgrund ihrer Herkunft und nicht wegen einer begangenen Straftat gefangengenommen, oder wie Georgio Agamben in seiner Theorie des Lagers erklärt: Das Lager ging nicht aus dem Rechtssystem hervor, sondern zeichnet sich dadurch aus, daß es sich »um eine Ausweitung eines mit einem Kolonialkrieg verbundenen *Ausnahmezustandes* auf eine gesamte Zivilbevölkerung handelt«.[20]

In diesem dritten Teil wird dem Phänomen des Konzentrationslagers als einem unter medizinisch-hygienischen Paradigmen arrangierten Raum nachgegangen, der gleichsam als Forschungsstätte der deutschen experimentellen Medizin organisiert war: Vor dem gesundheitspolitischen Hintergrund des Aufschwungs der Rassenhygiene und Rassenanthropologie errichteten zu Beginn des 20. Jahrhunderts Kolonialärzte in deutschen »Schutzgebieten« sogenannte Sammel- oder Konzentrationslager. Die Internierung der unterworfenen einheimischen Bevölkerung erfolgte nach dem Modell der Quarantäne, in die das Laboratorium für

Menschen- und Tierversuche integriert war. In seiner medizinischen Doppelfunktion als Seuchenabwehr einerseits und Forschungsstätte der experimentellen Medizin andererseits kann diese koloniale Institution als Vorläufer des nationalsozialistischen Konzentrationslagers gelten.[21]

Und auch nach 1945, als anläßlich der medizinischen Verbrechen im Nationalsozialismus weltweit verbindliche ethische Richtlinien (Nürnberger Kodex) eingeführt und eine Zäsur in der experimentellen Forschungspraxis durch die Prinzipien der »Freiwilligkeit« sowie der Aufklärung der Probanden angekündigt wurden, blieb die Fortschrittsentwicklung der naturwissenschaftlichen Medizin weiterhin ihrer opferlogischen Konsequenz verhaftet. Nicht nur das Klonen und die Gentechnologie sind im Sinne von groß angelegten Versuchen mit einzelnen Patienten wie mit der Gesellschaft ethisch umstritten. Vielmehr bleibt der medizinische Fortschritt insgesamt an die Notwendigkeit geknüpft, die im Tierexperiment gewonnenen Resultate in ihrer Wirkung auf den Menschen zu überprüfen. Die bei diesen zahlreichen Humanversuchen – heute als »klinische Tests« bezeichnet – registrierten Beschädigungen und auch Todesfälle sind auf den Beipackzetteln der pharmazeutischen Produkte unter der Rubrik »Nebenwirkungen« detailliert aufgelistet.

Darüber hinaus sorgen immer wieder Nachrichten aus medizinischen Labors für schockierende Schlagzeilen – so machte z. B. im Januar 1994 die Leiterin des US-Energieministeriums, Hazel O'Leary, die in amerikanischen Heimen, Gefängnissen und Krankenhäusern durchgeführten radioaktiven Verfütterungsexperimente an ahnungslosen Patienten, Gefangenen, Alten und Behinderten öffentlich.[22] Aber selbst Menschenversuche, die dank der Genehmigungen durch Ethikkommissionen vollends legal sind und internationalen Standards entsprechen – etwa die im Auftrag von Bayer durchgeführten gefährlichen Tests mit dem hochgiftigen Pestizid Azinphosmethyl, das als »Medikament« den Versuchspersonen in der Privatklinik Inveresk (Schottland) gegen die Zahlung von 700 Euro verabreicht wurde[23] – können Menschenrechtsverletzungen beinhalten. Auch einen Ruch von Unmoral hinterlassen Heilexperimente, etwa der als Medienspektakel unter der euphemistischen Bezeichnung »Operation Hoffnung« durchgeführte, tödliche Trennungsversuch der neunundzwanzigjährigen siamesischen Zwillinge Ladan und Laleh Bijani im Juli 2003. Ebenso ethisch umstritten sind die derzeit stark propagierten sogenannten Lebendspenden von Teilen der Leber, die sich gesunde Familienangehörige für die Übertragung auf ihre todkranken Verwandten entfernen lassen, nicht nur, wie die Medizinjournalistin Silvia Matthies aufgedeckt hat, weil die Spender im Fall einer partiellen Leberentnahme immerhin bis zu 1,5 Prozent ihr Leben und 30 Prozent ihre Gesundheit riskieren, sondern auch, weil solche Heilversuche durchaus schon an Alkholikern oder im fortgeschrittenen Stadium befindlichen krebskranken Patienten erprobt wurden.[24]

Am Beispiel der auf der sogenannten *Leichenspende* beruhenden Organtransplantation – einer Therapieform der High-Tech-Medizin, die sich durch die Zergliederung von »hirntoten« Patienten realisiert und sich wiederum in einer Todesabhängigkeit befindet, wie einst die Anatomie seit ihrer Entstehung im 14. Jahrhundert – werden im letzten Kapitel dieses Buches die aktuellen Dimensionen des im medizinischen Fortschritt begründeten Opfers aufgefächert. Die Transplantationsmedizin ist nicht nur von Problemen umgeben, die durch den Bruch mit Gesetzen des Totenkults an sogenannten Leichenspendern entstehen. Vielmehr hat sie eine Patientengruppe der Organempfänger hervorgebracht, die mit magischen Phantasien über die Wirkungsmacht der Seele eines ihnen fremden Menschen durch dessen einverleibtes Organ zu kämpfen haben.

Die Entstehung dieses Buches wäre ohne die langjährige Mithilfe von Institutionen und einzelnen Personen undenkbar gewesen. Für die mir von 1996 bis 1999 gewährte Unterstützung meiner Forschung durch die Einbindung in das interdisziplinäre Schwerpunktprogramm unter der Leitung von Erika Fischer-Lichte »*Theatralität*« danke ich der *Deutschen Forschungsgemeinschaft* und Hartmut Böhme, der dieses Projekt am Kulturwissenschaftlichen Seminar der Humboldt-Universität zu Berlin begleitet hat. Die Diskussionen der im Rahmen dieses Schwerpunktprogramms und der von Hartmut Böhme veranstalteten Kolloquien waren für die Entwicklung dieses Buches von unschätzbarem Wert. Das *Berliner Programm zur Förderung der Chancengleichheit für Frauen in Forschung und Lehre* hat es mir ermöglicht, diese Arbeit zu einem Ende zu führen – auch ihm gebührt für seine Förderung zwischen 2001 bis 2002 mein herzlicher Dank. Ebenso gingen in den dritten Teil dieses Buches Ergebnisse von dem 2003 durch die Fachhochschule Düsseldorf (Arbeitsstelle Neonazismus) finanzierten Forschungsauftrag unter der Obhut von Wolfgang Dreßen ein. Bedanken möchte ich mich außerdem bei den vielen Bibliotheken, insbesondere bei der *Universitätsbibliothek der Freien Universität Berlin* und dem in diesem Hause tätigen Manfred Volk. Er hat mir unzählige Male geholfen, den Standort von seltenen Büchern herauszufinden. Auch habe ich freundliche Unterstützung vom *Preußischen Bildarchiv* durch die großzügige Bereitstellung von Fotos erfahren. Ihm, dem *Geheimen Staatsarchiv zu Berlin-Dahlem* sowie dem *Archiv der Berlin-Brandenburgischen Akademie der Wissenschaften* gilt mein Dank.

Für die fachliche, mir Mut zusprechende und solidarische Begleitung meiner Arbeit bin ich Gerhard Baader, Elisabeth Katschnig-Fasch, Heinz D. Kittsteiner, Ulrich Knefelkamp und Wolf-Dieter Narr zu besonderem Dank verpflichtet. Gespräche mit Thomas Macho über das vormoderne Opfer und Diskussionen mit Gesa Lindemann über die Entwicklung der Hirntoddefinition haben mir geholfen, meine Thesen zu schärfen. Das Manuskript haben Franziska Günther, Beate Clausnitzer, Sandrina Khaled und Benno Bergmann gelesen. Sie verhalfen mir durch ihre lehrreichen Verbesserungsvorschläge zu einer Präzision meiner Gedanken. Auch gaben mir Maria Wolf, Michael Kohlstruck,

Florian Dombois, Rainer Herrn, Bettina Recktor, Olaf Briese, Inge Baxmann und Elisabeth List instruktive Hinweise. Ihnen allen gilt mein herzlicher Dank.

Adam Novosad hat mir bei mühseligen Lateinübersetzungen geholfen, auch ihm danke ich für diese Unterstützung. An dieser Stelle sei erwähnt, daß die fremdsprachigen Zitate von mir ins Deutsche übertragen worden sind, ohne daß ich darauf im einzelnen hingewiesen habe.

Mit meinen Computerproblemen habe ich Tag und Nacht Wolfgang Tunze, Danny Lewis und manchmal auch Andreas Dworschak geplagt. Daß ihnen dabei nicht der Kragen geplatzt ist und die Arbeit durch ihre Hilfe ihren weiteren Lauf nehmen durfte, verdanke ich ihnen. Meine Freunde und Freundinnen haben mir bei dem nur schwer erträglichen Todesthema emotionalen Halt gegeben: Dank für die liebevolle Unterstützung an Beate Golaschewski, Annemarie Ristić, Francois Régis, Yves Legros, Anita Hansen-Mallwitz, Gabriele Härtig, Ashanti Mühle, Ken Shakin, Delia Herrn, Betti, Till und Grischa Böhmer. Zu guter Letzt danke ich meinen Eltern. Ihnen widme ich dieses Buch.

Berlin, im Mai 2004 *Anna Bergmann*

Teil I
Massensterben in Europa (14.–19. Jahrhundert)

1287 waren die Nordseeküsten Dänemarks, Englands, Hollands und Deutschlands von gleich mehreren Sturmfluten betroffen. Ein Chronist notierte:

> Am ersten Februar wurde das Meer erregt. Durch die aufgewühlten Wogen und den Ansturm des Meeres trat eine schreckliche Meeresflut ein, beklagenswert und schmerzerfüllt für das Volk, wie sie so groß seit der 1. Sintflut niemals vorgekommen ist. Ach! bejammernswertes Schauspiel [...]. Der 3. Teil von Holland und seinen Einwohnern, Tieren und der gesamten Kreatur ging unter. Flandern, Friesland, England, Dänemark und jeder Ort, der am Meere lag, war voll von Bitterkeit des Schmerzes.[25]

Seit dem ausgehenden 13. Jahrhundert häuften sich in Klimatagebüchern und Annalen Berichte über katastrophenartige Wettereinbrüche.[26] Europa wurde abrupt von Sturmfluten, Flußüberschwemmungen, außergewöhnlich harten Wintern, verregneten oder dürren Sommern, Heuschreckenplagen, Erdbeben und Hagelstürmen erfaßt. Heftige Regenfälle und schlechte Ernten führten gleich zu Beginn des 14. Jahrhunderts zu einer der schlimmsten mittelalterlichen Hungersnöte (1315–1318). Sie erstreckte sich von Nord- nach Süd- und von West- nach Osteuropa, so daß selbst beste Handelsbeziehungen die Ernährungskrise nicht mehr hätten kompensieren können. »Mit diesem Donnerschlag beginnt das tragische 14. Jahrhundert«, kommentiert Jacques Le Goff diese Hungersnot.[27] Viele Menschen kamen ums Leben, und es brach eine Zeit an, die von traumatischen Erfahrungen geprägt war: Gleich nach der großen Hungerkrise von 1315/18 verursachte zusätzlich die Pest ab 1347 ein über vier Jahre hinweg dauerndes Massensterben.

Schätzungen zufolge starb zwischen 1347 und 1352 mindestens ein Viertel der europäischen Bevölkerung an dieser Epidemie.[28] Die Pestwellen wurden von Erdbeben begleitet (z. B. 1342, 1348, 1356, 1357). Ein besonders schweres Beben erschütterte während des ersten großen Seuchenausbruchs die Alpenregion im Januar 1348. Hinzu kam zwischen 1340 und 1350 eine weitere Serie von Hungersnöten.[29] Schon ein Jahrzehnt später folgte der zweite Seuchenzug 1360–62. Dieser wiederum war von der »schlimmsten Sturmflut des Spätmittelalters«[30] begleitet – der sogenannten Mandränke im Jahre 1362, zahlreiche Orte Nordfrieslands gingen dabei unter. Zwischen 1364 und 1367 prägten Fröste sowie dauernde Nässe das Wetter. Die Folge davon waren wiederum viele regionale Hungersnöte.[31] Und auch die vierte Pestwelle von 1375 fiel mit den Hungerjahren 1374 und 1375 zusammen.[32] Mit dieser Häufung von Naturkatastrophen begann der als Kleine Eiszeit bezeichnete Klimawandel, der in unterschiedlicher Intensität bis zum 19. Jahrhundert andauern sollte.

1. Das »große Sterben«: Klimakatastrophen, Hunger und Pest im 14. und 17. Jahrhundert

Während zwischen dem 10. und 12. Jahrhundert eine für die mittelalterliche Agrarkultur günstige Warmphase mit umfangreichen Hochdruckgebieten und geringen Niederschlägen vorherrschte,[33] kündigte sich ab dem ausgehenden 13. Jahrhundert die Kleine Eiszeit durch Kältewinter und Wasserkatastrophen an.[34] Diese Entwicklung begann mit der Abkühlung der Arktis, die seit Ende des 12. Jahrhunderts in den verbindenden Gewässern von Grönland und Island zu einer stärkeren Eisbildung führte.[35] Auch in Bergregionen, in alpinen Ländern, Schottland oder Skandinavien sind seit dem 12. Jahrhundert Gletschervorstöße nachgewiesen.[36]

Außerdem machte sich im 13. Jahrhundert die Klimaveränderung durch Serien von Stürmen sowie Überschwemmungen der Flüsse und Meere bemerkbar.[37] Wetterkataloge verzeichnen an der Nordseeküste allein neun Sturmfluten zwischen 1212 und 1222 und insgesamt 42 für das 13. Jahrhundert, die auch das Küstenprofil veränderten: So wurde z. B. die Landfläche der Insel Helgoland beträchtlich dezimiert, und die starken Meereseinbrüche führten zur Bildung der Ost- und Westfriesischen Inseln, des Jadebusen und der Zuidersee.[38]

Neben der an den Küsten lebenden Bevölkerung waren auch Bewohner des europäischen Binnenlandes von schweren Hochwassern betroffen. Etliche Flüsse traten über die Ufer (z. B. Elbe, Donau, Moldau, Seine, Themse, Maas, Rhein, Po). 1342 erreichten Flußüberschwemmungen und starke Niederschläge einen Höhepunkt. Der Klimahistoriker Rüdiger Glaser spricht von einem »hydrologischen Supergau«[39] und weist auf die bis in die Gegenwart hineinreichenden Konsequenzen dieser Katastrophe hin: Die damals durch Schluchtenreißen geschaffenen Erosionsrinnen sind noch heute landschaftsbestimmend.[40]

Zusätzlich setzte im 14. Jahrhundert ein drastischer Kälteschub ein: Die mittleren Wintertemperaturen sanken gegenüber der mittelalterlichen Warmzeit um zehn Grad.[41] Diese sich überschlagenden Wetterextreme lösten wegen der Mißernten sowie dadurch bedingter Versorgungsmängel gleichsam eine ökonomische Krise aus. In England, den skandinavischen Ländern, in Holland, Belgien, Frankreich, Italien, Deutschland und auch in Rußland hungerte die Bevölkerung.[42] Noch vor den großen Pestzügen des 14. Jahrhunderts entstanden Orts- und Flurwüstungen, weil viele Menschen am Hungertod gestorben und die Überlebenden so entkräftet waren, daß sie das Land nicht mehr bestellen konnten.[43] Zieht man den auf die mittelalterliche Agrarkultur verheerend wirkenden Klimawandel in Betracht, erscheint die gängige Erklärung, »Überbevölkerung« habe im 14. Jahrhundert zu dieser Krise bzw. zu einer darauf

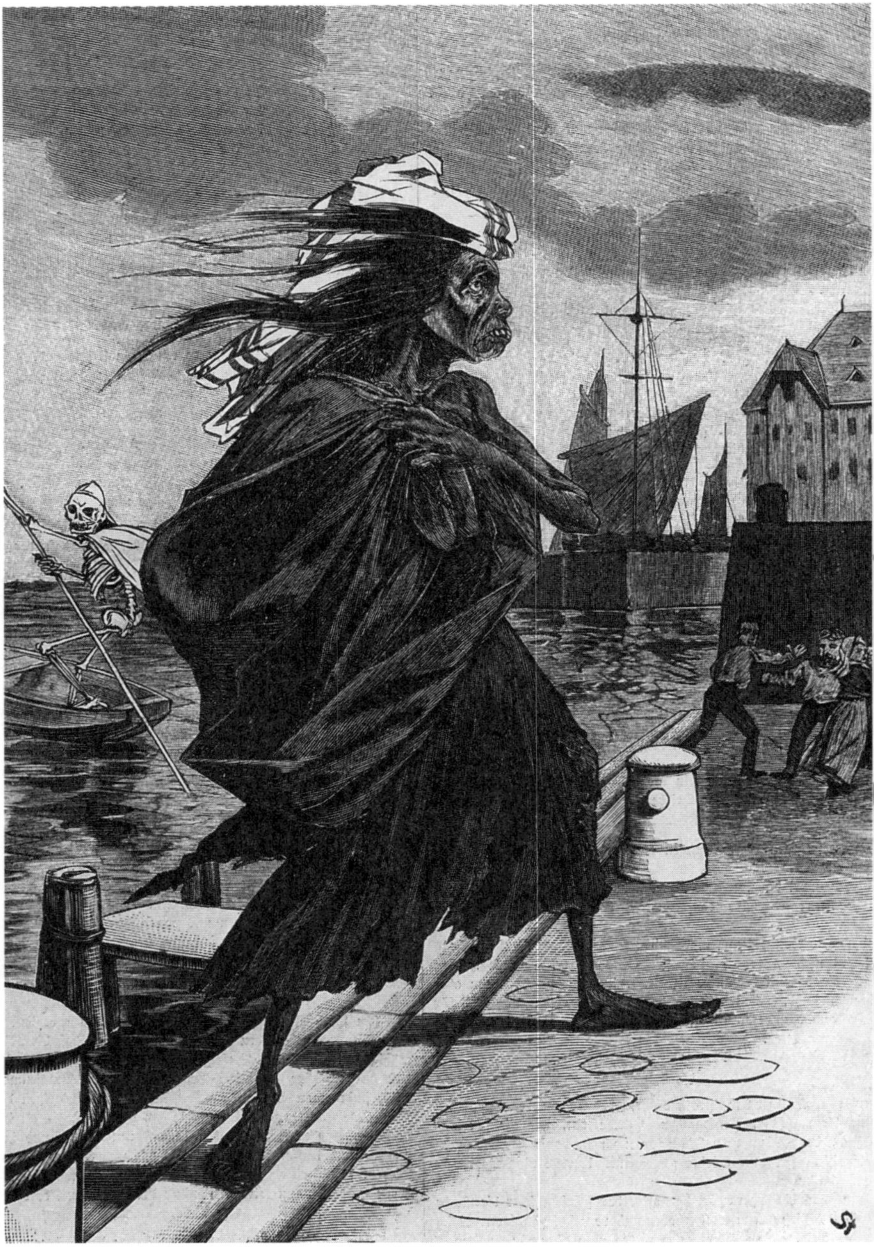

Die Pest steigt in Europa an Land. Holzstich aus dem Jahr 1899

beruhenden Nahrungsmittelverknappung geführt,[44] nicht plausibel.

In der Regel folgen auf Hungersnöte Seuchen. Die physische und seelische Angegriffenheit der europäischen Bevölkerung mag für die rasante Ausbreitung der von Italien ausgehenden Pestepidemie in den Jahren zwischen 1347 und 1352 ausschlaggebend gewesen sein. Hinzu kam, daß beinahe europaweit zwischen 1340 und 1350 noch einmal eine Hungersnot herrschte[45] und ausgerechnet die Sommer zwischen 1345 und 1347 die kältesten des gesamten zweiten Jahrtausends waren.[46] Diese Ernährungskrisen wurden außerdem durch eine klimatisch bedingte Vermehrung der Heuschrecken wegen der damit einhergehenden Vernichtung der Ernten verstärkt: Idealbedingungen für ihre Ausbreitung sind unbestellte Felder, Brachen sowie Gebiete, die gerodet und anschließend nicht mehr bewirtschaftet werden.[47]

Nach jahrelanger Unterernährung, Hunger und Naturkatastrophen grassierte schließlich überall in Europa die Pest. Vor dem Hintergrund dieser nicht voneinander isolierbaren Entwicklungen ist es kaum plausibel, wenn Historiker davon ausgehen, bei dem Pestausbruch von 1347 handele es sich um ein autonomes Phänomen, die Pest sei von einem anderen Kontinent eingedrungen[48] und rein bakteriologisch erklärbar. Dieses gängige Deutungsschema tendiert dazu, die Ursachen von Seuchen stets nach außen zu verlagern, bevorzugt wird ihnen dabei ein östlicher Ursprung zugeschrieben.[49] (vgl. so auch MKS im Februar 2001: S. 92 ff.) In der Regel führt man die Pestkatastrophe des 14. Jahrhunderts auf einen Bazillus und dessen Träger – Ratte oder Floh – zurück: Wie eine unheilvolle Macht soll sie über den Seeweg von Asien aus nach Europa von genuesischen Schiffen, die pestinfizierte Ratten an Bord hatten, eingeschleppt worden sein.[50] Solche für Seuchen typischen Interpretationsmuster beruhen auf einer Reinheitsvorstellung – in diesem Fall über einen ganzen Kontinent –, die sich erst Jahrhunderte später im Zuge der Bakteriologie und damit verbundener Menschenversuche seit Ende des 19. Jahrhunderts herausgebildet hat.[51] (Vgl. S. 240 ff.)

Neuere Forschungen hingegen hinterfragen vereinfachende bakteriologische Erklärungen, da sie hypothetisch von einem sich nach immer demselben Prinzip ausbreitenden Bakterium ausgehen, das weder mit historischen Quellen noch mit naturwissenschaftlichen Methoden nachweisbar ist.[52] Auch einer der Begründer der historisch-geographischen Pathologie, Justus Friedrich Carl Hecker, zweifelte noch zu Beginn des 19. Jahrhunderts an einem außerhalb Europas liegenden Ursprung der Pest.[53] Hecker glaubte Pestausbrüche schon 1301 im südlichen Frankreich, in Italien, Burgund und 1311 im nördlichen Europa, 1340 in Oberitalien und 1342 in Frankreich nachweisen zu können.[54]

Fest steht, daß sich die Pest seit Herbst 1347 rasant von den südlichen Mittelmeerländern bis an die Nordküsten Norwegens und Schottlands, von der spanischen Atlantikküste nach Frankreich, in die Schweiz, Österreich, Polen bis nach Moskau und zum Ural ausbreitete.[55] Diese erste große Pestepidemie dauerte vier Jahre und war vermutlich die schlimmste. Etwa 25 Millionen Menschen fielen diesem Pestzug zum Opfer, das entspricht unterschiedlichen Schätzungen zufolge einem Viertel, einem Drittel oder gar der Hälfte der europäischen Bevölkerung.[56]

Zwar ist eine Statistik der gesamteuropäischen Peststerblichkeit angesichts der Quellenlage nicht möglich. Die Annahme aber, die Pest habe im 14. Jahrhundert das größte Massensterben in der Geschichte Europas ausgelöst, gilt aufgrund von Daten über Arbeitskräftemangel, Preisrückgänge, Steuerregister, Geburten- und Sterbelisten, Grabinschriften oder auch über bevölkerungspolitische Maßnahmen der Städte als gesichert.[57] In kurzen Abständen folgten nach dem ersten Ausbruch weitere Pestzüge mit einer so hohen Sterblichkeit, daß der Bevölkerungsrückgang durch die Geburtenentwicklung nicht kompensiert wurde. Bis Mitte des 15. Jahrhunderts ging die Einwohnerzahl Europas absolut zurück, und das Niveau von 1300 wurde vermutlich erst in der zweiten Hälfte des 16. Jahrhunderts, also zweihundert Jahre später, wieder erreicht.[58]

Die Agrargeschichte des 14. Jahrhunderts vermittelt ein Bild von der Dimension des Massensterbens in Europa und dessen ökonomischen Konsequenzen. Sie waren prägend, wenn nicht sogar ausschlaggebend für die Entstehungsgeschichte des Kapitalismus in Europa: »Curia et agri in toto vacabant et fuit pascua pecorum« (Höfe und Felder waren verwüstet, und die Weide gehörte dem Vieh). Dieser aus dem Jahre 1383 stammende Satz eines Konstanzer Urbariums tauchte in Registern und Urkunden dieser Zeit in ähnlichen Varianten immer wieder auf und kann, so Wilhelm Abel, »als Leitwort einer Epoche begriffen werden, die zu den trübsten in der Geschichte der deutschen und der mitteleuropäischen Landwirtschaft zählt«.[59] Abel betont, daß der Prozeß totaler Ortswüstungen, mit denen Dörfer für immer verschwanden, in der zweiten Hälfte des 14. Jahrhunderts stattfand und nicht, wie fälschlicherweise in Deutschland häufig, auf den Dreißigjährigen Krieg (1618–48) oder, in Frankreich, auf den »Hundertjährigen Krieg« (1339–1453) zurückzuführen ist.

In Deutschland wurden um 1300 zirka 170 000 Siedlungen gezählt, gegen 1500 nur noch etwa 130 000.[60] Die Wechselwirkung von Klima, Hunger und Pest machte sich auch im 15. Jahrhundert weiter bemerkbar. Wiederum von mehreren Hungersnöten eingeleitet (1408, 1416, 1426, 1438),[61] zählte man in Deutschland sogar einundvierzig und im 16. Jahrhundert dreißig Pestjahre.[62] Nicht nur die Struktur von Höfen, Dörfern, Städten, sondern die europäische Landschaft insgesamt veränderten sich dabei drastisch. Angesichts des Arbeitskräftemangels schritten Wüstungen voran, die wiederum zur Folge hatten, daß der ursprünglich für die Bewirtschaftung von Äckern genutzte Boden verfiel und in Weideland umgewandelt wurde. Die Pest gab somit den Ausschlag für eine vermehrte Viehhaltung einer ursprünglich auf Getreidewirtschaft ausgerichteten Ackerkultur. Denn der Wald bot eine natürliche Futterstätte für Schweine (Eicheln und Kastanien), und eine Schafherde benötigte nicht annähernd soviel menschliche Arbeitskraft wie die Bewirtschaftung eines Getreideackers. Vor diesem Hintergrund erklärt sich auch der zwischen der zweiten Hälfte des 14. und dem 16. Jahrhundert extrem hohe Fleischkonsum.[63] In Deutschland beispielsweise entstanden zu Beginn des 15. Jahrhunderts Gemeinden, die Viehhaltung betrieben, um Städte mit Milch, Butter und Fleisch zu versorgen. Solche Entwicklungen leiteten die Ära einer intensiven Milchtierhaltung ein, die sich in der europäischen landwirtschaftlichen Produktionsweise aber erst seit Ende des 17. und Anfang des 18. Jahrhunderts in Verbindung mit der Viehmast durchsetzte.[64]

Die mit der Pest im 14. Jahrhundert verbundenen Relationsverschiebungen von Arbeit, Boden und Kapital hatten vielfältige Auswirkungen.[65] Diese können hier nur kursorisch angedeutet werden:[66] Neugründungen von Schäfereien führten zu einer expandierenden Textilproduktion. In England entstand im Zuge der wachsenden Wollverarbeitung eine aufstrebende Klasse von Wollhändlern.[67] Damit einhergehend erweiterte sich der kapitalistisch orientierte Markt und der Export von Wolle. Auch in Norwegen wurde die Rinderhaltung ausgedehnt und die Butterausfuhr forciert. In Ungarn, wo große Weidegebiete zwischen Donau und Theiß entstanden, spezialisierten sich Bauern auf die Ochsenzucht und erweiterten den Markt mit Lebendvieh durch einen expandierenden Rinderexport. Und nicht nur der mit der aufkommenden »Freßgier« verbundene enorme Fleischverzehr, sondern auch der Alkoholkonsum stieg an, so daß Gerste und Hopfen für die Bierbrauerei hoch gehandelt und der Weinanbau auf das zuvor für die Getreidewirtschaft genutzte Land ausgedehnt wurde. Der im Vergleich zur Getreidewirtschaft weniger arbeitsintensive Obstanbau bekam eine größere landwirtschaftliche Bedeutung. Verwüstete Gründe wurden für die Teichwirtschaft (Fischzucht) neu genutzt. Auch die Entwicklung der Technik erfuhr eine eigene Dynamik: Mühlen, die bisher ausschließlich dem Mahlen von Getreide dienten, wurden in ihrer Funktion erweitert und neu konstruiert, um damit Holz sägen oder das für die Papierherstellung notwendige Tuch stampfen zu können.[68]

Die Diskrepanz zwischen der für die Aufrechterhaltung der landwirtschaftlichen Produktion notwendigen Arbeit und den tatsächlich vorhandenen menschlichen Kapazitäten eröffnete politische wie ökonomische Konfliktfelder: Aufgrund der dezimierten Bevölkerung wurden Arbeitskräfte knapp. Die Löhne stiegen, so daß in England der Topos vom »goldenen Zeitalter des Lohnarbeiters« aufkam.[69] Der Arbeitskräftemangel führte zu einer landesherrschaftlichen Höchstlohnpolitik, die an einen Arbeitszwang gekoppelt war. Dieser wiederum forderte die Anwendung politischer Machtmittel neu heraus. Denn die ländliche Bevölkerung wurde mobil. Landesfürsten und die Kirche reagierten auf die Landflucht mit arbeitsgesetzlichen Restriktionen, selbst wenn Bauern ihre Zinspflichten erfüllt hatten. Strafen gegen landflüchtige Bauern wurden erlassen, zuvor subsistenzwirtschaftlich tätige kleinere Ackerbauern mußten ihren Unterhalt nun als Tagelöhner verdienen. In Frankreich (1358: Jacquerie) und England (1381) reagierten Bauern gegen neue Einschränkungen mit Aufständen, auch in Deutschland häuften sich bäuerliche Unruhen. Die ökonomische Grundlage des Feudaladels wurde brüchig, auch Ritter verarmten. All diese Prozesse waren von einer Eskalation militärischer Auseinandersetzungen begleitet: Adelige wurden zu Raubrittern und Bauern zu Rebellen. Einem Teil der agrarischen Bevölkerung gelang es, in die Städte abzuwandern. Die Einwanderungspolitik der Städte erlaubte den Zuzug der Landbevölkerung aus dem handwerklichen Milieu, z. B. der Weberei, Spinnerei, Lederverarbeitung oder Bäckerei. Diese Entwicklung wiederum war begleitet von der Entstehung einer Schicht umherziehender Bettler und Landstreicherinnen.[70] Die Vagabondage wurde seit dem 15. Jahrhundert zu einem hervorstechenden Merkmal und Problem der vorindustriellen Gesellschaft.[71]

Der Wert des Bodens ging zurück, die Getreidepreise fielen, während die von gewerblichen Produkten stiegen. Mit der Agrarkrise ging deshalb ein städtischer Aufschwung im Bereich von Handel und Gewerbe einher. Gleichzeitig verbesserten die hohen Löhne auch den Lebensstandard von ärmeren Schichten. Das mittelständische Milieu gewann an Prestige, insbesondere die Zünfte und die Handwerker avancierten zu einer mächtigen gesellschaftlichen Gruppe. Wie Friedrich Lütge ausführlich beschreibt, beförderten Vereinnahmungen von herrenlosen Gütern und die Konzentration von erbenlosem Geld neuartige Monopolbildungen, und damit verbunden stieg die monetäre Kaufkraft der städtischen Bevölkerung. Die Umverteilung des Vermögens Verstorbener führte zu einem Elitenwandel. Karl Georg Zinn betont, daß dieser Prozeß der Besitzumbildung binnen kürzester Zeit eine neue Verteilungsmasse verfügbar machte, die nicht nur die Vermögen toter Christen, sondern auch die der im Zuge der Pest ermordeten und vertriebenen jüdischen Bevölkerung betraf.[72] Plötzlicher Reichtum erklärte auch den Habitus der neuen Eliten, das »neureiche Protzen und das Geckentum von Parvenus«.[73] Das Vermögen konzentrierte sich jedoch auf kleinere Gruppen, wodurch der Luxusgüterkonsum gesteigert wurde. All diese Wandlungsprozesse waren mit neuen Lebens- und Eßgewohnheiten verbunden und hatten gravierende soziale, religiöse und sozialpsychologische Konsequenzen.[74]

Immerhin grassierte die Pest bis ins 18. Jahrhundert alle sechs bis zwölf Jahre, so daß sich in Europa diese Katastrophe während der nächsten vierhundert Jahre 25- bis 30-mal wiederholte.[75] Schwere Pestausbrüche mit einer Sterblichkeit von über 40 Prozent trafen auch nach dem 14. Jahrhundert etwa jede zweite oder dritte Generation.[76] Als die Pest im letzten Drittel des 16. und während des 17. Jahrhunderts noch einmal verstärkt auftrat, hatte – wie schon einmal im 14. Jahrhundert – ein überlebender erwachsener Mensch während seines Lebens gleich mehrere Pestzüge erfahren.[77]

Seit Ende des 15. Jahrhunderts jedoch gab es vorerst einen wirtschaftlichen Aufschwung: Parallel zur ökonomischen Expansion Europas, die von einem Bevölkerungsanstieg begleitet war, erfolgte seit etwa 1480 bis zur ersten Hälfte des 16. Jahrhunderts eine Klimamilderung. Auf dem Höhepunkt der Kleinen Eiszeit hingegen bestimmten ab Mitte des 16. bis Ende des 17. Jahrhunderts erneut Kälteeinbrüche, Fluß- und Meeresüberschwemmungen, Hagel, Gewitterstürme und außergewöhnliche Wettererscheinungen das Klima. Fluten an den dänischen, deutschen und niederländischen Küsten zerstörten abermals Landstriche, Menschen und Vieh ertranken, Ernten verdarben.[78]

Klimahistoriker charakterisieren die beiden Kulminationspunkte der Kleinen Eiszeit im 17. Jahrhundert um 1640 und 1680 als besonders katastrophal,[79] denn im Verhältnis zu heutigen und damals vorausgegangenen Wetterverhältnissen sanken nun die Temperaturen auf einen Tiefpunkt. Wüstungen waren ein zweites Mal das typische Begleitphänomen dieser Entwicklung ebenso wie Pestwellen, die speziell im 17. Jahrhundert durch Kriege potenziert wurden. Ilja Mieck bemerkt, die zahlreichen militärischen Auseinandersetzungen, darunter auch der Dreißigjährige Krieg, dezimierten »die europäische Bevölkerung im 17. Jh. gleichwohl weniger als Hungersnöte und Seuchen. Serien von Mißernten, teilweise durch extreme Wetterlagen bedingt [...], gab es in den Jahren 1590–1602, 1606–09, 1639–44, 1672–77, 1691–1703 und 1709–1716«.[80] Wie schon während der großen Hungersnot im 14. Jahrhundert tauchte das Phänomen des Kannibalismus in der Ernährungskrise um 1690 in Nord- und Westeuropa wieder auf.[81] Die die im 17. Jahrhundert wetterbedingten Ernährungskrisen führten dazu, daß vor allem im nördlichen Europa, aber auch in Italien, Frankreich und Spanien gebietsweise bis zu dreißig Prozent der Bevölkerung ausstarb.[82]

Da die Landwirtschaft die Lebensgrundlage der europäischen Gesellschaft bis zur industriellen Revolution sicherte, hatte das Klima in der vormodernen Ökonomie eine noch höhere Bedeutung im Vergleich zu der mit unseren heutigen Produktionsmethoden ausgestatteten und in einem deutlich größeren Ausmaß auf Viehzucht orientierten Agrarwirtschaft. Getreide lieferte seit dem Hochmittelalter das Schlüsselprodukt und war auch um 1800 noch das wichtigste landwirtschaftliche Erzeugnis.[83] Immerhin lebten in Europa bis Ende des 18. Jahrhunderts etwa achtzig Prozent der Bevölkerung auf dem Land und deckten ihren Nahrungsmittelbedarf durch die Landwirtschaft selbst.[84]

Die damalige Agrarkultur war nicht darauf orientiert, Vorrat zu produzieren, so daß eine überregionale Hungersnot durch Importe nicht abgefangen werden konnte.[85] Jede Mißernte löste mehr oder weniger einen Versorgungsmangel aus und machte die Bevölkerung extrem anfällig für Epidemien. Ähnlich wie schon im 14. Jahrhundert unterlag die Agrarwirtschaft des 17. Jahrhunderts abermals grundlegenden Veränderungen infolge von Preisverfall, Wüstungen, Stagnation und sich reduzierenden Getreideanbauflächen zugunsten von Weideland.[86] So entwickelte sich vor diesem Hintergrund im 17. Jahrhundert in vielen europäischen Ländern das ländliche Gewerbe: Insbesondere im Bereich der Textilproduktion wurde nun die Hausindustrie ausgebaut.[87] Die europaweite landwirtschaftliche Depression war eingebettet in eine epochale Krise ökonomischer, politischer und religiöser Natur, und sie fiel wiederum mit der seit etwa 1600 europaweit wahrgenommenen demographischen Krise zusammen.[88] Seit dem letzten Drittel des 16. Jahrhundert waren wieder zahlreiche regional begrenzte und im 17. Jahrhundert vier Pestzüge in weiteren Teilen des Kontinents zu bewältigen (1603–1613, 1629–1637, 1654–1665, 1675–1684).[89]

»Das Jahrhundert begann mit einem ungewöhnlich harten Winter, das Jahr 1600 war ein Jahr der teuren Nahrungsmittel, der Seuchen und des Todes« – so skizziert Manfred Vasold das beginnende 17. Jahrhundert in Deutschland: »Die zwanzig oder dreißig Jahre vor 1600 waren Seuchenjahre, und die Seuchen setzten sich im 17. Jahrhundert fort. Bubonenpest, Fleckfieber, Pocken oder Masern – es vergeht kaum ein Jahr, ohne daß eine dieser Krankheiten da oder dort epidemisch auftritt.«[90] Besonders stark betroffen waren England, Spanien, Norditalien, die Schweiz, Österreich, Frankreich und Deutschland. Auch im 18. Jahrhundert grassierte die Pest noch zwischen 1703 und 1716 im Habsburgerreich, in Polen, Deutschland und dem gesamte Ostseeraum bis nach Skandinavien, ebenso 1720 in der Provence und Marseille, 1737 in der Ukraine, 1743 in Messina und 1789/91 in Moskau. Obwohl kein Mittel der Heilung gefunden worden war, verschwand diese Seuche ohne medizinisch-naturwissenschaftlich erklärbaren Grund allmählich im 19. Jahrhundert. Dennoch war auch dieses Jahrhundert von schweren Epidemien wie Fleckfieber, Lungentuberkulose, besonders jedoch von der Cholera geprägt.

Die mit der Pest verbundene demographische Krise dauerte bis Mitte des 18. Jahrhunderts an. Seit etwa 1750 begann die Bevölkerung Europas in der Folge von politischen Peuplierungsmaßnahmen und der kameralistischen Bevölkerungspolitik – dazu gehörte auch die Professionalisierung der männlichen Gynäkologie – zu wachsen.[91] Denn diese in Konkurrenz zur Hebammenkunst sich neu etablierende Wissenschaft agierte als Disziplinierungsinstanz gegenüber dem weiblichen Gebärverhalten und forcierte gesetzliche Restriktionen gegen traditionelle Praktiken der Geburtenkontrolle.[92]

2. Isolieren, Räuchern, Verbrennen und der Zusammenbruch des Totenkults

Über das Jahr 1348 schrieb Petrarca in einem Brief an seinen Bruder Gherardo:

> O mein Bruder, wäre ich doch nie geboren worden oder früher gestorben! Was veranlaßt mich, diesen Wunsch zu äußern, der deiner Meinung nach nur im höchsten Greisenalter gerechtfertigt erscheint? O würde ich dieses niemals erreichen! Erlebe ich es aber, so fürchte ich, deshalb nicht längere Zeit zu leben, sondern [nur] länger zu sterben! […] Es erfüllte mich mit Trauer, weil es nicht nur uns unsere

Freunde nahm, sondern die ganze Welt entvölkert hat. Und dasjenige, welches ihm folgte, mähte auch noch hinweg, was jenes übriggelassen hatte und verfolgte alles, was den Sturm überstanden hatte, mit der Sense des Todes.[93]

Der italienische Humanist und spätmittelalterliche Schriftsteller Francesco Petrarca (1304–1374) gilt als einer der berühmtesten Renaissancephilosophen.[94] Als Zeitzeuge der Naturkatastrophen des 14. Jahrhunderts berichtete Petrarca aus der Sicht eines Überlebenden vom damals zum Alltag gewordenen Massensterben, über Verzweiflung, Angst und Trauer.[95] Er verlor seine Geliebte, seinen einzigen Sohn und viele seiner Freunde, von denen er einige selbst beisetzte.[96] Die Erfahrung des Verlassenseins verarbeitete er intellektuell. So entwickelte Petrarca zwischen 1346 und 1353 unter dem Einfluß der Pesterfahrungen einen regelrechten Einsamkeitskult.[97] Die Wurzeln des sich nun ausprägenden endzeitbewußten »Individualismus der Neuzeit« sind im Humanismus des 14. Jahrhunderts zu suchen, den Petrarca entscheidend mitprägte.[98] Er spiegelt das Lebensgefühl wider, das in Zeiten des Massensterbens zu einem Verlust von jeglicher Zuversicht und Gottvertrauen führte: »Die Pest schafft Einzelwesen, Individuen, ohne ihnen doch Einzigartigkeit zu verleihen.«[99]

Die Seuche versetzte die europäische Bevölkerung zwischen dem 14. und 19. Jahrhundert in einen Zustand der Angst und des Schreckens. Sie riß Menschen aus ihrer gewohnten Lebensweise, löste die Familienbande auf, Arbeitsbedingungen änderten sich fundamental, und die mittelalterliche Gesellschaft wurde aufgrund der Fluchtbewegungen aus Krisengebieten mobil.

Ähnlich wie Petrarca verloren viele Menschen – häufig in der Folge mehrerer Pestzüge – Kinder, Ehepartner, Verwandte, Freundinnen und Freunde. Die Frage, welche Bevölkerungsgruppen besonders betroffen waren, läßt sich nicht präzise beantworten. Es gibt Vermutungen, daß sich in Städten die Pest rasanter ausbreiten konnte als auf dem

Land, in ärmeren Schichten die Überlebenschancen geringer waren als in reicheren, Kinder, Schwangere und Alte anfälliger reagierten als andere Gruppen, mehr Männer als Frauen an der Pest starben, umherziehende Randgruppen, Bettler und Kaufleute wegen ihrer Reisen durch Pestgebiete sowie Ärzte, Priester, Krankenwärter und Totengräber durch die Konfrontation mit den Sterbenden und Toten gefährdeter waren als Menschen aus anderen Berufsgruppen[100] und daß die Peststerblichkeit der jüdischen Bevölkerung geringer gewesen sei als die der christlichen.[101]

Letztlich jedoch war niemand vor dieser Krankheit gefeit. Auch Familien aus höheren Schichten, Patrizier und Adelige oder berühmte Persönlichkeiten wie z. B. der italienische Maler Tizian (1488/90–1576) waren betroffen.[102] »Die Pest ist vollkommen gleichgültig gegen ihre Opfer. Gestorben wird ohne Ansehen der Person«, resümiert Marianne Gronemeyer.[103] Diese Erfahrung spiegelte sich auch in der weit verbreiteten Ikonographie des Totentanzes, die mit dem Massensterben seit dem frühen 15. Jahrhundert an Mauern von Kirchhöfen, in klösterlichen Kreuzgängen und als Wandschmuck in Kirchen in vielfältiger Weise aufkam. Das Totentanzmotiv betonte die Gleichheit vor dem Tod und rief die Grenzen irdischer Standesprivilegien ins Bewußtsein: Kleriker, Kaiserin, König, Herzog, Bürger, Arzt, Kaufmann, Bauer, Jüngling, Jungfrau und Wiegenkind – sie alle, ob jung oder alt, Mann oder Frau, reich oder arm, wurden vom Tod – personifiziert als abgemagerter nackter Leichnam mit Totenschädel – zum Tanz gebeten.[104]

Aber nicht nur das Sterben zerrüttete die Familienbande und gemeinschaftliche Beziehungen. Auch die pure Angst vor Ansteckung veränderte das soziale Leben. Allein die nach außen hin sichtbaren Symptome der Pest und der plötzliche Tod wirkten bedrohlich. Die Kranken rochen ekelerregend und waren durch blauschwarze Eiterbeulen entstellt. Ärzte berichteten über Verlaufsformen der Pest, die aus heutiger medizinischer Sicht in zwei verschiedene Kategorien, je nach Art der Infektion, klassifiziert werden

(Flohstich = Bubonenpest versus »Tröpfcheninfektion« = Lungenpest).[105]

Dagegen orientierte sich die damalige ärztliche und selbst die medizinhistorische Perspektive noch bis zum 19. Jahrhundert an der Humoralpathologie (lat. *humores*: Säfte). Dieses Körperkonzept ging auf die Säftelehre des Hippokrates (ca. 460–ca. 375 v. Chr.) und des spätantiken Arztes Galen (129–ca. 200 oder nach 210 n. Chr.) zurück und bestimmte beinahe zweitausend Jahre lang die abendländische Heilkunde.[106] Im Gegensatz zu unserer modernen Körperwahrnehmung wurde der menschliche Leib nicht als ein nach außen hin geschlossenes System betrachtet.[107] Aus der Vorstellung von der kosmologischen Eingebundenheit des Menschen leitete sich diese Körperauffassung von den vier Elementen Wasser, Erde, Feuer und Luft ab: Das Wasser entsprach dem Schleim (Sitz im Gehirn), die Luft dem Blut (Sitz im Herzen), das Feuer der gelben Galle (Sitz in der Leber) und die Erde der schwarzen Galle (Sitz in der Milz oder in den Hoden). Unwohlsein und Schmerz wurden als Ausdruck für eine aus der Balance geratene Mischung der Körpersäfte (Dykrasie) interpretiert. Diesen Zuordnungen (Luft: Blut, Herz: Blut, Blut: Feuchtigkeit und Hitze) analog wurde die Pest als ein feucht-heißes Phänomen mit überschüssig gebildetem Blut gedeutet, das aus der eingeatmeten giftigen Luft in das Körperinnere gelange und dort Fäulnis auslöse.[108] Die durch klimatische Bedingungen giftig gewordene Luft – der ansteckende Dunst (griech. Miasma) – mit dem Zeichen des Gestanks galt als das eigentlich Todbringende dieser Seuche.

Obwohl die Pest mit unterschiedlichen Verlaufsformen geschildert wurde und die Medizingeschichte davon ausgeht, daß im 14. Jahrhundert die Lungenpest vorherrschte, während in den folgenden Pestzügen die nicht zwingend tödlich verlaufende Bubonenpest dominierte, ähneln sich doch die zwischen dem 14. und 18. Jahrhundert von Chronisten und Ärzten überlieferten Syptombeschreibungen. Dazu zählten hohes Fieber, Bluthusten, Brustschmerzen, brennender

Durst, übelriechende Ausdünstungen, der rasante Verlauf und auch seelische Veränderungen wie Stumpfsinnigkeit, Angst, Halluzinationen oder Raserei. Als unverwechselbare Zeichen dieser Epidemie galten die blauschwarzen Flecken (Blutungen) unter der Haut, bis zu Apfelgröße angeschwollene Beulen (Bubonen bzw. Lymphdrüsenschwellungen) in der Leiste, unter den Achseln, am Hals, in Ellenbogen und Kniekehlen ebenso wie die bläulichschwarze Verfärbung des Harns und des Stuhls. Daher wurde die Pest auch in vielen europäischen Kulturen als »schwarzer Tod«, »schwarze Pest« oder, wegen ihres besonders schnellen tödlichen Verlaufs und hohen Ansteckungsgrades, als das »Große Sterben« bezeichnet.[109] Die Darstellungen der Pest sind geprägt von Bildern eines am lebendigen Leibe verwesenden Menschen, der entweder paralysiert oder wahnsinnig wird.

Mit jedem Pestausbruch begann diese Krankheit alle sozialen Sphären zu dominieren. Der englische Schriftsteller und Autor des *Robinson-Crusoe*-Romans, Daniel Defoe (1660–1731), hatte als Fünfjähriger die Pest in London in den Jahren 1664/65 erlebt. Mit seiner Erzählung *Bericht vom Pestjahr* (1722) hinterließ er ein Zeugnis seiner traumatischen Kindheitserfahrung:

Menschen, die in der Hitze des Fiebers oder in der Pein ihrer Geschwülste, die in der Tat unerträglich war, außer sich gerieten, rasend und wahnsinnig wurden und oft gewaltsam Hand an sich legten, sich zum Fenster hinausstürzten, sich erschossen etc.; Mütter, die im Irrsinn ihre Kinder mordeten; manche, die vom reinen Kummer überwältigt wurden, manche, die ohne jede Ansteckung, nur aus Schreck und Bestürzung starben; andere, die das Entsetzen in den Schwachsinn oder zu albernen Verrücktheiten trieb oder in Verzweiflung und Wahn oder wieder andere in melancholische Schwermut. [...] Der Schmerz der Geschwülste im besonderen war äußerst heftig und für manche unerträglich; [...] Wenn bei manchen die Geschwülste hart wurden, legten sie Ziehpflaster oder Breiumschläge auf, um sie zum Aufbrechen zu bringen, und wenn das nicht half, schnitten sie die Geschwüre und stachen sie auf, was fürchterlich war. [...] In dieser äußersten Not legten manche Hand an sich […] Manche brachen auf die Straße auf, nackt, vielleicht, und liefen dann geradewegs den Fluß hinunter, und wenn sie nicht durch Wachmänner und Polizisten aufgehalten wurden, stürzten sie sich ins Wasser, sobald sie es erreicht.[110]

Wie keine andere Krankheit sonst ist die Pest in unserem kulturellen Gedächtnis verankert: »Luftverpestung«, »etwas hassen wie die Pest«, »jemandem die Pest an den Hals wünschen« – solche Redewendungen verweisen auf das Trauma, das diese Krankheit bei den Überlebenden hinterließ. Durch das plötzliche Hinsiechen der Opfer konnten Bestattungsbräuche nicht mehr eingehalten werden, was einen Zusammenbruch des Totenkults zur Folge hatte. So notierte ein Chronist 1602 in Königsberg:

»Pestkerle« und »Totengräber« erlahmen bei ihrer Arbeit. Massengräber werden vor den Toren ausgehoben, da die Friedhöfe die Menge der Verstorbenen nicht zu fassen vermögen. In den Stadthöfen zimmern die Tischler Särge im voraus, zu denen wohlhabende und barmherzige Bürger die Bretter hergegeben haben. […] Die Stadt gleicht einem weiten Krankenhaus, erfüllt von Toten und Sterbenden, von den jammernden Hinterbliebenen, die sich hilflos dem unvermeidlichen Verhängnis preisgegeben sehen.[111]

Normalerweise hatte in der Kultur des Mittelalters und der frühen Neuzeit das Sterben ebenso wie Geburt und Hochzeit den Rang eines öffentlichen Ereignisses und war in seiner hohen sozialen Bedeutung aufwendig ritualisiert.[112] Die Vorstellung von einem »absoluten Tod« war, wie übrigens allen Religionen, der vormodernen Mentalität gänzlich fern. Der Totenkult war demzufolge darauf ausgerichtet, einen sozialen Kontakt zu den Verstorbenen zu pflegen. Der Tod markierte kein Ende, sondern den Übergang in eine andere Welt, die mit Dämonen, Kobolden, Geistern als ausgesprochen lebendig imaginiert wurde: Die Verstorbenen verfügten über sinnliche Fähigkeiten, sie waren in der Lage zu hören, zu fühlen, und sie konnten Rache nehmen, »mit Unfruchtbarkeit, Krankheit, Totgeburten, Mißernten […] drohen, sofern es die Lebenden an der gebotenen Ehrerbietung fehlen lassen«,[113] aber auch helfend zur Seite stehen. Die in den Beerdigungssitten praktizierte symbolische Kommunikation mit den Toten war, wie in Bräuchen traditionaler und moderner Kulturen auch, von einem Doppelaspekt geprägt, denn sie hatte die ambivalente Beziehung zu den Toten auszutarieren. Drei Grundzüge des Totenglaubens stellt Karl Meuli heraus, die für die Gestaltung der Bestattungssitten vieler Gesellschaften maßgebend sind: »Der Tote lebt weiter«, »der Tote ist mächtig«, »der Tote ist gut und böse zugleich«. Aus dieser doppeldeutigen Zuschreibung folgt die besondere Anstrengung, widersprüchliche Bräuche miteinander zu verknüpfen und dabei »die Toten zu gnädigem Wohlwollen, zu gütigem und hilfreichem Gebrauch ihrer Macht zu bestimmen«.[114] Das heißt, einerseits gibt es das Bestreben, den Toten gegenüber eine gewisse Fürsorge zu leisten und sich um deren Seelenheil zu kümmern (z. B. Grabpflege, Totengeläut für die Verstorbenen). Andererseits sind solche integrativen Handlungen überlagert von Ritualen, die eine symbolische oder auch physische Abgrenzung von den Toten herstellen (z. B. Fortjagen der Seele, Sperrung des Rückwegs, Schließen der Leibesöffnungen).

Die Pflege der Totenrechte, wie z. B. das Grab in geweihter Erde, war eine Sippenpflicht. Sie bestimmt teilweise bis heute den Kodex von Bestattungssitten und das Verbot der Leichenschändung. »Die Riten sicherten so nicht nur dem einzelnen die Eingebundenheit in die Gemeinschaft, sondern stifteten Kontinuität in einem immer wieder bedrohten Lebenszusammenhang über Generationen hinweg.«[115] Die Verbundenheit der Lebenden mit der Totenwelt spiegelte sich auch in der Bettung der Gräber am Kirchplatz wider – er bildete einen Mittelpunkt der Kommunikation. So wurde der Friedhof als Ort der öffentlichen Begegnung und des Handels genutzt, wo auch Gaukler Spiele aufführten oder Tänze und Turniere stattfanden.[116]

Die Sterberituale enthielten sowohl Elemente aus dem vom magischen Denken geprägten Seelenkult, der von der

Christianisierung unberührt blieb – z. B. Leichenwäsche, Anzünden der Sterbekerze, Leichenschmaus, beigelegte Opfergaben in Gräbern –, als auch sich damit überschneidende und seit dem 13. Jahrhundert immer wichtiger werdende christliche Zeremonien: etwa die von einem Priester vorgenommene Letzte Ölung und Erteilung der Absolution, gemeinsames Beten für den Sterbenden am Krankenbett, Abhalten einer Totenmesse und schließlich das Begräbnis in geweihter Erde auf Friedhöfen, die noch im Zentrum der Dörfer und Städte lagen. Die Bestattungsriten intendierten insofern auch eine klare Grenzziehung zwischen der Welt der Toten und der Lebenden.

Auf die unverzichtbare Organisation von Sterberitualen verweist Thomas Macho:

> Die Toten sind die Fremden schlechthin. Sie durchbohren gleichsam die Haut des sozialen Körpers. […] Erst komplizierte Rituale und Zeremonien gestatten, daß der Nullpunkt wieder verlassen werden kann. Die Toten sind die Fremden, obwohl sie jeden Austausch verweigern; sie bewegen sich nicht mehr, sie sprechen keine Silbe, lassen keinen Seufzer ahnen. Gerade deshalb müssen die betroffenen Gesellschaften irgendeinen Austausch mit den Toten organisieren. Zwischen dem sichtbar eingebrochenen Jenseits und dem Diesseits des verletzten sozialen Körpers müssen Beziehungen hergestellt, Kontakte geknüpft werden, die das Überleben gewährleisten. Ohne die Etablierung des Austauschs, der *Differenz* zwischen dem Eigenen und dem Fremden, würden nämlich die Toten den sozialen Körper infizieren und in ihren eigenen, individuellen Tod unverzüglich hineinreißen.[117]

Der Zusammenbruch der Bestattungszeremonien in Pestzeiten mußte bei Überlebenden um so größere Ängste vor dem Tod hervorrufen, als die Grenze zur Totenwelt durchlässig geworden war und die Macht der Toten im Diesseits zu entfesseln drohte. Religiöse Rituale sowie jede Art der symbolischen Kommunikation, die mit einem physischen Kontakt zu Verstorbenen verbunden waren, wurden bei jedem Seuchenausbruch reglementiert. Denn von einem Tag auf den anderen waren sämtliche Bräuche des Totenkults verboten und durch anonyme Massenbegräbnisse ersetzt.

Die Tragweite des in Pestzeiten verhängten Verbots einer rituellen Bestattung kann vor dem Hintergrund der kulturellen Hochschätzung der Toten sowie des Bestrebens nach guten Bedingungen für ein Leben nach dem Tode gar nicht überschätzt werden.[118] Die Angst vor ewiger Verdammnis und dem Endgericht, das sich im Christentum erst seit dem späten 14. Jahrhundert mit der eschatologischen Konzeption einer tötenden Gottheit herausbildete,[119] mußte sich mit jedem Seuchenzug steigern, sofern er zu einer Auflösung der Bestattungsriten führte.

Die Frage, in welchem Maße und ob überhaupt die jüdischen Sterberituale von der Pest tangiert wurden, kann nicht beantwortet werden. Magdalena Schultz hebt jedoch hervor, daß in der jüdischen spätmittelalterlichen Kunst keine Dokumente aufzufinden sind, welche die christlichen eschatologischen Ängste teilten.[120] Fest steht, daß sich in ganz Europa mit dem Aufkommen der Pest die christlichen und volkstümlichen Bestattungspraktiken dramatisch änderten. In Pestzeiten verlor der Leichnam seinen sakralen Status. Der behördlich reglementierte Umgang mit den Toten schrieb deren strikte Ausgrenzung vor. Verstorbene wurden nun außerhalb der Städte oder Dörfer in ungeweihter Erde in Massengräbern verscharrt.[121] In ausgehobene Gruben kamen zwischen 25 und 50 Leichen, teilweise sogar weit mehr als 100 Tote.[122] Der Humanist Giovanni Boccaccio (1313 bis 1375) berichtete über die Entstehung des anonymen Massengrabes im 14. Jahrhundert: »Da für die große Menge Leichen […] der geweihte Boden nicht langte, […] so machte man, statt der kirchlichen Gottesäcker, weil diese bereits überfüllt waren, sehr tiefe Gruben und warf die neu Hinzukommenden in diese zu Hunderten. Hier wurden die Leichen aufgehäuft wie die Waren in einem Schiff und von Schicht zu Schicht mit wenig Erde bedeckt, bis die Grube bis zum Rand voll war.«[123]

Die »Unehrlichen«[124] (vgl. S. 118 f.), eine nicht homogene

Gruppe des gesellschaftlich geächteten Milieus, wurden nun für das Begräbnis zuständig und lösten die Familie von der Ausübung des Totenkults ab. Sie stammten aus verarmten Schichten oder dem fahrenden Volk (z. B. Bettler, Landstreicher). Nicht selten wurden genau diese Menschen dazu zwangsverpflichtet, oder sie erhielten Lohnanreize.[125] Diese Form der Arbeitsteilung im Bestattungswesen brachte einen neuen und gleichsam stigmatisierten Beruf hervor: Die ersten Leichenträger und Totengräber kamen im 13. Jahrhundert auf. Wenn sie mobil waren, wurden sie nach einem Seuchenzug wieder entlassen und durften weiterziehen.

Die Anonymität und soziale Ausgrenzung der Toten forcierte durchaus real begründete Ängste, aber auch Legendenbildungen über die Gefahr, bei solchen Massenbegräbnissen als Sterbender noch lebendig unter die Pestleichen zu geraten.[126] In den Annalen der Mark Brandenburg hieß es: »In den Pesten [...] wurden die Menschen hier in der Mark des öfteren Begrabens müde: man nahm nicht allein die Todten, sondern auch, um sich die vielen Fuhren und Gänge zu ersparen, selbst die mehr für Hunger als Pest entkräftete Lebendige, so noch hätten errettet werden können, mit, und warf sie nebst den Todten zusammen in dazu verfertigte große Gruben, und ließ sie darin umkommen, oder verscharrte sie lebendig.«[127] Auch geht das Lied »O du lieber Augustin« auf den Wiener Bänkelsänger Augustin zurück, der während der in Wien 1679 grassierenden Pest aus einem Alkoholrausch im Massengrab erwachte. Das Preußische Pestreglement von 1709 versuchte gegen die Praxis des Lebendigbegrabens vorzugehen, indem es Totengräbern mit der Hinrichtung drohte, wenn sie »noch nicht rechte Todte in den Sarg« legten.[128]

Die Anonymisierung der Toten, das »hygienische« Tabu, mit dem sie belegt wurden, ihr sozialer Ausschluß und nicht zuletzt die große Furcht, die solche Massenbegräbnisse vor dem eigenen Tod auslösten, waren höchstwahrscheinlich für die im 18. Jahrhundert sich ausbreitende panische Angst vor dem Lebendig-begraben-Werden ausschlaggebend. Aus der wachsenden Furcht vor einem solchen grauenerregenden Irrtum gingen nicht nur neue Bestattungspraktiken und Vorsichtsmaßnahmen mit ausgeklügelten Techniken zur Rettung bestatteter Scheintoter hervor (z. B. Alarmglocken, mechanische Luftzufuhr zum Grab gegen Erstickungstod, Sarg mit Schaufenster). Auch beförderten sie den Medikalisierungsprozeß: Seit Ende des 18. Jahrhunderts hatten Mediziner den Tod festzustellen. Eine ärztliche Leichenschau wurde vor dem Begräbnis obligatorisch und das Sterben erstmals auch eine medizinische Angelegenheit.[129]

So wie Berührungen von Pesttoten generell zu meiden und mit Vorschriften belegt waren, stand auch der soziale Umgang mit Totengräbern unter Tabu. Der Kontakt zu »Pestknechten«, die durch eine besondere Robe gekennzeichnet waren, unterlag strengen Verboten. Ohnehin hatte in der spätmittelalterlichen und frühneuzeitlichen Kultur die Kleidervorschrift eine wichtige Funktion für die Differenzierung von beruflicher Tätigkeit, Stand und Geschlecht. Ihre Einhaltung wurde überwacht und bei Verstößen bestraft.[130] »Pestknechte« hatten auffallende Stigma-Symbole zu tragen, z. B. Glöckchen, bestimmte Hüte, einen schwarzen Mantel oder Klappern.[131] 1543 war den Totengräbern in Zwickau als Erkennungsmarke eine Kopfbedeckung mit weißer Binde vorgeschrieben, in Königsberg hatten sie sich im 17. Jahrhundert mit Mützen aus schwarzem Taft und langen Schleifen oder einem schwarzen Rock zu kleiden, auf den das in Europa weitverbreitete Pestsymbol eines weißen oder schwarzen Kreuzes gezeichnet war. (Vgl. zur Farbsymbolisierung S. 147f.) Als optisches und farbliches Zeichen führten sie weiße Stöcke mit sich.[132] In Troyes (Frankreich) dagegen trugen im Jahre 1519 die Leichenträger Jacken aus rotem Leder und an den Füßen fixierte Schellen. Diese Vorschrift glich dem mittelalterlichen Brauch, Aussätzige mit akustischen Zeichen auszustatten.[133]

Eine besondere Kleiderordnung für Pestärzte kam im 17. Jahrhundert auf. Sie trugen einen langen Mantel aus Leder oder wachsbeschichtetem Leinen mit anliegenden

Ärmeln und einer Kapuze, die vor dem Gesicht in einer schnabelförmigen Pestmaske mit einer Brille aus Glas mündete und jeden Blickkontakt verhinderte. Sie war gefüllt mit Kräutern (z. B. Wacholder), die zur magischen Reinigung der Atemluft von dem Pestgift gedacht waren. Ärzte in diesem Gewand wurden als Schnabeldoktoren bezeichnet. Auch sie trugen in der Hand einen weißen oder roten Stab als Erkennungszeichen.[134]

Pestknechte und Totengräber übernahmen die sozial heikle Aufgabe, die Seuchenverstorbenen von der Gemeinschaft abzusondern und jeglichen Kontakt zwischen Lebenden und Toten zu unterbinden: »Da machten sie große Löcher, warfen 8, 10 bis 12 und 15 in ein Loch, ohn einiges Leich-Kahar [=Sarg], ohne Klang und Gesang«[135] – so beschrieb ein Bieberauer Pfarrer die Massenbestattungen während der Pest 1635. Die Toten wurden von Leichenträgern mit langen Stangen gepackt, auf einem »Pestkarren« abtransportiert und in Massengräber gekippt. Die vierhundertjährige Pesterfahrung führte zur Herausbildung einer ausgefeilten gesundheitspolitischen Administration. 1837 schrieb die österreichische »Pest-Polizey-Ordnung« dieses Prozedere exakt vor: »Vier Männer [...] fassen die Leiche mit Taststangen, um sie in den mit vier Handringen versehenen Sarg zu legen [...] Auf dem Begräbnisplatze [...] wird die Leiche auf die nämliche Art aus dem Sarge gehoben, neben das Grab gelegt und ihrer Kleidung entledigt.«[136]

Überall in Europa setzte sich die Tendenz durch, in Pestzeiten Trauerversammlungen, Totenglocken und sogar Trauerkleidung gänzlich unter Verbot zu stellen, um die Präsenz des Todes akustisch und über das Straßenbild nicht noch mehr ins Bewußtsein zu rufen:[137] »Unaufhörlich läuten die Glocken, bis die Geistlichkeit wieder gebeten wird, das Läuten abzustellen oder doch wenigstens einzuschränken, um die Schrecken der geängstigten Bewohner nicht noch zu mehren.«[138]

Berichte über die allgemein herrschende Todesangst entsprachen über Jahrhunderte hinweg einem sozialen Verhaltensmuster, das sich bei jeder Pestwelle von neuem ausprägte: die Polarisierung von Lebenden und Toten und die gegenseitige Verbarrikadierung von pesterkrankten und »noch nicht« infizierten Menschen. »Wir wollen davon schweigen«, so beschrieb Boccaccio das Sozialverhalten der Florentiner während der Pest 1348 in seinem Novellenzyklus *Il Decamerone*,

daß ein Mitbürger den andern mied, daß der Nachbar fast nie den Nachbarn pflegte und die Verwandten einander selten oder nie besuchten; aber mit solchem Schrecken hatte dieses Elend die Brust der Männer wie der Frauen erfüllt, daß ein Bruder den andern im Stich ließ, der Oheim seinen Neffen, die Schwester den Bruder und oft die Frau den Mann, ja, was das schrecklichste ist und kaum glaublich scheint: Vater und Mutter weigerten sich, ihre Kinder zu besuchen und zu pflegen, als wären es nicht die ihrigen.[139]

Die Furcht vor dem Pesttod führte zu einem neuartigen sozialen Umgang mit Kranken und Sterbenden, so daß Isolation das prägende Verhaltensmuster in Zeiten der Pest wurde. Zu den familiären Distanzierungen trat die sich mit den ersten Pestausbrüchen im 14. Jahrhundert herausbildende Seuchenpolitik der Absonderung hinzu – eine neue Art sozialer Ausstoßung, Enteignung und Gefangenschaft.[140] Schon ab 1348 kam es zu Vertreibungen von Pestkranken aus den Städten.[141] Noch im 14. Jahrhundert ordneten die Mailänder Behörden an, sie in ihre Häuser einzumauern.[142] 1374 mußten in Kalabrien Seuchenkranke ihre Wohnungen verlassen und sich auf die Felder begeben.[143] Als 1564 in Preußen die Pest ausbrach, wurden »verseuchte« Häuser »auf Anordnung der Regierung verpfählt und die Überlebenden darin eingeschlossen oder in die Heide geschickt. Die Lebensmittel stellte man den Isolierten vor die Fenster oder an bestimmte Orte im Walde.«[144] Die Ermländische Pestordnung von 1602 (Ostpreußen) schrieb für Pestkranke vor, daß deren »haus alsbaldt zugemachet, und die Personen heraus sich in den wald begeben, oder in den heusern verschloßen werden, auf das sie auch andere nicht vergiften«.[145] Den Vertriebenen war noch Proviant mit auf den Weg zu geben.

Wie man schon die Totengräber aus dem Milieu der Randständigen rekrutierte, engagierte man nun auch für die Isolation und Versorgung der Sterbenden deklassierte Menschen. Während der Pest in Venedig 1575/77 wurden alle Hurenhäuser aufgelöst und die Frauen zur Zwangsarbeit als Pflegerinnen in Pestlazaretten verpflichtet.[146] Unter Straferlaß warb man männliche Gefängnisinsassen oder in Innsbruck (1611) ausgemusterte Soldaten für solche Arbeiten an.[147] In gleicher Weise griff man auf Menschen aus dem fahrenden Volk zurück: Ausgerechnet diese Gruppe der gesellschaftlich Randständigen hatte Pestkranke in Häftlinge zu verwandeln, diese abzutransportieren, zu bewachen und zu versorgen.[148]

Wie den Totengräbern war auch den Wärtern von Pestkranken eine bestimmte Kleiderordnung vorgeschrieben: Sie mußten optisch durch stigmafarbene Armbinden (z. B. gelb, rot, blau, schwarz, weiß) oder akustisch auffallen. Als »Unehrliche« lebten sie wie Henkersfamilien und Pestknechte in abgesonderten Wohnbereichen.[149] Nur ihnen war der soziale Kontakt zu Seuchenkranken erlaubt, bzw. sie waren gezwungen, die Häuser der Sterbenden zu betreten, um sie zu versorgen. Dem Rest der Bevölkerung drohten harte Strafen, falls jemand Kontakt zu Kranken aufnahm.

Die verschlagenen Häuser wurden mit einem schwarzen oder weißen Kreuz in X-Form, einem weißen Laken oder mit Strohbündeln gekennzeichnet.[150] Das Kreuz repräsentiert in vielen Kulturen ein Schutzsymbol. Es dient der Vertreibung von Unglück, Dämonen und im Christentum des Teufels. In der von der magischen Vorstellungswelt geprägten mittelalterlichen und frühneuzeitlichen Kultur galten schwarze, weiße oder gelbe Kreuzformen sowie geflochtene Strohbänder als Warnzeichen für Krankheit und Tod. Sie signalisierten einerseits Unreinheit, andererseits wurde ihnen eine schützende Kraft zugesprochen. Auch als Abwehrmittel gegen Donner, Hagel und Blitz installierte man in alpinen Regionen das doppelbalkige oder das x-förmige

»Wetterkreuz« auf landwirtschaftlichen Nutzflächen, hohen Berggipfeln, Dächern und Kirchturmspitzen.[151] Dieser magischen Bedeutung entsprechend, waren Kreuze und Strohbündel weitverbreitete Sperrzeichen gegen Epidemien,[152] heute noch warnen gelbe Schilder mit schwarzen Kreuzen vor Maul- und Klauenseuche oder Radioaktivität.

Ebenso bestimmten magische Rituale, die im Totenkult und in der Volksmedizin angewendet wurden,[153] die staatlich organisierten Verbrennungs- und Reinigungsaktionen: 1577 nutzten venezianische Behörden die aus seuchenpolitischen Gründen geschlossenen Webereien für die »Entseuchung« sämtlicher Gegenstände aus Wohnungen, in denen Menschen verstorben waren. Ein ärztliches Gutachten schrieb die einzelnen Schritte zur Bannung der Pestgefahr in Venedig vor: Kochtöpfe waren anzuschaffen, in denen die Garderobe von allen pestverdächtigen Menschen in durch Asche geflossenes Wasser gekocht wurde. Dann waren die Kleidungsstücke in süßem Wasser einzuweichen und mußten anschließend drei Tage in Salzwasser liegen.[154] Während Salz als Mittel der Zerstörung, zur Unfruchtbarmachung und zur Abwehr von Dämonen verwendet wurde, hat das Wasser in Symbolhandlungen verschiedener Kulturen eine reinigende Bedeutung: Ein in (salzigem) Meerwasser bewegter Gegenstand verliert allen bösen Zauber. Aus demselben Grund wurde Leichenwasser in fließendes Wasser gegossen, oder im Katholizismus Weihwasser als schützende Kraft eingesetzt. Asche symbolisiert nicht nur Vergänglichkeit, in Durchgangsriten oder zum Aschermittwoch verwendet man sie auch als Element der Läuterung. Ihre vernichtende Kraft bezieht sich auf den Symbolwert des Feuers: Als Überrest der läuternden und dämonenzerstörenden Flammen ist sie frei von bösen Kräften und wirkt reinigend. Aschenlauge wurde daher als schmutzbeseitigendes Mittel benutzt.[155] Wie die Verwendung von Salz- und Weihwasser auch bei Hexenprozessen eine Rolle spielte,[156] konnte es Teil der Totalauslöschung im Prozedere eines Hinrichtungsrituals sein, die Asche einer Hexe oder eines Hingerichteten in fließendes

Wasser zu streuen. Mit dieser symbolischen Handlung wurde die komplette Vernichtung angestrebt.[157]

Dieser Ritus verweist außerdem auf die apotropäische Zuschreibung des Verbrennungsaktes, der die Desinfektionspolitik bis ins 21. Jahrhundert prägen sollte. Der Glaube an die schadenzaubervernichtende Wirkung des Feuers, wonach die Flamme als das radikalste Mittel für die Auslöschung von unheilbringenden Geistern galt, gab ursprünglich den Impuls für alle Räucher- und Einäscherungsaktionen. Nicht eine bakteriologische Logik, sondern Gesetze der Magie waren handlungsanleitend in der Seuchenbekämpfung: So ging man z. B. 1499 in Troyes dazu über, nicht nur die Betten, sondern auch noch die Häuser von Pestkranken gänzlich zu verbrennen.[158] Auch im 18. Jahrhundert ordnete 1709 das Preußische Pestregiment die sofortige Einäscherung von Betten, Kleidern sowie Leinen aller Seuchentoten an und drohte mit Todesstrafe, wenn jemand »alte Sachen [...] von andern kauffen, aus Beysorge der Contagion«.[159]

Seit dem letzten Drittel des 14. Jahrhunderts wurden kranke und ansteckungsverdächtige Menschen isoliert, die Güter von Pesttoten durch Feuer vernichtet und drakonische Strafen im Falle von Überschreitungen der Verordnungen und Isolationsmaßnahmen verhängt. Die Quarantäne und das Lazarett entstanden als die beiden Institutionen staatlicher Seuchenpolitik. Sie hatten die Funktion, den Warenumlauf zu kontrollieren und eine »Entseuchung« von Sachen und Menschen vorzunehmen. Aus dieser Politik entwickelte sich die moderne Hygiene, das wiederum durch spezifische Elemente, Symbole sowie Rituale, auf dem magischen Denken, insbesondere auf Zeremonien des Totenkults und der damit verwandten Volksmedizin, beruhte. Feuer, Wasser, Licht und Rauch galten in der magischen Vorstellungswelt als die reinigenden Elemente schlechthin, aber auch Kreuze, Strohbündel, bestimmte Farben sollten die staatliche Seuchenpolitik über Jahrhunderte, teilweise noch bis heute, prägen.

Dieses neuartige Überwachungssystem konzentrierte sich zunächst auf Handels- und Hafenstädte. Die Crux, mit der jede Quarantänepolitik konfrontiert war, bestand darin, einerseits die Märkte aufrechterhalten und andererseits die mit der Warenzirkulation verbundene potenzierte Ansteckungsgefahr bannen zu müssen. Dieses Paradox prädestinierte die Seuchenpolitik zur Entwicklung eines selektiven Wahrnehmungsmusters: Denn letztlich versuchte man immer nur bestimmte Menschen als potentielle Pestverbreiter unter Kontrolle zu bringen und zu verfolgen.

Die frühesten Versuche, eine Stadt möglichst ohne einen totalen Zusammenbruch des Handels infolge von Quarantänemaßnahmen vor der Pest zu schützen, gab es 1374 in Ragusa (heute Dubrovnik) und 1377 in Venedig. In Italien wurde zunächst eine dreißigtätige Internierung *(trentana)* von ankommenden Händlern üblich, die als seuchenverdächtig galten: Samt ihren Waren brachte man sie in Baracken auf den vor Städten gelegenen Inseln. Eine Quarantäne, die erst im 17. Jahrhundert unter diesem Namen kursierte und eine Absonderung von genau vierzig Tagen (franz. *quarantaine*: Anzahl von vierzig) vorschrieb, verhängten erstmals 1384 Behörden der Hafenstadt Marseille. Daß man eine Frist von exakt vierzig Tagen festlegte, geht auf die magische Bedeutung dieser Zahl zurück, die sowohl in alten medizinischen als auch in religiösen Vorstellungen über Reinheits-, Erneuerungs-, und Wandlungsprozesse wie in der jüdischen und islamischen Mystik sowie im Alten und Neuen Testament eine besondere Rolle spielte. Der vierzigste Tag markierte das Ende einer akuten Krankheit. Ebenso hatte die Zahl Vierzig eine magische Bedeutung in der scholastischen Vorstellung von der »infusio animae« (Eingießung der Seele) in die männliche Leibesfrucht, der Einteilung der Schwangerschaft in siebenmal vierzig Tage, der Wüstenwanderung der Israeliten (Num 32,13), der Dauer der Sintflut (1 Mos 7,17), dem zweimaligen Aufenthalt Mose auf dem Berge Sinai (Ex 42,18; 34,28) oder der Fastenzeit des Heilands in der Wüste (Mt 4,2).[160]

Seit etwa 1400 wurde die Quarantäne auch in Italien üblich. Man lüftete, räucherte, wusch die Waren der Reisenden und setzte sie nach vorgeschriebenen Zeiten Regen, Wind und Sonne aus.[161] Im Laufe des 15. Jahrhunderts etablierte sich die Quarantäne im gesamten Mittelmeerraum. Auch süddeutsche Handelsstädte wie Nürnberg, Augsburg oder Ulm übernahmen die mediterranen Isolationsformen: Bäche und Wassergräben umringten die nunmehr künstlich angelegten Lazarettinseln.[162] Noch im 18. Jahrhundert setzten Quarantänebestimmungen die Isolationsdauer für Reisende auf die magische Frist von genau vierzig Tagen fest.[163]

Quarantänebestimmungen führten dazu, daß an Stadt- und Landesgrenzen der Handel überwacht, Reisende und mobile Schichten durch die Einführung von Gesundheitspässen kontrolliert wurden – »ankommende Personen und verdächtige Güther«[164], so legte es z. B. das sächsische Pestpatent von 1666 fest, waren zurückzuweisen.[165] Behördlich ausgestellte Formulare attestierten, daß die betreffende Person aus einem seuchenfreien Gebiet stammte. Zur Identifizierung wurden z. B. Körperstatur, Augen- und Haarfarbe oder eine Beschreibung der Kleidung aufgelistet. In Italien waren die Kontrollstationen *(passi)* in Seuchenzeiten mit einem hohen Personalaufwand Tag und Nacht besetzt und mit Sperren abgeriegelt.[166]

Neben der Quarantäne als Institution, die der Kontrolle von Reisenden an See- und Landesgrenzen diente, entstand das Lazarett. Es hatte die Funktion, bereits erkrankte Menschen abzusondern. Der Begriff »Lazarett« geht auf eine Einrichtung der Stadt Venedig zurück, die man 1403 mit dem Kauf der Insel *Santa Maria di Nazareth* für die Isolation von pesterkrankten Reisenden, also für Fremde, genutzt hatte. Auf dieser Insel befand sich das 1249 gegründete Kloster, in dem lange vor der Pest bereits Kranke gepflegt wurden. 1423 wurde das als *Nazarethum* bezeichnete Kloster staatlich für Internierungszwecke gegen die Pest eingerichtet. 1468 baute die Stadt Venedig mit dem Ankauf einer anderen kleinen ummauerten Insel ein zweites Nazarethum mit 100 Zimmern auf.

Nazareth wurde Ende des 15. Jahrhunderts zu *Lazarett.*

Dieser Begriff ging in viele Sprachen ein, er bezeichnet sowohl eine staatliche Seucheninstitution als auch das militärische Krankenlager in Kriegszeiten – möglicherweise, weil mit dem Pestlazarett Grauen und Tod verbunden wurde.[167] Denn war man mit der Isolation und Verbannung gegenüber der eigenen ortsansässigen Bevölkerung schon nicht zimperlich, so brutalisierte sich im Vergleich dazu die Behandlung von Fremden in Lazaretten. In Mailand wurde 1488 das erste Lazarett aus Stein errichtet. Seine Architektur deutet den Gefängnischarakter an: Es war als rechteckiger Hof mit insgesamt 269 Einzelzellen angeordnet.[168] Die Internierung in dieser Institution kam einem Todesurteil gleich. Wie eine Viehherde zusammengetrieben, wurden Kranke und Pestverdächtige bis zu ihrem Tode und häufig ohne ausreichende Nahrung in Lazarette gepfercht.[169] So verglich ein Augenzeuge der Pest in Venedig 1576 das dortige Pesthaus mit dem Inferno.[170] »Im alten Lazarett erfüllten Gestank und Stöhnen der Kranken und Sterbenden die Luft. Dazu stiegen üble Dünste auf, denn man verbrannte die Leichen. Deliranten stürzten sich ins Meer oder liefen durch alle Räume und Höfe.«[171] Daniel Defoe berichtete, wie isolierte Pestkranke in Londoner Lazaretten zu Opfern von Mißhandlungen wurden: »Wir bekamen zu dieser Zeit eine Menge gräßlicher Geschichten zu hören, von Krankenwärtern und Wachmännern, die nach den Sterbenden sahen; nämlich, daß bezahlte Pfleger und Pflegerinnen die Seuchenkranken, die sie warteten, barbarisch behandelten, sie verhungern, ersticken ließen oder mit anderen bösartigen Mitteln ihr Ende beschleunigten, das heißt, sie ermordeten.«[172]

In Pestzeiten unterlag das gesamte soziale Leben scharfen Restriktionen. Kirchen, Schulen und Universitäten wurden geschlossen, öffentliche wie private Zusammenkünfte reglementiert, Handelsbeziehungen abgebrochen, die Arbeit stand still. Alltagspraktiken gerieten abrupt in den Verdacht der Pestverbreitung und wurden immer konsequenter mit Todesstrafe belegt.[173] 1577 hatte man in Venedig bei Überschreitung des Ausgehverbots mit ewiger Verbannung aus der Stadt sowie der gesamten venezianischen Region zu rechnen. Auf frischer Tat ertappt, waren Gesetzesbrecher aufzuhängen. In einem Stadtteil Venedigs drohte Frauen und Kindern die Prügelstrafe, wenn sie das Haus verließen. Außerdem wurden »Schnüffler« eingesetzt, um Pestkranke über Nachbarn, Freunde und Verwandte ausfindig zu machen.[174] 1540 ordneten Wiener Behörden auf Empfehlung eines Gutachtens der medizinischen Fakultät an, alle Häuser Wiens nach Pestkranken zu durchsuchen.[175]

So formierte sich gegen den Schrecken der Pest ein System, das selbst wiederum Angst einflößte. Die Politik der Isolation, Überwachung und Gefangennahme von potentiellen Seuchenverbreitern konnte so weit eskalieren, daß sich Menschen während der Pest in Mailand 1630 nur noch mit einer Pistole bewaffnet auf die Straße trauten, um sich vor jeglicher Pestverdächtigung zu schützen.[176] Ausgehverbote erzeugten neue Ängste vor Strafen. Gleichzeitig gaben solche Maßnahmen aber auch das Gefühl, gegen die Pest effektiv zu handeln, und stabilisierten wiederum die in Auflösung begriffene Gemeinschaft.[177]

Als 1680 in Berlin die Pest grassierte, schloß man Bier- und Weinstuben, verbot Jahrmärkte, das Speisen in Garküchen und generell jede Art öffentlicher Zusammenkünfte. Feierlichkeiten wie Hochzeiten und Kindstaufen durften nur noch unter nächsten Verwandten stattfinden. Nach denselben Regeln wurde auch zu Beginn des 18. Jahrhunderts verfahren.[178] Außerdem führte man den Verkauf auf offener Straße ein. Apotheker, Krämer und Bäcker mußten Kunden den Eintritt in ihre Ladenräume verwehren und die Waren hinausreichen. In Innsbruck waren an Häusern verschließbare Pesttürchen installiert, die es erlaubten, Nahrung ohne körperlichen Kontakt zu reichen, und in Wien lieferte der Briefträger alle Sendungen nur noch mit einem Stab, an dessen Ende die Nachricht an einer Eisenklemme hing.[179] Administrative Verhaltensmaßregeln dieser Art waren über Jahrhunderte hinweg üblich, sie bargen aber auch eine Menge Konflikte in sich. Immerhin war bei einem Seuchen-

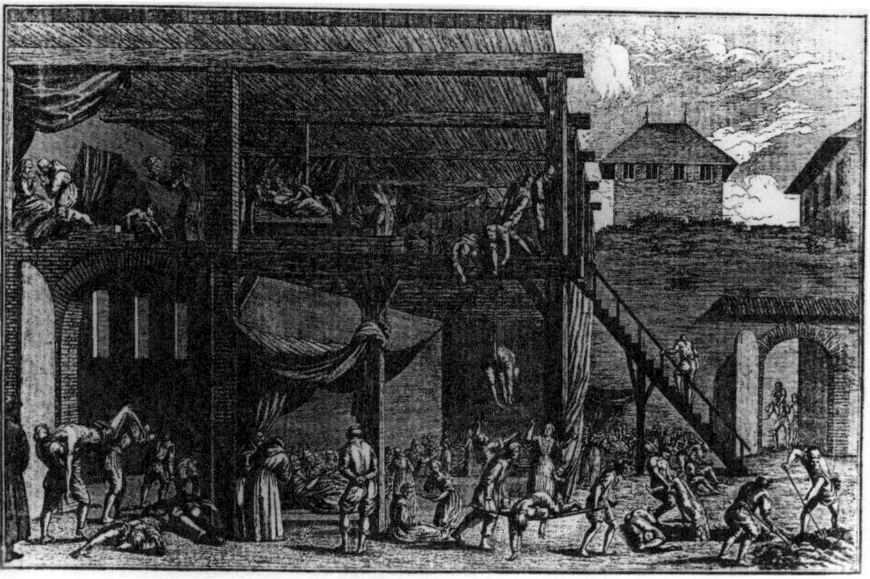

Das Pesthospital in Wien. Kupferstich, 1679

ausbruch der Alltag lahmgelegt, und die für Pestzeiten charakteristische »Totenstille« machte sich breit.

Behörden drohten bei Nichteinhaltung der Vorschriften mit harten Disziplinarstrafen.[180] Gerichtsprozesse, in denen Menschen wegen der Überschreitung solcher Verbote angeklagt waren, belegen allerdings, daß sich auch Widerstand gegen die Isolationspolitik regte: Pestkranke wurden von ihren Verwandten im familiären Kreis versteckt und gepflegt. Über Bestechungen versuchte man Begräbnisse von Pesttoten in geweihter Erde auf dem Kirchplatz zu organisieren. Angehörige bewahrten den Familienbesitz vor dem Feuer, indem sie die Häuser der Verstorbenen trotz strengster Eintrittsverbote schnell räumten.[181] 1602 wehrten sich Königsberger Pestkranke gegen ihre Isolation: »Die Eingeschlossenen widersetzten sich den ratsherrlichen Anordnungen, erbrachen die Türen und bewegten sich frei unter den noch gesunden Bürgern.«[182] Samuel Pepys (1633–1703) schilderte in seinem Tagebuch den Ausbruch einer erkrankten Magd in London 1664, die letztendlich aber wieder eingefangen wurde. »Dann holte man eine Pestkutsche; sie wurde hineingesetzt und nach dem Pesthaus gefahren.« Weiter berichtete Pepys von einem Vater, der verklagt wurde, weil er sein einziges noch lebendes Kind aus einem »verseuchten Hause in London weggeholt hat. Es ist das Kind eines Sattlers, der alle anderen Kinder schon begraben mußte; so nahm es ein Freund splitternackt in Empfang, wickelte es gleich in neue frische Tücher und brachte es nach Greenwich.«[183]

Aber selbst Behörden verfolgten eine Interessenpolitik, die mit Pestreglements kollidierte und die auch 2003 beim SARS-Ausbruch in China zu beobachten war. Denn hatte die Obrigkeit den Seuchenausbruch in einem Ort bekannt gegeben, belegte man sofort die von dort kommenden Waren mit einem Bann, brach den Handel abrupt ab, so daß die Wirtschaft für längere Zeit lahmgelegt war und eine Hungersnot drohte. Wegen der zu befürchtenden ökonomischen Probleme und Versorgungsmängel suchten daher Behörden einen Pestausbruch so lange wie möglich zu vertuschen. So konnte z. B. das Verbot des Glockenläutens und von Trauerversammlungen dazu dienen, den Notstand vor anderen Städten geheimzuhalten, mit denen wirtschaftliche Beziehungen gepflegt wurden.[184]

Handelssperren und rigorose Verbote von Zusammenkünften brachten 1611 im Tiroler Schwaz das gesamte Bergwesen zum Erliegen. Die Schwazer Behörden protestierten gegen die sie ruinierenden Absperrmaßnahmen, schließlich begann die Bevölkerung wegen der blockierten Getreidelieferungen Hunger zu leiden.[185] Da auch 1602 die Königsberger Administration solche verheerenden Auswirkungen der Isolationspolitik befürchtete, ignorierte sie die im Frühjahr ausgebrochene Seuche. Nachdem im Juni der Magistrat von der Preußischen Regierung vergeblich angemahnt worden war, die bisher ausgebliebenen Isolationsmaßnahmen zu ergreifen, geriet die Stadt in eine prekäre Lage: Die Preußische Regierung bestrafte die Königsberger Bevölkerung für die versuchte Geheimhaltung des Magistrats, indem sie die

Stadt von der Lebensmittelversorgung gänzlich abschnitt, so daß neben dem Seuchentod – binnen einer Woche registrierte man 1048 Verstorbene – außerdem der Hungertod drohte.[186]

Die Politik der Absperrung nach innen und außen erwies sich als Teufelskreis, denn die Grenzen zwischen Prävention und Isolation von Pestverdächtigen, schon angesteckten Menschen, Höfen, Dörfern, Städten und Regionen waren fließend.

3. Jagd auf Seuchenverdächtige und die Militarisierung in Zeiten der Pest

Die Pestpolitik befand sich in einem Dilemma: Während einerseits bei den ersten registrierten Pesttoten ein absoluter Kontaktabbruch zu Menschen aus pestgefährdeten Orten angeordnet und diese von der Außenwelt abzuschotten mit allen Mitteln versucht wurde, galt andererseits als das Non plus ultra jeder Pestprävention, möglichst schnell den Wohnort zu verlassen. Schon das von Ärzten erstellte Pariser Pestgutachten von 1348 hatte den Ortswechsel als die einzig wirksame prophylaktische Verhaltensregel gegen das Massensterben empfohlen. Über Jahrhunderte animierten Pestregime die Bevölkerung zum Ortswechsel. So hatte anläßlich des Seuchenausbruchs in Deutschland in den Jahren zwischen 1480 und 1483 der Leibarzt des brandenburgischen Markgrafen, Konrad Schwestermiller, ein Pestreglement (1484) verfaßt. Seine Aufforderung zur Flucht: »Fleuch bald. fleuch feer. kum spatt berwider«[187] (Fliehe bald, fliehe fern, komm spät wieder), wurde sprichwörtlich und verweist auf die Paradoxie der Isolationspolitik. Denn war in einem Ort ein Seuchenausbruch erst einmal offiziell, verbot man in Nachbargemeinden, Flüchtigen Unterschlupf zu gewähren.

Fluchtbewegungen erfolgten sowohl aus den Städten in die Dörfer als auch umgekehrt.[188] Die Katastrophen – Seuchen, Hunger, damit verbundene Kriegshandlungen und wirtschaftliche Krisen – bewirkten eine Mobilität von neuem Ausmaß. Seit dem 14. Jahrhundert setzten in Europa Fluktuationsbewegungen ein, immer mehr Menschen wurden mobil. Die wachsende Zahl von vagabundierenden Armen wurde für die chaotischen gesellschaftlichen Veränderungen insgesamt ein typisches Begleitphänomen, und dieses wiederum war verbunden mit einem allgemeinen Einstellungswandel gegenüber umherziehenden Bettlern.[189]

Seit dem Spätmittelalter kam in Europa eine neue Form der Fremdenfeindlichkeit auf, die sich selektiv gegen verarmte Menschen wandte.[190] Die im Wachstum begriffenen randständigen Gruppen, aber keineswegs die privilegierten Oberschichten, die häufig als erste vor der Pest flohen, wurden seit dem Spätmittelalter als eine zunehmende soziale Gefahr stigmatisiert.[191] Schon mit der Pest von 1347 bis 1352 begann sich die Wahrnehmung von Armut zu verändern: »Aus den [...] Ebenbildern Christi, die man aber zur Beförderung des eigenen Seelenheils durch Almosen unterstützen mußte, wurde nun immer mehr eine soziale Gefahr. [...] Außerdem häuften sich in den Stadtteilen der Armen die Pestopfer, so daß man sie als Überträger besonders verdächtigte.«[192]

Armuts- und Pestbekämpfung entwickelten sich im 16. und 17. Jahrhundert zu einem gemeinsamen politischen Aufgabenfeld.[193] Die von staatlichen Behörden behauptete Kausalbeziehung von Armut, Bettelei und Seuchen schlug sich in Pestreglements immer schärfer nieder und wurde so zum festen Bestandteil des öffentlichen Bewußtseins: So hieß es in der Ermländischen Pestordnung von 1609, daß »die Armen [...] in dieser geferliche Zeit der Peste auß der Stadt nirgendßhin gehen, die vagabundi pauperes aber sollen gentzlich von der Stadt abgeschaffet und nicht gelitten werden«.[194] Auch im 18. Jahrhundert befahl 1709 das Preußische Pestreglement, Bettler von den Straßen und aus Dörfern »wegzuschaffen und mit einem Almosen [...] abzuweisen«.[195] Nach demselben Schema wurde ein Einlaßverbot für Zigeuner verhängt.[196]

Wie man umherziehenden Bettlern und Zigeunern einen exponierten Part in der Pestverbreitung zusprach, so finden sich in deutschen Pestordnungen des 17. und 18. Jahrhunderts ähnliche Zuschreibungen gegenüber Juden. Nachdem die jüdische Bevölkerung schon im 14. Jahrhundert mit dem Vorwurf der Brunnenvergiftung für die Pest verantwortlich gemacht worden war und auf Grundlage dieser Verschwörungstheorie eines der bis zum Holocaust im 20. Jahrhundert größten Pogrome zwischen 1348 und 1350 stattfand, waren die Juden, die zudem zur Gruppe der »Unehrlichen« zählten, als Projektionsobjekte für die Schuldzuschreibung der Pest geradezu prädestiniert. Dieses Wahrnehmungsmuster bestimmte die Quarantänepolitik und stellte einen Zusammenhang von Seuchenverbreitung und umherziehenden Juden her.

Anläßlich der Pest in Ungarn (1709–1712) wurde in ganz Niederösterreich die Ausweisung aller Juden befohlen, sofern sie keine »Hofpässe« oder andere Aufenthaltsbewilligungen besaßen.[197] Auch hieß es beispielsweise in den wegen der Pestzüge in Ungarn und Siebenbürgen erlassenen sächsischen Quarantänevorschriften von 1738, daß »annoch endlich zu bestärken sey, absonderlich aber die Juden, außer denen zu Meßzeiten nach Leipzig reisenden Capitalisten und Handlung treibenden Wechsel-Juden, bei denen jedoch wann sie aus Ungarn und Siebenbürgern kommen, obiges alles ebenermaßen zu beobachten, desgleichen die Bettler, fleißig abzuhalten, und unter keinerley Vorwandt durchzulassen«.[198]

Der Pestverdacht konzentrierte sich immer konsequenter auf vagabundierende Bettler, Zigeuner und ärmere Juden. Entsprechend wurde es zum Bestandteil des »Seuchenschutzes«, Jagd auf diese Gruppen zu machen. Parallel zu dieser Fokussierung auf nur bestimmte Menschen folgte die Quarantänepolitik den Gesetzen der Warenzirkulation und versuchte diese zu schützen. Wirtschaftsschädigende Pestverdächtigungen wurden möglichst vermieden – in dem eben genannten Fall selbst gegenüber »Wechsel-Juden«, auf denen jedoch generell das aus dem Mittelalter herrührende »Tabu des Geldes«[199] lastete. 1738 erhielten alle sächsischen Behörden und Gerichte die Anweisung, ausschließlich »Betteljuden« an der Grenze zurückzuweisen. Wenn sie dennoch das Land betraten, waren sie mit »Staupenschlägen« und bei wiederholten Zuwiderhandlungen mit dem Tode zu bestrafen.[200] Bei Übertretung dieser »Kontumaz«-Bestimmungen drohte somit speziell Bettlern und Juden die Todesstrafe.

Auch Martin Luther (1483–1546), der in Wittenberg insgesamt drei Pestzüge (1527, 1535, 1539) miterlebt hatte,[201] machte Pestverbreiter in bestimmten sozialen Gruppen und im »bösen« Milieu des Teufels ausfindig. In seiner Schrift *Ob man vor dem Sterben fliehen möge* (1527), in der er eine Frömmigkeitspraxis z. B. durch den regelmäßigen Kirchgang gegen die Pestflucht vorschrieb, erklärte Luther, daß die »grobe(n) böse(n) leute [...] die rechten mutwilligen mörder und bösewichter« absichtlich die Pest verstreuten und daher ohne Schonung »Meister Hansen« – dem Henker[202] – zu übergeben und hinzurichten seien: »Was sind solche leute anders denn rechte meuchelmorder inn der stad?«[203]

Daß man sich nur gegen bestimmte Gruppen verschwor, entsprach möglicherweise dem Bedürfnis, dem Rätsel des Todes auf die Spur zu kommen. Thomas Macho hat das Phänomen, den Tod als Mord zu erklären, folgendermaßen interpretiert: »Vielleicht ist die elementare Erklärung des Todes als Mord gar nicht der Ursprung und Anlaß der Verdrängung, sondern ihrerseits schon eine Verdrängung. [...] Gegen Mörder kann man sich schützen, gegen ein dunkles und fremdes Verhängnis nicht. Die Deutung des Todes als Mord verdrängt Schlimmeres.«[204] Die Mordlogik, die der Pest zugrunde gelegt wurde, erlaubte eine scheinbare Auflösung sämtlicher Anachronismen in der Todesbekämpfung. Dieses Projektionsmuster radikalisierte sich im Zuge der Isolations- und Desinfektionspolitik zu einer regelrechten hygienischen Militarisierung des öffentlichen Lebens. Seit dem 17. Jahrhundert wurden in Europa immer mehr Pestregimente erlassen, und im Rahmen dieser Entwicklung kam die Forderung nach einer Pestpolizei auf.[205]

Wegen der Pest in Oberammergau wurden 1634 in München die Stadttore gesperrt, Fremden der Zutritt untersagt und die üblichen Räucherungszeremonien von Briefen und Geldmünzen angeordnet. Wenn jemand ein Haus betrat, in dem Seuchenkranke wohnten, oder jemand Kleidungsstücke von Toten übernahm, stand darauf die Todesstrafe. Zur öffentlichen Abschreckung waren in den Straßen Münchens Galgen errichtet. Straßen, in denen Pestkranke lebten, wurden, wie sonst auch üblich, mit Ketten abgesperrt und mit Brettern verschlagen.[206] Diese Isolationspraxis erfaßte das Stadtinnere und erst recht die zum erbitterten Feind erklärte Außenwelt.

1680 war in Berlin auf Bettler und Zigeuner, die sich der Stadt näherten, kurzerhand zu schießen. Nicht mehr aufgrund einer Zuwiderhandlung, sondern einzig wegen der Tatsache, daß es sich um Zigeuner handelte, wurde nun auf sie Jagd gemacht:

> Wenn der Turmwächter irgendwo eine Zigeunerbande herankommen sah, sollte die Sturmglocke geläutet werden: die Männer – und in deren Abwesenheit die Ehefrauen – sollten sich, mit Spießen oder Heugabeln bewaffnet, vereinigen, um die Fremdlinge unter Aufwendung aller Gewalt und so rasch als möglich wieder zurückzutreiben. An den Grenzen wurden alle Schlupf- und Schleichwege verhauen, die Brücken abgebrochen und die Fähren und Schiffsgefäße von den Flüssen hinweggeschafft. Die Gemeinden mußten an geeigneten Punkten Galgen aufrichten, an welchen schwarze Tafeln mit der Inschrift hingen: »Lebensstraffe vor diejenigen, welche sich von verdächtigen Orten aus Pohlen und denen darzu gehörigen Provintzien oder andern infizierten Orten wegen der Pest durch die Schlupfwege einschleichen wollen.«[207]

Fremde, die sich in der Stadt aufhielten und keinen Gesundheitspaß bei sich trugen, wurden verhaftet. Sofern sie glaubhaft machen konnten, aus pestfreien Gebieten gekommen zu sein, mußten sie eine »Stäubung« über sich ergehen lassen und kamen anschließend in die außerhalb der Stadt gelegenen Pesthäuser. Andere, die gestanden hatten, aus verseuchten Gebieten angereist zu sein, wurden erschossen oder erhängt, ihr Hab und Gut sowie Wagen und Pferde verbrannt.[208] Ähnlich verordnete im 18. Jahrhundert das Preußische Pestregiment (1709) die militärische Umzingelung von Dörfern und Städten sowie die Erschießung von Menschen, die den Quarantänebestimmungen zuwiderhandelten.[209]

Eine strikte Durchsetzung dieses Strafsystems wäre ohne die realen Todeserfahrungen und die sich potenzierende Angst kaum durchsetzbar gewesen. Auf Basis dieses Traumas wurde schließlich auch das öffentliche Gesundheitswesen (»Medicinische Policey«,[210] vgl. S. 101 ff.) errichtet. Ebenso gaben sie den Impuls für die Entstehung der modernen Hygiene, aber auch für den Wahrnehmungswandel von Armut sowie von mobilen Randgruppen. Die Pest spielte für eine sich ausdifferenzierende Bürokratie, für Institutionalisierungsprozesse des Strafsystems seit dem 14. Jahrhundert, kurzum, für die Entstehung des modernen Staates und die damit verbundene Herausbildung der Staatsraison und der Staatsgrenzen (z. B. Schweiz, Habsburgerreich) eine bedeutsame Rolle. Ergebnis dieses Prozesses bis zum 18. Jahrhundert war, daß die Seuchenbekämpfung eine generelle Militarisierung in Kooperation von Ärzten und Hygienepolizei erfuhr.[211]

Seuchenpolitik bildete sich zum staatlich organisierten System des *Ausnahmezustands* heraus: Seit Mitte des 17. Jahrhunderts wurden in Nord- und Südeuropa temporäre Militärkordons gegen die Pest errichtet, so 1647 in Spanien, 1668 ein Gürtel rund um Paris, 1670 in Italien, zwischen 1680 und 1682 sowie 1712 entlang der Elbe in Niedersachsen, 1709 in Preußen, 1720 in der Provence und im Languedoc, und 1728 wurde an der Grenze des Habsburgerreichs ein permanenter Kordon gegen die Pest aufgebaut.[212] Als sich schließlich im 18. Jahrhundert die Pest im Habsburgerreich verheerend ausgebreitet hatte, wurde von Österreich

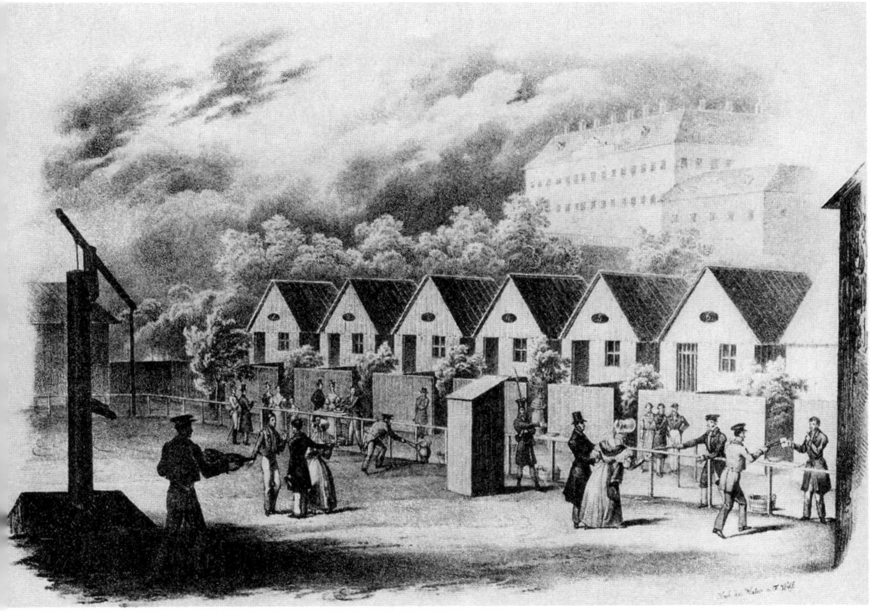

Quarantänestation in Niederösterreich. Lithographie, 1831

aus ein über 1900 Kilometer langer Militärkordon errichtet. Er bestand aus Bauernsoldaten, Quarantänebeamten und Ärzten, wobei Mediziner vorerst eine untergeordnete Rolle spielten.[213] Die Seuchengrenze begann an der Adria in Dalmatien, schloß Kroatien ein, verlief über Belgrad, umgab Siebenbürgen, erstreckte sich längs des Karpatenbogens nach Norden, umfaßte die Bukowina und reichte bis nach Galizien.[214]

Dieser Kordon repräsentierte die größte Landquarantäne Europas. In Pestzeiten wurden hier insgesamt 11 000 Männer eingesetzt.[215] Die militärische Vorgehensweise in der Seuchenbekämpfung avancierte zum »beste(n) und fast einzige(n) Mittel [...], dem contagiosen Uebel«[216] zu begegnen, wie auch in dem österreichischen Pestpatent von 1737 bekräftigt. Der militarisierten Seuchenbekämpfung seit dem 18. Jahrhundert entsprach die Tendenz, die Pest als Subjekt und somit als regelrechte Kriegsgegnerin wahrzunehmen.

Der Schweizer Arzt und Naturforscher Johann Jacob Scheuchzer (1672–1733) z. B. notierte 1721: »Es ist die Pest gleich einem mächtigen wohlbewaffneten Kriegs-Heer/dessen detachirte Trouppen bald hier/bald dort ein brechen/und die Linien der Gesundheit übersteigen/wo sie nicht mit Dapferkeit zurückgetrieben werden.«[217]

In Semlin (Slawonien) an der Donau, das einen Knotenpunkt der Warenzirkulation von Konstantinopel nach Wien bildete, wurde 1754 eine Quarantänestation als Musteranstalt errichtet. Sogenannte Reinigungsknechte desinfizierten hier Reisende, Tiere und Handelsgüter. Ärzte untersuchten täglich die in Quarantäne genommenen Menschen, die man teilweise sogar bis zu drei Monate isolierte. Architektonisch stellte diese Institution eine Mischung aus einer militärischen Anlage, einem Zuchthaus und einem Konzentrationslager (vgl. S. 85) dar.[218] »Eine vier Meter hohe Mauer umgab das Anwesen, und wie bei der Seequarantäne wurden auch hier die Passanten entkleidet, geräuchert und in Klausur gebracht, sechs bis zehn Frauen und Männer in einem Raum, zusammen mit einem Diener.«[219] Eine ebenso große Mauer trennte das Innere des Kontumazbezirks in einen Bereich für Wohnungen des Personals (Amtschreiber, Warenaufseher, Dolmetscher, Reinigungsdiener, Torsteher). Der andere sogenannte exponierte Bezirk war durch einen Staketenzaun in einen äußeren und inneren Hofraum unterteilt, wo Magazine, Stallungen und Wagenschlupfen für das »exponierte Personal« untergebracht waren. Semlin sollte zum Vorbild aller zukünftigen Kontumazstationen des Habsburgerreiches werden:

> Der Reisende dieser Zeiten […] betrat die Station durch das Tor im exponierten Bezirk und verließ sie gereinigt durch das gegenüberliegende Tor im nichtexponierten Bezirk. Dazwischen lag als erstes Erlebnis jenes der Befragung durch den Kontumazdirektor und der Besichtigung oder Visitation durch den Kontumazarzt. Das spielte sich in dem Beschau- oder Besprechungszimmer ab, einem eigenen Raum des exponierten Bezirkes, in dem die unterredenden Personen

> durch eine doppelte Reihe enger und bis an den Sturzboden reichender Staketen in einer Entfernung von sechs Schuh miteinander verhandelten. Auch der untersuchende Kontumazarzt! Denn hätte er den Kontumazisten berührt, dann hätte er sich selbst der Kontumaz unterwerfen müssen.
>
> Waren die Ankommenden frei von Pestmerkmalen befunden worden, dann wurden sie auf eine bestimmte Frist [...] in einer eigenen kleinen Wohnung, Kolybe genannt, mit einem exponierten Reinigungsdiener eingeschlossen. Eine solche Kolybe [...] war wieder durch eine zehn Schuh hohe Mauer von der Nachbarkolybe getrennt. [...] Das gleiche Ausschließungsprinzip galt für die mitgebrachten Tiere, Wagen und Waren in ihren Viehställen, Wagenschupfen und Warenmagazinen. [...] hitzeunempfindliche Gewebe ebenso wie die Briefe kamen in die Erhitzungs- und Räucherungskammer, in der man sie je nach Art des Gewebes entweder durch Erhitzung (auf 50°–60° R [Grad Réaumur, A. B.]) oder durch Räucherung mit Schwefel-, Chlor- oder salpetersauren Dämpfen desinfizierte.[220]

Die sogenannten Kontumazisten wurden täglich ärztlich untersucht und durften wie Gefängnisinsassen nur zu bestimmten Zeiten in den Hof oder an das Sprechgatter treten. 1823 waren allein in der Semliner Quarantänestation insgesamt 54 Menschen beschäftigt, darunter 22 »Putzmänner«, Aufseher für Briefräucherungen, Gefängniswärter, sogenannte Reinigungsdiener etc. [221]

Nach demselben Schema waren die Einrichtungen der europäischen Hafenquarantänen im 18. Jahrhundert organisiert.[222] In Räucher-, Bade- und Lüftungskammern wurden Reisende und deren Güter desinfiziert. Das benutzte Räucherpulver bestand aus Schwefel, Schießpulver oder Arsen und war mit den in magischen Ritualen verwendeten Kräutern (z. B. Wacholderbeeren, Myrrhe, Ingwer) zur Abwehr von Dämonen angereichert. Die Pestverdächtigen mußten sich für etwa fünf Minuten in einen Raum begeben, in dem das betreffende Pulver auf einem Kohlenbecken verbrannte. 1822 ersetzte man in Marseille das chemische Gemisch zum Räuchern durch Chlorgas, indem Schwefelsäure auf Kochsalz (ohne Braunstein) gegossen wurde. Nach dem jeweiligen Räucherungsprozedere hatten die Reisenden ein Bad zu nehmen, das wiederum auch in der neuzeitlichen Kultur eine vielfache Bedeutung des Gegenzaubers hatte und in diesem Sinne als grundlegendes Element in den Hinrichtungsritualen eingesetzt worden war.[223] Anschließend brachte man die samt ihrem Gepäck geräucherten und gereinigten Pestverdächtigen in eine Klause.[224]

Auf der elften Internationalen Sanitätskonferenz in Venedig (1897) wurde eine Quarantänekonvention verabschiedet, in der sich alle ratifizierenden Staaten dazu verpflichteten, jeden Pestfall im eigenen Land den auswärtigen Ämtern zu melden. Schiffe aus verseuchten Gebieten oder Ländern mußten sich den gewarnten Häfen mit einer *gelben Seuchenflagge*[225] nähern, sofern sie Pestkranke an Bord hatten. Sie erhielten nur Einlaß, wenn der Hafen über eine entsprechende Beobachtungs- und Reinigungsstation verfügte. In Deutschland gab es solche Einrichtungen zum Beispiel in Cuxhaven, Bremerhaven oder in der Kieler Förde. Auch sie waren in drei verschiedene Pavillons für Personal, krankheitsverdächtige Personen und pesterkrankte Menschen aufgeteilt. »Brausebäder«, chemische Desinfektionsverfahren und bakteriologische Laboratorien in Leichenhäusern stellten das Repertoire moderner Seuchenprävention bereit.[226]

Auch im Landesinneren differenzierte sich seit dem beginnenden 18. Jahrhundert die Desinfektionspolitik aus: In Preußen wurden hierarchisch organisierte Hygienetrupps eingesetzt. Ein Putzkommando bestand aus einer Gruppe von Reinigern, Kontrolleuren zur Beaufsichtigung dieser Arbeiten sowie einem Notar zur rechtlichen Überwachung: 1710 orderte das Preußische Pestreglement die Einstellung von ledigen Männern und Frauen »ohne Familie oder andern Anhang, gesund, stark und herzhaft, getreu, ehrlich und gewissenhafft«[227], die als »Reiniger« – in Österreich auch »Aussäuberer« oder »Ausreiber« genannt[228] – nach jedem Pestzug in Städten, Dörfern und auf Höfen aktiv wurden. Sogenannte »Pest notarii« und »Reinigungs-Inspectoren«

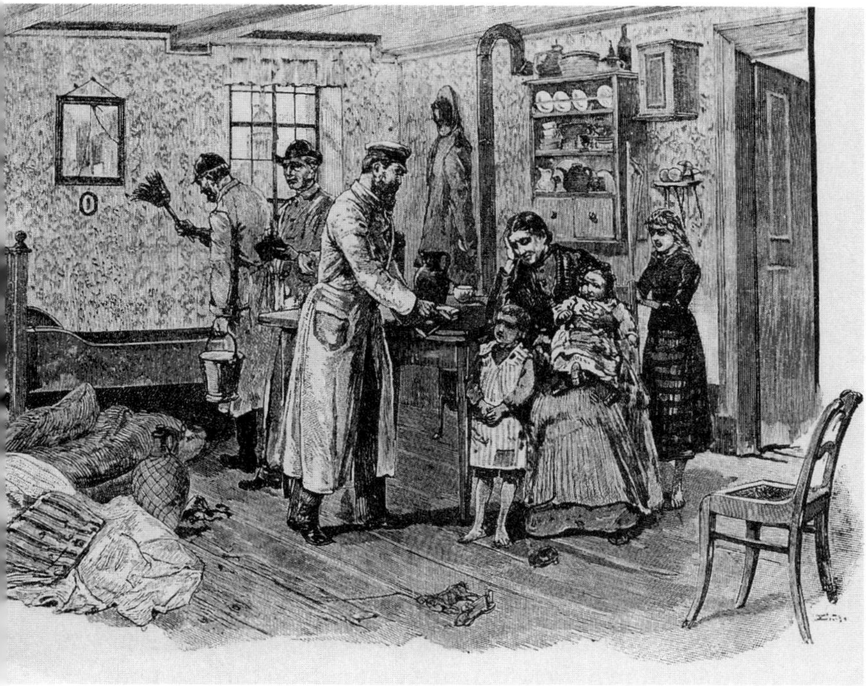

Das Zimmer eines während der Cholera-Epidemie in Hamburg Verstorbenen wird desinfiziert. Holzstich, 1892

überwachten diese Arbeit und inventarisierten den Besitz der Verstorbenen. Alle drei Berufsgruppen waren auf ihre Ehrlichkeit hin zu überprüfen und mit einem Eid in die Pflicht zu nehmen.

Die Putztruppe hatte zugenagelte Häuser und Wohnungen aufzubrechen, diese zu säubern, auszuräuchern, nach genauen Zeitvorgaben zu lüften, das überlebende Vieh ins Freie zu treiben und es in fließenden Gewässern zu waschen.[229] Auch hier spielten die Symbole und Rituale der magischen Vorstellungswelt eine zentrale Rolle: Zum eigenen Schutz sollten alle Reiniger diese Arbeiten mit einem mit Butter oder Wacholdermus bestrichenen Brot im Mund verrichten. Denn Butter, Brot, Wacholderbeeren und fließendem Wasser wurden apotropäische Kräfte zugesprochen. Räucherungen mit Wacholder in Sterbezimmern galten der Vertreibung von Dämonen. Vor dem Hintergrund dieser magischen Symbolik, auch wegen der pestanalogen blauschwarzen Färbung der Beere sowie des weißen Kreuzes in der Wacholderblüte, kam diese Pflanze als Präventivmittel speziell gegen die Pest in Betracht.[230] (Vgl. zum analogischen Denken S. 79f., 123)

Bis zum frühen 20. Jahrhundert hatte sich in Westeuropa ein durchorganisiertes Quarantänesystem der Seuchenabwehr institutionalisiert, das den Ausnahmezustand organisierte. Drohte die Gefahr der Cholera, des Typhus, Fleckfiebers oder der Tuberkulose, wurde sofort im Landesinneren, an Grenzen und in Häfen das über Jahrhunderte eingeübte System der Seuchenabwehr aktiv: Anzeigepflicht bei medizinischen, polizeilichen und militärischen Behörden, Markierung und Absperrung von Häusern und Wohnungen Seuchenkranker, Absonderung von verdächtigen und kranken Menschen, Beschränkungen des Handels, der Schiffahrt, des Schulbesuchs, des öffentlichen Lebens, Desinfektionsmaßnahmen, besondere Bestattungsweisen von Seuchentoten, Verkündung von Strafvorschriften und Verfolgung von Vergehen gegen Desinfektionsordnungen.[231]

4. Die Pest im kulturellen Gedächtnis des 20. Jahrhunderts

Seit der Einführung der Quarantänebestimmungen im 15. Jahrhundert stellten sich die üblichen Plünderungen in Häusern von Seuchentoten nicht nur als Frage der unkontrollierbaren Epidemieverbreitung, sondern sie wurden auf einer noch anderen Ebene zum Problem. Sie spiegeln die Crux der Pestabwehr insgesamt: War man im Zuge des Seuchenschutzes auf die strenge Einhaltung der Pestbestimmungen durch die eigene Bevölkerung bedacht und verhängte drakonische Strafen gegenüber Gesetzesbrechern, grenzte Kranke aus, ließ Verwandte in anonymen Massengräbern verscharren und führte Verbrennungen des Besitzes von Pesttoten durch, so engagierte man für die Umsetzung der Seuchenverordnungen genau jene Menschen, die als »Unehrliche« nicht gerade für vertrauenswürdig galten und obendrein dem Kreis der generalverdächtigen aktiven Pestverbreiter zugeordnet waren. Die Politik der Seuchenprävention basierte aber zu einem großen Teil auf der Abhängigkeit von der Arbeit der »classe dangereuse«, der Armen und Vaganten, hatte man erst im 18. Jahrhundert damit begonnen, diese für Isolationsarbeiten herangezogenen Gruppen nach bestimmten Kriterien auszusuchen und zu überwachen.

Krankenwärtern, Pest- und Reinigungsknechten wurden die Verbrennungs- und Räucheraktionen, die Massengrabbestattungen sowie die Isolation von Kranken, Sterbenden und Seuchenopfern regelrecht aufgebürdet. Dieses nur schwierig zu engagierende Personal, das von vornherein sozial ausgegrenzt war, hatte nichts mehr zu verlieren. Aus der Sicht der Zwangsverpflichteten wiederum gab es Gründe genug, mit den Sterbenden alles andere als behutsam umzugehen: Die ihnen anvertrauten Menschen waren in jeder Hinsicht Fremde, die Berührung mit den Todgeweihten flößte nicht nur Angst ein, sondern forcierte Gewalt, die sich bis zur erwähnten Tötungsbereitschaft steigern konnte.

Angesichts dieses Teufelskreises konnten sich gegen das aus den Reihen der »Unehrlichen« rekrutierte Pestpersonal alle Aggressionen und auch Schuldgefühle, die das System der Seuchenabwehr regelmäßig von neuem erzeugte, richten. Schließlich war es mit der auf den Totenkult zurückgehenden Aufgabe betraut, nach ritualisierten Vorschriften die Toten und Sterbenden von den Lebenden zu trennen. Die Tätigkeiten der Pestknechte und Totengräber waren über die von ihnen tatsächlich ausgeübte Gewalt gegenüber den Seuchenkranken hinaus schuldbeladen und ambivalent. Denn einerseits verletzte das Desinfektionspersonal die Gemeinschaft, und andererseits trug es zu ihrer Stabilisierung bei. Pestknechte hatten die prekäre Arbeit zu leisten, den

Familien die Kranken, Sterbenden und Toten zu entreißen, sie abzusondern, mußten sich entsprechend an ihnen vergehen und wurden allein deswegen zu »Tätern«. In diesen als »unehrlich« geltenden Arbeiten lag eine kollektive Schuld begründet, die auf die Zwangsverpflichteten abgewälzt wurde. Ihre Arbeit brachte sie doppelt und dreifach in Verruch, so daß sie als sogenannte Verbrecher der Pest als erste ins Zwielicht gerieten. Nicht zuletzt vor diesem Hintergrund bezeichnete man im 17. Jahrhundert Pestknechte auch als »böse Männer«.[232]

Unabhängig von den jeweiligen Schuldvorstellungen einer Kultur bezeichnet der Begriff Schuld »letztlich immer eine Form des Umgangs mit der ›Versehrtheit‹ oder dem ›Mangel‹, der dem Mensch-Sein eigen ist«.[233] »Schuld« leitet sich etymologisch von »Unrecht, Ursache von etwas Bösem« ab und verpflichtet gleichsam zur Buße.[234] Die Pestknechte berührten nicht nur den wundesten Punkt einer versehrten, vom Tode gezeichneten Gemeinschaft, sondern auf ihnen lastete die in ihrer Arbeit begründete Schuld. Sie kamen daher als Projektionsfiguren für die Abwehr kollektiver Schuldgefühle gegenüber den Toten und der damit verbundenen Gewissensängste als allererste in Frage.

Allein die in Pestzeiten gängigen Aneignungen des Besitzes von Toten verstrickten die Gemeinschaft in Schuldkonflikte. Aber ausschließlich Krankenwärter und Pestreiniger wurden bezichtigt, sich an Hab und Gut der Verstorbenen vergriffen zu haben.[235] Letztlich raubten jedoch Menschen aller gesellschaftlichen Schichten. So schrieb Daniel Defoe: »Die Macht der Habgier war in manchen so stark, daß sie jedes Risiko eingegangen wären, um zu stehlen und zu plündern; und besonders in Häusern, wo alle Parteien oder Einwohner tot waren, pflegten sie ohne Bedenken einzubrechen.«[236] Schon der Pestzug von 1347 bis 1352 brachte rüde Verhaltensweisen unter den Überlebenden mit sich: »Im allgemeinen sind es die Zielstrebigsten (wenn man will: die Skrupellosesten), die am ungeniertesten zugreifen«, erklärt Friedrich Lütge.[237] Ebenso notierte Pepys: »Diese Krankheit macht uns grausamer gegeneinander, als gegen Hunde.«[238] Und auch ein Chronist der Mark Brandenburg erklärte 1781: »Die Grausamkeiten, die zu Pestzeiten gestattet wurden, waren ganz unmenschlich und abscheulich.«[239]

Schuld hatte im Laufe der Jahrhunderte ohnehin immer mehr Gesichter bekommen: Der soziale Ausschluß von Kranken, Sterbenden und Toten, das anonyme Verscharren in Massengräbern, die Judenpogrome seit dem 14. Jahrhundert, die Radikalisierung von institutioneller Gewalt, die in den Hinrichtungsritualen im 16. und 17. Jahrhundert wie in der Brutalisierung der Kriegstechniken kulminierte[240] – all diese Reaktionen auf das Massensterben mußten Ängste vor göttlicher und nach magischen Prinzipien greifender Rache gegenüber den Überlebenden hervorrufen.

Magisches Denken, in dem Kausalbeziehungen zwischen dem menschlichen Umgang mit Naturkräften und dem eigenen Schicksal geknüpft werden, strukturierte das soziale Gewissen in der mittelalterlichen und frühneuzeitlichen Gesellschaft. Die Vorstellung von einer beseelten Natur, in der positive wie negative, helfend-schützende wie unheilverursachende Kräfte wirksam werden können, ist ein Merkmal aller vormodernen Kulturen. Im magischen Denken drückt sich ein bestimmter kultureller Zugang zu unsichtbaren Mächten, ein spezifisches Naturverständnis aus, das gleichsam eine handlungsanweisende Ethik vorgibt. Denn die magische Vorstellungswelt geht von einer mit allem in Verbindung stehenden und alles durchdringenden Beseeltheit von Dingen und Wesen im lebendigen wie im toten Zustand aus.

Die Wortableitung von Magie (ahd. *magan*: können, vermögen; gern haben) schlüsselt das im magischen Denken verwurzelte Naturverhältnis genauer auf und deutet auf das Prinzip des Verbundenseins sowie auf ein sympathetisches Beziehungssystem hin, das Kausalitäten herstellt und diese im magischen Ritual durch die Herstellung von Analogien zu erreichen sucht: »Wie die Affekte eines Menschen ähnliche bei einem anderen bewirken können, so stellt man sich auch die Dinge der äußeren Welt in Verhältnissen der Ähnlichkeit ›sympathetisch‹ (›mitleidend‹) aufeinander einwirkend vor.«[241] Das magische Denken beruht daher auf dem Prinzip der Teilhabe, aus dem sich Gesetze wie von gleich zu gleich (z. B. Verschütten von Wasser mit dem Ziel der Herbeiführung von Regen), vom Bild zur Sache (z. B. Wachsbild), vom Teil zum Ganzen (z. B. Haare) ableiten.[242]

Kennzeichnend für die magische Vorstellungswelt ist die Repräsentation von vielfältigen »guten« und »bösen« Kräften, mit denen eine Integration von positiven und negativen Aspekten der Natur vollzogen wird. Entsprechende Praktiken wurden im Totenkult, in der Geburtshilfe, der Volksmedizin sowie in Ritualen ausgeübt, welche das Wetter, Krankheiten und die Ernte zum Thema hatten. Nicht identisch mit dem sich seit dem 13. Jahrhundert ausbildenden christlichen Hexen- und Teufelsglauben schließt das Prinzip der Verbundenheit ein dualistisches Weltbild geradezu aus. Das magische Denken bildet zunächst einen zentralen kulturellen Bestandteil in allen voraufklärerischen Gesellschaften. Selbst in der Moderne hat es sich nicht verflüchtigt, sondern nur seinen Status eingebüßt. (Vgl. so in der Transplantationsmedizin, S. 307ff.) Die mittelalterliche Kultur hingegen war durchdrungen vom festen Glauben an die magische Macht unsichtbarer Kräfte, aus dem sich allein wegen der Angst vor Vergeltung ein Ethos gegenüber Natur, Umwelt und unsichtbaren Mächten ableitete.

In dieser magisch geprägten Mentalität mußten Plünderungen des Besitzes von Toten um so größere Ängste auslösen, als der damaligen Todesvorstellung zufolge den Verstorbenen die Möglichkeit der Rache offenstand. In jedem von der Gemeinschaft verletzten und in einem Massengrab verscharrten Toten, in jedem »gestohlenen« Gegenstand konnten die magische Kraft der Vergeltung, die »bösen« Geister der »lebenden Leichen« schlummern. Steigende Bußbedürfnisse, Frömmigkeit, Teufelsangst, Hexenwahn, neu entstehende psychosoziale Phänomene wie Selbstmord und Melancholie[243] breiteten sich nicht zuletzt auch auf der kulminierenden Angst aus, deren Abwehr durch die christliche

Religion sich in immer mehr Widersprüche verstrickte, zumal Naturkatastrophen schon in der Bibel als göttliche Strafmuster thematisiert waren.

Die Pestabwehr forderte gesellschaftliche Aktivitäten heraus, die einerseits der Stabilisierung der Gesellschaft dienten und andererseits die Überlebenden mit neuer Schuld aufluden. Nachdem medizinische Heilversuche über mindestens vier Jahrhunderte versagt hatten, steigerte sich die Seuchenprävention in ihrer Militarisierung durch Umzingelungen von verpesteten Dörfern, Regionen und ganzen Ländern. Aus einer eigentümlichen Verbindung von staatlich organisierter Gewalt, Militarismus, Medizin und Magie ging schließlich die moderne Hygiene hervor.

Die Quarantänepolitik legte den Grundstein für die Herausbildung eines Pestparadigmas, das im 18. und 19. Jahrhundert die Geburt des »homo hygienicus«[244] hervorbrachte. Praktiken der Pestabwehr hatten sich in das kulturelle Gedächtnis eingeschrieben.[245] Seit Ende des 19. Jahrhunderts kehrten sie in gänzlich neuen Versionen als Rassenhygiene und Eugenik wieder – nun jedoch von Naturwissenschaftlern und vor allem Medizinern als gesellschaftliche Strategie gegen den »Rassentod« konzipiert. Während in der Pestbekämpfung *de facto* gereinigt, verbrannt und desinfiziert wurde, verdichtete sich im Laufe des 19. Jahrhunderts die Hygiene zu einem medizinischen Aufgabenfeld. Ärzte wurden zunehmend zu Spezialisten für eine ihnen zugesprochene Säuberungsfunktion: die »Reinigung« des »Volkskörpers« von medizinisch klassifizierten »Entarteten«. Als Prävention gegen den »Volkstod« war seit Ende des 19. Jahrhunderts in westeuropäischen Ländern die »Rasse der Degenerierten« mittels Sterilisation, Abtreibung und Kastration zu vernichten. In dem von Medizinern, an exponierter Stelle von Psychiatern entwickelten Diagnoseschema der »Entartung« rangierten Vagabunden, Prostituierte und Bettler mit an erster Stelle,[246] also Menschen aus genau jenen Schichten, die jahrhundertelang für die schuldbelasteten Arbeiten der Pestabwehr herangezogen und gleichsam der Todesverbreitung bezichtigt worden waren.

Auch die von der rassenhygienischen und eugenischen Bewegung instruierte Vernichtungspolitik im Nationalsozialismus führte die Patiententötungen in Krankenhäusern unter dem Leitwort der »Desinfektion« durch.[247] Ebenso stand der Genozid der jüdischen Bevölkerung sowie der Massenmord an den Sinti und Roma nicht nur rhetorisch im Zeichen einer als »Hygiene« verstandenen Politik. Ein Wesensmerkmal der Massenvernichtung in Konzentrationslagern, aber auch der zuvor begonnenen »Euthanasie-Aktionen« war die Inszenierung einer medizinischen Aura, in der verbrannt, »desinfiziert« und »gereinigt« wurde.

Im Zuge der zwischen 1939 und 1941 hauptsächlich durch Professoren der Psychiatrie von der Berliner Tiergartenstraße aus instruierten und von Krankenhauspersonal sowie Ärzten vollzogenen »Euthanasie« wurden mindestens 60000 Erwachsene und 6000 Kinder medizinisch getötet[248] – unter Hinzuziehung der zweiten Phase der sogenannten Euthanasie, die in einzelnen Fällen auch nach 1945 aktiviert blieb und seit 1941 dezentralisiert weitergeführt wurde, fielen ihr schätzungsweise außerdem 150000 Psychiatriepatienten und behinderte Menschen zum Opfer.[249] In der ersten Phase dieser »Euthanasie« wurden Heil- und Pflegeanstalten oder Altenpflegeheime – umgeben von hohen Mauern – in Tötungszentren umgewandelt (Sonnenstein, Grafeneck, Bernburg, Brandenburg, Hadamar, Hartheim/Österreich). In Brandenburg kam erstmals 1940 die Methode der Vergasung unter medizinisch organisierten Prämissen zur Anwendung und wurde für alle weiteren »Euthanasie-Aktionen« sowie für die Menschenvernichtung in Konzentrationslagern vorbildlich.[250]

Ein Arzt untersuchte zuvor die entkleideten Patienten in einem Aufnahmeraum. Krankenschwestern erzählten den Opfern, sie hätten ein Bad zu nehmen. Zwischen 18 und 20 Menschen wurden entblößt in einen sogenannten Duschraum mit Sitzbänken geführt. Wie später in den Konzentrationslagern waren auch diese Gaskammern mit gekachelten Böden ausgelegt, darin standen Holzbänke, und an der Decke hingen Duschköpfe. Wasserleitungen mit eingestanzten kleinen Löchern leiteten das Kohlenmonoxid in die Gaskammer.[251] Die binnen weniger Minuten getöteten Patienten wurden nach einer Lüftung des »Duschraums« von sogenannten Heizern, Brennern oder Desinfekteuren zur Verbrennung oder medizinischen Weiterverwertung als Forschungsobjekte weggebracht.[252]

Selbst diese Methode der Vergasung durch Kohlenmonoxid stammte originär aus der Pestbekämpfung. Neuartige chemische Techniken zur Rattenvertilgung wurden von Tropenhygienikern seit Ende des 19. Jahrhunderts in England, Deutschland und Frankreich erprobt. 1904 hatte der Marinestabsarzt Bernhard Nocht (1857–1945)[253] gemeinsam mit dem Chemiker und Pharmakologen Gustav Giemsa (1867 bis 1948) die Gasvergiftung durch Kohlenmonoxid als ein neuartiges Desinfektionsverfahren (Giemsa-Desinfektor) »zum Zwecke der Abwehr der Pest«[254] entwickelt. Beide Wissenschaftler arbeiteten in dem von ihnen selbst mitbegründeten Hamburger Institut für Schiffs- und Tropenhygiene, das im Dienste der damaligen rassistischen Kolonialpolitik stand und später im Nationalsozialismus eine exponierte politische Rolle bei der Eroberung und Teilung Polens, der Errichtung des Warschauer Ghettos und der expansionistischen Planung der Besetzung von Kamerun, Togo, Deutsch-Ostafrika, Ruanda-Urundi sowie Deutsch-Südwestafrika spielte.[255] Während ihrer Tätigkeit an diesem Institut hatten Nocht und Giemsa bis zum Jahre 1900 einen Apparat zur Vergasung von Ratten entwickelt: In einem Generator wurde durch die Verbrennung von Koks unter Hinzufügung von Luft ein Gasgemenge aus Kohlenmonoxid, Kohlendioxid und Stickstoff erzeugt. Schläuche leiteten das Gas in das Schiffsinnere zur »Entrattung und Ausschaltung des Pestflohs«.[256] Nocht und Giesma priesen ihre Erfindung als großen Fortschritt, weil ihre neue Vergasungstechnik die Schiffsladung unbeschädigt ließ, geruchlos war und die Tiere auf besonders schnelle Weise tötete.[257]

Blausäure, ein hochgiftiges Cyangas, das unter dem Handelsnamen *Zyklon* in Deutschland von der Frankfurter Firma

Degesch (Deutsche Gesellschaft für Schädlingsbekämpfung) hergestellt wurde, löste schließlich den Giemsa-Desinfektor zur Pestbekämpfung durch Rattenvergasung ab.[258] Als *Pestizid* wurde es für den Genozid direkt übernommen und erstmals 1941 im Lager Auschwitz I zur Massenvernichtung von Menschen eingesetzt, die in der rassistischen und antisemitischen Propaganda im Sinne der Desinfektionslogik mit todbringenden Ratten und Ungeziefer gleichgesetzt worden waren.[259] Der 1944 zum Professor ernannte, zweifach promovierte (rer. nat. und med.) Hygieniker, Reichsarzt der SS und Leiter des Hygiene-Instituts der Waffen-SS in Berlin-Zehlendorf, Joachim Mrugowsky (1903–1947), übernahm seit 1942 die Verteilung des von der Degesch produzierten, aber von den I.G. Farben (heute: BASF) und der Hamburger Firma Tesch & Stabenow (TESTA) bezogenen Zyklon B (kristallisierte Blausäure).[260] Nach Auschwitz wurde es alle sechs Wochen »zur Ausräucherung des Ungeziefers«[261] geliefert.

Die als »Desinfektion« bezeichnete medizinische Patiententötung der »Euthanasie-Aktionen« gab das Programm für die seit Herbst 1941 begonnene Realisierung der sogenannten Endlösung vor. Nicht zuletzt die Dusche, aus der das Pestizid *Zyklon B* oder das Kohlenmonoxid strömten, kennzeichnete die Massenvernichtung in Konzentrationslagern und medizinischen Mordanstalten: »An beiden Orten«, so Henry Friedlander, »wurde den Opfern mitgeteilt, sie müßten aus hygienischen Gründen duschen, und die Gaskammern waren als Duschräume getarnt.«[262]

Schon die Ankunft der Häftlinge in den Vernichtungslagern war als medizinische Reinigungszeremonie inszeniert. Die deportierten Gefangenen wurden von Ärzten untersucht, mußten sich entkleiden, eine »Sauna« betreten, ihnen wurden die Haare als Akt der »Entlausung« geschoren. Diese hygienische Ritualisierung im Sinne einer »Reinigung« wiederholte sich in der Tötungsweise selbst: Die Gaskammer war ausgestattet und bezeichnet als »Bad«, aus einer Dusche strömte die tödliche Blausäure, sogenannte Desinfekteure sorgten für die Leichenverbrennung.[263]

Die Struktur der Konzentrationslager ähnelte frappierend den Quarantänestationen des 18. und 19. Jahrhunderts. Sie waren in drei Bereiche eingeteilt: ein Kommandanturgelände mit Verwaltungsgebäuden, Kasernen und Führerhäusern, SS-Siedlungen und eine mit Stacheldraht umzäunte Zone für die Häftlinge.[264] Selbst die für die Organisation der frühneuzeitlichen Quarantäne charakteristische Zuweisung bestimmter Arbeiten an stigmatisierte Gruppen wurde in den Lagern wiederholt. Denn die Häftlinge hatten die Massengräber selbst auszuheben und wurden durch ihre Zwangsverpflichtung zu »Desinfekteuren« oder Friseuren im Rahmen des »Säuberungs«-Rituals »schuldig« gemacht. An und mit den Opfern der nationalsozialistischen Massentötung erfolgte eine gigantische Reinszenierung des Pesttraumas. Auch diese grausam erzeugte »Mittäterschaft« der Opfer verweist noch einmal auf das aus der Arbeitsteilung der Isolation und Absonderung der Sterbenden und Toten entstandene Motiv der Schuldverschiebung auf diejenigen, die zu diesen Tätigkeiten gezwungen worden waren.

Die im nationalsozialistischen Rassismus verankerte Quarantänepolitik manifestierte sich zudem in den Seuchenmetaphern, mit denen die jüdische Bevölkerung sowie Sinti und Roma als tödlicher Gefahrenherd dargestellt wurden. »Der Jude« tauchte in der antisemitischen Propaganda als der personifizierte Tod in Gestalt von Ungeziefer, Ratten oder Läusen auf. Gelb, schwarz und weiß – Farben, die im Spätmittelalter und der frühen Neuzeit die Kleiderordnungen der stigmatisierten Gruppen (z. B. Bettler, Dirnen, die jüdische Bevölkerung, Pestkranke, Totengräber) bestimmt hatten[265] – waren in der antisemitischen und rassenhygienischen Hetze gängig.[266] So schrieb die in die »Endlösung« eingebettete Kennzeichnungspflicht der jüdischen Bevölkerung vor, weiße Armbinden, gelbe und blaue Abzeichen mit schwarzen Buchstaben zu tragen.[267] Ebenso zeigte ein Plakat von 1944 eine Schar von aus dem Dunkel kommenden Ratten. Sie waren in einen gelben Lichtstrahl getaucht. Die in gelber Schrift gedruckte Bildlegende lautete: »Die Juden kehren zurück mit dem Bolschewismus«.[268] Die Übernahme dieser ursprünglichen Elemente und Symbole aus der neuzeitlichen Seuchenabwehr verweist auf den pestpolitischen Ursprung des *Hygienemusters*, das schließlich in der Organisation der nationalsozialistischen Massenvernichtung von Menschen übernommen wurde.

Auch das im November 1940 errichtete Warschauer Ghetto, welches das Zentrum des jüdischen Wohnviertels im Norden der Stadt von dem übrigen Warschau abschottete, folgte der Struktur der neuzeitlichen Isolations- und Quarantänepolitik gegen die Pest: Zum »Seuchengebiet« erklärt, war es mit einer Mauer von 3,5 Meter Höhe und einem Stacheldraht abgeriegelt[269] – diese Isolationsmaßnahme wurde als »hygienischer Schutzwall« bezeichnet.[270] Die Bevölkerung war ökonomisch und sozial von der Außenwelt abgeschnitten. Seit Oktober 1941 stand auf Verlassen des Ghettos die Todesstrafe. Als »Dauerquarantäne« konzipiert, ähnelten diese vom Leiter der Fleckfieberabteilung des Warschauer Hygieneinstituts, Rudolf Wolrab, vorgeschlagenen Isolationsmaßnahmen den frühneuzeitlichen Seuchenreglements.

Wolrab forderte polizeiliche Maßnahmen gegen »die aus dem jüdischen Wohnbezirk stammenden vagabundierenden Juden«, den Einsatz von »Desinfektionspersonal« unter der Leitung eines »Seuchenkolonnenführers«, die Einstellung von Blockärzten in Städten, »Seuchen-« und »Gastrupps« auf dem Lande, die Anwendung von physikalischen und chemischen »Entwesungsmethoden«, wobei er »die Blausäurevergasung« zu »den besten chemischen« zählte. Wäschereien mit Kochkesseln, Trockenschränken und Bügeleisen seien »vorzüglich geeignet, bei Entlausungsaktionen mitzuwirken«. Ein wichtiger Bestandteil des von ihm so bezeichneten »Desinfektionsfeldzugs« sei die Körperentlausung durch ein warmes »Brausebad mit Seife und verschiedenen Chemikalien«. Zuvor sollten »möglichst viele Haare abgeschoren oder besser rasiert werden«.[271]

Mit dieser Inszenierung der Pestpolitik reproduzierte man

nicht nur die aus dem Desinfektionssystem hervorgegangenen Reglements, vielmehr forderten solche Quarantänemaßnahmen den Seuchen- und Hungertod im Ghetto heraus. Das Pestinferno in den neuzeitlichen Lazaretten wurde nun durch die Errichtung der Quarantäne an der jüdischen Bevölkerung systematisch wiederholt. Die Todesfälle stiegen im Ghetto aufgrund der bewußt erzeugten Lebensbedingungen dramatisch. Zwischen Ende 1940 und September 1942 starben im Warschauer Ghetto 83 000 Menschen infolge von Hunger und Seuchen.[272] Stanislaw Rózycki notierte in seinem Tagebuch über das Leben im Ghetto: »Überall Begräbnisse und der für die desinfizierten Gebäude charakteristische, überwältigende Karbolgeruch. [...] Eine Seuche herrscht in der Stadt [...] und dezimiert buchstäblich die ausgemergelte, vor Hunger geschwollene und unterernährte Bevölkerung. Auf den Straßen kreischen vergebens die Kinder, die vor Hunger sterben.«[273]

Der Ordinarius für Tropenhygiene, Ernst Georg Nauck (1897–1967) vom Hamburger Institut für Tropenmedizin, wurde ab 1940 als Leiter der Flecktypus-Forschungsabteilung beim Hygienischen Institut in Warschau tätig. Nauck publizierte in der 1941 erschienenen Schrift *Kampf den Seuchen! Deutscher Ärzteeinsatz im Osten* den Beitrag »Die Geißel Fleckfieber!«[274] und lieferte damit eine seuchenhygienische Begründung für die Errichtung des Warschauer Ghettos. Sein Artikel ist mit einem Bild von Arbeitern, die eine Mauer um das Ghetto bauen, illustriert. Die Erklärung zu dieser Abbildung lautet: »Auf deutsche Anordnung wird das Seuchengebiet ummauert.«[275]

Die Autoren dieser Broschüre – beinahe alle Mediziner – forderten als Maßnahme des Seuchenschutzes die komplette Abriegelung des Ghettos, und man begegnet, so Friedrich Hansen, »ständig dem Stereotyp des ›wandernden Juden‹ (als Vagant, Bettler und schlechthin Asozialer), der mit dem Begriff der ›Wanderseuchen‹ [...] assoziativ verknüpft war«.[276] Unter Titeln wie »Die Seucheninsel Polen«[277] erklärten Mediziner Epidemien zu einer originär aus dem

Osten kommenden Seuche[278] und propagierten, speziell »*die Juden*« seien »ganz überwiegend Träger und Verbreiter der Infektion«.[279] Aus dieser behaupteten Prädestination der jüdischen Bevölkerung für Seuchen begründete man deren Separation in allen öffentlichen Sphären. So erklärte der im Generalgouvernement des besetzten Polen tätige Arzt Joseph Ruppert das Benutzungsverbot von Verkehrsmitteln, Straßen und Wegen:

> Da fast allein *der Jude der Seuchenträger* ist und bei Erkrankung nichtjüdischer Personen in den meisten Fällen der Ansteckungsgang auf eine jüdische Infektionsquelle zurückzuverfolgen war, erschien es zum Schutze der Bevölkerung dringlich, die Freizügigkeit der jüdischen Einwohnerschaft zu beschränken, für den Juden die Benützung der *Eisenbahn* von besonderer amtsärztlicher Erlaubnis in dringenden Fälle abhängig zu machen, ihm besondere Parkanlagen zum Ergehen im Freien anzuweisen (da z. B. durch gemeinsame Benützung von Promenadebänken sehr leicht der Läuseübertragung Vorschub geleistet werden konnte), die Benützung von *Omnibussen* aus gleichen Gründen zu verbieten, während in *Straßenbahnen* den Juden in erster Zeit noch besondere Wagenabteile zur Verfügung gestellt wurden.
>
> Der Jude bot überhaupt ein schwieriges Kapitel der Seuchenbekämpfung. Mit seiner Ausschaltung als Ansteckungsquelle ist das wesentliche Gefahrenmoment schon beseitigt.[280]

Nauck zeigte in der Logik des seuchenpolitisch begründeten Antisemitismus ein noch anderes Foto mit einer versperrten Tür, hinter der ein abgeschotteter Mensch durch eine Glasluke schaut. Ein Fleckfieberschild warnt in deutscher und polnischer Sprache: »Betreten und Verlassen ist strengstens verboten«. Die Bildunterschrift lautet: »Selbst die verseuchten Wohnungen werden hermetisch abgeschlossen und abgeriegelt.«[281]

Der Präsident der Gesundheitsverwaltung des Generalgouvernements und Obermedizinalrat Jost Walbaum hatte bereits im Mai 1940 – also noch vor der Errichtung des Warschauer Ghettos – in der »Münchener Medizinischen Wochenschrift« erklärt, die Gefahr des Fleckfiebers sei

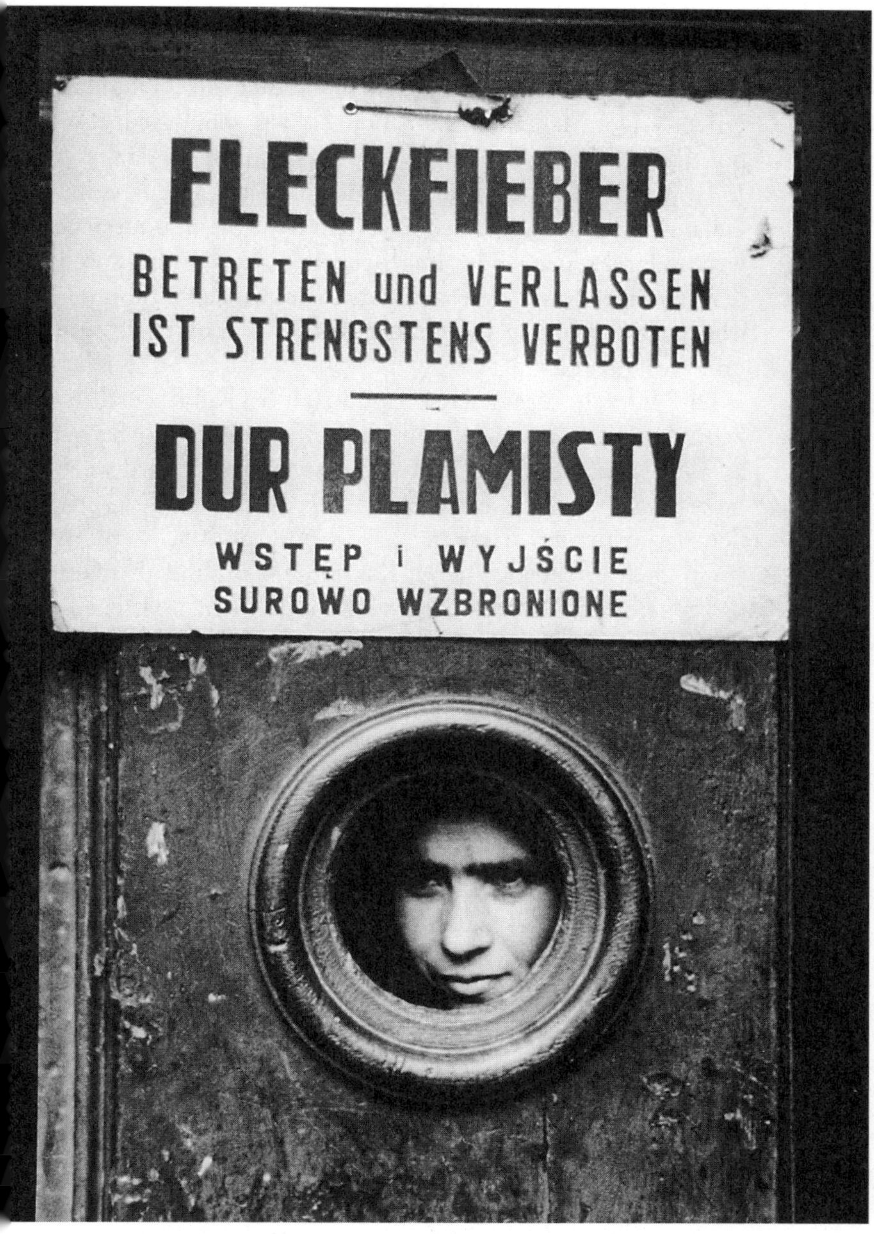

Mit solchen Hinweisschildern wurde das Warschauer Ghetto zum Seuchengebiet erklärt, 1941

gebannt, »wenn man die Juden entfernt hätte. Nicht nur durch Ausbeutung, sondern auch durch Seuchenübertragung und -verbreitung wurden die Juden zum Unglück Polens.« Der Mediziner Walbaum schließt seine »seuchenpolitische« Abhandlung mit der Behauptung, »daß das Judentum als Infektionsquelle für Krankheiten aller Art eine Gefahr für seine Umgebung ist. Nicht nur Polen, sondern in weitem Umkreis auch die umgebenden Völker werden durch den ständigen Seuchenherd innerhalb des Ostjudentums bedroht. Das Problem des Judentums [...] drängt auf eine grundlegende Lösung.«[282]

Die Wurzeln dieses seuchenpolitisch begründeten Konzepts der Vernichtung liegen in der fünfhundertjährigen Praxis der Pestprävention. Die Geschichte der Seuchenabwehr lieferte nicht nur das medikale Muster für die Realisierung der nationalsozialistischen Vernichtungspolitik, sondern stand auch in einem inneren Zusammenhang mit dem auf das engste mit der Pestpolitik verknüpften (theologischen) Antisemitismus und Rassismus. Im christlichen kulturellen Gedächtnis virulent geblieben, dürften die mit der Seuchenabwehr verknüpften und aus der Isolationspolitik hervorgegangenen Traumatisierungen Impulse für die Durchführung des Massenmordes im Nationalsozialismus gesetzt haben. Auf den Seuchentopos der nationalsozialistischen Rassenideologie ist schon häufiger hingewiesen worden.[283] Zygmunt Bauman geht einen Schritt weiter und analysiert die medizinischen Merkmale der nationalsozialistischen Vernichtungspolitik als Höhepunkt des im 19. Jahrhundert beginnenden hygienischen Mentalitätenwandels. Unter der Überschrift »Das Töten des Todes« greift er den Hygienediskurs auf und stellt ihn bis hin zum nationalsozialistischen Massenmord in den Zusammenhang moderner Versuche der Todesüberwindung:

Der Rassendiskurs und die rassistische Politik der Moderne [...] lassen sich als Beispiele für die allgemeine Beschäftigung der Moderne mit Hygiene verstehen, diesem realistischen Ersatz für den unrealistischen Traum, dem Tode entgehen zu können. Das Vokabular der Hygiene und die rhetorischen, den Rassendiskurs durchziehenden Figuren sind weder zufällig noch grundlos. Auch sind sie mehr als bloße Metaphern: der Rassendiskurs ist, wie alle anderen zahlreichen Diskurse der Differenzierung und Trennung, tatsächlich ein integraler Bestandteil des Hygienedenkens und der von der Hygiene bestimmten Verhaltensweisen der Moderne.[284]

Die über fünf Jahrhunderte eingeübten Praktiken der Abwehr gegen den Pesttod hatten eine Lebensform hervorgebracht, deren Wesensmerkmal in der Zerstörung des Sozialen bestand. Sie kann daher in ihrer gewalttätigen und traumatisierenden Dimension gar nicht überschätzt werden: Der über Generationen hinweg vorgeschriebene gesellschaftliche Ausschluß von seuchenerkrankten Menschen und Pesttoten, die Entstehung des gefürchteten anonymen Massengrabes, Vertreibungen von Sterbenden sowie Aneignungen des Besitzes Verstorbener verankerten im kollektiven Unbewußten Gewissensängste, dürften in der Durchsetzung der rassenhygienischen und eugenischen Politik seit Ende des 19. Jahrhunderts ebenso wie in der nationalsozialistischen Massenvernichtung eine Rolle gespielt haben.

Die Geschichtsschreibung hat die Effizienz der Pestpolitik für die Verdrängung der Pest aus Europa bisher weitgehend positiv unter dem Aspekt medizinischer Fortschrittsgeschichte hervorgehoben.[285] Dagegen blieben die sozialpsychologischen Auswirkungen der seuchenpräventiven Praktiken und die traumatisierenden Abwehrmaßnahmen ausgeblendet. Die Spuren der Pestpolitik und ihre immanente Projektionslogik führen auch über den Nationalsozialismus hinaus in das späte zwanzigste wie in das beginnende 21. Jahrhundert: So desinfizierte man in den sechziger und siebziger Jahren, als symbolische Handlung und *realiter*, an der deutsch-deutschen Grenze (»antifaschistischer *Schutzwall*«) die Reifen der nach West-Berlin über die Transitstrecke fahrenden Autos auf einer »Seuchenmatte«,[286] bevor »der Klassenfeind« das Gebiet der DDR passieren durfte. Alle mitgeführten Haustiere waren einer seuchenhygienischen Kontrolle durch eine tierärztliche Überprüfung von Impfpässen zu unterziehen.

Während hier das seuchenpolitische Repertoire mehr oder weniger als Distanzierungsgestus durch eine inszenierte Seuchenverdächtigung und rituelle Reinigung bedient wurde, verbrannte man zu Beginn des 21. Jahrhunderts im Zeichen von »BSE« (Bovine Spongiforme Enzephalopathie) und »MKS« (Maul- und Klauenseuche) Millionen von Rindern, Schweinen und Schafen, um die 1992 von der Europäischen Union beschlossene Illusion eines »reinen« Europa in die Tat umzusetzen. Denn zu jenem Zeitpunkt glaubte man an die Realisierbarkeit eines seuchenfreien Europa, obwohl allein in Deutschland im Laufe des 20. Jahrhunderts drei solcher Viehseuchenzüge (1938, 1956, 1982) grassiert hatten.[287] Auf Initiative Großbritanniens erfolgte die Durchsetzung der sogenannten *Eradikations-Strategie* (Ausrottung). Für den Fall eines MKS-Ausbruchs wurde das radikale Ausmerzen des Virus durch die Tötung aller befallenen, aber auch sämtlicher in deren Umfeld lebender gesunden Tiere als potentieller Gefahrenherde vorgeschrieben. Jeder Heilversuch sowie Impfungen widersprachen der Ausrottungslogik und standen, dem Ziel der absoluten Seuchenfreiheit entsprechend, unter Verbot.[288] Zu diesem Zweck wurde in weiten Teilen Europas die über Jahrhunderte eingeübte Politik an Dorf-, Stadt- und Landesgrenzen, Verkehrswegen und Flughäfen in Gang gesetzt, die jedem Reisenden durch aufwendiges Desinfizieren der Autos, Aufstellen gelber Schilder, Androhungen von Strafen oder Konfiszieren von seuchenverdächtigen Schinkensandwiches das Gefühl vermittelte, es handele sich um eine menschheitsbedrohende tödliche Krankheit, obwohl Menschen von dieser Seuche nicht betroffen sind und die überwiegende Mehrheit der an Maul- und Klauenseuche erkrankten Tiere bei guter Pflege innerhalb von acht bis 14 Tagen hätte genesen können.[289]

Nicht nur das zum Rassismus neigende Projektionsmuster – die Erklärung des asiatischen Ursprungs des MKS-

Ausbruchs in Großbritannien – wurde im Februar 2001 unmittelbar nach dem Epidemieausbruch bemüht, obwohl nicht nur europäische Bauern, sondern Farmer aller Kontinente, in Süd- und Nordamerika, Australien oder in Afrika, mit dieser Seuche und ihrer medizinischen Behandlung vertraut sind. Zunächst meldeten die Medien die asiatische Herkunft von MKS in England.[290] In der Berichterstattung schien es allenfalls ungeklärt, ob verseuchte Lebensmittelabfälle durch ein *Schiff aus Asien* nach Großbritannien eingeschleppt worden waren oder ob das Virus von illegal eingeführtem Fleisch aus einem *chinesischen Restaurant* stammte, dessen Essensreste ein englischer Bauer an seine Schweine verfüttert hatte. Einig war man sich über den asiatischen Ursprung dieses Epidemieausbruchs: Die Maul- und Klauenseuche kam aus Asien nach England, von da aus erreichte sie Irland, anschließend Frankreich, die Niederlande und bedrohte Deutschland, so daß auch in der BRD beinahe täglich ein MKS-Verdacht zu strikten Abriegelungsmaßnahmen gegenüber den bedrohten Bauernfamilien führte.[291] Als hygienische Maßnahme wurde die gesetzlich instruierte Massentötung an Tieren durch Verhungern, Verbrennen und Keulung durchgeführt. Vor allem in England offenbarte sich die Paradoxie der Seuchenprävention durch den inszenierten Quarantänetod. Was man ursprünglich zu verhindern glaubte, wurde nun durch die »Desinfektion« selbst erzeugt: Die Massenverbrennungen setzten gefährliche Dioxine frei. Verwesungsgeruch überdeckte die unter Quarantäne stehenden Bauernhöfe, weil Mensch und Tier von der übrigen Welt abgeschottet wurden, eingesperrte Farmer waren dem Gestank ihrer gekeulten und verwesenden Rinder ausgesetzt. Schafe wurden aus den Massengräbern wieder gehoben, weil die Kadaver das Grundwasser verseucht hatten. Tausende von britischen Lämmern verhungerten auf abgegrasten Schafweiden, die sich in Sumpfwüsten verwandelt hatten, ertranken oder erstickten im Schlamm. Denn die Tiere durften eine Landstraße, die sie von der frischen Wiese trennte, aus hygienischen Gründen nicht mehr überqueren.[292]

»Die Abwehr von Seuchen schlägt in Barbarei um«, erklärte Götz Schmidt anläßlich der Tötungsaktionen und beklagte die mit der Ausrottung der Tiere verbundene »Verrohung der Menschen« sowie die Traumatisierung der Bauern. Sie wurden von Angstzuständen, Depressionen und Suizidgedanken gequält, die Verzweiflung trieb manche Farmer tatsächlich in den Selbstmord. Schmidt beschrieb das Desaster in Sachsen-Anhalt, wo man im Januar 2001 etwa 1000 Rinder tötete, weil eine einzige Kuh an BSE erkrankt war:

Zwangsverpflichtete Tierärzte mußten töten, mit der Giftspritze. Im Schichtdienst an zwei Wochenenden, unter Polizeischutz. Vor dem Schlachthof demonstrierten aufgebrachte Menschen, schrien ›Mörder, Mörder‹, warfen Steine in die Fenster. Ein Demonstrant brüllt: ›Ihr seid wie die, die auch die Juden vergast haben.‹ In einem Zeitungsbericht ist zu lesen: ›Die Ärzte haben Angst: vor den Demonstrationen, den Menschen, vor ihrer Schuld.‹[293]

Die im kollektiven Gedächtnis verwurzelte Erinnerung an die Seuchenabwehr – eine Mischung aus magischen Reinigungs- und Abwehrritualen –, die sich im Laufe der Jahrhunderte als ein mit Hilfe von Militär und Medizin staatlich organisiertes Isolations- und Verfolgungssystem herausbildete, diente nicht nur als Muster der nationalsozialistischen Vernichtungspolitik. Auch erfolgte die millionenfache Massentötung von Tieren nach dem Vorbild der für eine Menschenseuche entwickelten Quarantäne.

Medien stellten im Frühjahr 2001 einen Vergangenheitsbezug der MKS-Viren zur Pestkatastrophe von 1347 bis 1352 her.[294] Angesichts der Tragweite der Katastrophen im 14. Jahrhundert führt eine solche Rückbindung in die Irre. Erkenntnisreicher wäre dieser Rekurs, vergegenwärtigte er die aus der Pest entstandenen und über fünfhundert Jahre lang eingeübten Techniken der Seuchenabwehr: die mit ihnen verbundenen Ängste, Traumata, Schuldgefühle, Gewalteskalationen und schließlich die in medizinische Rationalität verhüllten Seuchenverdächtigungen. Die von Bauern im Affekt ausgesprochenen Assoziationen mit dem Holocaust trafen dagegen am ehesten die Wunde des Pesttraumas und berührten unangenehm ein im deutschen Kollektivgedächtnis streng bewahrtes Tabu. Wenn auch »nur« an Tieren vollzogen, so wurde tatsächlich im Sinne einer Seuchenabwehr und zum Zweck der »Desinfektion« das industriell organisierte Töten durch Verbrennen sowie die Erzeugung von Massengräbern wiederholt.

Zudem finden sich Spuren der traumatisierenden Pesterfahrungen in der Entwicklung modernster Waffentechnologien. Die im Laufe des 20. Jahrhunderts von Naturwissenschaftlern hervorgebrachten sogenannten Biowaffensysteme drohen mit dem Seuchensterben – nun mit der technologisch, menschengemachten Erzeugung von Wetter- und vor allem Seuchenkatastrophen: Die wissenschaftliche Naturbeherrschung erfährt hier im wahrsten Sinne des Wortes eine perverse Dimension, da sie nicht mehr als Bewältigungsversuch gegenüber Naturmächten das Blatt für das menschliche Überleben positiv zu wenden versucht, sondern nur noch *ex negativo* als gezielte Vernichtungspolitik durch die Nachahmung von Naturgewalten ein in Europa über Jahrhunderte erfahrenes Katastrophenszenario intendiert. Seuchen sind hier als eine von der Politik selbst einsetzbare Vernichtungsstrategie konzipiert: ein Massensterben, das ohne Beschädigung von Gebäuden auf eine Chaotisierung der Gesellschaft abzielt und staatliche Maßnahmen der Isolation von bestimmten Bevölkerungsgruppen herausfordert, wie sie im neuzeitlichen Europa in Zeiten der Pest entwickelt worden waren. Obwohl diese Technologie aus staatlich finanzierten Forschungslabors der westlichen Welt hervorgegangen ist, wird in der westlichen Wahrnehmung die von dieser Waffentechnologie ausgehende Gefahr auf Länder und Menschen aus dem arabischen Raum unter dem Stichwort des »Bioterrorismus« projiziert. So wurde auf Basis des in unserem kulturellen Gedächtnis verankerten Seuchentraumas im März 2003 ein Präventivkrieg gerechtfertigt, um die vermeintliche Gefahr eines vom Irak ausgehenden *Bioangriffs* zu bannen.

Wenige Monate vor dem 11. September 2001 wurde ein Planspiel unter dem Namen »Dark winter« (»finsterer Winter«) auf dem Luftwaffenstützpunkt Andrews bei Washington vom amerikanischen *Center for Strategic and International Studies*, dem *John Hopkins Center for Civilian Biodefense Studies*, dem *ANSER Institute for Homeland Security* und dem *Oklahoma City National Memorial Institute for the Prevention Terrorism* durchexerziert. Man wollte damit testen, wie die USA auf einen Pockenviren-anschlag vorbereitet sind, welche Quarantänemaßnahmen administrativ sofort abrufbar wären, wie Medizin, Militär und Polizei in Aktion zu treten hätten[295] – wie einst in Zeiten der Pest. Es eröffnete ein Horrorszenario, das die europäische Erfahrung und die Funktion des Staates in der Organisation der sozialen Trennung von Seuchenverdächtigen, Kranken, Gesunden und des Massengrabes widerspiegelt.

Teil II
Die Entstehung der modernen Medizin: Rituale des Tötens, Opferns und Heilens

Die seit dem 14. Jahrhundert in regelmäßigen Abständen auf Europa einbrechenden Katastrophen und Pestszenarien hatten das von der christlichen Religion, aber auch von der magischen Vorstellungswelt bestimmte Naturverhältnis fundamental erschüttert. Die religiöse Deutung von Phänomenen wie Erdbeben, Überschwemmungen, Donner, Blitz, Hagel und Seuchen als Zeichen einer zürnenden Gottheit unter der Drohung eines sich ankündigenden Weltuntergangs konnte allein angesichts der Langfristigkeit der Katastrophen auf Dauer nicht aufrechterhalten bleiben. Apokalyptische Erklärungsmuster leisteten eher einer noch größeren Verunsicherung Vorschub. Insbesondere der Katholizismus verfehlte zunehmend die Funktion, die herrschende Angst durch ihre religiöse Gestaltung zu beschwichtigen. Die Macht Gottes hatte sich auf die Macht des Todes verengt, so daß sich die christliche Vorstellungswelt auf immer drastischere und grauenerregende Horrorszenarien zuspitzte und nicht mehr zu einer Entlastung von Todesängsten beitragen konnte. Im Gegenteil, sie verstärkte noch Furcht, Melancholie, Depressionen, Tendenzen zu Exzessen von Gewalt, Alkoholkonsum oder Sexualität – kurzum, die Symptome und gängigen Begleiterscheinungen von Todesangst schufen einen Kreislauf der Angst und des Schreckens – ein sozialpsychologischer Zustand, der durch Höllen-, Teufels- und Strafängste aufrechterhalten wurde.

Die seit der Renaissance entstehenden religiösen und philosophischen Bestrebungen suchten auf neue Weise Sicherheit und Vertrauen zu gewinnen in einer von Tod, Angst und Trauer gezeichneten Welt. Diese aus den Fugen geratene Welt hatte Menschen in ihrer individuellen und sozialen Identität aus der Bahn gerissen. Selbst in unserer

Kultur, die vom Individualismus geprägt ist, erschüttert der Verlust eines Menschen das soziale Beziehungsgeflecht der Hinterbliebenen und verlangt eine neue Identitätsbildung. Angesichts des immer wieder von neuem einbrechenden Massensterbens konnte der Tod nicht länger in seiner religiösen Zuschreibung als ein heilsgeschichtliches Ereignis gelten. »Es kommt vielmehr die düstere Ahnung auf«, so Marianne Gronemeyer, daß der Tod »endgültiges Ende ist. [...] Dieser im Pestinferno entstandene Tod ist es, der das Lebensgefühl der Moderne entscheidend prägt. Die ungeheure Anstrengung der Weltverbesserung, die die Moderne auf sich nimmt, ist eine Kampfansage an *diesen* Tod.«[296] So gesehen, kann die Entstehung der Moderne als eine kollektivpsychologische Reaktion auf traumatische Todeserfahrungen gedeutet werden, als Versuch, dem Ursprung von Krankheit, Tod und Naturkatastrophen jenseits von Metaphysik und Religion auf den Grund zu gehen. »Weltverbesserung« mit dem Ziel der Rückgewinnung eines Weltvertrauens wurde somit zu einem elementaren Anliegen der in der Renaissance entstehenden modernen Naturwissenschaften. Das Bedürfnis nach einer schuld- sowie angstfreien Erklärung der Naturkatastrophen führte letztlich zur Entstehung einer neuen Auffassung über die Welt, den Kosmos und den Menschen, für deren Herausbildung die mit der Kleinen Eiszeit und den verheerenden Pestzügen verbundenen Todeserfahrungen ausschlaggebend waren. Eingebettet in eine patriarchale Kultur, welche die Katastrophe und die menschliche Sterblichkeit in der von der Theologie erfundenen Figur der tödlichen Hexe auf die Frau projizierte, wurde das Verlangen nach einem neuen Weltvertrauen durch männliche Selbstermächtigung und Naturbeherrschung zu erringen versucht.

Die Renaissance markiert ein Zeitalter, das einen gesamtgesellschaftlichen Veränderungsprozeß in der Beziehung zu Gott und Natur, zu Individuum und Gemeinschaft und damit zusammenhängend zu Staatlichkeit, Besitz, Sexualität, Mutterschaft, Vaterschaft und Kindheit bis hin zur Kunst einleitete. Kurzum, er berührte die ökonomische, politische und religiöse Sphäre.[297] Auch das aufkommende Ideal vom dynamischen Menschen (Mann) sollte die Vorstellung von Vergangenheit und Zukunft elementar verändern. Zukunft avancierte zu einem gesellschaftlich erschließbaren Terrain der Sicherheit, wie überhaupt angesichts der Todespräsenz eine neue Zeitvorstellung gewonnen wurde.[298] Das nun entstehende Konzept von Natur und Mensch legte die Veränderbarkeit der eigenen wie der umgebenden Natur nahe und rückte Schicksal in ein dialektisches Verhältnis zum menschlichen Handeln, ohne jedoch die christliche Lehre oder gar den Gottesglauben zu verwerfen. Denn galt der Kosmos auch weiterhin als göttliche Schöpfung, veränderte die Renaissancewissenschaft die Auffassung über die als ein Werk Gottes verstandene Natur dahingehend, daß sie wie ein zu lesendes Buch durch empirische Erforschung vom Menschen entschlüsselbar erschien.

Während aber erst im 19. Jahrhundert mit der Darwinschen Evolutionslehre die Vorstellung von Natur als einem aus geschichtlichen Prozessen hervorgegangenen dynamischen Phänomen zu Ende geführt wurde und dieses Naturverständnis einen menschlichen Eingriff in die Schöpfung durch Praktiken der eugenischen Selektion zum Zweck der Todes-, Krankheits- und Leidvermeidung erlauben sollte,[299] stand die Renaissancewissenschaft zunächst vor dem Problem, Erkenntnismethoden für die Lesbarkeit von Naturgesetzen erfinden zu müssen. Nicht die Anhäufung von Wissen um des Wissens willen, vielmehr die Suche nach Möglichkeiten menschlicher Beeinflussung und Veränderungsspielräumen entwickelte sich vor dem Hintergrund negativer Naturerfahrungen zu einem neuen Aufgabenbereich der Philosophie. Naturerkenntnis sollte sich an dem Nutzen für die Allgemeinheit messen lassen. Sie bekam eine soziale Bedeutung im Sinne einer Praxisanleitung. Das Interesse an einer Enträtselung des als Werk Gottes verstandenen »Buches der Natur« richtete sich gezielt auf eine Suche nach Methoden ihrer menschlichen Manipulierbarkeit, um letztlich eine von Gott unabhängige Sicherheit durch menschliches Handeln zu gewinnen.

Fanden im 16. Jahrhundert noch viele Universitätsgründungen statt, so entstanden während des 17. Jahrhunderts im Zuge des Institutionalisierungsprozesses der modernen Wissenschaft staatlich finanzierte wissenschaftliche Akademien. Sie hatten die Funktion, eine interdisziplinäre Verbindung von Theorie und Praxis in gemeinschaftlich durchgeführten Experimenten von z. B. Mathematikern, Medizinern oder Astronomen herzustellen.[300] Die neue Wissenschaft verstand sich als eine allgemeine Weltanschauung, in der sich philosophische, politische und wissenschaftliche Denkansätze vereinigten.

Einen solchen universalen Anspruch formulierte 1669/70 Gottfried Wilhelm Leibniz (1646–1716) für die *Societät der Wissenschaften* in Berlin. Sie wurde für die vom Geist der Aufklärung geprägten wissenschaftlichen Akademien im europäischen Raum vorbildlich: Als ihr zukünftiger erster Präsident stellte Leibniz Leitlinien der neu zu etablierenden wissenschaftlichen Institution auf, auch ging auf seine Initiative die Gründung solcher Akademien in Dresden, St. Petersburg oder Wien zurück.[301] »Glückseeligmachung des Menschengeschlechts« lautete das Motto, unter dem Naturerforschung, Gesellschaftsveränderung und die Suche nach Gott zu ein und derselben Aufgabe verschmolzen.[302] Die wissenschaftliche Beobachtung von Natur galt als Schlüssel für eine gesellschaftliche Entwicklung zum »Besseren«.

Unter dem Aspekt des sozialen Nutzens wurden seit 1700, dem Gründungsjahr der Berliner Akademie, deren Arbeitsgebiete festgelegt: meteorologische und medizinische Erhebungen zur Beschreibung von Krankheiten und wetterbedingten Seuchen, die Etablierung eines Anatomischen Theaters, aber auch die Herstellung von Kalendern verschiedener Art (z. B. Haushalt, Astronomie, Adressen des Hofes, des Staates und des Militärs), die Entwicklung eines Feuerwehrsystems zur Verhütung von Brandschäden, die, solange Häuser über keinen Blitzableiter verfügten und angesichts der mit den Wetterextremen verbundenen Gewitterstürme und Feuersbrünste ein schwer zu bewältigendes Problem darstellten. Auch der Seiden-, Feld- oder Bergbau sowie Metall- und Gesteinsuntersuchungen zur Herstellung von Porzellan, Manufakturen oder Verbesserungen der Nahrungsmittel sollten eine zentrale Rolle spielen.[303]

Von dem Motiv geleitet, der Willkür von Naturgewalten nicht mehr ausgeliefert zu sein, wandte sich die neue Wissenschaft von der mittelalterlichen, auf das theoretische Buchwissen fixierten Scholastik ab und profilierte sich mit dem Bekenntnis zum »Willen zur Macht« als »experimentelle Philosophie«.[304] Aufgrund dieser Neuorientierung begaben sich speziell Mediziner in die von der Gelehrtenwissenschaft bisher mißachteten Räume der Heilkunde von Hebammen, Weisen Frauen und Chirurgen. Nicht theoretisch verfaßte Schriften, sondern ein reicher Erfahrungsschatz war hier handlungsanweisend und Grundlage von Wissen und Therapeutik. So forderte 1669/70 Leibniz, selbst vermeintliche Hexen oder »sonst verächtliche, ja auch wohl närrische extravagante Leute«, welche »mit der Natur mehr als wir umbgangen«,[305] zu konsultieren, da man von ihnen lernen könne.

Eine noch andere Konsequenz dieser Neukonzeption von Wissenschaft mit ihrem dezidierten Anspruch auf Naturbeherrschung war die »Medicinische Polizey«,[306] die sich im Laufe des 18. Jahrhunderts herausbildete. In ihr waren Staat und Wissenschaft zu ein und demselben Sicherheitssystem vereinigt. Die Identifikation der neuen Wissenschaft mit der absolutistisch-aufgeklärten Staatsidee, die enge Verbindung zwischen beiden Bereichen in ihrer Funktion einer weltlichen Ordnungsmacht kristallisierten sich in dem Verhältnis von naturwissenschaftlicher Erkenntnis, Staatsräson und daraus folgender politischer Praxis. Bekam Staatlichkeit die Aufgabe, eine neue Art von sozialer Sicherheit durch Justiz, Militär und Fiskus herzustellen, so hatte parallel dazu die wissenschaftliche Praxis für eine Stabilisierung des Verhältnisses zwischen Mensch und Natur zu sorgen und war somit unmittelbar Teil der inneren Staatsbildung. Das heißt: Die Allianz von Staat und Wissenschaft beschränkte sich nicht nur auf die von Foucault analysierte Herausbildung einer Disziplinargesellschaft, welche durch Institutionalisierungen und Wissensdiskurse, vor allem durch die medizinische, pädagogische und sexuelle Erschließung des Menschen eine »Vereinnahmung des Lebens durch die Macht«[307] intendierte. Vielmehr entsprach die Polizeiwissenschaft, wie sie von Ärzten – z. B. im deutschsprachigen Raum von Johann Peter Frank (1745–1821) in einem sechsbändigen Werk *System einer vollständigen medicinischen Polizey* (1779–1821) oder 1813 in Frankreich von François Emanuel Fodéré (1764–1835) durch die mehrbändige Schrift *Traité de Médicine Légale et d'Hygiene Publique, ou de Police de Santé* – verfaßt worden waren, dem Bedürfnis, ein umfassendes Instrumentarium zur Prävention von Naturkatastrophen und zur Herstellung sozialer Sicherheit bieten zu können.

Nicht nur eine körperliche und moralische »Verbesserung des Menschengeschlechtes« durch die Kontrolle der Geschlechterbeziehung mittels medizinischer Eheberatung, Betreuung und Überwachung von Schwangeren, hygienischer Belehrung der Bevölkerung zu einer gesunden Lebensführung etc. standen auf dem Programm der »Medicinischen Polizey«. Eine mindestens ebenso zentrale Rolle in der Etablierung eines öffentlichen Sicherheitsystems spielte die Bezähmung der »äußeren« Natur durch gezielte naturwissenschaftliche Erforschungen (z. B. Hydraulik, Meteorologie, Mechanik, Astronomie, Architektur) für Zwecke der Agrarkultur, des Wohnungs- und Städtebaus, der Errichtung eines Feuerwehrsystems oder der Abwasser-, Fäkalien- und Müllbeseitigung. Denn Polizeiwissenschaft hatte technische Erfindungen für Verbesserungen des sozialen Lebens auf allen Ebenen bereitzustellen. Unter der Überschrift »Von Verletzungen durch fürchterliche Naturerscheinungen« reflektierte Frank das Verhältnis zwischen Gott, den Naturmächten und dem Menschen und leitete daraus die Funktion von »Polizeivorkehrungen« verschiedenster Art her – etwa gegen Meeresüberschwemmungen, Erdbeben oder Gewitterstürme.[308]

Todesangst hatte seit dem Spätmittelalter Machtbedürfnisse geweckt und kam u. a. in den sich häufenden und brutalisierenden Kriegen, in Juden- und Hexenverfolgungen seit dem 14. Jahrhundert zum Ausdruck. Auch die angestrebte Naturbeherrschung durch die neue Wissenschaft beinhaltete ein grundsätzlich neues Verhältnis zur Macht. Der »Wille zur Macht« motivierte zur Gesellschaftsveränderung durch Naturerkenntnis. So ging aus der europäischen Philosophie und Gelehrtenmedizin seit dem 16. Jahrhundert ein sich neu organisierendes Wissenssystem und Beobachtungsmodell hervor, das Natur zwar als ein eigengesetzliches Objekt statuierte. Verstanden als ein von Gott geschriebenes Buch, wurde Natur nun aber über wissenschaftliche Methoden dechiffrierbar und manipulierbar.

Die neu zu erringende menschliche Macht leitete man zwar auch weiterhin aus dem göttlichen Schöpfungsakt ab. Dieser galt daher als eine Manifestation Gottes, wurde nun aber für den Menschen (Mann) frei, um von ihm erschlossen zu werden. Ganz im religiösen Einvernehmen stand der Vergottung des Menschen, so Hans Blumenberg, zur Rückgewinnung des Paradieses nichts mehr im Wege: »Das Geheimnis der neuen Wissenschaft besteht also darin, der Natur die Mittel zu entnehmen, mit denen Macht über sie ausgeübt wird, so wie sie von allem Anfang an ein Produkt der Macht gewesen war. Weil das Buch der Natur ein Manifest der Macht ist, dient es nicht dazu, lesend bei ihm zu verweilen.«[309]

Nicht zuletzt das religiös begründete Machtmotiv, das Paradies durch Naturbeherrschung zurückzuerobern, begründete die neuen Experimentalwissenschaften des 16. und 17. Jahrhunderts. Dies hatte zur Konsequenz, daß einerseits die Vorstellung von einer beseelten Natur verworfen werden mußte, was dem Bedürfnis nach einer Abschaffung der unsichtbaren Welt vollends entsprach. Gleichzeitig aber stellte, wie auch Blumenberg betont, ohne jeden Zweifel die neue, als christliche Utopie zu verstehende Wissenschaft »eine Art überhöhter Umsetzung der Grundidee der Magie«[310] dar, da Natur auch weiterhin als göttliche Schöpfung verstanden wurde, wenn sie sich nun auch auf den Monotheismus verengte. Diese Feststellung konterkariert die gängige, auf Max Weber zurückgehende These von der »Entzauberung der Welt«, denn gemeinhin gilt der Satz, daß die Revolutionierung des Wissens durch die moderne Naturwissenschaft genau in der Befreiung vom magischen Denken begründet ist.

Dieser Widerspruch zwischen der Vergottung des Forschers und der Statuierung der Natur als Werk Gottes wurde bis heute nicht aufgelöst und ist speziell für den Erkenntnisstil der modernen Medizin bis hin zu ethischen Grundsatzfragen der Gentechnologie von besonderer Tragweite: Denn versuchte die naturwissenschaftliche Medizin den menschlichen und tierischen Körper mit Hilfe des Experiments zu erforschen und die als göttlich verstandenen Gesetze der Natur in eine lesbare Schrift zu übersetzen, um den Menschen am Ende ganz im Sinne der christlichen Paradiesvorstellung von Krankheit, Angst und Tod befreien oder – im naturwissenschaftlichen Jargon ausgedrückt – »verbessern« zu können, so macht es die neue experimentelle Erkenntnisweise erforderlich, jedem einzelnen »Buchstaben« eine Beseelung abzusprechen, um ihn als pure Materialität in eine ordnende und somit beherrschbare Logik der Mathematik, Geometrie und Mechanik einreihen zu können. »Wir untersuchen von Gottes Hand erschaffene Maschinen, an denen man nichts finden kann, was nicht genau für seine Bestimmung, was nicht mathematisch vollkommen gemacht ist. [...] Gerade diese Aufgabe, die Spuren des ›Geometrie praktizierenden Gottes‹ aus der Nähe zu verfolgen, steht keiner anderen an Reiz oder Adel nach«[311] – erklärte der Universalgelehrte und Lehrstuhlinhaber für Anatomie, Chirurgie und Botanik Albrecht von Haller (1708–1777). Diese Worte verdeutlichen den Zusammenhang zwischen einer radikalen Entseelung des Lebendigen durch seine Mechanisierung und dessen gleichzeitiger Vergöttlichung. Haller hatte nach eigenen Angaben bis 1752 mehr als vierhundert Tiere (Hunde, Katzen, Ziegen, Kaninchen, Ratten) *bei lebendigem Leibe* in der Manier eines Zergliederers auf quälerische Weise »untersucht«, wobei er einräumte, »hierbei mir selbst verhaßte Grausamkeiten ausgeübet« zu haben, etwa indem er die Tiere »gebrannt, gehauen, gestochen, [...] bis zur Zerstörung zerschnitten«[312] oder mit Hammer und Meißel Löcher in die Hirnschale gebohrt hatte.[313]

Das auf Gewalt beruhende Verhältnis zwischen dem forschenden Subjekt und der zu untersuchenden lebendigen Natur befand sich von Anfang an in einer zweischneidigen Beziehung. Denn ging es im Empirismus einerseits darum, die Natur durch das Experiment (lat. *experimentare*: versuchen, erproben) zum Sprechen zu bringen, indem sie vom Forscher wie ein Buch zu entschlüsseln war, so daß dem experimentierenden Philosophen die ausschließliche Funktion zukam, naturale Gesetzmäßigkeiten wie ein Echo wiederzugeben, denen nichts eigenes hinzuzufügen ist, so konnte der Experimentator dieser Aufgabe doch nur gerecht werden, wenn er – wie auch von dem englischen Staatsmann und Philosophen Francis Bacon (1561–1626) erklärt – der zu erforschenden Natur in der Pose eines Inquisitors gegenübertrat und sich der Verhörmethoden der Tortur bediente.

Bacon gilt als »Vater« des experimentellen Erkennens. Er führte die induktive Methode des naturwissenschaftlichen Beweisens ein, postulierte Naturbeherrschung durch das Experiment und erhob den Wissenschaftler zum Subjekt der inquisitorischen Befragung (»inquisition of causes«) der Natur. Mit dem Ziel der Unterwerfung, so Werner Kutschmann, sollte laut Bacon Natur »gequält und geschunden und zu höherer Leistung angehalten werden«.[314] Die iniquisitorische Methode der neuartigen Wissensgewinnung verweist keineswegs zufällig auf die zeitgleichen Folterprozeduren der Hexenprozesse, in denen mit Hilfe von Instrumenten (z. B. Waage, Nadel, »Wasserprobe«) der Hexenkörper unter Beweis gestellt wurde.[315] Nicht zuletzt war Bacon Generalstaatsanwalt von König James I. und in die Hexenverfolgung selbst involviert. Fritjof Capra kommentiert Bacons Querverbindung von der Inqusition zum wissenschaftlichen Verhör: »In der Tat erinnert seine Anschauung von der Natur als einem weiblichen Wesen, dem man seine Geheimnisse mittels mechanischer Folterwerkzeuge entreißen müsse, stark an die weitverbreitete Folterung von Frauen in den Hexenprozessen des frühen 17. Jahrhunderts.«[316]

In Bacons Philosophie kreuzen sich daher die Linien der Hexenfolterung mit den Prämissen des naturwissenschaftlichen Experiments. Denn die Inquisition führte durch die scharfrichterliche »peinliche Befragung« des Hexenkörpers experimentelle Methoden für den Beweis ein und perpetuierte gleichsam den Glauben an Schadenzauberei. Dabei galt die *Gefühllosigkeit* als das Wesensmerkmal der Hexe schlechthin – ein Signum, das in der neuen Wissenschaft sowohl für den Forscher als auch für seine Untersuchungsobjekte – z. B. für die bei lebendigem Leibe sezierten Tiere – Geltung besaß.[317] Empathie war seit der Begründung des Experiments im naturwissenschaftlichen Verhör von Mensch und Tier ein Erkenntnishindernis. Als Relikt des als »primitiv« diskreditierten magischen Denkens und als Gegenprinzip der Rationalität diffamiert, gilt jede Art von Gefühl als Störfaktor im Forschungsprozeß zur Gewinnung von »objektiver Wahrheit«, die es durch das Experiment am Objekt einer mechanistisch und entseelt aufgefaßten Natur sichtbar zu machen und zu entschlüsseln gilt.

Um der Forderung nach Visualisierung des bisher im magischen Denken unsichtbaren Mächten überlassenen Verborgenen tatsächlich gerecht werden und Naturgeheimnissen, die sich normalerweise dem bloßen Auge entziehen, auf die Spur kommen zu können, wurde eine mehr oder weniger peinliche Befragung von lebendigen Wesen und des menschlichen Körpers geradezu zwingend. Während der für die abendländische Philosophie und Theologie bedeutende Kirchenlehrer des christlichen Altertums Augustinus (354–430) sich noch in der gleichen Grundannahme, daß der menschliche Leib ein von Gott geschaffenes Wunderwerk sei, strikt dagegen verwahrte, in dessen Geheimnisse etwa mit Hilfe der Leichenzergliederung zu dringen, da ein solches Vorgehen nicht nur eines »grausamen Eifers« bedürfte, sondern »das Wühlen in humanem Fleische« der menschlichen Natur insgesamt widerspräche,[318] mußte die neu entstehende Wissenschaft eine solche Ethik verwerfen.

Den methodologischen Schlüssel für die Sichtbarmachung des Verborgenen durch die Inquisition menschlicher Natur stellt seit der Begründung der modernen Medizin im 16. Jahrhundert bis heute das Prinzip der Zergliederung eines Lebewesens durch die Anatomie dar. Somit repräsentieren selbst Selektionsmethoden der Eugenik und Humangenetik, das Klonen oder die Reproduktions- und Organtransplantationsmedizin keine voneinander unabhängigen Bereiche mit jeweils eigenen Methoden. Vielmehr basieren all diese Techniken auf der *chirurgischen Zergliederung* des toten wie lebendigen Leibes und versuchen durch die anschließende Neuzusammensetzung aus tierischen sowie menschlichen Genen, Zellen, Embryonen, Organen oder Gliedern Erkenntnis, Heilung und »Optimierung« von Leben zu erreichen. Entsprechend dieser zentralen Bedeutung der Zergliederung zieht sich das anatomische Paradigma wie ein roter Faden durch die Geschichte und durch alle Disziplinen der modernen Medizin.

Zu Recht bezieht sich daher der Gentechnologe Hans Günter Gassen in seinem Artikel *Gene und Genome: das Vierbuchstabenspiel* (1997) auf den Renaissance-Anatomen Andreas Vesal (1514/15–1564) und datiert den Beginn »der Erforschung des Human-Genoms« auf das Jahr 1543.[319] Zu diesem Zeitpunkt erschien das von Vesal verfaßte anatomische Lehrbuch *De humani corporis fabrica libri septem (Sieben Bücher vom Bau des menschlichen Körpers)*.[320] Vesal begründete mit diesem Werk die neuzeitliche Medizin, denn er hatte in der *Fabrica* erstmals systematisch die von ihm selbst vorgenommenen Zergliederungen toter Menschen, aber auch die Vivisektion von Hunden und Schweinen beschrieben. Epochemachend war dieses Werk auch durch seine Relation von Schrift und Bild. Denn die Visualisierungstechnik der Sektion (lat. *sectio*: das Zerschneiden) menschlicher Leichen, toter und lebendiger Tiere bedurfte einer Übersetzung durch die Kunst: Die *Fabrica* war somit das Ergebnis einer engen Zusammenarbeit von Vesal und mehreren Künstlern.

Die anatomische Abbildung des aufgeklappten und in einzelne Organe zerlegten Körpers wurde unmittelbar am Seziertisch erzeugt. Was das scharfe Messer des Anatomen vollbrachte, nämlich das Zergliedern und Fragmentieren, hatte das scharfe Auge des Künstlers zu wiederholen. Künstler erzeugten somit erst die Sichtbarkeit des Gesehenen: Sie hatten für die *Fabrica* 17 ganzseitige anatomische Tafeln, mehr als 200 Holzschnitte, 21 Initiale mit anatomischen Szenerien (Zergliederungskunst, Leichengewinnung, Präpariertechnik, Vivisektion etc.) hergestellt, ebenso ein Porträt Vesals sowie das berühmte Titelblatt des Schauplatzes, auf dem eine von Publikum, Barbierchirurgen und Anatom umringte weibliche Leiche im Anatomischen Theater geöffnet daliegt. Jan Steven van Kalkar (1499 bis 1546/1550) und dessen Lehrer Tizian (1488/90–1576) waren an der *Fabrica* maßgeblich beteiligt.[321]

Die neuartige Reproduzierbarkeit des Körperinneren mit Hilfe von künstlerisch hergestellten Bildern und Präparaten trug zur Fundierung des Dogmas von der optischen Darstellbarkeit des Lebendigen bei und leitete die Ära einer sich als ideologiefrei verstehenden Wissenschaft mit einem absoluten Wahrheitsanspruch ein. Die in unserem Kulturkreis durch nichts zu erschütternde hohe Wirklichkeitsmacht der Anatomie lockte nicht nur jüngst weltweit mehr als neun Millionen Museumsbesucher in Japan, Südkorea, Deutschland, Österreich, der Schweiz und England in die Wanderausstellung von plastinierten Leichen unter dem Titel »Körperwelten« des Anatomen und sich gleichsam als Künstler verstehenden Gunther von Hagens.[322] Vielmehr entspricht sie dem Selbstverständnis der modernen Medizin generell: »Anatomische Zergliederung ist Naturforschung, […] die

Methodik der anatomischen Präparation ist *streng objektiv* und ihr Ergebnis beschreibende Naturwissenschaft.«[323] Aus der Identifikation des Bildes mit absoluter Wahrheit leitet sich Vesals Bedeutung in der Wissenschaftsgeschichte ab. Er gilt als »Vater der Anatomie« und mehr noch: als »Vater der abendländischen Medizin überhaupt«.[324] Die Durchsetzung des anatomischen Paradigmas wird daher als *vesalische Revolution* bezeichnet, denn Vesal war der erste Anatom, der *coram publico* das anatomische Kardinalwerkzeug – das Seziermesser – selbst in die Hand nahm, den menschlichen Leichnam und Tiere bei lebendigem Leibe zergliederte und dabei empirische Forschung lehrte.

Vesal entfesselte in der Gelehrtenmedizin einen Streit, der von ähnlicher Tragweite war, wie von Kopernikus oder Galilei ausgelöst. Denn die Konstruktion des menschlichen Leibes als ein in einzelne Organe fragmentierbares Gebilde führte zu einem fundamental verschiedenen Welt- und Menschenbild, da sie das im magischen Denken verwurzelte Prinzip der Verbundenheit aufgab. Die Anatomie konstituierte einen zerlegbaren und nach mechanistischen Gesetzen wieder zusammensetzbaren, von der Umwelt und vom Kosmos abgeschnittenen Körper mit autonomen Organen. Das heißt, Anatomie ist eine neue Lehre vom »Körper-Menschen« – sie ist, wie Marielene Putscher betont, *»damit auch eine Anthropologie«*.[325]

Im 17. Jahrhundert schließlich wurde die Ersetzung der alten Kosmologie durch die Erklärung der Welt als Maschine im Sinne eines neuartigen Ordnungsmodells weitergeführt. Die Maschine avancierte generell zum Signum objektiver Wahrheit und wurde auch auf alle denkbaren sozialen Felder bezogen – so z. B. auf Ökonomie, Politik, Medizin, Anthropologie, Pädagogik, Moral, Metaphysik, Theologie.[326] Wissenschaftler und Philosophen beschrieben Lebewesen, den Staat und den menschlichen Körper als Maschine. René Descartes (1596–1650) gilt als Begründer eines geschlossenen Entwurfs dieser mechanistischen Naturauffassung. Auch er war nicht nur ein passionierter Zergliederer von

Tieren.[327] Wie viele andere berühmte Persönlichkeiten der neuen Wissenschaft des 16. und 17. Jahrhunderts im Zeichen der großen Krisen dieser Epoche von Depressionen und Selbstzweifeln gequält waren, litt auch Descartes zeit seines Lebens unter Todesangst.[328] Nicht zuletzt aufgrund eigener Zerrissenheit hatte er mit Ausnahme des Menschen alle Lebewesen zu seelenlosen, (schmerz-)unempfindlichen Automaten erklärt, einen radikalen Leib-Seele-Dualismus formuliert und diesen in seiner Abhandlung *Über den Menschen* (1632) als ein anthropologisches Konzept vorgestellt. Descartes setzte hierarchisch dem im menschlichen Gehirn verorteten Geist einen entsinnlichten und entseelten Körper entgegen, definierte diesen als eine einzige Gliedermaschine und beschrieb z. B. Herzklopfen, Verdauung, Tasten, Schmecken, Hören, Riechen, Sehen, Hunger, Durst, Wachen, Schlafen und selbst Gemütszustände als rein mechanische Prozesse.[329]

Vorbedingung für diese cartesianische Auffassung vom Körper als Maschine war seine Konstitution als Leichnam, denn die Leiche lieferte im vesalischen Leibverständnis das Modell für die Vorstellung einer beherrschbaren Körpermaschine. Geteilt in eine beseelte, denkende Person einerseits und eine tote Gliedermaschine andererseits wurde der Mensch als leibliches Wesen aufgelöst und alles an ihm unter dem Begriff von »Natur« Wahrgenommene in eine Maschinenlogik gezwängt. Die Anatomie als diejenige Wissenschaft, die das methodologische Instrumentarium für die Erkenntnis des Lebendigen durch seine Zerlegung bereitstellte, näherte sich somit dem Homo sapiens als Lebewesen nur noch in seiner materialen Dimension als »Körper-Mensch«[330] – als willfähriger Leiche.

Die seither übliche Reduktion von menschlicher und animalischer Natur auf eine entgeistigte, in einzelne Teile zergliederbare Materialität erschließt sich aus dem Körper- und Leibbegriff selbst: Das deutsche Wort *Körper* stammt von dem lateinischen *corpus* im Sinne von »Leichnam«. Es tauchte erst im 13. Jahrhundert im Mittelhochdeutschen auf und verdrängte schließlich den damals gebräuchlichen althochdeutschen Begriff *Leib*, der wiederum abgeleitet ist von *lib* (»Leben«).[331] Entsprechend dieser Bedeutung geht auch das Wort Leichnam auf *lichnam* im Sinne eines heiligen »lebendigen Leibes« zurück.[332] Die Vorstellung von der Beseeltheit des Leibes spiegelt sich auch im Totenkult wider, da der Umgang mit den Verstorbenen generell daran orientiert war, sie als »lebende Leichen« zu behandeln (vgl. S. 48ff.).

Diese Leib- und die damit verbundene Todesvorstellung wurde erstmals im anatomischen Diskurs des 16. und 17. Jahrhunderts aufgekündigt. Die hypothetische Aufspaltung des Menschen in einen im Gehirn lokalisierten Geist auf der einen Seite und einen nach mechanistischen Prinzipien funktionierenden Körper auf der anderen Seite, liefert bis heute ein unumstrittenes, dominantes Erklärungsmodell der Biowissenschaften. Das Konstrukt vom »Homo cerebralis«[333] dient als Grundpfeiler der heutigen High-tech-Medizin. Es wird benutzt für die Legitimation der experimentellen Verwendung von Embryonen oder auch für das von der Transplantationsmedizin eingeführte Hirntodkonzept. Demzufolge ist ein (hirn-)sterbender Mensch in eine tote Person einerseits und einen »lebenden Körper« andererseits geteilt, die Differenz zwischen tot und lebendig ist – zumindest rhetorisch – aufgegeben, so daß Organe eines lebendigen Körpers kompatibel mit sogenannten Kadavernieren, -herzen oder -lebern geworden sind (vgl. S. 277ff.). Die Hirntoddefinition führt das cartesianische Körperkonzept hinsichtlich des Sterbeprozesses und der Todesvorstellung konsequent fort. Mit Vorliebe berufen sich daher Neurochirurgen in der Begründung dieses Todeskonzepts auf Descartes.[334]

Wie langwierig allerdings der Weg vom 17. Jahrhundert bis zur endgültigen Durchsetzung der anatomisch-cartesianischen Anthropologie war, verdeutlicht die Tatsache, daß die Erkenntnisweise der Zergliederung auf die praktische Medizin lange Zeit gar keinen Einfluß ausübte. Denn das auf dem analogischen Denken beruhende Erklärungsmodell für

Krankheiten blieb noch Jahrhunderte maßgebend und hatte selbst auf die Anatomie weiterhin Einfluß.[335] So blieb die Leichensektion für die medizinische Praxis zunächst bedeutungslos.[336] Die zergliedernde Perspektive auf den »gesunden« (hingerichteten) Körper und das aus ihr hervorgegangene mechanistische Körpermodell hingegen war durch Vesal im 16. Jahrhundert eingeführt worden.

Zwar fanden die ersten Sektionen bereits seit dem späten 13. und gehäufter im 14. Jahrhundert statt. Aber weit entfernt von einer anatomischen Neukonzeption des Menschen suchten spätmittelalterliche Ärzte nach den Ursachen konkreter Todesfälle.[337] Auch beschränkten sie sich dabei auf eine oberflächliche Eröffnung der großen Körperhöhlen. Wenn Leichenzergliederungen seit dem späten 13. Jahrhundert erfolgten und diese tatsächlich auch die Voraussetzungen für die große Wende in der Kulturgeschichte des Körpers schufen, so nicht – wie häufig im Kontext eines von allen anderen historischen Entwicklungen abgekoppelten medizinischen Fortschrittsdenkens simpel erklärt –, weil im Spätmittelalter ein »neu erwachender Forschungstrieb«[338] das »Vordringen des Wirklichkeitssinnes«[339] befördert hätte. Solche wissenschaftshistorischen Erklärungen ignorieren die mit den damaligen Pesterfahrungen des Massensterbens verbundenen Einstellungsveränderungen zu den Toten und zum Tod insgesamt.

Erste Zergliederungen menschlicher Leichen im ausgehenden 13. und zu Beginn des 14. Jahrhunderts fielen nämlich zeitlich nicht nur mit der ersten Phase der großen europäischen Wetter-, Hunger- und Pestkatastrophen zusammen, sondern Seuchenausbrüche und mysteriöse Todesfälle gaben auch den Anlaß für einen neuartigen offensiven Umgang mit dem menschlichen Leichnam, so daß Ärzte für die Ergründung des Massensterbens zu dem hoch tabuisierten Mittel der Sektion von Toten griffen. Die erste durch Quellen belegte Leichenzergliederung fand 1286 in Cremona wegen eines in Norditalien grassierenden epidemischen Sterbens statt. Wie der Mönch Salimbene von Parma

(1221 bis nach 1288) 1288 in seiner Chronik berichtete, war die Seuche von einem Kältewinter begleitet und hatte Hühner wie Menschen erfaßt. Um diesem Sterben auf die Spur zu kommen, sezierte ein Arzt die kranken Tiere und einen Seuchentoten.[340]

Zeitgleich mit den in Südeuropa ersten spürbaren Auswirkungen des Klimawandels (vgl. S. 31 ff.) erfolgten die nächsten historisch gesicherten Anatomien menschlicher Leichen: 1302 in Bologna, 1348 wurden in Avignon auf Befehl von Papst Klemens VI. (1342–1352) Pestopfer seziert und in den darauffolgenden Jahrzehnten in Padua, Perugia, Prag, Venedig, Florenz und 1376 in Montpellier.[341] Mit all diesen Leichenöffnungen wollte man das mysteriöse Massensterben ergründen. Es handelte sich nicht um klassische Lehrsektionen, für die Tote als Objekte der Erkenntnisgewinnung dienten, sondern um Obduktionen, die erst im 19. Jahrhundert in der pathologischen Anatomie und bei der Todesfeststellung durch Ärzte üblich wurden.[342] Eine Obduktion (lat. *obductio*: Verhüllung)[343] – synonym mit dem Begriff der Autopsie (griech. *autopsia*: Sehen mit eigenen Augen) – erfolgt auf eine amtlich angeordnete Öffnung der Leiche zur gerichtsmedizinischen Untersuchung, um die Todesursache von Verstorbenen zu definieren.

Dennoch setzte sich vor dem Hintergrund des Massensterbens und des damit einhergehenden Bedeutungszuwachses der Gelehrtenmedizin sowie der Universitäten die von Norditalien und Südfrankreich ausgehende Praxis durch, in Anatomievorlesungen gelegentlich auch Leichen von Hingerichteten zu präsentieren.[344] So machte Mondino de Luzzi (1275–1326) – einer der berühmten Anatomen der vorvesalischen »ersten Renaissance«[345] der Medizin – die Stadt Bologna durch seine im Jahre 1316 in der abendländischen Medizingeschichte erstmals bezeugten Zergliederungen von zwei Frauenleichen berühmt.[346]

Das Arrangement einer Anatomie entsprach aber immer noch der antiken Medizin, denn zwischen dem dozierenden Gelehrten und dem Toten blieb die Distanz streng gewahrt.

Der Gelehrte thronte erhöht auf einem Katheder, sein Blick richtete sich auf das Buch, während die als »unehrlich« (vgl. S. 118f.) stigmatisierten Chirurgen, Bader oder Scherer in Berührung mit dem Leichnam kamen. Auch sie sezierten allenfalls oberflächlich, malten den Sitz der Organe auf die Haut oder wiesen mit einem Stab auf die entsprechenden Körperstellen, welche das gelesene Wort des Anatomieprofessors vorgab.[347] Der Text wurde aber keineswegs am Körperinneren des Leichnams empirisch überprüft.

Für eine Vorlesung im alten Stil war ein menschlicher Leichnam daher nicht zwingend und sollte noch lange eine Rarität bleiben. Denn die Freigabe von Toten für eine Leichenzergliederung war wiederum abhängig von der Entwicklung der Strafjustiz und des erst im 13. Jahrhundert entstehenden Henkerberufs (Einführung der Inquisition: 1231, der Folter: 1252). So kamen zwischen dem 14. und 18. Jahrhundert für eine Lehranatomie in den meisten Fällen nur behördlich genehmigte Leichen in Frage, die aus den Hinrichtungsritualen stammten und von vornherein als Tote sozial geächtet waren. Erst seit dem 18. Jahrhundert wurde der Kreis um Leichen von Selbstmördern, Verstorbenen in Gefängnissen, Armen-, Siechen- und Waisenhäusern, ledigen Mütter, unehelichen Kindern, fremden Soldaten und Menschen aus Kolonialgebieten erweitert (vgl. S. 127ff.).

Als Vesal die neuzeitliche Medizin im 16. Jahrhundert begründete, hatte die Praxis der institutionalisierten Leichenlieferung von Hingerichteten eine immerhin schon zweihundertjährige Geschichte. Im Laufe des 14. und 15. Jahrhunderts war es in Ländern wie Italien, Frankreich, Spanien und Deutschland üblich geworden, die Leichenbeschaffung für anatomische Vorlesungen durch eine Kooperation zwischen Regenten, Klerikern, Scharfrichtern, Anatomen und Naturforschern zu organisieren. In der Regel erteilten Kaiser, Könige, Fürsten oder auch Päpste die Erlaubnis für die Abgabe von jährlich ein bis zwei hingerichteten Leichen an die anatomische Fakultät.[348]

Ein noch weiteres Arrangement war seit dem 14. Jahrhundert schon vollständig ausgebildet und konnte von Vesal übernommen werden: Eine Anatomievorlesung erfolgte mit Ritualisierungsabläufen, die aus dem Totenkult stammten und für die zu vollziehende Tabuüberschreitung an einem Leichnam obligatorisch wurden. Viele Elemente eines solchen Rituals finden sich noch heutzutage im medizinischen Präparationskurs. Unterstützt wurde der rituelle Charakter des anatomischen Todeszeremoniells durch seine öffentliche Abhaltung. Seit Ende des 15. Jahrhunderts kam für den Ort einer Zergliederung eine extra konstruierte Architektur auf. Als Festakt zelebriert und einer breiteren Öffentlichkeit zugänglich gemacht, entstand noch in der vorvesalischen Ära das Anatomische Theater.

Theatralisierungen und Ritualisierungen als Hilfsmittel zur Tabuverletzung wurden eingesetzt, weil der neuartige Erkenntnisstil dramatisch das Todestabu überschritt: Der tote Mensch mußte auf aggressive Weise mit dem Messer zerstört werden, obwohl der Verstorbene selbst in der damaligen medizinischen Vorstellung über den Tod hinaus mit seinem Körper magisch verbunden blieb und nicht als absolut tot galt. So konnte eine Zergliederung nicht an jedem Toten vollzogen werden, sondern nur an jenen, die über keine Totenrechte verfügten und zu denen von vornherein eine soziale Distanz herrschte. Auch die christliche Todesvorstellung trug zur Verfestigung des Sektionstabus bei, weil mit dem Tag des Jüngsten Gerichts eine leibliche Wiederauferstehung verbunden wurde.[349] Gefühle der Angst und des Schauers, die eine Leichenzergliederung auslöste, aber auch Vorstellungen über das Diesseits und Jenseits mußten überwunden werden, um den martialisch anmutenden Zergliederungsakt vollbringen zu können.

Solche Barrieren hatten Zergliederungen von menschlichen Leichen lange Zeit unmöglich gemacht und erklären, warum die abendländische Medizin bis auf eine zeitlich und räumlich begrenzte Episode in Alexandria im vorchristlichen 3. Jahrhundert das Todestabu über Jahrtausende gewahrt hatte.[350] Die Sektion war der spätmittelalterlichen und neuzeitlichen Kultur sonst nur aus Tötungsriten des Krieges vertraut, in denen der tote Gegner Opfer einer Zerstückelungszeremonie werden konnte[351] – ein Habitus zur Entehrung und Bemächtigung des Feindes. Überdies wurden Verstümmelungspraktiken in Folterungen und Tötungsarten der Inquisition üblich, in denen der Henker Leibes- und Todesstrafen durch mehrfache Zerstörungen des Körpers vollzog. In beiden Fällen handelte es sich um einen gezielten Akt der Venichtung (vgl. S. 122ff.).

Eine noch andere Variante der im Mittelalter ausgeübten Ausweidung und anschließenden Skelettierung wurde nicht als Mittel sozialer Ausgrenzung, sondern umgekehrt als Akt der Reintegration in die Gemeinschaft für den Zweck einer Sekundärbestattung praktiziert: Eine Zweiteilung des Leichnams erfolgte durch das Auskochen der Toten, das ein doppeltes Begräbnis ermöglichte, wenn z. B. an Kreuzzügen beteiligte Kaiser, Könige und Geistliche auf »fremdem Boden« starben und es darum ging, durch Einbalsamierung die Knochen verstorbener Männer in die Heimat zu überführen.[352] In dieser Totenkultpraxis, die auch das Grundmuster für die Skeletherstellung aus dem Körper von Hingerichteten und die Verwandlung zum anatomischen Präparat vorgaben, galt die personale, aber auch die kollektive Identität gesichert, wenn die Knochen gewahrt blieben, da sie eine quasi materielle Brücke zwischen irdischem und jenseitigem Leben repräsentierten.

Nichtsdestotrotz waren sämtliche Skelettierungspraktiken, selbst solche, die eine Versöhnung mit dem Toten beabsichtigten, hochgradig konfliktreich, so daß die Durchsetzung der Anatomie als neuer Erkenntnisweise auf nur schwer überwindbare Schwierigkeiten stieß, zumal schon Augustinus die Zergliederung von Toten als unmenschlich verworfen hatte und 1299 auch Papst Bonifatius VIII. (1294–1303) mit der Exkommunikation drohte, wenn jemand einen Toten für ein Zweitbegräbnis in der Heimat ausweidete und kochte.[353]

Nicht nur die mit einer Sekundärbestattung verbundenen psychischen, sondern auch die körperlichen Anstrengungen sind extrem. Immerhin handelt es sich um eine dramatische Zerstörungshandlung: »Wer die Toten bloß besänftigen oder versöhnen wollte, wäre wohl kaum auf die Idee gekommen, einer Leiche das Fleisch von den Knochen zu schaben.«[354] Thomas Macho vermutet daher einen noch weitaus stärkeren Impuls, der in der Logik doppelter Bestattungen begründet liegen muß: die Angst vor den Toten und das Bedürfnis, den Leichnam vom Schrecken des Todes zu befreien: »Wahrscheinlich besteht darin die eigentliche Leistung aller Skelettierungs- oder Kremationspraktiken, – die Verwandlung des verwesenden Körpers in ein geradezu kristallines, anorganisches Ensemble von Knochen oder Ascheresten zu beschleunigen. Endlich ist der Spuk vorbei: jene Erfahrung eines faktischen, unheimlichen Weiterlebens des Toten.«[355]

Angst, Ohnmacht und Aggression, aus deren Verbindung mit einer Art »Forschungswut« die Flucht nach vorn gewagt wurde, bildeten den Nährboden für die anatomische Offensive und führten zum Versuch, dem Spuk des Todes durch seine Bemächtigung und Verwandlung ein Ende zu bereiten: Die anatomische Transformation in ein kristallines Körpermodell verlieh dem sterblichen Leib ein neues Gesicht. Das Faszinosum der Anatomie und ihre Durchsetzungskraft gründeten somit auch auf dem Inszenierungscharakter des Anatomischen Theaters als eines kollektiven Todesspektakels.

1. Die Geburt der Anatomie aus Riten des Totenkults und der Hinrichtung

Vesal hatte die anthropologische Wende hin zum »Körper-Menschen« nur unter der Voraussetzung einleiten können, indem er selbst den menschlichen Körper aufschnitt und das Leibesinnere in den Blick nahm. Das heißt, er mußte für die anatomische Erkenntnisweise das Todestabu eigens überschreiten. Durch diese Handlung kam er in eine heikle, von Anatomen lange Zeit bewußt gemiedene und daher an

Chirurgen delegierte Berührung mit dem Leichnam. Aber mit Hinrichtungsritualen von Kindesbeinen an vertraut – sein Elternhaus in Brüssel befand sich direkt am Henkersplatz[356] –, wagte Vesal den Kontakt zu den Exekutionsleichen, wenngleich deren Berührung mit einer Reihe von sozialen Ausgrenzungsregeln versehen war. Notgedrungen gerieten Anatomen, weil sie nun selbst Hand anlegten, in den unreinen Status der *Unehrlichkeit* – in diesem Fall in den des Henkers.

Die sogenannten unehrlichen Berufe bildeten einen festen Bestandteil der frühneuzeitlichen Ständegesellschaft, und speziell die Tabuisierung der Scharfrichtertätigkeit wurde noch bis weit in die Epoche der Aufklärung hinein praktiziert.[357] In der Tradition der magischen Vorstellungswelt gab es gewisse Tätigkeiten, die verfemt und mit gesellschaftlicher Ausgrenzung verbunden waren.[358] Wollten also die Anatomen Naturerkenntnis an der Leiche gewinnen, so unterlagen sie automatisch den magischen Gesetzen der »Reinheit« bzw. »Unreinheit« und konnten in Situationen geraten, in denen sie wie Verfemte gemieden wurden.

Unehrliche hatten nach farblichen Vorschriften Kleidung mit Stigma-Symbolen zu tragen, konnten von christlichen Sakramenten (Taufe, Heirat, Kommunion) ebenso wie aus den Zünften ausgeschlossen sein. Diese soziale Position war nicht moralisch begründet, sondern entsprach magischen und religiösen Zuschreibungen von gewissen Tätigkeiten. Die größte Gruppe unter den »Unehrlichen« zählte zum fahrenden Volk. Hier handelte es sich in der Regel um Fremde, die sich der sozialen Kontrolle entzogen und die teilweise gegen christliche und sexuelle Normen verstießen (z. B. Dirnen, Spielleute, fahrende Chirurgen, Kesselflicker, Scherenschleifer, Wanderhändler). Auch Bader, weil sie häufig als Wundärzte tätig waren und wegen der sexuellen Anrüchigkeit von Badestuben, galten als unrein; ebenso Müller, da sie außerhalb der Städte und Dörfer an Flüssen arbeiteten und einen freieren Lebenswandel führen konnten.[359] Außerdem zählten all jene Gruppen zu den »Unehrlichen«, die nicht dem christlichen Sozialgefüge angehörten und schon deswegen bestimmten Ausschlußgesetzen unterlagen – z. B. Juden, Zigeuner, Sorben.

Wie aus diesen Zuschreibungen deutlich wird, handelte es sich bei den »Unehrlichen« um keine homogene Gruppe. Als christliche Ortsansässige konnten sie durchaus sozial angesehen sein. Neben den genannten Kennzeichen waren für die »Unreinheit« eines Berufes folgende Merkmale ausschlaggebend:

* der Umgang mit toten Tieren oder Menschen (z. B.: Gerber, Totengräber, Schäfer wegen ihrer Schindertätigkeit, Nachtwächter, da sie Nachtarbeiter waren und häufig für das Amt des Totengräbers verpflichtet wurden);
* die Tätigkeit des professionellen Tötens von Menschen oder Tieren sowie das gesamte Umfeld scharfrichterlicher Arbeiten (z. B.: Henker, Wasenmeister,[360] Gerber, Gerichts- und Polizeidiener, Leineweber und Müller wegen ihrer häufigen Mitwirkung am Galgenbau);
* generell alle medizinischen Bereiche, die mit Blutvergießen verbunden waren (z. B.: Chirurgen, Feldschere, Barbiere, Bader, Zahnzieher, Tierkastrierer, Stein- und Bruchschneider);[361] auch die Katholische Kirche hatte sich mehrfach gegen das blutige Handwerk der Chirurgen ausgesprochen und Klerikern das Verbot zur Ausübung solcher Tätigkeiten erteilt (z. B. Laterankonzil 1215);[362]
* jeglicher Umgang mit Schmutz oder Unrat (z. B. Gassenkehrer, Kloaken- und Schornsteinfeger).

Wie aus dieser Aufzählung hervorgeht, waren die einzelnen Berufsfelder nicht exakt voneinander getrennt. Ein frühneuzeitlicher Henker beispielsweise konnte außerdem als Bordellaufseher, Chirurg oder Stadtreiniger tätig sein, häufig arbeitete er auch als Abdecker.

Die Begründungsgeschichte der modernen Medizin war somit zwangsläufig abhängig und beherrscht von dem Sittenkodex, den das magische Denken hinsichtlich der Berührung von Toten sowie den Körpern der Hinrichtungsopfer vorgab. All diese Normen waren an der Todesvorstellung orientiert, wonach Verstorbene als weiterhin aktionsfähige Wesen galten, die bei nicht behutsamer Pflege des Ahnenkults und der Totenrechte den Lebenden gefährlich werden konnten (vgl. S. 49). Aus dieser Vorstellung leiteten sich die magischen Vorschriften für den Kontakt mit einer Leiche sowie sämtliche Bestattungsbräuche ab. Der über vier Jahrhunderte gängigen Praxis, beinahe ausschließlich Hingerichtete für Leichensektionen zu verwenden (14.–18. Jh.), lag eben genau diese Beseelungsvorstellung über Tote zugrunde: Denn eine Zergliederung konnte während dieses großen Zeitraums nur an denjenigen vorgenommen werden, die zuvor unter strikten Berührungsvorschriften mit aufwendigen Ritualen im Exekutionsprozedere aus der Gemeinschaft der Lebenden verstoßen und durch magische Ausschlußpraktiken der ihnen auch im Tode zugesprochenen Macht beraubt worden waren.

Die Entstehung der modernen Medizin tangierte somit nicht nur die Regeln des Totenkults: Sie stand außerdem in einer engen Beziehung zur Strafinstanz der Hinrichtung. Die Exekution selbst wiederum beinhaltete Elemente der als Übergangsriten verstandenen Bräuche aus Beerdigungszeremonien (z. B. Totenwäsche, weißes Totenkleid) und war außerdem nach Grundsätzen des Opferkults organisiert.[363] Die Entwicklung der Anatomie konnte sich angesichts dieser magisch besetzten und mit Ritualen überhäuften Bereiche nicht davon abgekoppelt vollziehen, sondern sie war damit verschränkt, und tatsächlich befolgten Zergliederer in der Durchführung ihrer Kunst magische Richtlinien.

Zudem war die Entstehung der modernen Medizin nicht nur vordergründig in der Leichenbeschaffung abhängig von der Entwicklungsgeschichte der Hinrichtunginstanz, sondern in beiden Bereichen kristallisierte sich eine Neustrukturierung der Beziehung zum Tod und damit verbunden zur institutionellen Tötung heraus. Seit Mitte des 13. Jahrhunderts begann mit der Einführung der Folter in das Strafverfahren eine allmähliche Professionalisierung des Scharfrichterberufs – dieser Prozeß war erst etwa um 1500 abgeschlossen.[364] Es bedurfte also mindestens zweihundert Jahre, bis sich das nachrichterliche Berufsprofil ausgeprägt hatte und es zu einer systematischen Festlegung der Folter- und Henkerpraxis kam. So wurde 1532 das erste allgemeine Strafgesetzbuch, die Peinliche Gerichtsordnung (*Carolina*), unter Kaiser Karl V. (1500–1558) eingeführt. Sie sollte über mehr als drei Jahrhunderte Gültigkeit besitzen und beinhaltete einen Rechtskodex, auf dessen Basis die Hinrichtungsexzesse seit dem letzten Drittel des 16. bis zu ihrem Höhepunkt im frühen 18. Jahrhundert stattfanden.[365]

Die Entwicklung der Strafinstanz war von einem sich deutlich verschärfenden Sittenkodex hinsichtlich der »Unehrlichkeit« geprägt. Im Laufe der Frühen Neuzeit intensivierten sich magische Praktiken nicht nur hinsichtlich der Hexenverfolgungen und nahmen im Zuge des langwierigen Institutionalisierungsprozesses der Hinrichtung seit dem Spätmittelalter bis zur Aufklärung eher zu als ab.[366] Die bis ins 19. Jahrhundert inszenierten Hinrichtungsspektakel fanden im Rahmen einer strengen Tabuisierung der scharfrichterlichen Tätigkeit statt, und die Begründungsgeschichte der modernen Medizin stand unter dem Einfluß genau dieser Entwicklung: So fielen die Entstehung des *Theatrum poenarum*[367] und des *Theatrum anatomicum* zeitlich zusammen. Bis weit ins 18. Jahrhundert hinein wurden beide Spektakel als Todesrituale festlich aufgeführt und unter magischen Spielregeln zelebriert.

Abgesehen davon, daß Anatomen versuchten, die Exekutionsart vorzuschreiben, um über einen möglichst unversehrten Körper verfügen zu können, gab es noch viele andere und weitaus bedeutsamere Verbindungslinien zwischen Henker und Anatom. Allein die Tatsache, daß im 18. Jahrhundert Aufklärer die Ersetzung der Hinrichtung durch das Humanexperiment an zum Tode verurteilten Menschen forderten (vgl. S. 220ff.), weist darauf hin, daß das für die neue empirische Erkenntnisweise notwendige Menschenopfer keineswegs eine nur kurzfristige Erscheinung war. Vielmehr radikalisierte sich mit der hinzukommenden humanexperimentellen Praxis die medizinische Opferlogik. Kurzum, die moderne Medizin wurde in die Institution der Strafjustiz hineingeboren und ging aus ihr hervor. So flossen auf vielschichtige Weise Symbole und Rituale des Opferkults in die moderne Medizin ein.

Dieser Zusammenhang offenbarte sich erstens in dem rituellen Umgang mit den exekutierten Körpern durch die Zergliederer im Anatomischen Theater und dem Ablauf einer Sektion nach einem der Hinrichtung verwandten Muster, das letztlich auf dem Totenkult beruhte und zwischen Versöhnungsriten mit dem Opfer und seiner Zerstörung hin und her lavierte; zweitens in der sozialen Funktion des Henkers als Heiler und »Hygieniker«, die im Laufe des Säkularisierungsprozesses von der modernen Medizin übernommen wurde. So war aber diese Entwicklung mit der Aufnahme magisch orientierter Heilmethoden der scharfrichterlichen Medizin (z. B. Verwendung von Menschenfett) und einer allmählichen Integration der zunächst als unehrlich geltenden Chirurgie in die Gelehrtenmedizin verbunden. Und schließlich drittens war die Zergliederung im Sinne eines Straf- und Zerstörungsaktes in die Institution der Hinrichtung unmittelbar einbezogen.

Die Todesvorstellung, wonach Verstorbene als nicht absolut tot galten, bildete auch das Fundament für die rituelle Gestaltung einer Exekution.[368] So faßte die Strafjustiz eine Hinrichtung nicht als endgültige Tötung auf, obwohl sie diese mit Hilfe bestimmter Vernichtungs- und Zerstückelungszeremonien des Körpers durchaus anstrebte. Unter der Prämisse der alles durchdringenden Beseelung auch von Dingen, Pflanzen und Tieren unterschied man in den Hinrichtungsritualen nicht zwischen einem lebendigen und leblosen Körper. Daher konnte dieser Vorstellung zufolge auch Tieren der Prozeß mit der Konsequenz der rituellen Tötung durch den Nachrichter gemacht werden.[369] So wurde 1553 in Frankfurt (Main) z. B. ein Schwein hingerichtet und danach in den Main geworfen, weil es ein Kind gebissen hatte.[370] Während der Französischen Revolution, also auf dem Höhepunkt der Aufklärung, kam es zur Exekution eines Hundes, der als Komplize eines Gegenrevolutionärs angeklagt worden war.[371]

Ebenfalls von der Beseelungsvorstellung abgeleitet war die mehrfache Zerstörung des Delinquenten. Dem analogischen Prinzip zufolge spiegelte sich die jeweilige Straftat in der Hinrichtungsart. So konnte eine wegen Kindsmord zum Tode verurteilte Frau zunächst geköpft und anschließend mit einem Pfahl durchbohrt werden, wobei die Pfählung eine Kindstötung imitierte. Als verschärfende Maßnahme waren Bestrafungen von Toten gedacht: z. B. Ohrfeigen des abgeschlagenen Kopfes, Mithängen von Hunden (insbesondere bei Juden), oder man ließ die Hingerichteten am Galgen so lange hängen, bis sie von Vögeln gefressen waren[372] – daher hieß der Hinrichtungsplatz auch *Rabenstein*. So zählte selbst die Bestattung durch den Henker in ungeweihter Erde außerhalb der Stadtmauern zum Strafvollzug und war gleichbedeutend mit der sozialen Tötung eines Menschen.

Je höher die verhängte Strafe war, desto häufiger wurde der getötete Leib weiter malträtiert und gleich mehreren Exekutionen bis zur Totalvernichtung unterworfen.[373] Die Zerstückelung der Malefikanten hatte zum Ziel, die leibliche Integrität für immer und restlos aufzulösen, indem der Körper zunächst in einzelne Organe zerschnitten (z. B.: Köpfen, Herzentnahme, Entdärmung), anschließend an verschiedene Orte verteilt, dort dem Vogelfraß überlassen und in alle Winde verstreut oder aber verbrannt und die Asche in fließendes Wasser geworfen wurde. (Vgl. zur symbolischen Bedeutung von fließendem Wasser und von Asche S. 57f.)

Die Strafe der Vierteilung repräsentierte in den frühneuzeitlichen Hinrichtungsritualen die radikalste Zerstörungszeremonie und hatte – wie Hexenverbrennungen auch – die gänzliche Auflösung des Körpers zum Ziel. Daher bezeichnete die Justiz die Hinrichtung ausdrücklich als *Entleibung*. Der Ablauf bestimmter Entleibungsformen glich frappierend einer anatomischen Zergliederung allein schon durch dieselben benutzten Instrumente sowie die anatomische

Vorgehensweise. Nicht zuletzt gehen Henkersbezeichnungen wie etwa »Fleischer«, »Fleischhacker« oder »Fleischhauer«[374] auf martialische Praktiken des Zerstückelns und Vierteilens zurück: Mit Messer und Beil öffnete der Henker den Körper des Delinquenten, nachdem dieser entweder zuvor bereits hingerichtet oder während des obligatorischen Zuges zum Richtplatz auf einer Kuhhaut »geschliffen« und dadurch schon zu Tode gekommen war.[375] Das weitere Prozedere orientierte sich an symbolischen Zuschreibungen der einzelnen Körperteile und Organe: Als Sitz der Seele spielte das Herz eine zentrale Rolle und wurde bei diesem Exekutionsritual zum besonderen Angriffsziel. Teilweise erfuhr es eine eigene Bestrafung, denn der Scharfrichter nahm es nicht nur heraus, sondern durchstach es zusätzlich, bevor er den Körper in vier Teile zerschnitt. Diese wurden den Vögeln zum Fraß überlassen (»vogelfrei«) und in die vier Windrichtungen verteilt, z. B. indem man sie an die jeweiligen Stadttore oder außerhalb der Stadtgrenze an verschiedene Straßen hängte. Kopf und Genitalien konnten ebenfalls einer besonderen »Tötung« ausgesetzt werden – so etwa das Haupt, das der in Narrenrobe gekleidete sogenannte »Spitzwürfel«[376] (Henkersknecht) auf eine Lanze steckte und triumphierend herumtrug.

Eine noch andere, in Hexenprozessen regelmäßig angewendete Zerstörungspraxis bestand darin, die verbliebenen Reste des Körpers zu verbrennen und die Asche in fließendes Wasser zu werfen.[377] Auf dieser Vernichtungslogik beruhte auch noch die 1946/47 in Deutschland gegenüber den zum Tode verurteilten Naziverbrechern praktizierte Hinrichtungs- und Bestattungsweise: Nachdem die elf Delinquenten[378] in Nürnberg erhängt und anschließend im Krematorium des Münchener Ostfriedhofs verbrannt worden waren, verfrachtete man die Urnen mit ihrer Asche in Aluminiumzylindern in das Isartal an den Strand des Conwentzbaches bei Solln, wo jeder einzelne Behälter mit Äxten und Fußtritten aufgeschlagen und dann in den Fluß geschleudert wurde.[379] Auch heutzutage werden in den USA in den meisten Fällen die Leichen der Hingerichteten auf Kosten und Anweisung des Staates kremiert und die Asche über dem Pazifik verstreut.[380]

Praktiken der »mehrfachen Tötung« durch Zerstückelung und Zerstreuung des Körpers beruhten auf einer Todes- und Leibkonzeption, die in England dazu führte, die Leichenzergliederung durch Anatomen als Strafakt direkt in die Hinrichtung einzubinden. Das »Zerstücken« auf dem Sektionstisch galt hier als Zusatzstrafe und wurde explizit verhängt. Der Anatom avancierte nun zum Henker, weil er die Zergliederungshandlung in ihrer Bedeutung einer Totalvernichtung selbst in die Hand nahm: »Er [der Delinquent, A. B.] wird nemlich condemnirt«, so berichtet Johann Peter Frank über diese englische Sitte, »nachdem er aufgehangen worden, daß er auf die Anatomie zur Zergliederung hingegeben werde, und dieses zwar *zur wohlverdienten Verschärfung seiner Strafe*«.[381]

Die Verbindung zwischen den beiden Institutionen Hinrichtung und Anatomie blieb bis weit ins 20. Jahrhundert erhalten – so z. B. in dem großen, etwa 1000 Inhaftierte beherbergenden Gefängnisses des Staates New York, *Sing Sing* (»Mount Pleasant Prison«), wo bundesweit die meisten Exekutionen vollzogen wurden.[382] Der seit 1923 dort tätige Direktor Lewis E. Lawes berichtete 1929 über die amerikanische Verordnung, wonach im unmittelbaren Anschluß jeder elektrischen Hinrichtung eine Sektion stattzufinden hatte, »um jede Möglichkeit auszuschließen, daß das Subjekt jemals zum Leben zurückkehrt«.[383] Identisch mit dem gegen den toten Feind angewendeten Zerstückelungsbrauch im Krieg intendiert hier die Sektion eine komplette Auslöschung des Delinquenten durch die Zerstörung des Körpers, um seine Macht über das Diesseits maximal zu brechen. Diese Hinrichtungslogik blieb von der cartesianischen Körpervorstellung vollends unberührt. So bestimmte eine ganzheitliche Auffassung von Körper und Seele die Hinrichtungsprozeduren bis ins 21. Jahrhundert.

Hatte im 13. Jahrhundert die Kirche die Folter ursprünglich als eine Bußform eingeführt,[384] die im klassischen Sinne eines Opferrituals über das Schmerzerleiden die Rettung der Seele einzutauschen versuchte, so bildete die traditionelle Leibvorstellung die Grundlage in den zwischen dem 16. und 19. Jahrhundert praktizierten Zerstückelungszeremonien und Hexenverbrennungen. Das Ausrottungsmotiv allerdings stellte zunehmend das Prinzip des symbolischen Tausches (Schmerz gegen Seelenrettung) sowie die dazugehörige Beziehung zur göttlichen Welt in den Schatten. Immer mehr trat in den Hinrichtungsritualen die Zerstörung des Körpers mit dem Ziel der Seelenauslöschung in den Vordergrund. Entsprechend dieser totalvernichtenden Bedeutung der Exekution wurde sie auch noch im späten 18. Jahrhundert als »Entseelung« und der hingerichtete Leichnam als »entseelter Cörper«[385] bezeichnet.

Angesichts der Körpervernichtung, die keine imaginäre Rückkehr mehr erlaubte, aber auch wegen der öffentlichen Entehrung des Leichnams im Anatomischen Theater war die medizinische Zergliederung von den Hinzurichtenden und deren Angehörigen überall besonders gefürchtet.[386] Nach dem berühmten Begründer der Anatomie in Jena, Werner Rolfinck (1599–1673), wurde im deutschen Volksmund der Begriff *rolfincken* geläufig, der bis heute im Sprachgebrauch ist. Das *Rolfincken* – die Zergliederung – fürchteten zum Tode Verurteilte mehr als das scharfrichterliche »Menschenschinden«, also Folter und Hinrichtung:

Als Professor Rolfinck in Jena 1629 sich die Gehenkten zur Zergliederung ausbat, wurde das Volk so aufgebracht, dass es ihn auf der Strasse mit Steinen warf, und die armen Sünder aus Furcht vor dem anatomischen Messer vor ihrer Hinrichtung sich noch als einzige Gnade flehentlichst ausbaten, man möge sie nicht rolfincken, d. h. zergliedern lassen. Die Wuth des Pöbels blieb im Anfange des 18. Jahrhunderts diesselbe; man stürmte die Anatomien in Lyon und Berlin und verfolgte die Professoren unter Todesgefahr, denn das Volk war in dem Wahn befangen, dass auch lebendige Menschen zergliedert würden.[387]

Um Tote vor dem »Rolfincken« zu schützen, bewachten Bauern aus der Jenaer Region die Gräber ihrer Angehörigen.[388] Jedoch nicht nur, wie hier der Autor glauben machen will, war es das gemeine Volk, »der Pöbel«, das sich gegen das »anatomische Messer« verwehrte. Für alle Schichten, sogar noch mehr für die oberen, galt das Verbot der Leichenzergliederung. Und so bildete sich im medizinischen Erkenntnisfortschritt ein besonderes Strukturmerkmal heraus: Für Zwecke der Lehrsektion und seit dem 19. Jahrhundert für medizinische Experimente verwandte man Menschen als Erkenntnisobjekte, die beinahe ausschließlich aus verarmten und deklassierten Schichten oder Kulturen stammten, die sich unter Kolonialherrschaft befanden (vgl. S. 232 ff.). Konflikte zwischen Anatomen, potentiellen Sektionsopfern sowie deren Hinterbliebenen stellten sich als eine Frage der Macht und trugen häufig den Charakter einer Klassenauseinandersetzung.

Seit dem 18. Jahrhundert häuften und verschärften sich solche Streitigkeiten, denn nun wurde der in Frage kommende Personenkreis für die Leichenzergliederung mit staatlicher Autorisation und auf behördliche Anordnungen um andere sozial deklassierte Gruppen und alle Armen, die über kein Geld für ein Begräbnis verfügten, erweitert. Dazu zählten: Verstorbene aus Hospitälern, Gefängnissen, Zucht-, Armen-, Waisen-, Invaliden- und Findelhäusern, unverheiratete Mütter und deren Kinder, Dirnen, Soldaten, Selbstmörder, Ertrunkene sowie nicht ortsansässige und Verstorbene ohne Hinterlassenschaft, deren Begräbniskosten die Gemeinde zu tragen gehabt hätte.[389] Anatomen verwendeten also in der Regel Tote, die zu Lebzeiten arm waren, nicht der christlichen Religion angehörten oder aus fernliegenden Regionen kamen.[390] Wie in vielen europäischen Universitätsstädten bezog man auch in Karlsruhe Leichen für das Anatomische Theater – »aus dem Zuchthaus zu Pforzheim, theils von Missethätern, verstorbenen Landstreichern, fremden Huren u. s. w.«.[391]

Um eine Identifikation des Forschers mit dem Sektionsopfer zu umgehen, wurde ein maximaler Grad an Fremdheit und Anonymität erzeugt. So kamen seit dem 14. Jahrhundert von vornherein, selbst wenn sie hingerichtet waren und das begehrte Leichenkontingent hätten auffüllen können, keine ehrbaren Bürger für eine Zergliederung in Betracht.[392] Das heißt, nur das Fleisch und die Knochen von Toten wurden im Status des »Anderen« von Anatomen verdinglicht und als Sektions- und Präparationsmaterial verbraucht. So kommentierte einer der berühmtesten niederländischen Naturforscher und Botaniker des 18. Jahrhunderts, Frederik Ruysch (1638–1731), eine von ihm fabrizierte anatomische Installation. Sie zeigt ein in Spitzenhöschen gehülltes Kinderbein, das in einen Frauenschädel tritt, der infolge einer Syphiliserkrankung »zerfressen« war: »Diese Hure«, so Ruysch, hätte »ihr Leiden nicht ohne ihren verabscheuungswürdigen Beruf bekommen«.[393]

Proteste gegen die medizinische Zergliederungspraxis häuften sich, als im beginnenden 18. Jahrhundert der Kreis der Sektionsobjekte ausgedehnt wurde. Denn in den Anatomischen Theatern wurden die Leichen nicht nur zur Erkenntnisgewinnung zergliedert, sondern gleichsam zu Exponaten verarbeitet und anschließend ausgestellt. Daraus folgt: Aus der anatomischen Bemächtigung der Toten verarmter Gesellschaftsschichten ging unmittelbar die Entwicklung der anatomischen Pathologie und Anthropologie hervor, die sowohl die ideologischen Wurzeln des seit Ende des 19. Jahrhunderts praktizierten wissenschaftlichen Rassismus (Rassenanthropologie, Eugenik, Rassenhygiene) bildeten[394] als auch den Fundus der von Königen und Fürsten begehrten Naturalienkabinette stellten, mit denen nicht zuletzt die europäische Museologie begründet wurde.

Seit dem 18. Jahrhundert sollten auch Hebammen durch die Einführung einer Meldepflicht von bestimmten Geburten eine Schlüsselrolle beim Gewinnen besonderer Leichen spielen. Sie hatten »Monstrositäten« aller Art der Obrigkeit anzuzeigen (z. B. zusammengewachsene Säuglinge oder Kinder mit drei Augen). So erließ Zar Peter I. entsprechende Anordnungen (der sogenannte Monstererlaß) unter Drohung der Todesstrafe, wenn Hebammen die Geburten solcher Kinder verheimlichten. Auch in Preußen veranlaßte der Soldatenkönig Friedrich Wilhelm I. (1688–1740) ab 1724 »Königliche Ordres« zur Abgabe- und Meldepflicht von »Monstren«.[395] Land-, Kreis-, und Stadtärzte der Mark Brandenburg hatten alle »Mißgeburten« an die Akademie der Wissenschaften zu liefern.[396] Allerdings waren solche Anordnungen nicht von Erfolg gekrönt. Mit diesem Befehl, so ein Chronist, hatten nämlich »die Zeichen und Wunder aufgehöret«.[397] Die erwünschten Meldungen von neugeborenen Kindern blieben aus. 1794 machte die Preußische Regierung einen weiteren Versuch und folgte dem russischen Beispiel: Hebammen und Eltern wurden durch das *Allgemeine Preußische Landrecht* unter der Rubrik »Von körperlichen Verletzungen« anzeigepflichtig. Sollten sie der Obrigkeit »Mißgeburten« unterschlagen, drohte ihnen zwar nicht wie in Rußland die Hinrichtung, aber Gefängnis oder Zuchthaus zwischen vierzehn Tagen und drei Monaten.[398]

»Unsere vortrefliche Anstalten des Anatomischen Theaters geben so wol, was die Menge der dahin gebrachten Körper [...] als auch was die hochgelehrten, erfarnen und aufs besste ausgesuchten Herrn Professores betrift, keinem einzigen in der Welt etwas nach«, würdigte 1750 der Prosektor des an die Akademie der Wissenschaften assoziierten Berliner Anatomischen Theaters, August Schaarschmidt (1720–1791), die bisherige Forschungstätigkeit der Zergliederer Berlins: »Der Vorrath der bei dem Theater aufgehobenen anatomischen Präparaten [...] schaffen benebst den vielen curiosis und den zahlreichen Chirurgischen und Physischen Instrumenten dem Theater das allervorzüglichste Ansehen.«[399] Schaarschmidt hatte die bis dato über 200 hergestellte Kollektionsstücke verzeichnet. Neben einer reichhaltigen Palette von Tierpräparaten befanden sich in der Berliner Sammlung auch eine Menge menschlicher Körperteile – beispielsweise:

Sieben Geribbe von so viel kleinen Kindern [...]. Vier Stück kleiner Embryonum [...] Zwei mit Quecksilber ausgesprüzte männliche Glieder von considerabler Grösse [...]. Ein foetus von einer Mohrin [...]. Ein Kind, welches 6 Tage gelebt hat. Es hat einen doppelten Arsch und auf jeder Seite des Mundes eine Haasenscharte. [...] Verschiedene aufgeblasene Gedärme [...]. Ein Herz von einem Kinde, ausgesprüzt [...]. Ein groß Gewächs, mit einer besondern vagina [...]. Zwei Stük gekochter Herzen [...]. Ein halb und in der Länge durchgesägter Kopf [...] Ein Arme von einem Kinde [...]. Sieben Köpfe von erwachsenen, darunter ein schwarz gefärbter [...]. Drei puklige Geribbe von alten Personen. [...] Eine Menschen-Zunge von erstaunender Größe.[400]

In vielen Universitätsstädten Europas entstanden solche Kabinette. Auch das Anatomische Theater in Erlangen konnte sich 1800 rühmen, »eine schöne Sammlung« menschlicher Präparate vorweisen zu können – unter anderem einen »sechsmonathlichen männlichen Mohrenfoetus« oder das »Scelet eines ohngefähr 18 Jahr alten Ostindiers«,[401] und auch Johann Peter Frank berichtete stolz über die von ihm in Wien angelegte pathologische Sammlung, die ihm nur deswegen möglich war, »weil ich auch die Leichen der in dem dortigen zahlreichen Zuchthause Verstorbenen benutzte«, so daß er das anatomische Kabinett »in wenigen Jahren, mit sehr lehrreichen Stücken«[402] bereichern konnte.

Unter dem Paradigma der »Rassenzugehörigkeit« und als wissenschaftliches Erkenntnisobjekt von Abnormität und Normalität in geschlechtlicher, physischer und sozialer Hinsicht wurde der menschliche Körper anatomisch erforscht, visualisiert und in Museen auf verschiedene Art repräsentiert: Das Arsenal der seit dem 16. Jahrhundert angelegten anatomischen Kabinette Europas umfaßte bis zum 18. Jahrhundert Injektions- Feucht- und Trockenpräparate: darunter Köpfe, Häute, Knochen, balsamierte Föten, Plazenten, Uteri, weibliche und männliche Geschlechtsteile, bevorzugt von Kindern Arme und Beine sowie sogenannte Monstrositäten, Skelette, Wachsfiguren, für deren Fabrikation von jeweils einem Stück bis zu 50 Leichen benötigt wurden.[403]

Das naturwissenschaftliche Interesse an einer Vergrößerung des Leichenreservoirs wuchs ins unermeßliche. Zwei oder maximal vier von der Obrigkeit freigegebene Hingerichtete im Jahr vermochten den Leichenbedarf nicht mehr zu decken. Mit der Entstehung der anatomischen Museen in europäischen Metropolen wie Berlin, St. Petersburg, Paris, Florenz oder Wien nahm er stetig zu. Unter Anatomen brach eine regelrechte Sammelwut aus. Auf der Suche nach »besonderen« Kollektionsstücken wurden Ganzkörperpräparate, sogenannte Monstrositäten und menschliche Körperteile wie Trophäen als Repräsentation des naturwissenschaftlichen Wissens auch dem Laienpublikum der gehobenen Gesellschaftsschicht vorgeführt.

Die Toten, aus denen das Forschungs- und Schaumaterial gewonnen wurde, und die mit ihnen verbundene Geschichte der Armut, des wissenschaftlichen Rassismus und der Hinrichtung sind bis in die Gegenwart hinter den Namen ihrer Zergliederer und Präparatoren verschwunden und aus dem Bewußtsein ihrer Bewunderer gelöscht.[404] So zum Beispiel das sogenannte »Händchen von Albinus«[405] – benannt nach dem berühmten, in Leiden tätigen Anatomen Bernhard Siegfried Albinus (1697–1770) – oder ein Kinderkopf, geführt unter dem Etikett »Caput infantis vasis a Ruyschio impl.«.[406] Ruysch hatte als einer der großen Naturforscher des 18. Jahrhunderts eine neue Konservierungstechnik für sezierte Körperteile entwickelt und sich damit einen Namen gemacht.[407]

Die im 18. Jahrhundert entstandenen anatomischen Kabinette der fürstlichen und königlichen Schatzsammlungen wurden im Laufe der Wissenschafts- und, damit engstens verbundenen, Museumsgeschichte erweitert, die Konservierungstechniken verfeinert (vgl. S. 208 ff.) und die Kollektionen als europäisches Kulturgut ausgestellt.[408] Ob im Dresdener Hygiene-Museum, im Berliner Gropius-Bau oder im Essener Ruhrlandmuseum – die anatomischen Präparatesammlungen dienen auch im 21. Jahrhundert diversen Ausstellungen als

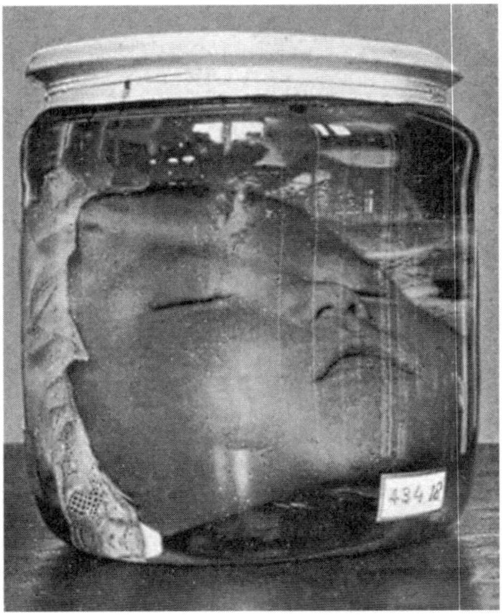

Präparat eines Kinderkopfes von Frederik Ruysch aus der Sammlung Bonn, 18. Jahrhundert (linke Seite)

In Auschwitz hergestelltes Präparat eines Kinderkopfes (rechte Seite)

Demonstrationsstücke naturwissenschaftlichen Wissens und gelten als Manifestation eines neutralen Körperwissens, das mit pädagogischem und aufklärerischem Impetus präsentiert wird.[409]

»Denn die Sammlung« – so der Wissenschaftsjournalist Michael Emmrich zu den pathologischen Exponaten des Berliner anatomischen Kabinetts – »steht für das Heraustreten der Medizin aus dem Spekulativen hin zur systematischen wissenschaftlichen Erfassung und Beschäftigung mit Krankheit und für die Erforschung von Fehlbildungen als Kontrast zum Aberglauben.«[410] Trotz aller Forderungen etwa von Angehörigen der Opfer nationalsozialistischer Anatomen oder von Behörden afrikanischer Staaten früherer Kolonialgebiete nach einer Sekundärbestattung[411] bleibt einer solchen Anatomieverherrlichung die Verbindung zwischen der aufklärerischen Anatomie, ihrer ethisch fragwürdigen Bemächtigungspraxis von Toten und den rassenhygienischen sowie rassenanthropologischen Forschungen verschlossen.

Gemessen am wissenschaftlichen Erkenntniswert und ver-

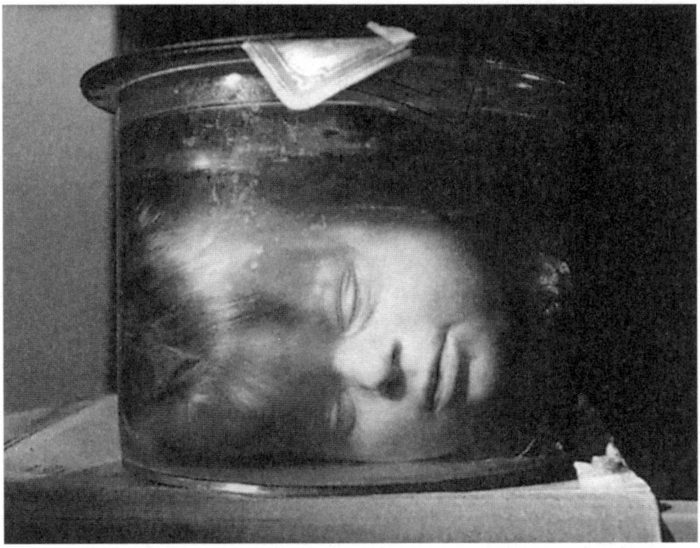

glichen mit der Herstellungsweise, sind Präparate aus nationalsozialistischen anatomischen Sammlungen von denen des 18. Jahrhunderts kaum zu unterscheiden. Dennoch blieb das Image alter Naturalienkabinette gänzlich unbeschädigt. Zwar beruhte der Tod der Opfer nicht auf der Politik eines systematisch betriebenen Massenmordes, sondern auf Armut, Hinrichtung und Rassismus, aber dennoch ist der zweckrationale Zugriff und die Verdinglichungsmentalität der Forscher in der Beziehung zu ihren Zergliederungsobjekten mit der nationalsozialistischen Anatomie vergleichbar.

Bis heute reichert man den Bestand durch neu erworbene (frische) Leichen und deren künstlerische Umwandlung etwa in plastinierte Präparate an und führt sie im alten Stil in der »Körperwelten-Ausstellung« des Anatomen Gunther von Hagens einem Millionenpublikum als didaktische Schauobjekte medizinischen Wissens vor.[412] Resümiert man die Geschichte der Präparation seit ihren Anfängen, ist es daher nur folgerichtig, wenn trotz mehrfacher Skandale von Hagens' geleisteter Beitrag für die Entwicklung auf dem Gebiet

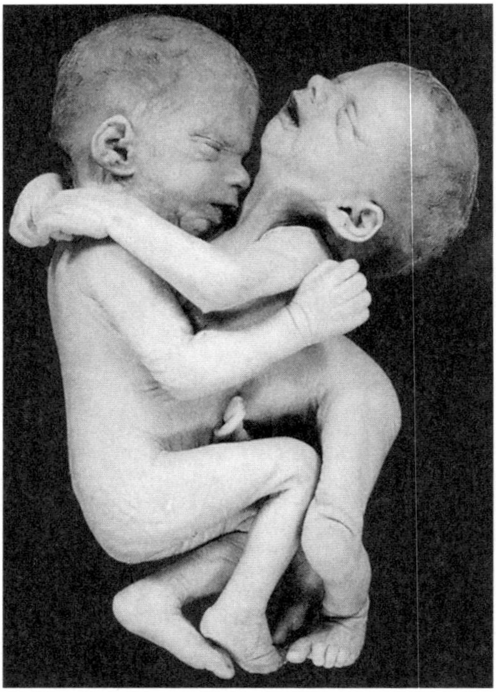

Präparat eines siamesischen Zwillingspaares aus der Sammlung Rudolf Virchows

der anatomischen Präparateherstellung von wissenschaftlicher Seite aus als »revolutionärer Fortschritt«[413] gewürdigt bleibt – wie die Pressestelle der Heidelberger Universität im Januar 2004 anläßlich der Vorwürfe gegen den Anatomen, Leichen Hingerichteter aus der Volksrepublik China präpariert zu haben, erklärte. So geriet der Anatom in Rechtfertigungszwang, als 2003 an die Öffentlichkeit drang, daß unter den zu anatomischen Objekten verwerteten Toten in dem von Hagens geführten Daliander-Plastinationsinstitut in China – ausgerechnet dem Land, in dem so viele Menschen wie nirgendwo sonst exekutiert werden[414] – sich offensichtlich Hinrichtungsopfer befanden. Sieben anonymisierte Ganzkörperpräparate waren wegen Einschußlöchern im Kopf aufgefallen.[415] Außerdem, identisch mit dem anatomischen Zugriff auf ehemals deklassierte Menschen, mußten auch für die »Körperwelten«-Ausstellung Verstorbene aus

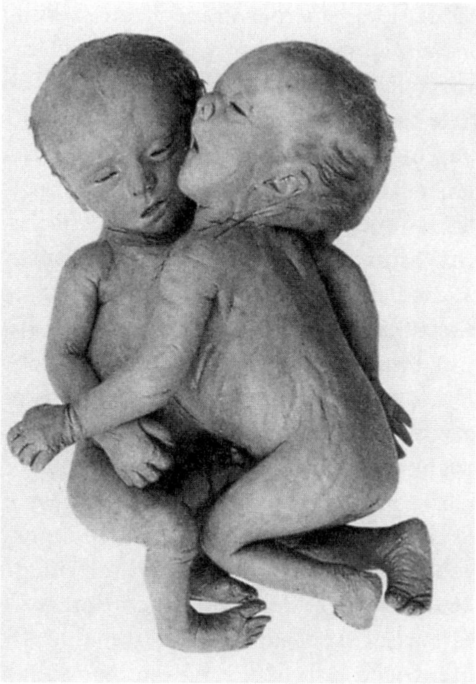

Präparat siamesischer Zwillinge in der Körperwelten-Ausstellung von Gunther von Hagens

dem russischen Armenmilieu der Universitätsstadt Nowosibirsk und der kirgisischen Hauptstadt Bischkek als »Material« herhalten.

Unter Berufung auf den ehemaligen »Koordinator«, Professor Walerij Gabitow, sollen rund 30 Tonnen Tote, Organe und Leichenteile von Verstorbenen aus Krankenhäusern, Nervenheilanstalten und Gefängnissen aus Bischkek an das deutsche Plastinationsinstitut geliefert worden sein.[416] Die aus Nowosibirsk nach Heidelberg verschickten Leichen »waren ausnahmslos Verstorbene ohne Verwandte«, so resümiert Christian Schulz seine Recherche, »Obdachlose, Tuberkulose-Tote, Gefängnisinsassen, Altenheimbewohner. [...] Die heikle Fracht ist mittlerweile Stadtgespräch in Nowosibirsk. Fotos von der Ausstellung aus Deutschland kursieren auf den Straßen. Besonders unter den Obdachlosen ist die Empörung groß.«[417]

Wie im März 2002 die Heidelberger Präparateausstellung in London für Furore sorgte, weil Pauline O'Hare – die Mutter eines fünfzehnjährigen Mädchens, dem nach seinem Tod ohne Wissen der Eltern zu Forschungszwecken Organe entnommen worden waren – die deutsche Leichenausstellung kritisierte, außerdem ein Besucher das Exponat »Organspender« mit einem Hammer zerstört und einen Sachschaden in Höhe von 48000 Euro verursacht hatte,[418] so kam es auch im Laufe der Geschichte der Anatomie immer wieder zu Tumulten oder Konflikten mit Behörden, kirchlichen Institutionen sowie mit Hinterbliebenen von Toten, welche für Sektionen und Präparationen vorgesehen waren: Nürnberger Angehörige von Hingerichteten erwirkten im 17. Jahrhundert per Gerichtsbefehl ein Zergliederungsverbot.[419] 1666 beschaffte sich der Medzin- und Botanikprofessor Johann Nikolaus Pechlin (1646–1706) »die Leichen einer Mohrin und eines siebenmonatlichen Foeten und verteidigte sie erfolgreich gegen den Protest des städtischen Rates«.[420] 1622 drangen in das Pariser Anatomische Theater Bewaffnete in die erste öffentliche Zergliederung ein, verletzten Zuschauer und nahmen die zur Sektion bestimmte Leiche mit; in Zürich drohte Mitte des 18. Jahrhunderts ein Spitalbeamter, den Anatomen Johann Burkhardt zu erstechen, sollte er eine Leiche nicht wieder hergeben; 1785 enthielten Jesuiten in Trier dem in ihrem Kolleg sezierenden Anatomieprofessor Markus Josef Moritz das für eine Zergliederung benötigte Wasser vor, verriegelten die Haustür und verweigerten den Zergliederern den Zutritt; 1725 stürmte in Edinburgh eine Menschenmenge den Anatomiesaal, nachdem gehäuft Fälle des Leichenraubes vom städtischen Friedhof für Sektionszwecke bekannt geworden waren.[421] 1776 beschwerte sich in Mainz der Anatomie- und Botanikprofessor Franz Georg Ittner darüber, daß »ein Cadaver welcher aus dem Garnisons-Hospital den 31ten März auf das *theatrum anatomicum* ist gebracht worden, von demselben am 1ten April wieder zurückgenohmen und begraben worden seye«[422] – ein ähnlicher Vorfall ereignete sich 1706 in

Leipzig, als die Angehörigen der Kindsmörderin Sabine Schuhmannin erwirkt hatten, daß der nach ihrer Hinrichtung an die Anatomiekammer bereits übergebene Leichnam zurückgeholt und, statt zergliedert, beerdigt wurde.[423] 1788 kam es in New York nach einem Sturm auf den Seziersaal und auf die anatomische Sammlung zu einer Schießerei, fünf Menschen wurden dabei getötet und acht verwundet.[424]

Anatomen gerierten sich in ihrem Sammeleifer als Besitzer von Körpern Verstorbener aus dem »niederen« Volk und machten regelrecht Jagd auf sie. So spielte sich auch 1806 ein solcher Konflikt zwischen den Hinterbliebenen einer im siebenten Monat schwangeren verstorbenen Frau und dem Anatomen Johann Gottlieb Walter (1734–1818) von der Akademie der Wissenschaften in Berlin ab. Er hatte 1796 begonnen, gemeinsam mit mehreren Chirurgen, die in der 1710 vor der Berliner Stadtmauer (Spandauer Tor) als Isolationsgebäude für Pestkranke errichteten Charité tätig waren, ein anatomisches Kabinett anzulegen.

Nachdem Berlin von der Pest verschont geblieben war, nutzte der preußische Staat die Charité zunächst als Militärlazarett sowie als Spinn- und Arbeitshaus für Bettler, die »sich durch übles Verhalten eine Züchtigung [...] zugezogen«[425] hatten. 1726 wurde diese Institution als Hospital für Stadtarme etabliert. Seit dieser Zeit dienten ihre Insassinnen – ob tot oder lebendig – als Unterrichtsobjekte sowie für die Erprobung neuer Methoden den auszubildenden Chirurgen, Militärärzten, Medizinern und den nun auch von der »Medicinischen Policey« neu unter Kontrolle zu bringenden Hebammen. Diese Forschungsstätte neuen Typs war ein Produkt der Aufklärungsmedizin.

Das Hospital – ursprünglich ein Sozialasyl für arme Alte und Sieche, das von der Obrigkeit für das eigene Seelenheil als Institution der öffentlichen Fürsorge eingerichtet war[426] – wurde seit Mitte des 18. Jahrhunderts in eine medizinische Experimentierschule umgewandelt. Solche Anstalten boten für die Integration der Handwerkschirurgie in die universitäre Ausbildung ebenso wie für die Begründung der

Gynäkologie das entscheidende Forum, wurde hier doch die theoretische von der experimentellen Medizin durch die Einführung der Krankenbeobachtung und des Menschenversuchs endgültig abgelöst (vgl. S. 240 ff.). Diesem Funktionswandel entsprechend, war der Charité auch das erste Gebärhaus Deutschlands angegliedert. Ledige arme Frauen und Prostituierte brachten gezwungenermaßen dort ihre Kinder zur Welt – häufig, weil ihnen dann die gegen sie verhängten Unzuchtstrafen erspart blieben.[427] So hatte 1727 der preußische Justizminister Christoph von Katsch (1665 bis 1729) König Friedrich Wilhelm I. nahegelegt, eine Gebäranstalt in diesem Hospital einzurichten. Dabei berief er sich auf einen der ersten Leiter der Charité, Johann Theodor Eller (1689–1760), der es »für höchst nöthig« erklärt hatte, »eine Stube in dem Hospital zu praepariren, darin alle liederliche Weibes-Stücker in der Stadt, welche schwanger [...] *durch gütliche oder scharfe Mittel zusammengebracht würden*, darin zu accuchiren, welches insonderheit auch den guten Effekt haben könnte, dass die unverständigen Weyse Mütter zugleich unterrichtet«.[428] Außerdem wurden 1740 noch ein Findelhaus und 1798 eine Irrenanstalt in der Charité eingerichtet.[429] Diese Sozialstruktur bildete »die Bedeutung des Krankenhauses im 18. und 19. Jahrhundert sehr treffend ab. Krankenhäuser waren gesellschaftlich stigmatisierte Heilanstalten für Angehörige der unteren Bevölkerungsschichten, in deren Obhut man sich nur dann begab, wenn keine andere Möglichkeit [...] vorhanden war. Wohlhabende Patienten mieden das Krankenhaus wie die Pest.«[430]

Auf Grundlage dieser für die neuen Zentren medizinischer Forschung repräsentativen Klinikbesetzung – öffentliche Arme, Prostituierte, Tagelöhner, Dienstboten[431] – avancierte die Charité zum wichtigsten Leichenlieferanten für das Berliner Anatomische Theater.[432] Die Ausbeute war groß: Bis Anfang des 19. Jahrhunderts schwoll der Präparatebestand auf einen Umfang von 2868 Exponaten an. Die Pathologische Sammlung Berlins durfte sich nun als die bedeutendste Deutschlands und sogar ganz Europas rühmen.[433] Rudolf

Virchow (1821–1902), der als Leiter des Pathologischen Instituts an der Charité rund 4000 Schädel selbst identifiziert hatte und zudem »Völkerschauen« vom Zoo Hagenbeck dazu nutzte, ausgestellte Menschen aus Afrika auch im lebendigen Zustand anthropologisch zu vermessen,[434] führte von 1856 bis zu seinem Tode das von ihm zu seinem »liebsten Kind«[435] erklärte Berliner Pathologische Museum. Als Virchow diese Abteilung 1899 feierlich eröffnete, hatten Berliner Anatomen unter dem Motto »nulla dies sine praeparatu«[436] (kein Tag ohne Präparat) die Kollektion mit 23 500 Stücken mehr als verneunfacht. Am Ende des 19. Jahrhunderts übertraf das Lehr- und Forschungsgebäude der Berliner Pathologie und das dazugehörige Museum an Raum und Zahl der Exponate alle anderen anatomischen Metropolen Europas.[437] Bereits für die vorausgegangene Epoche zählte das Berliner Anatomische Theater zu den europaweit »fortschrittlichsten Institutionen dieser Art im 18. Jahrhundert«.[438] Diese Spitzenposition hatte es nur durch die rigorose Leichenbeschaffungspolitik erlangen können.

So auch in dem oben angedeuteten Streit um eine schwangere Frauenleiche. Er wurde 1806 im Berliner Anatomischen Theater aktenkundig und scheint für die damals übliche anatomische Bemächtigung von Toten aus dem Armenmilieu typisch zu sein. Die Witwe Morgenstern starb eines plötzlichen Todes im siebenten Schwangerschaftsmonat und wurde Professor Walter zur Sektion übergegeben. »Ich selbst« – so Walter – »schnitt den Uterus mit den übrigen Geburtstheilen heraus, [...] ließ alles sogleich in Spiritus legen und vermehrte hierdurch das Königl. Anatomische Museum mit einem herrlichen Präparat.«[439] Die Gebärmutter wurde dem Königlich Anatomischen Museum »als ein Geschenk«[440] überreicht. Der Vormund der Verstorbenen, Stuhlmachermeister Schmidt, protestierte gegen die Aneignung der Frauenleiche und bat um Rückgabe der mittlerweile voneinander getrennten Leichen von Mutter und Kind, um sie bestatten zu können. Walter jedoch nahm den Bittsteller am Arm und wies ihm die Tür.[441]

Auch die Angst, in einem Armenhaus zu sterben und anschließend zergliedert zu werden, hatte im Umkreis von Universitätsstädten solche Ausmaße angenommen, daß Arme lieber den Hungertod riskierten, denn als Sektionsopfer in der Anatomie zu enden. So beanspruchten sie beispielsweise in Braunschweig keine Unterstützung der Armen-Anstalten, »weil sie wissen, daß [...] das Institutum anatomicum [...] einen Anspruch auf ihre verbliebenen Leichname hat«.[442] Eine andere Möglichkeit, der gefürchteten Zergliederung zu entgehen, bestand darin, den Wohnort in einer Universitätsstadt gänzlich aufzugeben.[443]

Wie in diesem Berliner Fall waren uneheliche schwangere Frauen und auch deren schon geborene Kinder als beliebte anatomische Forschungs- und Präparationsobjekte besonders gefährdet. So wurden beispielsweise Mitte des 18. Jahrhunderts die Göttinger Ämter angewiesen, die Leichen »unzüchtiger Weibspersonen und deren unehelicher Kinder ebenso wie die von Verurteilten und unbekannten Bettlern nach Göttingen zur Anatomie schaffen zu lassen. 1814 wurde diese Anweisung erneuert, mit dem Argument, daß es dem anatomischen Theater zu Göttingen oftmals an Cadavern fehlt.«[444] Vor dem Hintergrund solcher Anordnungen versuchten kurz vor der Niederkunft stehende unverheiratete Frauen noch schnell eine Ehe einzugehen, um im Falle ihres Todes sich und das Kind vor einer »Anatomie-Kammer« zu retten.[445]

Über Jahrhunderte hinweg kam es zu Skandalen: Neben der legalen Leichenbeschaffung machten berühmte Anatomen wie Andreas Vesal oder Albrecht von Haller sich des Nachts über Gehängte auf Galgenplätzen her oder raubten Tote aus Friedhofsgräbern. Attackiert von der Bevölkerung, mußten Anatomen häufiger die Orte fliehen, wo sie Tote in Besitz genommen hatten.[446] Insbesondere in England bildete sich eine ausgefeilte Struktur des Leichenraubes heraus. Ähnlich der heutigen Transplantationsmedizin, die sich einerseits in eine legale und andererseits in eine außerhalb des gesetzlichen Rahmens abspielende Praxis der Organbeschaffung gespalten hat,[447] entwickelte sich eine auf die Anatomie spezialisierte Kriminalität – in Paris kursierten Leichenhändler unter dem Namen »marchands de cadavre«, in England und den USA als »body-snatcher«.[448] So kam es zu spektakulären Fällen, in denen organisierte Morde für das Geschäft mit Toten durch ihren Verkauf an medizinische Fakultäten bekannt wurden. In Edinburgh beispielsweise stand in den Jahren 1828 und 1829 der Anatomieprofessor Robert Knox (1793–1862) als Hauptabnehmer von solchen Leichen vor Gericht: Insgesamt 35 Morde warf man in diesem Prozeß den beiden Männern Hare und Burke vor. In ihrer Herberge hatten sie Besucher mit Alkohol betäubt und dann ermordet, um anschließend die Toten dem anatomischen Institut zu verkaufen. Knox wurde freigesprochen.[449]

Zergliederer und Henker standen im öffentlichen Bewußtsein in einer engen Beziehung, nicht nur weil die Leichensektion einer Seelentötung gleichkam, sondern schon die Berührung mit dem Leichnam eines Verdammten brachte Anatomen in den Ruch der »Unehrlichkeit«. Schließlich wagten sie sich auf das gesellschaftlich heikelste Terrain überhaupt, wo durch Menschenhand Vergeltung geübt, gefoltert und getötet wurde. Die Tätigkeit des Sezierens entsprach bis zum 19. Jahrhundert der »unreinen« Arbeit des Henkers und wurde am wenigsten mit einem Akt aufklärerischer Naturerkenntnis in Verbindung gebracht. So beklagte 1801 der Chronist Christoph Meiners die Rückständigkeit der Göttinger Bevölkerung und deren Berührungsangst gegenüber dem berühmten Anatomieprofessor Johann Wilhelm Albrecht (1703–1736) im frühen 18. Jahrhundert:

Göttingens Einwohner […] blieben bey ihrer alten Weise, weil sie keine Gelegenheit hatten, fremde und bessere Sitten kennen zu lernen. Wissenschaftliche Cultur fehlte so sehr, daß man einen Zergliederer von dem Abdecker nicht unterschied: daß man dem ersten Professor der Anatomie, Albrecht, das Schimpfwort, Menschenschinder, nachrief, und kaum jemand sich durch Geld bewegen ließ, diesem Lehrer Wasser und Holz zuzutragen, und Feuer anzumachen.[450]

Daß die Bevölkerung den Anatomen mit einem Scharfrichter identifizierte und den Kontakt zu Zergliederern an Normen der Unehrlichkeit orientierte, war keine Eigenheit der Göttinger, sondern spiegelte sich an manchen Orten selbst städtebaulich in der Plazierung der Anatomischen Theater wider: In Mainz befand sich der Zergliederungsraum bis 1769 im Keller des dortigen Zuchthauses,[451] und vermutlich aufgrund der Verfemung einer Sektion lagen beispielsweise in Leipzig, Altdorf, Jena oder Regensburg die Anatomischen Theater direkt an der Stadtmauer.[452] Wegen des streng abgezirkelten Tabubereichs der Henkerstätigkeiten war dort in der Regel nur noch das Haus der Scharfrichterfamilien angesiedelt. Die Folterkammer, in welcher im Beisein der Gerichtsherren das Geständnis der Malefikanten erzwungen wurde, befand sich im Kellergeschoß des Henkerhauses. Analog dieser kulturellen Bedeutung des Kellers als Ort der Unterwelt liegen auch heutzutage die Sektionsräume der Universitätskliniken im Souterrain.

Daß man eine Anatomie mit einer Exekution gleichsetzte, zeigt, daß z. B. 1581 der Nürnberger Henker Franz Schmidt einen Hingerichteten selbst zergliederte.[453] 1440 führte man eine öffentliche Sektion sowie auch Hinrichtungen vor den Stadtmauern Wiens durch.[454] Die Richtstätte befand sich in der Zeit der großen Hinrichtungsexzesse meist unmittelbar vor den Orten, es sei denn, es handelte sich um sehr große Städte, wo auf dem Marktplatz das Schafott vor und nach jeder Exekution vom Henker und seinen Knechten auf- bzw. abgebaut wurde.[455]

Eine Nähe zwischen Henker und Anatom brachte auch die *Berliner geschriebene Zeitung* zum Ausdruck, als sie 1714 den Tod des Zergliederers Christian Maximilian Spener (1678–1714) meldete. Spener hatte im 1713 errichteten Berliner Anatomischen Theater als erster Anatomieprofessor öffentliche Sektionen durchgeführt. Auch begründete er in Berlin als Ruysch-Schüler die Tradition der Konservierung, Präparation und Sammlung menschlicher Körperteile.[456] Das *Theatrum Anatomicum* befand sich in der Charlottenstraße/Ecke Dorotheenstraße (damals »Letzte Straße«) im Mittelbau des Königlichen Marstalls und war der von Leibniz gegründeten Societät der Wissenschaften angegliedert.[457]

Die Schilderung von Speners Todeskampf entspricht der Auffassung über die magischen Kräfte der Toten. Denn laut dieses Zeitungsberichts wurde nun der Anatomieprofessor von seinen Opfern heimgesucht. Die von ihm sezierten Menschen erschienen allesamt an seinem Sterbebett und nahmen Rache:

Bey seiner Kranckheit hat er grausamlich geraset, und in solcher raserey nur von denen Cörpern, so er einige Zeit her seciret, gesprochen, und mit denenselben immer gleichsam gefochten, dahero der gemeine Mann anlaß genommen zu reden, daß dieselbe ihn so gequälet hätten, weil viele der armen sünder, so bisher gehäncket und justificiret worden, vor ihrem Ende dawieder protestiret, daß man ihren Cörper dem Dr. Spener nicht zur Anatomie geben solte, und dabey vermeßene reden sich verlauten laßen, wie sie demselben wiedrigenfals keine ruhe laßen, sondern ihn bis in den todt quälen wolten.[458]

Nicht weit davon entfernte Vorstellungen beherrschen bis in die Gegenwart die Ängste im Angehörigenkreis von Sektionsopfern, Organempfängern und Familien von Organspendern und können sich selbst in den von der eigenen Zergliederungs- und Präparationspraxis ausgelösten Phantasien und Träumen bei Anatomen niederschlagen. So sprach Gunther von Hagens im Mai 2001 in einer Talkshow über seine Befürchtungen, von den Toten, die er eigens plastiniert hat, am Tage des Jüngsten Gerichts angeklagt und beschuldigt zu werden, als er danach gefragt wurde, ob er manchmal von einem schlechten Gewissen geplagt sei.[459]

2. Schafottmedizin und die sakrale Organisation der Hinrichtung

Bestattungsbräuche waren weitgehend von der magischen Vorstellung bestimmt, die Seelen der Verstorbenen existierten weiter und könnten aus einer vitalen Welt heraus positiv wie negativ auf die Lebenden wirken. Diese Todesauffassung und die sich daran knüpfenden Ängste vor den Toten beherrschten auch die rituelle Gestaltung des Exekutionsablaufes und erklären die enge Verwandtschaft des Totenkults mit den Hinrichtungsritualen. Denn die Furcht vor den Verstorbenen wurde durch den Tötungsakt aufs äußerste gesteigert. Das Hinrichtungsprozedere war daher von Versöhnungs- und Ausgrenzungsgesten zur Erzeugung eines »guten« Toten geprägt, dem gleichsam die Rückkehr in die diesseitige Welt ein für allemal versperrt bleiben sollte (vgl. S. 122ff.). »Nach frühester Anschauung«, so Hans von Hentig, »ist es das Tabu selbst, das, wie eine Schlange, auf die man getreten ist, nach dem Täter ausholt.«[460]

Auch Sigmund Freud hat darauf aufmerksam gemacht, daß dem Tabu aus Angst vor »Ansteckung« und Rache das Berührungsverbot anhaftet, als er in neurotischen Zwangshandlungen (»Tabukrankheiten«) eine gewisse Ähnlichkeit mit Umgangsformen entdeckte, die sich in der organisierten Tabuverletzung kulturell herausgebildet haben.[461] Die Überschreitung eines Tabus löst die Erwartung nach gerechter Strafe aus und konstituiert das Berührungsverbot mit all denjenigen, die ein Tabu brechen. Das heißt: Der von einer Tabuüberschreitung ausgelösten Angst vor Rache liegt eine ethische Vorstellung über Verwerfung und Gerechtigkeit zugrunde, aus der das Tabugewissen hervorgeht, das, wie Freud erklärt, »wahrscheinlich die älteste Form, in welcher uns das Phänomen des Gewissens entgegentritt«, darstellt. Denn schließlich ist »das Tabu ein Gewissensgebot, seine Verletzung läßt ein entsetzliches Schuldgefühl entstehen«,[462] und seine Macht ist so groß, daß sich am Ende der Tabubruch selbst immer zu rächen scheint.

Die im Falle einer Tabuüberschreitung geschürte Angst vor Vergeltung kann umgangen werden, indem der Ort des Geschehens sowie diejenigen, die an der Tabuverletzung unmittelbar beteiligt sind, selbst mit einem Tabu belegt werden. Die magische Vorstellung einer den Dingen und Lebewesen innewohnende Potenz und einer aus sich selbst heraus agierenden Ethik, Gerechtigkeit durch Vergeltung herstellen zu können, bildet schließlich auch die Hauptquelle von Reinigungsritualen. Sie treten insbesondere in kollektiven Schuldzusammenhängen auf und sind häufig mit religiösen Zeremonien verbunden, die ein legitimierendes Bündnis mit höheren, göttlichen Mächten versichern.

Im Zusammenhang dramatischer Tabuüberschreitungen blieben Rituale auch in der Moderne durch Kleiderordnungen, Theatralisierungen und sakrale Inszenierungen aktiv – beispielsweise im Militär und in Kriegen (Töten des Feindes), in der Justiz (Todesstrafe, Verurteilung) und der Medizin (Körperverletzungen von Patientinnen zu Heilzwecken, Leichensektion). »Gewisse Gefahren, die aus der Verletzung eines Tabus entstehen« – so Freud –, können »durch Bußhandlungen und Reinigungszeremonien beschworen werden.«[463]

Vielfältige Maßnahmen der symbolischen Reinigung überhäuften die scharfrichterlichen Tätigkeiten und den sozialen Umgang mit der Henkersschicht. Diese Regeln hatten insbesondere die Funktion, die aus der Tötung entstehende Gewissensschuld mit Hilfe von magischen Zeremonien und Symbolen zu neutralisieren. Nicht nur der vom Scharfrichter zu vollziehende Tötungsakt selbst konnte magische Rache auslösen, auch seinem Körper, vor allem seiner Hand und Dingen, mit denen sie in Berührung kam – allen voran seine Folter- und Vollstreckungswerkzeuge –, haftete Blutschuld an. Jegliche Tuchfühlung mit dem Henker und seinem Umfeld galt daher als in höchstem Maße infektiös. Das Ausgrenzungssystem gegenüber den Scharfrichterfamilien umfaßte Speise-, Trink- und Geselligkeitsauschlüsse sowie Berührungsverbote mit Galgen, Pranger und Schindermesser.[464]

Der Henker durfte keiner Zunft angehören, er hatte in Wirtshäusern und in der Kirche einen besonderen Platz einzunehmen, konnte nur unter gewissen Voraussetzungen das Sakrament der Kommunion empfangen, ihm war ein eigenes Trinkgefäß zugewiesen, er blieb ein abgeschiedener Teilnehmer von Festen, sofern sie ihm nicht gänzlich versagt waren.[465]

Die Tabuverletzung begründete eine Zone der Unantastbarkeit. Und so hatte auch der Scharfrichter eine Reihe von Sicherheitsvorkehrungen gegen die unmittelbare Berührung mit seiner Tat zu treffen: Die Reinigung des Richtschwertes beispielsweise besaß eine so hohe rituelle Bedeutung, daß er diese Tätigkeit unter dem Posten »Schwertwischen« mit der Stadt extra abrechnete.[466] Um die eigene »Unreinheit« für sich selbst, aber auch im Umgang mit den Delinquenten zu vermindern, trug er stets Handschuhe. Sie spielten im Kontakt mit den Verurteilten, bei Folterungen und erst recht bei Exekutionen eine so große Rolle, daß sie nach jeder Hinrichtung auf Kosten des Gerichts erneuert und nach dem vollzogenen Tötungsritual vom Henker unter den Galgen geworfen wurden.[467]

Die Handschuhe hatten vielfältige Schutzfunktionen: Zum einen verhüllten sie optisch die Täterhand als das ausführende Organ der Tötungshandlung. Insbesondere aber minderten sie den Kontakt des Scharfrichters zu den Malefikanten und umgekehrt: Sie bewahrten den Nachrichter vor dem Kontakt zu »Tod und Teufel«. Aber auch eine direkte Berührung mit dem Hinrichtungsopfer konnte die erforderliche Gefühlskälte des Henkers trüben und somit eine Tötungshemmung auslösen, die im Ritus gerade überwunden werden sollte. Unter dem Aspekt der Affektminderung trugen die Handschuhe dazu bei, das durch Berührungen eventuell entstehende Mitleid des Scharfrichters zu reduzieren. Immerhin war jede positive Gefühlsregung für seine Opfer während der Amtsausübung hinderlich, und eine mißlungene Hinrichtung setzte sein eigenes Leben aufs Spiel: Denn im Falle einer gescheiterten Exekution oder eines Fehlschlags – gedeutet als ein magisches Ereignis im Sinne eines Gottesurteils, das den Scharfrichter von einem legitim Tötenden in einen offensichtlichen Mörder verwandelte – nahm sich das Publikum häufig das Recht heraus, den Nachrichter zu steinigen und zu lynchen, während die Verurteilten teilweise sogar mit dem Leben davonkamen.[468]

Der Handschuh bewahrte vor allem aber auch die Verurteilten vor der unreinen Berührung mit den bloßen »unehrlichen« Händen des Scharfrichters, an denen Blutschuld haftete. Schließlich hatten die Malefikanten eine ganze Reihe von Reinheits- und Bußritualen, mehrtägige Andachtsübungen mit dem Ziel ihrer Seelenrettung hinter sich. Vom Status der »Verdammten« bis zum Zeitpunkt der Hinrichtung waren sie einen komplizierten, schmerzhaften Weg gegangen, bis sie am Ende, zu »armen Sündern« gewandelt, in den Tod gingen. Im Sinne des opferkultischen Gedankens hatten sie Folter und Schmerz gegen die Errettung ihrer Seele eingetauscht und waren durch ihr Geständnis und diverse Beichtrituale mit Gott und der Welt versöhnt worden.[469]

Entsprechend der »reinigenden« Funktion einer Hinrichtung waren die scharfrichterlichen Handschuhe schwarz oder – wie die des Sargträgers, aber auch die Kleidung der Delinqenten und des Henkers – weiß.[470] Schwarz und Weiß als die zwei Farben mit dem Symbolwert des Absoluten bestimmten schon die Kleidervorschriften der Begräbniszeremonien. Während Schwarz Trauer und Buße mit der gleichzeitigen Hoffnung auf eine Wiederauferstehung signalisiert, in deren Verlauf es sich über das Grau zum Weiß verwandelt, hat Weiß die Bedeutung von ungetrübter Unschuld, Reinheit und symbolisiert den anvisierten Endzustand des geläuterten Menschen.[471] Nicht zufällig bestimmt Weiß seit Ende des 19. Jahrhunderts auch die Kleiderordnung der modernen Medizin und Schwarz, Weiß, Rot die Robe des Gerichts (z. B. Rot-Weiß: Deutsches Bundesverfassungsgericht, Gerichtshof der Europäischen Gemeinschaften; Rot-Schwarz-Weiß: Internationales Kriegsverbrechertribunal in Den Haag).

Solche Farbordnungen gehen auf Toten- und Opferkulte zurück und wurden in die Kleidervorschriften der frühneuzeitlichen Hinrichtungen übernommen. Denn wenn der Scharfrichter nicht in Weiß die Bühne des Schafotts betrat, so trug er ein blutrotes oder auch ein schwarz-rotes Prachtgewand. Ebenso war es ein roter oder schwarzer Stab – das Symbol für die Endgültigkeit der bevorstehenden Existenzvernichtung –, der beim Richtspruch vom Schultheiß (Amtstitel: »der die Schuld anordnet«) über dem Haupt der Verurteilten gebrochen wurde. Auch das Schafott trug entweder den einen oder anderen Farbton. Der Berliner Galgen des 18. Jahrhunderts z. B. war mit schwarzer und weißer Ölfarbe gestrichen.[472] Die Farbe Rot wiederum deutet in der christlichen Kultur das Opferblut an und kommt in den Meßgewändern an Festtagen der Märtyrer und des Heiligen Geistes (Pfingsten) zum Tragen. Zur Symbolisierung des Feuers wird Rot auch für die Darstellung der Hölle und des Teufels benutzt. Es kommt entsprechend all dieser Bedeutungszuschreibungen insbesondere in Opferritualen zur Geltung und steht außerdem für den Kampf um Leben und Tod. Im Stierkampf benutzt man ein rotes Tuch zur Reizung des todgeweihten Tieres, wenngleich es nicht als sicher gilt, daß Rinder diese Farbe überhaupt so wahrzunehmen vermögen wie Menschen.[473]

Während Rot die im Ritual enthaltene aggressive und gefährliche Komponente, nämlich die Spannung zwischen Leben und Tod, stärker hervorhebt, betont Weiß eher das konfliktbesänftigende, harmonisierende Prinzip der Unschuld. Daher war es auch üblich, daß die Robe des Henkers ebenso wie die der zum Tode Verurteilten weiß war, wodurch die Tat beider Parteien in eine entschuldende Beziehung im Sinne einer »weißen Weste« gerückt wurde. So beschreibt Jutta Nowosadtko den Scharfrichter des Ancien Régime: Er betritt »wohlfrisiert, gepudert, betreßt und ganz in weiße Seide gekleidet mit eleganten Schuhen die Leiter zum Schafott«.[474] Die festliche Kleiderordnung für den scharfrichterlichen Auftritt bei einer Exekution blieb in der Moderne beibehalten: So bestand das Henkerskostüm des Wiener Scharfrichters Josef Lang, der seit 1900 für die Todesvollstreckungen in Österreich-Ungarn zuständig war, aus einem schwarzen Salonanzug, einem Zylinder und schwarzen Glacéhandschuhen, die er nach alter Sitte im Anschluß der Todesvollstreckung unter den Galgen warf.[475] 1927 trug in Deutschland noch der Magdeburger Scharfrichter Krautz zur Hinrichtung die unter Bismarck im Wilhelminischen Kaiserreich eingeführte Robe: eine weiße Weste mit einem Frack, der für den entscheidenden Schlag zur Enthauptung abgeworfen wurde, so daß der Henker den eigentlichen Tötungsakt nur noch im blendend weißen Gewand vollzog.[476]

Schon zur Henkersmahlzeit, die in Gegenwart des Scharfrichters, der Beamten und des Richter eingenommen wurde und die das Hinrichtungsritual eröffnete, trugen die »Armen Sünderinnen« ein weißes Hemd. Auch diese Sitte hatte ihren Ursprung im Totenkult und betonte die transitorische Zuschreibung der Hinrichtung als Übergangsritus.[477] Dementsprechend wurde das Exekutionsgewand der Delinquenten als »Sterbe-« oder »Totenkleid« bezeichnet. Es bestand bei der in Frankfurt am Main 1772 erfolgten Hinrichtung der wegen Kindsmord verurteilten Susanna Margarethe Brandt aus einer weißen Haube, einer weißen Jacke mit einer schwarzen Schleife, einem schwarzen Rock und weißen Handschuhen.[478]

Daß in der Ritualisierung einer Hinrichtung Reinheits- und Bußzeremonien im Zentrum standen, wird auch an folgendem Exekutionsprozedere aus dem späten 18. Jahrhundert deutlich: Nachdem Catharine Trotz aus Gotha gestanden hatte, ihren neunjährigen Sohn vergiftet zu haben, verurteilte sie das Gothaer Gericht im Herbst 1775 zum Tode mit dem Schwert. Ab dem Tag der Urteilsverkündung bis zur Hinrichtung im Januar 1776 hielten täglich drei bis vier Geistliche, Amtsdiener und der Amtskommissar mit Catharine Trotz Andachtsübungen ab und sangen mit ihr Lieder aus dem Gesangbuch: »Ich bin ein Mensch von

Gottes Gnaden, Ich bin ein Christ von Gottes Gnaden, Ich bin ein Kind von Gottes Gnaden«.[479] Der Amtskommissar bemerkte jedoch, daß die »Inquisitin« dieses Lied

> ohne Rührung des Herzens und ohne eine Thräne zu vergießen, mit sang. Ueber diesen Mangel an Gottesfurcht fühlte sich der Amts-Commissär im höchsten Grade empört und hielt der Inquisitin eine eindringliche Bußrede, die er mit den Worten schloß: daß er mit allen Anwesenden auf die Knie fallen und Gott inbrünstig loben und danken wolle, wenn er, der Amts-Commissär, sich davon überzeugen könne, daß Catharine wirklich in dem seeligen Zustande sich befinde, um jenes Lied singen zu dürfen, bei ihren dermaligen Gesinnungen aber müsse die höchste Obrigkeit um ihre Seligkeit sehr bekümmert seyn.[480]

Jede Hinrichtungszeremonie war von dem Ziel geleitet, die Malefikanten dahin zu bringen, sich öffentlich zu ihrer Tat zu bekennen und sich zu entschuldigen. Die dabei ausgedrückten Reuegefühle durften nicht vorgetäuscht oder gar erzwungen worden sein. Die Exekution sollte am Ende dem selbst verspürten Wunsch der »armen Sünderinnen« entsprechen.[481] Nur unter dieser Bedingung konnte eine Hinrichtung als Opferzeremonie vollzogen werden. So auch bei Catharine Trotz, die laut Darstellung der Gerichtsakte wie verwandelt war, nachdem sie die Bußgebete beendet hatte: »Sie sah freundlich, heiter und aufgeräumt aus und sprach mit der größten Gelassenheit. In diesem Zustande verblieb sie bis zu ihrer Hinrichtung.«[482]

Der Ablauf einer solchen Prozedur hatte sich in Eintracht mit dem Exekutionsopfer abzuspielen und folgte im Kern den Bräuchen von Opfer- und Beerdigungszeremonien, in denen symbolische Gesten der Harmonisierung zwischen der jenseitigen Welt, den zu Opfernden und den Lebenden dienten. Der hohe Grad der Ritualisierung mit Hilfe von religiösen Symbolen verlieh jedem Hinrichtungsprozedere einen sakralen Charakter. Magische Ängste wurden mit Hilfe der Theatralisierung und Sakralisierung zu beschwichtigen versucht, wobei das Publikum eine große Rolle spielte, schließlich handelte es sich um eine von der ganzen

Gemeinde zu vollziehende Handlung. So wurde der Übergang vom Leben zum Tod als ein kollektiver Akt mit genauen Rollenverteilungen vollzogen. Folterung, Geständnis, Reue-, Bekehrungs-, und Absolutionszeremonien, Bekanntgabe des Hinrichtungstages auf dem Marktplatz, Urteilsverkündung, Glockengeläut, Henkersmahlzeit, Aufsagen ritueller Formeln und Gebete, der Zug zur Richtstätte nach exakt vorgeschriebenen Rangfolgen, der Gesang von Sterbeliedern, Bestimmungen für die Ausführung des Galgenbaus, Verhaltensvorschriften für das Publikum, die Bitte des Henkers bei seinem Opfer um Verzeihung – all diese Prozeduren waren in jedem einzelnen Schritt und mit jedem einzelnen Wort penibel festgelegt.

Abweichungen, wie etwa eine von den Malefikanten ausgesprochene Verfluchung der Richter und des Publikums, torpedierten aufgrund der schwarzmagischen Zuschreibung einer Verwünschung durch das Wort – noch dazu aus dem Munde von einem an der Schwelle des Todes stehenden Menschen – die Logik dieses Rituals und konnten zum Abbruch und zur Verschiebung einer Hinrichtungsprozedur führen.[483] Der Fluch einer schwangeren Frau wog doppelt schwer und war so gefürchtet, daß man deren Hinrichtung grundsätzlich erst nach der Entbindung vornahm.[484]

Auch wenn Schaulust mit im Spiel war, so bestimmte doch nicht lüsternes Morden die Praxis der neuzeitlichen Hinrichtungsrituale. Vielmehr verwandelten exakt festgelegte Regeln den ursprünglich von Tötungshemmungen gezeichneten Mord in ein harmonisches und sakrales Ereignis im Sinne einer klassischen Opferzeremonie, deren wichtigstes Merkmal die freiwillige Darbietung ist: Denn das Opfer erzeugt eine Tauschbeziehung nur unter der Bedingung, daß es als »echte« Gabe erbracht wird, und erzielt nur durch seinen freiwilligen Gang in den Tod die erhoffte Wirkung bei der Gottheit. In den frühneuzeitlichen Exekutionsprozeduren wurde dieses »freiwillige«, »selbstbestimmte« und »fromme Sterben« nach dem Vorbild des Martyriums Christi inszeniert.[485]

Schon die Tortur intendierte ein freiwilliges Geständnis und hatte die Funktion, die Seele des ursprünglich Verdammten zu retten, indem er seine Schmerzen gegen das Seelenheil eintauschte.[486] Stand im 13. Jahrhundert mit der Einführung der Folter und Hinrichtung die Strafjustiz im Zeichen dieses christlichen Opfergedankens, so führte sie gleichzeitig das Prinzip der personalen Schuld ein und forcierte damit ein weltliches Strafbewußtsein.[487] Sie war einerseits im alten Opferkult verwurzelt und markiert andererseits den Beginn eines Rationalisierungprozesses. Die Implementierung des Opfers in die Institution des Strafgerichts hatte somit einen Doppelaspekt und verschränkte auf paradoxe Weise das Prinzip der Gabe und des Tausches mit einer verweltlichten Deutung des Unheils: Die Folter erzwang mit Hilfe des experimentellen Beweises (Inquisition) das Schuldbekenntnis eines einzelnen Menschen, personalisierte am deutlichsten in den Hexen- und Judenprozessen die traumatischen Todeserfahrungen und verabschiedete somit die dem Opferkult zugrunde liegende Erklärung, Plagen seien Zeichen einer göttlichen Macht, die bisher nur über das freiwillige Opfer zu erreichen versucht wurde. Die Verantwortung für Pest, Unwetter und Tod lastete nunmehr auf einzelnen Individuen – als Verursacher des »Bösen« wurden sie zur Rechenschaft gezogen, hingerichtet und aus der Welt geschafft.

Im Zuge dieser im Spätmittelalter einsetzenden Entwicklung gingen also zentrale Elemente aus dem alten Opferkult in die Strafrechtspraxis ein und blieben in der frühen Neuzeit und der Moderne fix mit ihr verschränkt. Parallel dazu stellen die Einführung von Folter und Hinrichtung einen Wendepunkt in der Entstehung der säkularen Gerichtsbarkeit dar. Die Grausamkeit der frühneuzeitlichen Hinrichtungsexzesse war überdeckt von einer Dramaturgie, die christliche und heidnische Riten vereinigte und die Hinrichtung in ein Ordnungssystem faßte, so daß die Exekutionen kollektive Projektionsbedürfnisse kanalisierten und Ängste personalisierten – dabei aber, wie auch Richard Evans hervorhebt, keineswegs den Zweck verfolgten, »Schmerz oder Leiden um ihrer selbst willen zu verursachen, sondern vielmehr das Hinübergehen des Verbrechers in das jenseitige Leben zu erleichtern, wie hart und entehrend die Art der Hinrichtung auch sein mochte«.[488] Ebenso gehörte die Sitte, daß sich der Henker vor dem tödlichen Schlag bei seinem Opfer entschuldigte und es um Verzeihung bat, zu den Harmonisierungszeremonien einer Hinrichtung – eine Geste, die ebenfalls aus Opfer- und Jagdriten bekannt ist.[489]

Das Prinzip des Tausches durch Reue, Buße und die Gabe des Lebens mit der Aussicht auf Erlösung rückte in den Mittelpunkt einer solchen Theatralisierung, wobei die christlichen Kirchen durch den Beistand und die aktive Beteiligung von mehreren Priestern den Ablauf dieser Prozedur weitgehend bestimmten, während die Justiz den Einklang des religiösen mit dem weltlichen Rechtsempfinden zeremoniell herstellte. Dabei stand die Bestrafung selbst unter einem sakralen Zeichen, denn sie verfolgte ein Grundmotiv des Opferrituals: den göttlichen Fluch von der Gemeinschaft abzuhalten und die für die frühe Neuzeit symptomatischen chaotischen Zustände durch kontrollierte Gewalt der Gerichtsbarkeit zu befrieden.[490]

Wie am Ende des 18. Jahrhunderts in einer Hinrichtungsprozedur versucht wurde, den Willen des christlichen Gottes mit dem säkularen Ordnungssystem in eine Relation zu setzen, verdeutlicht das Prozedere der Exekution von Catharine Trotz in Gotha 1776: Nachdem der Stab gebrochen, das Urteil verlesen und die Delinquentin an den Scharfrichter übergeben war, setzte sich die Prozession vom Marktplatz zur vor der Stadtmauer gelegenen Richtstätte in Bewegung. Auf diesem Gang wurde die verurteilte Catharine Trotz auf jeder Seite von zwei Geistlichen begleitet, und sie sprachen mit ihr Gebete. Wie in einer Beerdigungszeremonie folgte ihnen der Schulchor, der unter Glockengeläut Sterbelieder sang. Auch dieser Ritus entsprach dem Konzept der Hinrichtung als Übergang in die jenseitige Welt.[491] Vermutlich hatte selbst die Henkersmahlzeit die Bedeutung, die Exekutionsopfer für den Weg ins Jenseits zu stärken und sie darauf vorzubereiten.[492]

An der Richtstätte angelangt, rückte das religiöse Moment des Rituals in den Mittelpunkt: Andachts- und Bußübungen mit Bibelzitaten bis zu einer Länge von zehn Seiten, Empfang der Sakramente (heilige Kommunion, Absolution) steigerten sich »zu einem Crescendo frommer Inbrunst«.[493] Die Inszenierung einer Opferhandlung mit all ihren vielschichtigen Aspekten wie Gabe, Reinigung, Sühne, Versöhnung mit den himmlischen Mächten stand im Vordergrund dieses »heiligen Rituals«,[494] um die Entzweiung zwischen der göttlichen und weltlichen Sphäre aufzuheben, die »Verursacher« des Unheils aus der Welt zu schaffen und ihnen gleichsam eine Chance zum Seelenheil zu geben.

Der »reine« Status jedoch, der den »armen Sündern« zum Seelenheil verhelfen sollte, war leicht zu beschädigen und konnte allein durch eine Berührung mit der »unehrlichen« Hand des Henkers zunichte gemacht werden. So war es ein Privileg von zum Tode verurteilten Adeligen oder Bürgern, mit dem Schwert hingerichtet zu werden, nicht zuletzt, weil sie auf diese Weise von der persönlichen Berührung mit dem Nachrichter gänzlich verschont blieben. Dementsprechend wurde diese Tötungsart auch als Gnadenakt beziehungsweise als die »ehrlichste Strafe« verstanden.[495]

Die Konstruktion der Guillotine stellte den entscheidenden Schritt in die »Verehrlichung« des Scharfrichterberufs und gleichsam in die Abstraktion des Tötungsaktes dar, denn sie ersetzte die Henkershand durch eine Maschine. Entsprechend der hohen Bedeutung von Reinheitshandlungen in den Riten des Tötens kursierte diese neue Fallbeiltechnik unter den Namen *Jungfrau* oder *Sainte-Guillotine* (Heilige Guillotine).[496] Nicht nur, daß die Hinrichtung infolge der nunmehr minimierten menschlichen Teilhabe am eigentlichen Tötungsakt durch die Abschaffung der »schmutzigen Hände« eines mordenden Scharfrichters unschuldig wurde, auch – und damit zusammenhängend – erfuhr sie unter medizinischen Paradigmen eine Optimierung.

Obwohl das Fallschwert schon seit dem 15. Jahrhundert gebräuchlich war,[497] wurde diese Hinrichtungstechnik als Neuheit nach dem französischen Arzt Joseph Ignace Guillotin (1738–1814) benannt. Im Zuge der Französischen Revolution hatte er sich mit der Neukonzeption des Schafotts einen Namen gemacht und dem als »humaner« und »schneller« geltenden Fallbeil – das Exekutionsinstrument der Zukunft – dem Rationalisierungsprozeß des institutionalisierten Mordes den Weg geebnet.[498]

Mit der gesetzlichen Einführung der Guillotine wurden seit 1791 in Frankreich die für die frühe Neuzeit typischen vielfältigen Hinrichtungsmethoden und jede Art von Standesungleichheiten abgeschafft. Das französische revolutionäre Regime leitete mit der Generalisierung dieser Hinrichtungsart das Ende der diversen Exekutionsmethoden (z. B. Lebendigbegraben, Scheiterhaufen, Rädern) ein und verabschiedete das dem Adel vorbehaltene Privileg, »ehrenvoll« durch die Enthauptung mit dem Schwert hingerichtet zu werden.[499] Die Durchsetzung dieser Enthauptungsmaschine machte somit aufwendige Opferzeremonien hinfällig, und sie markiert gleichsam den Beginn einer Ära des technischen Massenmordes.

Denn sollte die Guillotine einerseits durch die schnellere Hinrichtungsweise die Exekution »humanisieren«, so hatte sie einen noch anderen Effekt und setzte einen Markstein in dem beginnenden Abstraktionsprozeß des institutionalisierten Tötens auf Knopfdruck. Indem das Morden durch Menschenhand entfiel, verminderte sich das Potential menschlicher Tötungshemmung und Gewissensangst: Die Nutzung dieser Köpfmaschine hatte nämlich zur Folge, daß beispielsweise allein in Paris innerhalb von 18 Monaten, zwischen März 1793 und August 1794, 14 000 Todesurteile vollstreckt wurden. In Berichten war sogar davon die Rede, daß sie es »manchmal auf eine Enthauptung pro Minute brachte«.[500] Solche seriellen Exekutionen wären im Ancien Régime mit all den aufwendigen Ritualen zur Überwindung der Tötungshemmung nicht durchführbar gewesen.

Stammte die Grundidee des Fallbeils von Guillotin, so war es der Chirurg Antoine Louis (1723–1792) von der *Académie Royale de chirurgie*, welcher der Nationalversammlung den Konstruktionsentwurf für die konvexe Schneidetechnik vorgelegt und diese medizinisch begründet hatte.[501] Deshalb bezeichnete man die Guillotine auch als *Louisette* (Louischen) oder *La petite Louison* (die kleine Louise).[502] In einem Gutachten erklärte 1792 der nunmehr zum Tötungsexperten avancierte Louis seine Dekapitationstechnik unter Gesichtspunkten des anatomischen Wissens. Im Vergleich zu einer von psychischen und körperlichen Unberechenbarkeiten gezeichneten scharfrichterlichen Exekution hob der Chirurg die besondere Qualität und die eigentliche Neuerung dieser Tötungsmaschine hervor: Sie bestand in ihrem Vermögen, menschliche Hemmungen, die sich in den von Henkern vollzogenen Hinrichtungen als großes Handicap herausgestellt hatten, zu neutralisieren.

Denn immer wieder hatte es Scharfrichter gegeben, die versuchten, wegen der hohen psychischen Belastung ihr Amt niederzulegen, oder die sich weigerten, bestimmte Folterungen oder Hinrichtungsarten durchzuführen, zu Tränen gerührt waren und sich mit ihren Opfern identifizierten, zum Alkohol griffen, um sich Mut anzutrinken, oder gar den Freitod wählten.[503] Allzu häufig mußten Scharfrichter ein zweites und drittes Mal zum Streich ausholen, was Tumulte und Attacken gegen den betreffenden Henker auslöste.

Die Konstruktion der Guillotine dagegen erzeugte die Illusion, das Töten an sich »humanisieren« zu können, und eröffnete aus der Perspektive ihrer Erfinder die Möglichkeit zum »perfekten« (medizinischen) Mord. Sie beruhte auf der empirisch naturwissenschaftlichen anatomischen Erkenntnisweise chirurgischer Tötungsexperimente mit Tieren sowie auf Enthauptungen von Verstorbenen und deren anschließender Zergliederung. Die Versuchsleichen stammten aus dem vor den Pariser Stadttoren gelegenen Männerspital »Hospice de Bicêtre« – das Pendant des Frauenhospitals »Hôpital de la Salpêtrière« –, wo bis 1794 »asoziale« und

»irre« Männer eingesperrt worden waren. Louis hatte im April 1792 im Anatomischen Theater dieser Anstalt und vor den geladenen Pariser Scharfrichtern sowie Vertretern der medizinischen Fakultät – unter ihnen sollen der prominente Aufklärungsmediziner Philippe Pinel (1745–1826) sowie der Philosoph und Arzt Pierre Jean Georges Cabanis (1757 bis 1808) gewesen sein – eine Testmaschine aufgestellt, um die neue Fallbeiltechnik zu erproben und die Resultate an den zerteilten Leichen zu studieren.[504] In seiner Expertise erklärte er:

Wenn wir die Struktur des Nackens studieren, [...] wird uns klar, daß eine schnelle und vollkommene Abtrennung nicht möglich ist, *wenn man mit dieser Aufgabe Menschen betraut, die aus moralischen und physischen Gründen unterschiedlich handeln. Für eine vollkommene Prozedur* ist es absolut notwendig, sich eines unveränderlichen mechanischen Werkzeugs zu bedienen, dessen Kraft und Wirkung sich genau bestimmen lassen. [...] Der Körper des Verbrechers wird mit dem Gesicht nach unten zwischen zwei Pfosten gelegt, die oben durch einen Querbalken verbunden sind, von dem ein konvexes Beil vermittels einer Auslösungsvorrichtung auf den Nacken des Mannes niederstürzt. Der obere Teil des Instruments soll stark und schwer genug sein, so daß er wie das Gerät wirkt, das zum Einrammen von Pfählen verwandt wird. Es ist bekannt, daß die Wucht noch mit der Fallgeschwindigkeit zunimmt. Die Konstruktion einer solchen Maschine ist sehr einfach, [...] die Enthauptung wird auf der Stelle vollzogen, was im Einklang mit Geist und Absicht des neuen Gesetzes steht; man kann die Wirkung leicht an Leichen oder vielleicht an einem lebenden Schaf ausprobieren.[505]

Der Henker agierte nunmehr nur noch als Gehilfe einer von ihm zu bedienenden Maschine. Die weibliche Firmierung dieser effizienteren und gleichsam den Scharfrichter entschuldenden Tötungstechnik verwandelte die männlichen Namensgeber und Erfinder der Fallbeilmethode in eine Frau, wenn nicht in ein sexuell unschuldiges Mädchen: »Nackt ist ihr Hals, ihr Kuß ist tödlich, das Blut verrinnt, und langsam stirbt man. Charmante Umarmung, ohne letzte

Ölung, ohne falsche Träne, ein süßes Wagnis – […] Es lebe Louisette, die würdige Tochter, zärtlich und närrisch«[506] – lautete ein Vers aus der Feder des Poeten Laujon. Auch schon der frühen Guillotine des 15. Jahrhunderts, in Schottland als *maiden* (Jungfrau) bezeichnet,[507] lag eine zweischneidige Keuschheitsvorstellung zugrunde, die, auf das weibliche Geschlecht projiziert, nicht nur eine Idealisierung des »asketischen« Tötens erlaubte, sondern die Delinquenten zu sexuellen Opfern einer tötenden Weiblichkeit machte. Die Frau – codiert als ein von Männern beherrschtes Massenmordinstrument – rückte als doppeldeutige Symbolträgerin in den Vordergrund: als Repräsentation sexueller Unschuld, kombiniert mit rigoroser Tötungsmacht des staatlich sanktionierten und nach medizinischen Kriterien organisierten Mordes.[508]

Den üblichen Gebrauch von Euphemismen in Zusammenhang mit dem institutionalisierten Töten deutet Hans von Hentig als ein noch in der Moderne vorfindbares Phänomen, das als »geistiges Hilfsmittel«[509] dient, um die eigentliche Tat zu verdunkeln. Man denke an die Decknamen der beiden amerikanischen Atombomben *Little Boy* und *Fat Man*, die am 6. und 9. August 1945 auf Hiroshima und Nagasaki abgeworfen wurden, an die Beschriftung der 2003 im Irakkrieg eingesetzten amerikanischen Bomben mit *Almighty* (der Allmächtige) oder an die im Vietnamkrieg, aber auch in Afghanistan und im Irak verwendeten Treibstoffbomben namens *Daisy Cutter* (Gänseblümchenschneider), die im Umkreis von einigen hundert Metern alles Leben töten. Henkersbezeichnungen, wie beispielsweise *Freimann, Meister, Schnürhänslein* oder *weiser Mann*,[510] sowie von Scharfrichtern selbst kreierte Hinrichtungsbegriffe (z. B. *putzen, reinlich segen, zierlich zeichnen*)[511] verweisen auf eine Geistesverwandtschaft mit Sprachgebungen für die Kennzeichnung kriegerischer Aktivitäten seit den neunziger Jahren gegen den Irak und im Afghanistankrieg im Namen der westlichen Zivilisation: *Operation Wüstensturm* (1991), *Operation Wüstenfuchs* (1998), *Operation stolzer Adler*, *Operation un-*

begrenzte Gerechtigkeit, *Operation dauerhafte Freiheit* (seit 2001), *Operation Anaconda* (2002), *Operation Chirokee* (2002), *Operation Irakische Freiheit* (2003) – solche Begriffe bedienen sich der chirurgischen Reinheitsmetaphorik und suggerieren der Tätergemeinschaft (Soldaten, beteiligten Regierungen sowie der Weltöffentlichkeit) entweder mit Hilfe von Jagdtier-Etiketten naturale Stärke bzw. zielgenaue Tötungspotenz, oder sie verleihen dem Töten im Krieg ein freiheitlich-demokratisches Gesicht, machen das alle Feldzüge beherrschende Vernichtungsprinzip unkenntlich.

Die Errichtung von Tabus durch die Nutzung euphemistischer Terminologien, aber auch die aufwendige Organisation der frühneuzeitlichen Exekutionsprozeduren überhaupt verweisen auf den höchst ambivalenten und widersprüchlichen Charakter der frühneuzeitlichen Hinrichtungsrituale. Denn in ihnen mußten Riten der Ausstoßung, Vergeltung, Sühne, Tabuisierung, Reinigung, des Übergangs, Todes und des Tötens positiv miteinander verknüpft, eine Wiedergutmachung mit dem Opfer hergestellt und Abwehrzauberpraktiken gegen den ins Diesseits zurückkehrenden Geist des ermordeten Menschen vollzogen werden. Mehrere kulturelle Techniken wurden in der Gestaltung der Hinrichtungen bedient, um den aus der Überschreitung des Tötungstabus originär entstehenden Konflikt zu neutralisieren – sie bleiben bis in die Gegenwart aktuell und standen unter folgenden Prämissen:

Die Inszenierung der Hinrichtung als Gemeinschaftsakt und ihre öffentliche Darbietung

Gar nicht zu überschätzen ist die Bedeutung einer größtmöglichen Zuschauermenge bei einer Hinrichtung. Das Publikum konnte Tausende von Menschen umfassen, und in Berichten war sogar von bis zu 20000 die Rede.[512] Zwar vollzog sich seit dem 19. Jahrhundert ein entscheidender Wandel in dem Inszenierungscharakter der Exekutionen: Die Hinrichtung als Massenspektakel wurde zugunsten einer

Bürokratisierung, Medikalisierung und Technisierung (Guillotine, Elektrokution, Gaskammer, computergesteuerte Giftinjektion) verabschiedet.[513] Trotz ihrer Verbannung hinter die Gefängnismauern und ihrer Verlagerung vom Tag in die Nacht bzw. ins Morgengrauen[514] verzichtete man aber nie gänzlich auf ein Publikum.
Die großen feierlichen Prozessionen und sakralen Inszenierungen verschwanden zwar,[515] aber ohne Zuschauer kommt auch eine Exekution im modernen Rechtsstaat wie beispielsweise den USA nicht aus.[516] Das heißt, rationale Akzentsetzungen, die unserer modernen Kultur zuzuordnen sind – Anleitung der Tötung und anschließende Todesfeststellung durch Ärzte in einer hygienisch-medizinischen Aura,[517] bürokratische und mediale Dokumentation durch Hinrichtungsprotokolle und Fotos, Anonymisierung der Henker –, bleiben vermischt mit traditionellen, aus dem Opfer- und Totenkult stammenden Elementen einer Hinrichtungsprozedur. Denn das Arrangement des institutionalisierten Tötens dient der Legitimation des Mordes und der Gewissensentlastung der Tätergemeinschaft. So bilden Henkersmahlzeit, Anwesenheit von Priestern, Maskierung, Kleidervorschriften für Scharfrichter und Todeskandidatinnen, Videoaufzeichnungen oder TV-Direktübertragungen für Opferangehörige, Journalisten und Zuschauer nach wie vor unverzichtbare Bestandteile der Hinrichtungen in den USA.

Arbeitsteilung und Anonymisierung der Täter

Alle über die Henkerstätigkeiten hinausgehenden Arbeiten, in denen eine Mittäterschaft offenbar wurde, waren arbeitsteilig organisiert und auf ein große Gruppe verteilt. Bis hin zum billigenden Publikum waren möglichst viele Menschen und Institutionen mit bestimmten Rollen betraut. Aus einem aufwendigen und festlichen Gemeinschaftsakt resultierte ein hochkompliziertes arbeitsteiliges und rituelles Geschehen, das die an »der Tat« Beteiligten anonymisierte.

So erfolgte mit einem hohen Grad der Arbeitsteilung der Galgenaufbau: Wenn nicht Zimmermänner anderer Gemeinden als »Fremde« angereist kamen, um diese Arbeit gänzlich zu übernehmen, mußte die Exekutionsstätte von sämtlichen ortsansässigen Handwerkern errichtet und repariert werden. Nur unter der Voraussetzung, daß tatsächlich alle Zunftmitglieder sich gleichermaßen an dieser Tätigkeit beteiligten, blieben die mit solchen Arbeiten betrauten Handwerker von dem Stigma der Unehrlichkeit verschont und waren vor einer Verfemung geschützt. Das heißt, die Verteilung der Schuld auf möglichst viele (fremde) Menschen hat einen gewissensneutralisierenden Effekt.

1706 führte der Leipziger Obervoigt zur Reparatur der Richtstätte wegen einer bevorstehenden Exekution einen Troß von »600 Mann [...] zu Pferdte an«,[518] in Berlin traten 1787 für die Instandsetzung des Galgens 20 Steinsetzgesellen und an die 500 Zimmermänner zusammen – unter den letztgenannten befanden sich viele Ausländer.[519] Als festliches Ereignis wurde diese Tätigkeit mit Musikanten und Fahnenschwenkern eröffnet. Der Abzug von der Richtstätte erfolgte in Leipzig unter rührenden Trommeln und mit der Versicherung durch den Obervoigt, daß den Handwerkern »dieses alles zu keiner Unehre und Nachtheil [...] gereichen würde«.[520] Eingebettet in ein Volksfest, wurde der Galgenaufbau theatralisiert. Mit Aufhebungsriten des Tabus – der »Verehrlichung« –, wie sie in der Anatomie durch ein obligates Siegel auf die Leiche, aber auch noch im 19. Jahrhundert in Form von drei Schlägen für den Abriß von Gefängnissen praktisch wurden,[521] versuchte man der Tat ihre Blutschuld zu nehmen. Zum Schluß gab es für die Handwerker ein gemeinsames Mahl, und das sogenannte Galgenfest wurde mit der gesamten Gemeinde gefeiert.[522] Das arbeitsteilige Vorgehen im Töten ist schon in uralten Jagdbräuchen vorfindbar: So zog man Fremdstämmige zur Jagd heran, tauschte seine Beute gegen die anderer Jäger, zielte als Gruppe auf das zu erlegende Tier, damit das Opfer nicht wahrnehmen konnte, von wem es getötet wurde.[523]

Eine direkte Konfrontation mit dem Exekutionsopfer wurde auch schon vor der Einführung der Guillotine durch Verhüllungspraktiken zu vermeiden versucht, um die Hemmschwelle beim Vollstrecker zu reduzieren. Dazu zählte nicht nur die Benutzung der Handschuhe, auch eine distanzierende Funktion übte die Augenverhüllung durch das Anlegen einer Maske des Henkers wie des Exekutionsopfers aus: Da speziell den Sterbenden und Toten die Macht der Schadenzufügung durch den »bösen Blick« – eine Gewissensinstanz des magischen Denkens – zugesprochen war, hatte man Sicherheitsvorkehrungen gegen Einflüsse durch einen Augenkontakt zu treffen. Zur Minimierung der negativen magischen Kräfte spielt bis heute in der Organsiation von Hinrichtungen und vom Töten im Krieg die Verhüllung des Gesichts eine Rolle.[524]

Da die Maske für die Täterseite generell die Funktion hat, eine andere Identität zu erzeugen, dem zu attackierenden Objekt Angst einzuflößen und gleichzeitig die eigene Furcht des Maskierten zu beschwichtigen, wird die Gesichtsverhüllung auf dem elektrischen Stuhl, in der modernen Medizin, aber auch im Krieg (z. B. schwarze Brille tragende US-Marines und über den Kopf gestülpte Sandsäcke irakischer Gefangener) weiterhin genutzt und bietet eine Voraussetzung zur Überwindung von Hemmungen, die sich im direkten Blickkontakt aufbauen und die Ausführung von Gewalt gefährden könnten.[525] In den Hinrichtungsritualen war es daher Regel, daß Henker bei Exekutionen mit dem Schwert immer nur von hinten zuschlugen. Die sinnliche Wahrnehmung der Tötungshandlung wurde so gewissermaßen betäubt.[526] Eine anonymisierende Wirkung anderer Art wurde erzielt, wenn der Henker von vornherein seine Opfer nicht kannte und von weither angereist kam. Diese Praxis war bei Hexenscharfrichtern sehr häufig der Fall.[527]

Die Erzeugung des Opfers als Fremdes ist laut Tzvetan Todorov das zentrale Merkmal einer Massakergesellschaft, die er in seiner Studie über die Kolonisierung Amerikas von einer Opfergesellschaft unterscheidet: »Je ferner und fremder die Opfer des Massakers sind, desto besser: Man rottet sie ohne Gewissensbisse aus, wobei man sie mehr oder weniger den Tieren gleichsetzt. Die individuelle Identität des Getöteten ist dabei per definitionem irrelevant (denn sonst würde es sich um einen Mord handeln. [...] Während der religiöse Mord ein Opfer ist, ist das Massaker ein atheistischer Mord.«[528] Todorov glaubt in der europäischen Inquisition noch das religiöse Opfer zu erkennen und unterscheidet davon den atheistischen Mord als zukunftsweisende moderne Tötungsweise, die sich nicht etwa als »primitive Natur« offenbart, als eine »in jedem von uns schlummernde Bestie, sondern ein modernes und sogar zukunftsvolles Wesen, das keine Moral mehr kennt und tötet«, darstellt.[529] Eine solche klare Grenzziehung scheint mir nicht möglich, da in den frühneuzeitlichen Hinrichtungsritualen – wenn auch zunächst nur in Ansätzen – sowohl moderne Strukturen (z. B. Arbeitsteilung, Erzeugung des Fremden) als auch Elemente alter Opferriten ineinanderspielten. Sie beförderten einerseits Rationalisierungsprozesse und die Herausbildung der individuellen Verantwortlichkeit, während sie andererseits dem Opfergedanken der Gabe und des Tausches verhaftet blieben.

In Schwaben beispielsweise richtete man noch im 18. Jahrhundert einen Stier durch Lebendigbegraben hin, um eine Tierseuche zum Stillstand zu bringen;[530] ebenso soll im 17. Jahrhundert in Kärnten ein Mädchen zur Vertreibung der Pest lebendig begraben worden sein.[531] Nicht die Strafidee bildete hier das Motiv der Exekution, sondern die Gabe an die göttliche Macht – das Prinzip des Tausches verband die Hoffnung auf ein Ende des Tier- und Menschensterbens. Selbst das oben erwähnte Beispiel des exekutierten Hundes, der während der Französischen Revolution als Täter zur Rechenschaft gezogen und keineswegs als Versöhnungsopfer hingerichtet wurde, verdeutlicht, daß sich Grenzen zwischen alten und modernen Opferritualen verwischten und eine strenge Unterscheidung nicht erlauben. Bis zum 21. Jahrhundert aktuell geblieben, stellen Hinrichtungsprozeduren eine Mischform dar, die Symbole und Handlungsmuster aus dem heidnischen sowie christlichen Opferkult mit modernster Technologie und Rationalität zu verbinden weiß.

Wie die Einführung von Bürokratie und Technik dem Hinrichtungsprozedere einen rationalen Charakter verliehen, so trug das ebenso als modern einzustufende Element ihrer Medikalisierung dazu bei, seinen »heiligen« Charakter zu bewahren. Schon der frühneuzeitliche Henker aber erfüllte eine medizinische Funktion, wenn er nicht von vornherein als Chirurg und Heiler tätig war. Der Verfemung zum Trotz kam dem Henker nicht nur durch sein Amt, das ihm eine einzigartige Macht über Leben und Tod verlieh, eine opferpriesterliche Rolle zu, sondern als Arzt und in gewisser Weise auch als Hygieniker erfüllte er soziale Funktionen im Sinne eines medizinischen Polizisten: »Denn wie durch gewisse Teile des menschlichen Körpers, die das Schamgefühl zu nennen verbietet, der Kot herausgeschafft wird, so sind die Henker die gemeinsten Teile des politischen Körpers, zur Reinigung und Unterhaltung des Staates, die zweckdienlichsten«[532] – notierte 1682 ein Strafgelehrter über den Henkersberuf.

Tatsächlich war der Scharfrichter mit vielfältigen reinigenden Tätigkeiten symbolischer, aber auch konkreter Art betraut:[533] Er räumte Stadtgräben und Straßen, säuberte Abtritte, schaffte nachts Fäkalien weg, schlachtete und häutete krankes Vieh und vergrub es außerhalb des Ortes. Er kümmerte sich um die Sauberhaltung der Flüsse und der Umwelt, indem er z. B. verendete Rinder, tote Spinnen oder Fische barg, Ratten einfing und beseitigte. Wie erwähnt, bestattete er Selbstmörder vor den Stadtmauern oder verbrannte sie, verstreute die Asche über fließendes Gewässer, bzw. gab deren Körper in einen Behälter und entsorgte ihn in einem Fluß. Generell erfüllte er mehrere polizeiliche Funktionen, die seit dem 18. Jahrhundert gänzlich in den Kompetenzbereich der Gesundheitspolitik und Hygiene (»Medizinische Policey«) fielen: Er wachte über den Markt, das Korn, die Milch und das Holz. Die seit dem 13. Jahrhundert mit der Reglementierung der Dirnen entstehenden Frauenhäuser standen unter scharfrichterlicher Aufsicht,[534] ebenso Glücksspiele. Auch kam es vor, daß Henker die Vorform des Stadtgefängnisses im frühen 17. Jahrhundert, die sogenannten Detensionshäuser, in der Hand hatten, in denen Irre, zum Tode Verurteilte und kriminalisierte Randgruppen eingesperrt waren.

Die eigentliche Verbindung aber zwischen dem Scharfrichterberuf und der Medizin (Anatomie) stellte sich über die vom Henker zu verrichtende *Strafe am Leib* her: Der menschliche Körper stand im Zentrum seiner Arbeit.[535] Dieses Handwerk erforderte sowohl für die Durchführung der Tortur wie für diverse Arten der *Ent-Leibung* anatomisches Wissen. Die Kunst des Scharfrichters bestand darin, den Tod schnell und schmerzlos herbeizuführen. Bei der Folter dagegen mußte er darauf achten, das Ziel der Schmerzzufügung – das Geständnis – nicht zu verfehlen und womöglich die Angeklagten versehentlich zu töten. Mit Ausnahme der Hexenfolterungen mußten die Opfer geständnisfähig bleiben und die Tortur auf jeden Fall überleben.[536] Der Körper der Verhörten durfte insofern nur dosiert malträtiert werden. Der Henker hatte nicht nur die Konsequenzen seines Tuns und den Verletzungsgrad genau einzuschätzen, vielmehr mußte er auch über medizinische Kenntnisse verfügen, um in der Lage zu sein, im Dienste des Gerichts seine Opfer ärztlich wieder zu behandeln.[537] Vor diesem Hintergrund wurde 1710 in Preußen ein regelrechtes Staatsexamen für Scharfrichter eingeführt, für das ein »Meisterstück« abgelegt wurde. In Gegenwart von Magistraten, Ärzten und Chirurgen prüfte ein berufserfahrener Henker die Qualifikation zum Hängen, Köpfen, Rädern und zur Vollstreckung anderer Tötungsarten.[538]

Die »Folter- und Tötungskunst« des Henkers brachte es zwangsläufig mit sich, daß die Medizin nicht irgendeine

Nebenbeschäftigung der Scharfrichter darstellte, sondern, wie Gisela Wilbertz hervorhebt, ein »mit ihrem Beruf per se verknüpfter und ihren sonstigen Aufgaben gleichrangiger Bereich«[539] war. Man vermutet sogar, daß die Tätigkeiten als Heiler im Budget des Scharfrichters den größten Anteil ausmachten.[540] Entsprechend der medizinischen Arbeit von Scharfrichtern kursierte im Volksmund unter den Henkersbezeichnungen auch der Name »Casperer«. Dieser Begriff leitet sich von »caspern«, »caschpern« her und hat die Bedeutung von »mit Sympathie kurieren«.[541] Wie auch Barbierchirurgen behandelten trotz ihrer Verfemung Henker als anerkannte Heiler Mensch und Vieh. Ihre Qualifikation umfaßte daher häufig eine veterinärmedizinische Prüfung, denn sie kurierten unter anderem die Tiere der Bauern. Aufgrund ihrer chirurgischen Kompetenz wurden Scharfrichter von allen gesellschaftlichen Schichten z. B. bei Arm- und Beinbrüchen, Beulen, Buckel oder zum Einrenken von Gliedern, aber auch zur Heilung von Wunden und Geschwüren konsultiert. So behandelte im Jahre 1680 der Scharfrichter Andreas Schlegel den Bürgermeister von Jüterbog wegen eines verletzten Schenkels.[542] Darüber hinaus wandten sich Kriegsverletzte an Nachrichter, Henker wurden von der Obrigkeit für die Durchführung seuchenpolitischer Maßnahmen beauftragt, sie stellten selbst Arzneien her und verkauften diese an andere Ärzte oder Apotheker, manche brachten es sogar bis zum Stadtmedicus.[543] Noch 1830 standen in der Schweizer Gemeinde Altdorf für den Posten des Landphysikus ein studierter Arzt und der Scharfrichter von Uri zur Auswahl.[544] Auch gab es Scharfrichter, die sich als Verfasser von Medizinbüchern verdient machten und sich dadurch als Ärzte profilierten.[545]

Die Henkersmedizin stieß allerdings bei gelehrten »Medici« auf Widerstand, insbesondere im 18. Jahrhundert häuften sich Verbotsforderungen gegenüber der nachrichterlichen Heilpraxis. Die genannten Beispiele deuten aber dennoch auf eine engere Beziehung zwischen der scharfrichterlichen und der landläufigen Medizin hin. Ein markantes

Beispiel für die Arztkarriere eines Henkers lieferte Martin Coblentz (geb. 1660): Nach einer zwanzigjährigen Berufspraxis als Scharfrichter wurde er 1702 in Berlin als Königlich preußischer Leibmedicus am Hofe Friedrich Wilhelms I. tätig, nachdem er über 100 Menschen hingerichtet hatte – für damalige Verhältnisse war dies eine beträchtliche Zahl.[546] Auch unter Friedrich dem Großen (1712–1786) behandelte im Jahre 1746 der Henker Johann Jacob Krätzel alle Handwerker, die beim Terrassenbau des königlichen Schlosses Sanssouci verunglückt waren.[547]

Nicht zuletzt gab es seit dem 16. Jahrhundert einen Annäherungsprozeß zwischen der »unehrlichen« und der universitären Medizin durch das zunehmende empirische Interesse der Gelehrtenwissenschaft. Chirurgen, die über einen reichhaltigen Arzneimittelschatz verfügten,[548] aber auch vereinzelt Henker erhielten seit Ende des 17. Jahrhunderts im Zusammenhang mit solchen Integrationsversuchen der praktischen Heilkunde Möglichkeiten zum universitären Studium. Die gleichsam als unehrlich geltende, von der akademischen medizinischen Wissenschaft zunächst getrennte Chirurgie sowie die Henkersmedizin bildeten in der frühen Neuzeit einander nahestehende Sparten der Volksheilkunde – beide wurden ausschließlich von Männern praktiziert.

Ihre Gemeinsamkeit begründete sich u. a. auf einem Erfahrungswissen, das aus dem Umgang mit Leichen und Verletzten geschöpft wurde – bei Henkern durch das Töten und Foltern in der Strafjustiz und bei Chirurgen durch ihre immer wichtiger werdende Zuständigkeit für Kriegsverwundungen (z. B. Schüsse, Lanzenstiche, Steinblessuren). Die vielen Schlachten und kriegerischen Auseinandersetzungen im Laufe der frühen Neuzeit hatten Barbierhandwerkern eine neue militärische Bedeutung verliehen und der seit dem 17. Jahrhundert in die akademische Medizin aufsteigenden Chirurgie ein riesiges Betätigungsfeld eröffnet. Selbst die von der hohen Kriegsdichte begleitete Begründungsgeschichte der modernen Medizin im 16. Jahrhundert hatte sich nicht unabhängig von militärischen Entwicklungen vollzogen: Denn auf die Sammlung empirischer Erfahrungen fixiert, erhielt die neue anatomische Wissenschaft ihren ersten großen praktischen Aufgaben- und Experimentierbereich auf dem Schlachtfeld. Nicht nur, daß Vesal in zahlreichen Feldzügen des römisch-deutschen Kaisers Karl V. (1500–1558) als Truppenarzt tätig war und hier eine spezifische Sozialisation erfahren hatte,[549] sondern die in der vesalischen Ära entstandene naturwissenschaftliche Medizin insgesamt hatte eine kriegspolitische Implikation, auf die Marielene Putscher hinweist: »Denn nicht nur in Italien wird seit einem Jahrhundert dauernd Krieg geführt, die Reformation in Deutschland und die alte Rivalität der französischen Könige zum ›Heiligen römischen Reich deutscher Nation‹ führen zu einem gewaltigen Bedarf an Chirurgen, die mehr können müssen als die Bader.«[550] Als Wundärzte mußten Bader und Barbierchirurgen mit in Kriege ziehen. Ihre Arbeit wurde ein unverzichtbarer Bestandteil des Militärs, jede Kompanie hatte ihren eigenen Regimentfeldscher.

Ähnlich wie im langwierigen Umwandlungsprozeß des Hebammenberufes zu einer Institution der akademischen Medizin unter der Ägide von Universitätsprofessoren stießen auch in der Konfrontation der Handwerkschirurgen mit Gelehrtenmedizinern zwei sehr verschiedene Wissenskulturen aufeinander.[551] Denn die aus der Volksmedizin kommenden Feldschere waren vorerst traditionellen Methoden der Wundheilung treu geblieben, mit denen sie verletzte Soldaten kurierten. Die ursprünglichen Barbiere wurden zwar seit dem beginnenden 18. Jahrhundert unter die Fittiche der akademischen Medizin genommen, in Anatomischen Theatern unterrichtet und examiniert – in Berlin lautete entsprechend der hohen militärischen Bedeutung der neu auszubildenden Chirurgen die Inschrift des Anatomischen Theaters (1713): »zum Heil der Armee und des Volkes«.[552] Dieser mit Konflikten überhäufte Integrationsprozeß jedoch war langwierig. Aus jenem militärischen Zusammenhang der Wundarznei resultierte außerdem eine Verwandtschaft zur ebenfalls im 16. Jahrhundert sich herausbildenden scharfrichterlichen

Medizin: In beiden Bereichen wurden nunmehr aus Leichen gewonnene Ingredienzien für bestimmte Medikamente benutzt und damit Wundbehandlungen durchgeführt.

1899 störte sich rückblickend der Berliner Professor der Unfall- und Kriegschirurgie, Albert Koehler (1850–1936), an den Praktiken der Feldschere. Er beklagte, daß selbst von ihm hoch geschätzte und renommierte Autoren noch bis ins 18. Jahrhundert hinein Chirurgiebücher verfaßt hatten, in denen Anleitungen und Rezepturen zur Anwendung von Waffensalben sowie Transplantationskuren[553] anzutreffen seien, die »allerhand Spuk und Hokuspokus« verbreiteten. Unter den von Koehler monierten Substanzen und Arzneimitteln der Kriegschirurgen befanden sich unter anderem »ein Compositum, in dem z. B. Moos vom Schädel eines Hingerichteten, der schon eine Zeit am Wetter gewesen, im neuen Licht, wenn die Sonne in die Waage tritt, gesammelt nicht fehlen durfte. [...] Menschenschmalz, Menschenblut, Mumie, Regenwürmer, Leinöl, Terpenthin, Blut u. a. m. gehörten auch dazu.«[554]

Tatsächlich beruhte dieses Arsenal in erster Linie auf Rezepturen, die nur aus Körpern hingerichteter Menschen oder zu Tode gekommener Soldaten gewonnen sein konnten. Eine solche medizinische Nutzung von Menschenfleisch war keine Randerscheinung, sondern sie wurde in ganz Europa seit dem 16. Jahrhundert geläufig, also zeitgleich mit der Intensivierung der Hinrichtungen. Obwohl sie auf der magisch orientierten Heilkunde beruhte, ging die Verwendung von Leichen keineswegs auf mittelalterliche Verfahren zurück – schließlich war sie das Produkt der sich in der frühen Neuzeit herausbildenden Hinrichtungsinstanz. Diese sogenannte kannibalistische Medizin war ein zeitspezifisches europäisches Phänomen des 16., 17., 18., teilweise auch noch des 19. Jahrhunderts.[555]

Für Therapien, die sich auf der Vorstellung über eine im Leichnam weiterhin wirksame Lebenskraft begründeten, wurde der Begriff »mumia« (pers. *mûm*: Wachs)[556] üblich. Paracelsus (1493–1541) – Repräsentant der Renaissancemedizin – war 1520 im dänischen Feldzug gegen Schweden als Militärarzt tätig und soll eingeräumt haben, daß er seine Heilrezepte »bei Landfahrern, Nachrichtern und Scheerern«[557] gesammelt hatte. Als Alchimist führte Paracelsus nicht nur den Begriff der *Transplantation* – eine im weitesten Sinne verstandene Methode des Pfropfens – in die deutsche medizinische Fachsprache ein.[558] Darüber hinaus hinterließ er mehrere Traktate über die therapeutische Nutzung von Leichen. In der »kunst necromantia« sei nicht der Leib von Menschen, die eines natürlichen Todes gestorben waren, sondern ausschließlich *»schelmen mumia«* als die »gerecht und kreftigest mumia«[559] zu verwenden. Paracelsus pries die besondere Heilkraft der »Mumia«, wenn sie aus Toten gewonnen werde, die durch die Elemente der Luft (Galgen, Rädern), des Wassers (Ertränken) oder des Feuers (Verbrennen – Asche) hingerichtet worden waren: »Mit disen dreien mumien ist vil wunderbarlich ding fürgenomen, angefangen, ausgerichtet und erlangt worden, und fürnemlich von denen, die dise mumien selbs gemacht haben. Das sein nun die nachrichter.«[560]

Diese »kunst necromantia« machten sich in den folgenden Jahrhunderten auch akademische Mediziner zu eigen. In England beispielsweise empfahl der Mitbegründer der *Royal Society*, Robert Boyle (1627–1691), zum Kurieren bestimmter Leiden: Menschenblut, Schädelmoos oder auch das Auflegen einer toten Menschenhand.[561] Ebenso befanden sich zu Beginn des 17. Jahrhunderts (1618) in der Pharmakopöe (Amtliches Arzneibuch) des Londoner Medizinischen Instituts unter den aufgelisteten Arzneimitteln zwei anthropophagische Mittel: »Mumia« und menschliches Blut. In der über hundert Jahre später erschienenen Ausgabe von 1747 war sie mit weiteren zahlreichen menschlichen Körperteilen und diversen Anleitungen zum inneren wie äußeren Gebrauch angereichert, unter anderem wurde nun selbst der bittere Geschmack von Mumienpulver beschrieben.[562] Auch hatte der Franzose Nicolas Lémery (1645–1715) – seit 1699 Mitglied der *Académie Royale des Sciences* – ein in viele Sprachen übersetztes Standardwerk der europäischen Medizin des 18. Jahrhunderts verfaßt, worin kaum ein menschlicher Körperteil fehlte, der nicht für die medizinische Nutzung genannt war.[563] »›Mumia‹ gehörte zum Sortiment jeder gut geführten Apotheke.«[564]

Noch bis ins 19. Jahrhundert hinein bildeten pulverisierte Mumienteile einen festen Bestandteil des Arzneimittelarsenals und waren in der deutschen Apothekersprache geläufig.[565] Auch *Zedlers Universal-Lexikon* von 1739 – eine der ersten deutschsprachigen Enzyklopädien – nannte Menschenblut und -fett als Arzneimittel und gab alchimistische Herstellungsanleitungen.[566] 1897 stellte ein Petersburger Jurist fest: »In Franken (in Nordbayern) fordern die Bauern noch heute in den Apotheken ›Armesünderfett‹«.[567] Henker, Chirurgen sowie akademische Ärzte kurierten mit Extrakten menschlicher Leichen, wobei die Scharfrichter über das Monopol solcher Substanzen verfügten:[568] Sie belieferten Apotheken mit Menschenfett, -schädeln, -knochen, -haut sowie »Schelmenfleisch«.

Solche Medikamente wurden von Stadt- und Landphysici erworben, therapeutisch genutzt und waren von Gelehrtenmedizinern, deren medizinische Praxis in erster Linie darin bestand, innerlich anzuwendende Arzneimittel zu verschreiben, keineswegs verpönt.[569] So zergliederte 1675 in Frankfurt (Oder) der Medizinprofessor Tobias Andreae (1633–1685) eine Kindsmörderin, die in der Oder im Sack ertränkt worden war, und der »Apotheker sammelte zirka 40 Pfund Fett von ihr«.[570] Und 1690 kam es sogar zwischen der medizinischen Fakultät der 1672 gegründeten Universität Innsbruck und dem Scharfrichter Andreas Leiner aus Hall zu einem Streit, da Leiner gegenüber der Anatomie das Vorrecht auf den Körper von Hingerichteten beanspruchte, um daraus »Armesünderfett« zu gewinnen. Nach längjährigen Auseinandersetzungen wurde dieses schließlich 1715 von der Regierung allen Henkern der Innsbrucker Region auch eingeräumt.[571]

Mit dem Reliquienkult vergleichbar, in dem Teilen des menschlichen Körpers eine besondere Heilkraft zugesprochen wird, beruhte die Henkersmedizin auf der Vorstellung, daß die Seelen- und Lebenskräfte der Toten in ihrem Körper weiterhin aktiv, übertragbar und als heiliges Opferfleisch durch ihre Einverleibung positiv wirksam seien.[572] Die Niere, das Herz, aber auch das Blut galten im magischen Denken als Sitz der seelischen Kräfte. Bevorzugt menschliches sowie tierisches Herz- und Nierenfett wurde daher seit dem 16. Jahrhundert zur Heilung von Rheuma, Gicht, Koliken, Zahnschmerzen und vielen anderen Leiden verwendet.[573] So lautete ein Sprichwort: *»Zerlassen Menschenfett ist gut vor lahme Glieder. So man sie damit schmiert, sie werden richtig wieder.«*[574]

Was für angeklagte Frauen wegen der Verwendung von sogenannten Hexensalben und aufgrund des Kannibalismusvorwurfs die Hinrichtung bedeuten konnte,[575] stellte gleichermaßen eine von männlichen Apothekern, Chirurgen, Scharfrichtern, Anatomen und Schulmedizinern anerkannte medizinische Praxis dar, die aus derselben Strafinstanz hervorgegangen war, welche die Rechtsgrundlage der Hexenverfolgungen bot. Speziell aus dieser Institution nämlich entwickelte sich parallel zu den Hinrichtungsexzessen eine regelrechte Schafottmedizin: »Diebesdaumen, Schamhaare Gehängter, [...] oft waren Justizleichen nach wenigen Tagen völlig zerrissen. Die Stricke galten als heilsam gegen Koliken, die Totenhand sollte Drüsen verschwinden lassen; Riemen aus der Haut Hingerichteter wurden Gebärenden zur Erleichterung der Geburt umgehängt«[576] – so skizziert Heinrich Vorwahl die Galgenmedizin im Deutschland des 18. und 19. Jahrhunderts.

Die höchste Wertschätzung aber genoß das öffentliche Trinken von »Armesünderblut« – seine Einverleibung wurde ein Bestandteil des Hinrichtungsspektakels: Seit dem 17. Jahrhundert bis weit ins 19. Jahrhundert hinein beobachtet Richard Evans Schilderungen über öffentliche Enthauptungen, zu denen Zuschauer Schalen mitbrachten, um darin das aus dem Hals schießende Blut der Enthaupteten aufzufangen.[577] Menschliches Blut – wegen der besonderen

Kräftezuschreibung bevorzugt das von Jungfrauen, Junggesellen sowie Juden – war ein weit verbreitetes Medikament gegen Epilepsie, aber man trank es auch zur Heilung anderer Krankheiten und nutzte es als Mittel des Abwehrzaubers. Bei Hinrichtungen wurde es vom Henker an Ort und Stelle verkauft und im noch warmen Zustand einverleibt. Auch über die 1803 in Mainz erfolgte Guillotinierung des Räubers Johannes Bückler – des sogenannten Schinderhannes – wurde berichtet,

> dass die Gehilfen des Scharfrichters das Blut in einem Becher auffingen und dass einige Zuschauer das Blut als Mittel gegen Epilepsie tranken. [...] Andere Beispiele für das Bluttrinken nach Hinrichtungen wurden 1812 aus dem hessischen Neustadt und im November 1813 aus Schwarzenberg bei Schneeberg gemeldet. [...] Ähnliches geschah 1820 bei der Hinrichtung Karl Ludwig Sands, jenes nationalistisch-revolutionären Studenten, der im März 1819 den konservativen Schriftsteller August von Kotzebue ermordet und damit die Karlsbader Beschlüsse provoziert hatte: Zuschauer sollen das Blutgerüst gestürmt, Tücher mit Sands Blut getränkt und den Stuhl, auf dem er gesessen, zerbrochen und stückweise untereinander verteilt haben.[578]

Die besondere Lebenskraft, die den Reliquien von exekutierten Menschen zugesprochen wurde, eignete sich der Henker bei der Hinrichtung an, und »die lebendige Kraft der Mumie« bleibt, so Markwart Herzog, »in den Reliquien, kann für medizinische Zwecke genutzt, zugunsten Kranker transplantiert werden«.[579] Hingerichtete avancierten nun zu »helfenden Toten«,[580] vorausgesetzt, sie hatten einen komplizierten Opfergang hinter sich gebracht und waren als »arme Sünder« in den Tod gegangen. Die Verwandlung vom Verbrecher zum sakralen Opfer bot die Voraussetzung für die Entstehung eines medizinischen Reliquienkultes, der aus den Hinrichtungsritualen hervorgegangen war.

Dieser religiöse Inhalt der neuzeitlichen Exekutionen prädestinierte nicht nur die Hingerichteten zu kultischen Verehrungsobjekten, deren Fleisch und Blut als »Medikamente« dienten, sondern der Henker selbst wurde im Zuge der vielschichtigen Ritualabläufe paradoxerweise zu einem Heiler. Denn als Hauptakteur und in der Funktion eines Erlösers tötete der Scharfrichter »das Böse«, wirkte durch die Darbringung des Opfers gemeinschaftsbildend und vollzog in Eintracht mit der christlichen Gottheit sowie der Institution der Kirche eine heilige Handlung.[581] Diese sakrale Funktion des Henkers erklärt auch die Einbindung von Mönchen, die in ihrer priesterlichen Funktion teilweise sogar selbst scharfrichterlich tätig wurden.[582] Als derjenige, der das Tötungstabu brach, das Sühneopfer erbrachte, erlangte der Henker eine einzigartige Nähe zur Totenwelt und zur Gottheit. Aus dem sakralen Nimbus des neuzeitlichen Scharfrichters begründete sich seine magische Kraft, die ihn dazu befähigte, den Leib der Hingerichteten in eine lebenserhaltende Substanz zu verwandeln. Entsprechend dieser Bedeutung eines Medizinmanns trugen Nachrichter auch ärztliche Embleme: so z. B. den Schlangenstab des Asklepios oder die Phiole und den Salbentopf.[583]

Auf die enge und vielschichtige Beziehung zwischen den neuzeitlichen Hinrichtungsritualen, der Anatomie und der Medizin geht vermutlich die gemeinsame Verwendung des Patientenbegriffs zurück: *Patient* leitet sich von dem lateinischen Wort *pati* ab und bedeutet (er)leiden, sich gefallen lassen, (er)dulden, hinnehmen. Es wurde in Italien und Frankreich für die Bezeichnung der Hinrichtungsopfer gängig und in der ersten Hälfte des 16. Jahrhunderts – parallel zu den Hinrichtungsexzessen – auch in medizinischen Schriften gebräuchlich.[584] Analoge Symbolisierungen sowie etymologische Verbindungen der ärztlichen mit der scharfrichterlichen Kunst dürften ihren Ursprung in einer gemeinsamen, jeweils am Körper vollzogenen Opferlogik haben, die noch deutlicher im Anatomischen Theater offenbar wurde.

3. Todesbemächtigung und Zergliederungsspektakel im Anatomischen Theater

Die Ära des Anatomischen Theaters in seinem Charakter eines gesellschaftlichen Schauspiels erreichte parallel zum *Theatrum poenarum* seinen Höhepunkt im 17. Jahrhundert und blieb in Europa teilweise bis ins frühe 19. Jahrhundert eine feste Instanz.[585] Seit den ersten offiziellen Leichenzergliederungen im 14. Jahrhundert wurden Sektionen als feierlicher Akt vollzogen. Im Laufe des 15. und 16. Jahrhunderts bildeten sich die Architektur des Anatomischen Theaters sowie die Ordnung des festlichen und sakralen Ablaufs einer öffentlichen Anatomie heraus.[586] Dazu zählten: die Ehrlichmachung des hingerichteten Leichnams, eine Beerdigungszeremonie mit christlichen Ritualen und Leichenschmaus, die architektonische Gestaltung der anatomischen Schaubühne sowie die Aufführung einer Sektion als Theaterveranstaltung (z. B. Eintrittsmarken, Einladungen mit Programmankündigungen der anatomischen Demonstrationen, Musik, Kleider- und Sitzordnung).

Selbst der Zeitpunkt einer öffentlichen Zergliederung war genau gewählt. Wie auch 1497 das Fakultätsstatut der Erlanger Universität den Sektionstermin von Hingerichteten auf die »kälteste Zeit um das Geburtstagsfest Christi«[587] festlegte, fand eine *anatomia publica* in der Regel nur in den Wintermonaten während der Weihnachts- und Fastnachtszeit statt, nicht nur, weil die Toten dann langsamer verwesten:[588] In Italien, wo sich die Anatomie aus der Renaissancekultur heraus entwickelte, aber auch in Paris sezierte man bevorzugt inmitten des Karnevalstreibens.[589] In gewisser Weise korrespondierte das anatomische Ritual mit diesem Volksfest, wurde doch im Karneval in Tanz-, Trink- und Liebesorgien »die Furcht vor allem Geheiligten und Verbotenen (vor dem ›Mana‹ und vor dem ›Tabu‹), […] vor Tod und Vergeltung im Jenseits«[590] besiegt.

Da aber in den öffentlichen Zergliederungen nur ein einziges Tabu mit der Intention gebrochen wurde, den Triumph über den Tod durch die Bemächtigung der Leiche zu erlangen, kann von einem inneren Zusammenhang zwischen dem Karnevalsfest und den anatomischen Theateraufführungen nicht wirklich gesprochen werden. Auch hatten untere Schichten keinen Zutritt zum anatomischen Spektakel. Könige, Fürsten, Geistliche, Adelige sowie ehrbare Bürger mit Ehefrauen lud man schriftlich ein und plazierte sie in die erste Reihe – Universitätsgelehrte, Ärzte, Studenten der Medizin und Hebammen in die hinteren Ränge.[591]

So griff auch Molière den Attraktionswert des Anatomischen Theaters für die Pariser Gesellschaft auf, als er die 1667 in der *Académie Royale des sciences*[592] veranstaltete Sektion einer Frau in seiner Ballettkomödie *Der eingebildete Kranke* (1673) literarisch verarbeitete: Der Arzt Thomas Diafoirus begehrt Angélique. In seinem Liebeswerben lockt er mit einer Einladung zur öffentlichen Zergliederung einer weiblichen Leiche. Das Dienstmädchen Toinette kommentiert diese Avance: »Manche gehen mit ihren Geliebten in eine Komödie, aber eine Sektion zu besuchen ist von noch größerer Galanterie.«[593]

Der Unterhaltungswert einer Leichenzergliederung war auch noch im Deutschland des späten 18. Jahrhunderts hoch: Extra zum Vergnügen der höfischen Gesellschaft reiste 1780 einer der anerkanntesten deutschen Anatomen seiner Zeit, der Jenaer Medizinprofessor Justus Christian von Loder (1753–1832), nach Weimar, um dort am Hofe des Herzogs Karl August (1758–1815) ein Gehirn zu zerlegen.[594] Unter den Zuschauern befanden sich u. a. die Herzogin Luise von Sachsen-Weimar (1757–1830), der Philosoph und Theologe Johann Gottfried Herder (1744–1803) sowie ein enger Freund Loders: Johann Wolfgang Goethe.[595] Umgekehrt besuchten Karl August und seine Mutter Herzogin Anna Amalia von Sachsen-Weimar-Eisenach (1739–1807) öffentliche Zergliederungen in Jena. Anatomiezuschauer im Jenaer *Theatrum anatomicum*, das etwa 270 Besuchern Platz bot,[596] waren u. a. Goethe, der Herzog von Sachsen-Gotha und Altenburg Ernst II. Ludwig (1745 bis 1804), Prinz

August von Sachsen-Gotha (1747–1806) oder die Brüder Alexander und Wilhelm von Humboldt.[597]

Wie auf Frontispizen dokumentiert, erschien die Prominenz in festlicher Robe, Männer häufig mit Barett (16./17. Jh.), prächtigen Hüten und, entsprechend der stellenweise karnevalesken Einbettung dieses Schauspiels, auch maskiert.[598] In Kopenhagen konnte der König von Dänemark und Norwegen, Christian IV. (1577–1648), sich das Spektakel von einer extra für ihn gebauten Loge aus betrachten.[599] Auch der preußische König Friedrich Wilhelm I. saß im Berliner Anatomischen Theater exponiert auf einem Prunksessel.

Zu solchen elitären Veranstaltungen wurde öffentlich geladen: Durch einen Toranschlag gab man Anatomien im 15. Jahrhundert bekannt.[600] Auf die gleiche Weise lud man auch noch 1677 in Frankfurt (Oder) hochgestellte Persönlichkeiten und Adelige zur Zergliederung eines Erhängten ein.[601] Im 18. Jahrhundert wurden im Zuge der nun häufiger stattfindenden Zergliederungen gedruckte Einladungsblätter üblich: So bat 1723 der Medizinprofessor Andreas Ottomar Goelicke die hohe Gesellschaft Frankfurts (Oder) zum Zergliederungsspektakel:[602]

ZUR
ANATOMIE
EINER WEIBLICHEN LEICHE
EINER KINDSMÖRDERIN,
die am kommenden Sonnabend und den darauffolgenden Tagen
von 5–6 Uhr nachmittags
im
ANATOMISCHEN THEATER
zelebriert wird,
nach einer einführenden Vorlesung
über
das Zusammenwirken von Anatomie und Chirurgie,
lädt
allzeit mit gebührender Achtung und Diensteifer
ein:

DIE EHRWÜRDIGEN HERREN GRAFEN
UND EHRWÜRDIGEN HERREN BARONE,
als auch
DIE VORNEHMSTEN UND HOCHADELIGEN
STUDIERENDEN
ALLER FAKULTÄTEN,
UND ALLE ANDEREN INTERESSIERTE
FÖRDERER
DER ANATOMISCHEN DARSTELLUNGEN
ANDREAS OTTOMAR GOELICKE
Doktor und öffentlicher Professor der Medizin als auch des Kreises
Lebuliensis
Physicus Ordinarius

Druck bei Tobias Schwarzer

An »alle Liebhaber der Anatomie«[603] wandte sich auch der Berliner Medizinprofessor Christian Maximilian Spener mit der schriftlichen Aufforderung zum Besuch eines mehrtägigen Sektionsspektakels ab dem 29. November 1713. Wie aus der *Berliner geschriebenen Zeitung* zu erfahren ist, demonstrierte Spener unter anderem die Zergliederung der Leiche des ehemals »S. K. M. Dero Cammer-Laquayen« sowie die eines wegen mehrfacher Desertion und Diebstahl durch den Strang zum Tode verurteilten Grenadiers, dessen Leichnam am Vorabend seiner Sektion für das Berliner Anatomische Theater vom Galgen genommen worden war.[604]

Auf der mehrseitig gedruckten Einladung zu einer weiteren öffentlichen Anatomie ab dem 5. Februar 1714 stellte Spener das Programm des anatomischen Ablaufs vor. Er berief sich unter dem Motto »erkenne Dich Selbsten« auf den zu den sieben Weisen zählenden griechischen Gesetzgeber Solon (640 v. Chr.–561 v. Chr.), auf humanistische, antike und christliche Traditionen, stellte die »Öffnung des menschlichen Cörpers« auf philosophische und religiöse Grundlagen der abendländischen Kultur.[605]

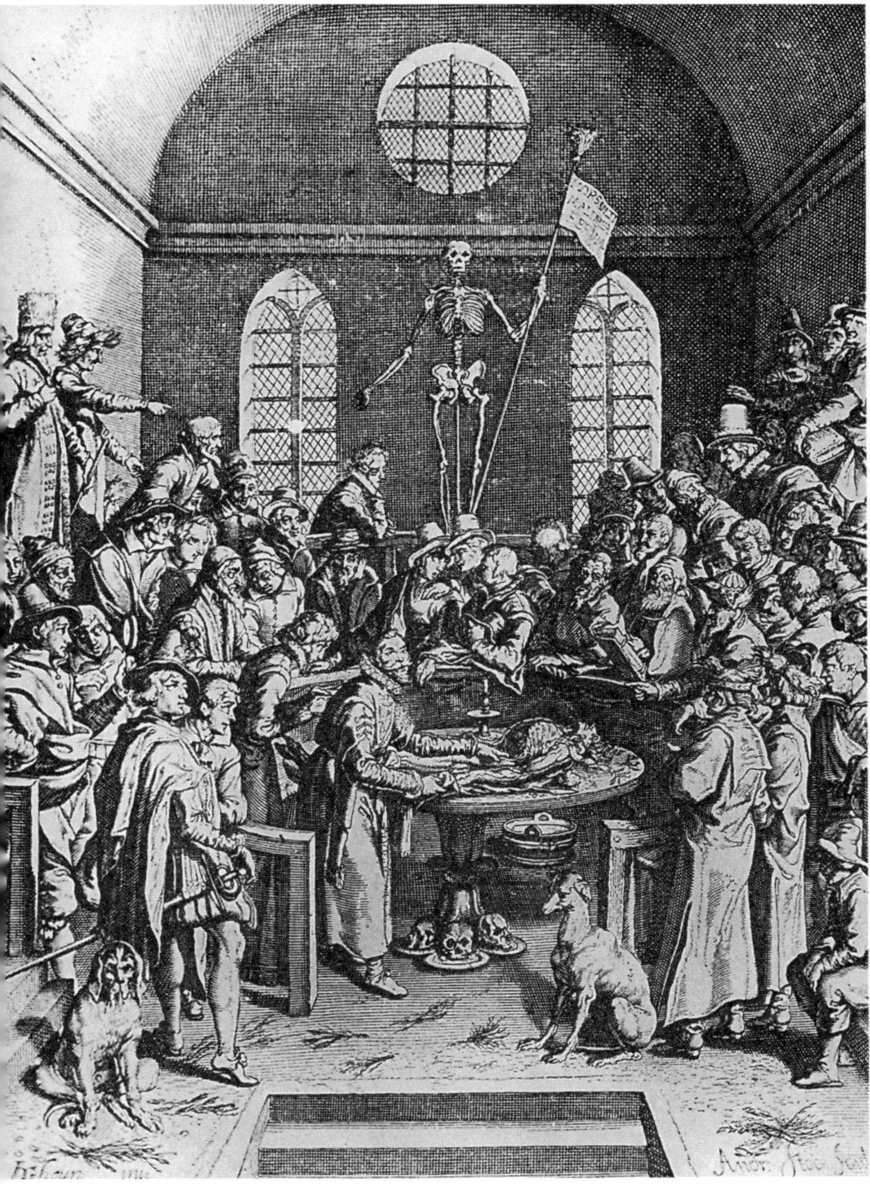

Anatomische Vorlesung, Anfang des 17. Jahrhunderts

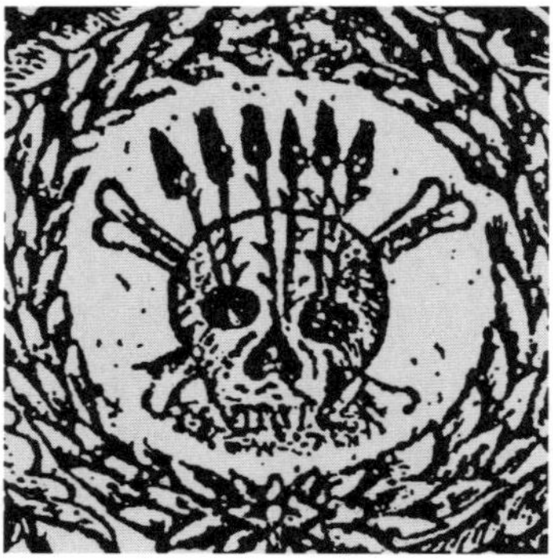

Einladunskarte zur öffentlichen Zergliederung in Berlin am 5. Februar 1714: Das Totenkopfemblem mit Kornähren und Lorbeerkranz als Fruchtbarkeitssymbol (linke Seite)

Eintrittsmarke für das Anatomische Theater in Kopenhagen, 1645 (rechte Seite)

Über diesem Text befindet sich ein Totenkopfmotiv mit gekreuzten Oberschenkelknochen, das von einem Blumenornament eingerahmt ist. Der Sieg und Herrschaft symbolisierende Lorbeerkranz umrandet den Totenschädel ohne Unterkiefer. Aus seinen Augenhöhlen sprießen sechs Kornähren. Diese in der frühen Neuzeit häufiger verwendete Emblematik gilt als Zeichen für die Überwindung des Todes durch das ewige Leben.[606]

Schon 1645 war die Eintrittsmarke für ein Zergliederungsspektakel in Kopenhagen mit einem frappierend ähnlichen Totenkopfemblem versehen: Die Vorderseite signalisiert, wofür das Billett den Zutritt gewährte: »Tessera anatomica« (anatomische Marke). Der die Schrift zierende Lorbeerkranz stimmte Besucher, die diese Marke erwerben und in der Hand halten durften, auf einen Triumphzug gegen den Tod ein. Der Nimbus der Furchtlosigkeit vor dem Tod wurde durch die Prägung auf der Rückseite noch verstärkt: Sie zeigt einen Totenschädel ohne Unterkiefer mit gekreuzten Oberschenkelknochen und drei Kornähren.

All diese Motive verweisen auf mythologische und religiöse Symbolinhalte: Knochen – in vielen Kulturen als Insignien oder Ritualgegenstände bewahrt – versinnbildlichen im Christentum den »Samen des Wiederauferstehungsleibes«; wenn am Tag des Jüngsten Gerichts die Gräber beim Schall der Posaune aufgehen, werden sie sich wieder zusammenfügen und neu beleiben.[607] Ähren sind in der christ-

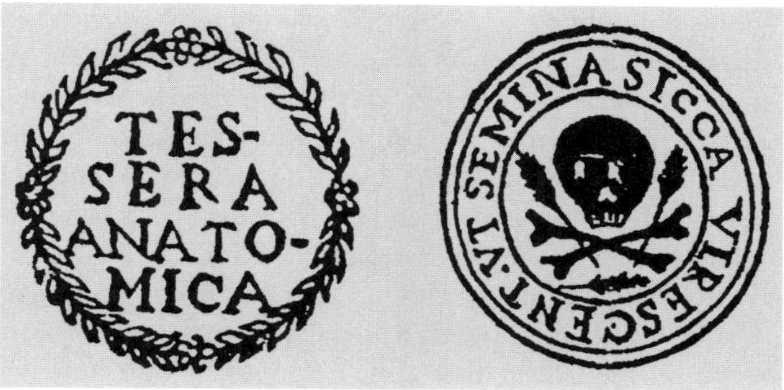

lichen Ikonographie erst im Spätmittelalter bis zum Barock als eucharistisches Symbol für den Leib Christi auf Abendmahlinstrumenten und auf Christusdarstellungen zu finden:[608] Aus den Fußwunden des Schmerzensmannes sprießen Kornähren. Das Opfer Jesu Christi, das die Todesüberwindung zum Thema hat, die Christenheit erlöst und zur menschlichen Unsterblichkeit verhilft, steht hier im Zentrum des Motivs. Das Korn symbolisierte auch schon in der Antike eine bestimmte Beziehung zwischen Leben und Tod: Es versinnbildlichte die Zyklizität von Werden und Vergehen. Angelehnt an die griechische Göttin der Fruchtbarkeit und des Wachstums, Demeter, finden sich außerdem im spätmittelalterlichen und frühneuzeitlichen Marienkult Darstellungen der Gottesmutter in einem Ährenkleid.[609]

Auf die Fruchtbarkeitssymbolik der Kornähre bezog sich auch die Ikonographie der Kopenhagener anatomischen Marke. Nur wird nun dem Tod ein beinahe autonom zeugender Part zugeschrieben – so wie es das Motto als Umschrift dieser Marke ergänzend zu erkennen gibt: »ut semina sicca virescent« (wie der trockene Samen Leben hervorrufen wird).[610]

Dieses den Sieg über den Tod versinnbildlichende Totenkopfemblem war ein beliebtes Motiv auf anatomischen Abbildungen des 16. und 17. Jahrhunderts.[611] Nicht jedoch das zyklische Denken wurde auf dieser Ikonographie zelebriert. Denn die zyklische Vorstellungswelt betont eine

Wechselbeziehung zwischen Werden und Vergehen im Rhythmus der Jahreszeiten, ohne irgendeinen Machtanspruch des einen auf das andere Prinzip zu erheben. Auch liegt ihr der Gedanke über eine Kontinuität zugrunde, die sich zur menschlichen Eingebundenheit in die Natur, zur weiblichen Gebärfähigkeit und zur Sterblichkeit bekennt.[612]

Die Ikonographie der anatomischen Eintrittsmarke dagegen kündigt durch die Verknüpfung der Symbole – Totenschädel ohne Unterkiefer, Knochen, Kornähren, Lorbeerkranz – einen Sieg über den Tod an, der nun von der anatomischen Erkenntnisweise durch die Funktionalisierung des Todes für das Leben errungen werden soll und aus dem sich gleichsam eine Zeugungslogik ableitet. Der von Gott zerschmetterte Unterkiefer stand im Alten Testament als Sinnbild für die gebrochene Macht des Feindes.[613] Der auf den Eintrittsmarken zunichte gemachte oder unterschlagene Biß des Totenschädels in Kombination mit dem Lorbeerkranz und der eucharistischen Symbolik verweist auf den Versuch der Sterblichkeitsüberwindung. Anders ausgedrückt: Die Beziehung zwischen Leben und Tod ist in ein polares Verhältnis zugunsten der anatomischen Bemächtigung, der Zergliederung »des Todes«, gesetzt und bleibt dabei dennoch auf den auch schon der Galgenmedizin nahestehenden christlich inszenierten Opfertod fixiert, aus dem nun naturwissenschaftliche Erkenntnis für das Leben zu schöpfen war. Diese anatomische Sinngebung des Opfertodes verkündete auch das Motto auf den Portalen der Anatomischen Theater von z. B. Wien, Paris oder Toulouse: »Hier ist der Ort, wo der Tod sich freut, dem Leben zu helfen.«[614]

Der Verkauf von Eintrittsbilletts aus Metall oder Pappe wurde seit Ende des 15. Jahrhunderts üblich[615] und war auf besondere Weise organisiert, denn er hatte eine noch andere Funktion, als nur Gelder für die Anatomischen Theater einzutreiben. Wie man 1645 in Kopenhagen eine solche Marke einzig vom Anatomen persönlich ausgehändigt bekommen konnte, um – wie auf der gedruckten Einladung erklärt – »Jugendliche und gewöhnliches Volk von diesen ehrwürdigen Dingen«[616] fernzuhalten, so erklärte auch Spener anläßlich der Einweihung des Berliner Anatomischen Theaters am 29. November 1713, warum der Einlaß nur mit einer speziellen, von ihm versiegelten Marke gewährt werden könne: »Wenn aber zu Vermeidung aller Unordnung und Uberlauffs der hier zu nicht gehörenden Leuthe niemand hinein kommen wird / als der mit einer Marque von meiner Hand und Siegel versehen.«[617]

Im 17. Jahrhundert waren am Eingang des Nürnberger Anatomischen Theaters sogar zwei Soldaten postiert, um die Eintrittsmarken zu kontrollieren und unerwünschte Besucher abzuweisen.[618] Konflikte zwischen Anatomen und der Bevölkerung legten nahe, das Publikum zu selektieren und Marken für den Ausschluß der Öffentlichkeit zu verwenden. Auf dieselbe Weise wurde im 18. Jahrhundert das Anatomische Kabinett in Wien geschützt: Nur wer über ein von dem Anatomieprofessor eigens unterschriebenes Billett verfügte, erhielt Zutritt.[619]

Auch die Tatsache, daß der entblößte Leib von Frauen und Männern erst zur Schau gestellt und dann *coram publico* zerschnitten wurde, prädestinierte solche Veranstaltungen zu sensationslüsternen Spektakeln: So wurde über die Zergliederung eines Frauenkörpers in Dresden (1748) berichtet, daß Zuschauer und sogar »Damen sich nicht scheuten, selbst in den Leichnam zu greifen«.[620] Verdächtigt, obszöne Veranstaltungen durchzuführen, standen Anatomen daher im Zwielicht, und die öffentliche Zergliederung einer weiblichen Leiche konnte sie nicht nur wegen der Überschreitung des Todestabus um ihren Ruf bringen.[621] So beschädigte Mitte des 17. Jahrhunderts eine Frauensektion das Ansehen der Heidelberger Universität, ebenso hatte die 1667 in Paris von Molière aufgegriffene Frauenzergliederung einen Skandal ausgelöst,[622] und 1661 mußte der Anatom Johann Becher (1635–1682) aus Würzburg fliehen, weil er eine hingerichtete Frau öffentlich seziert hatte.[623] Solche Konflikte wurden auch umgangen, indem Sektionen heimlich durchgeführt wurden. So zergliederte man z. B. gänzlich ohne Publikum im Februar 1707 in Frankfurt (Main) versteckt im Pestilenzhaus eine wegen Kindsmords enthauptete Frau.[624]

Zu einem »Fest der Flora« dagegen lud man in Kopenhagen zu den unter dem Anatomieprofessor Thomas Bartholin (1616–1680) demonstrierten Frauensektionen ein, wo »das nackte und hübsche Körperchen der Venus mit Würde zu betrachten«[625] sei. Eine von Reinheitsmetaphern überhäufte Rhetorik beugte Verdächtigungen vor, wollte man »einen nackten Leichnam des anderen Geschlechts mit *reinen Augen* und *sittsamen Händen* durchsehen und präparieren«.[626] Auch war ein »reiner Blick« der Zuschauer auf dieses »Fest der Flora« gewiß, so zumindest suggerierte es die Einladung zu den öffentlichen Zergliederungen einer weiblichen Leiche in Kopenhagen.

Sektionen von weiblichen Leichen scheinen auch für Einweihungen der Anatomischen Theater beliebt gewesen zu sein. So kündigte Spener im November 1713 zum Debüt des Berliner *Theatrum anatomicum* für die vierte Demonstration die »Geburths Glieder mit allen Zubehör«[627] an. In Dresden wurde am 18. November 1748 das Anatomische Theater mit der Sektion einer »geköpften Weibsperson [...] vor einer großen Menge von Zuhörern«[628] eröffnet – übten doch speziell Frauensektionen einen besonders hohen Reiz aus, den sich die Zuschauer mit weit höheren Eintrittsgeldern etwas kosten ließen: In Amsterdam z. B. stieg im 17. Jahrhundert der Preis eines anatomischen Theaterbesuchs von etwa 200 auf 315 holländische Gulden, wenn eine weibliche Leiche seziert wurde.[629] In Hannover zahlte man 1721 für ein Zergliederungsspektakel zwölf Groschen. Handelte es sich um eine schwangere Frau, deren öffentliche Sektion ausgesprochen rar war, verdoppelte sich das Eintrittsgeld.[630] Den besonderen Attraktionswert Schwangerer als Schauobjekt verdeutlicht auch die teilweise auf Kritik gestoßene, exponierte Präsentation der drei graviden Präparate in der »Körperwelten-Wanderausstellung« des Gunther von Hagens (vgl. S. 355 und Anm. 412).

Wie groß aber die Ängste vor den Körpern Hingerichteter bei Anatomen selbst waren, manifestiert sich in der aus dem Galgenbau übernommenen symbolischen Handlung der »Ehrlichmachung«: Bevor der Anatom die Leiche berührte, wurde sie von der scharfrichterlichen Unreinheit durch ein anatomisches Siegel befreit – so auch der Körper der oben erwähnten Kindsmörderin Catharine Trotz (1776). Nicht nur ihren neunjährigen Sohn, dessen Leichnam man aus einem Kanal geborgen hatte, sezierten Anatomen gleich einen Tag nach seinem Auffinden, ohne die Frage nach seiner Identität und der Todesursache zu stellen,[631] auch die bereits vom Henker verstümmelte Leiche seiner Mutter wurde nach ihrer zuvor mehrfach mißglückten Hinrichtung der Anatomie-Kammer übergeben: »ihr furchtbar verstümmelter Körper wurde von den Scharfrichterknechten auf einem Karren an die anatomische Anstalt abgeliefert. So groß war noch im Jahre 1776 der Aberglaube, daß selbst die gelehrten Aerzte des anatomischen Instituts sich scheuten, den von den Händen der Scharfrichterknechte berührten Leichnam eher zu zergliedern, bis derselbe durch Aufdrückung des Amtssiegels auf die linke Seite des Kopfes gleichsam wieder ehrlich gemacht worden war.«[632] Auch der in Wien tätige Medizinprofessor Johann Peter Frank schildert solche anatomischen Reinigungshandlungen gegenüber den Hingerichteten noch vor Ort am Richtplatz: »Manche deutsche hohe Schule […] schickte ihren Syndicus, oder selbst ihren Lehrer der Zergliederungskunde, feyerlich zu dem, zur Vollziehung des peinlichen Urtheils bestimmten Orte: um sogleich nach der Hinrichtung, ihr *großes Siegel* auf die Leiche des Gehenkten, Enthaupteten, drücken.«[633] Bis ins spätere 18. Jahrhundert wurde dieses anatomische Ritual der Ehrlichmachung praktiziert.

Vermutlich spielte sich eine Leichenzergliederung laut, geräuschvoll und spektakulär ab.[634] Aufseher waren eingestellt, um die Bühne vor Übergriffen zu schützen. Die Zuschauer klatschten Beifall, Musiker sorgten teilweise vor den Auftritten des Anatomen und während der Pausen für festliche

Stimmung. In Padua beispielsweise wurden seit 1596 die anatomischen Schaustücke mit Musik eingeleitet. Vermutlich seltener als in Italien und Frankreich feierte man aber auch in Deutschland z. B. in Marburg im 16. Jahrhundert eine Leichenzergliederung mit Pauken und Trompeten, in Rostock wurde 1689 die öffentliche Sektion eines hingerichteten Menschen mit Musik beendet.[635] Wie die Kostenaufstellung für ein solches Zergliederungsritual im Wiener Anatomischen Theater aus dem 15. Jahrhundert verrät, beschaffte man für diesen Zweck mancherorts auch Konfekt, Bier und Wein; 1624 wurden in Greifswald während der ersten öffentlichen Sektion insgesamt sechs Fässer Wein geleert, und in London gab man 1638 beträchtliche Summen für alkoholische Getränke und ein Dinner aus.[636] Erst Mitte des 18. Jahrhunderts (1748) versuchte man in Breslau mit solchen Bräuchen per Verordnung Schluß zu machen und das Festessen zu verbieten.[637]

Eine öffentliche Anatomie bestand aus mehreren Demonstrationen. Sie konnte sich bis zu zwei Monate hinziehen,[638] dauerte aber in der Regel zwischen drei und zehn Tage, an denen meist mehrere Leichen unter einem bestimmten Aspekt (z. B. Knochen, Herz, Kopf, Sinnes- oder Geschlechtsorgane, Kinder) seziert und zu gesonderten Terminen präpariert wurden.[639] Im Laufe einer solchen Demonstration wurden häufig auch Hunde, Katzen, Schafe, Affen oder Schweine zergliedert, tot oder lebendig sind sie daher häufig auf Abbildungen von anatomischen Theatervorführungen zu sehen. Im Frühjahr 1714 schenkte König Friedrich Wilhelm I. dem Berliner Anatomischen Theater sogar »mehrere grössere und seltenere Thiere für die Sectionen«.[640] Aus Mangel an menschlichen Leichen, aber auch zur Herstellung von Präparaten nutzte man Tiere, außerdem dienten sie als Beobachtungsobjekte für Zergliederungen im lebendigen Zustand.[641] So widmet Vesal der Vivisektion am Ende der *Fabrica* ein Kapitel und preist die Anatomie einer trächtigen lebendigen Sau als krönenden Abschluß jeder Zergliederung.[642]

Diese programmatische Festsetzung liegt in dem anatomischen Erkenntnisziel begründet. Denn erst der Vergleich und die Konfrontation mit einem lebendigen Wesen verlieh der Eröffnung einer Leiche den wissenschaftlichen Sinn, den die neue anatomische Erkenntnisweise beinhaltete: die vollständige Erschließung des menschlichen Körpers, in der es nicht nur darum ging, das Körperinnere räumlich und bildlich zu erfassen. Vielmehr dienten die Tiere als Objekte für eine Wissensform, die sich zwar unter dem Primat des Sehens, aber keineswegs allein über das Auge erschloß: Um bestimmte physiologische Nervenzusammenhänge herauszufinden, um Organfunktionen durch das »Freilegen« verschiedener Bewegungen z. B. der Muskeln, des Herzens oder des Gehirns aus ihrem Lebenszusammenhang heraus bestimmen zu können, waren selbst Schmerzreaktionen wie das Quieken eines Schweines oder das Bellen eines Hundes wichtige Erkenntnisquellen. Denn sämtliche physiologischen Zusammenhänge blieben dieser neuen Wissenskultur verschlossen, wenn nicht das Mittel der inquisitorischen Befragung bedingungslos zum Zuge kam. Anatomische Erkenntnisgewinnung umfaßte daher Zerlegen, Greifen, Sehen und Hören – letzteres vor allem, um die Schmerzensschreie der Tiere für nervenphysiologische Verbindungen deuten zu können.

Zwar hatte man in mittelalterlichen Vorlesungen teilweise Schweine als Demonstrationsobjekte benutzt, aber sie dienten sowenig wie Leichen als eigentliche Forschungsmittel.[643] Von ganz anderer Dimension hingegen waren Tiersektionen im Anatomischen Theater des 16. und 17. Jahrhunderts: Ausgeführt von der Hand des Anatomen, erweiterte sich mit dem Beginn der vesalischen Ära nicht nur der Verschleiß und das Spektrum der Tierarten, sondern die radikale Zergliederung der Tiere war von einer bisher nicht gekannten Grausamkeit.

Entsprechend der hohen Bedeutung der Lebendbeobachtung erteilt Vesal im Schlußkapitel der *Fabrica* Anweisungen über die Vivisektion, die Fixierung und »Freilegung« der Tiere und erläutert den eigenen Erkenntniswert der

Vivisektion.[644] Dieses Kapitel ist illustriert mit der berühmten Schlußvignette: das in Rückenlage an Gliedern, Kopf und Schnauze auf eine Tafel gebundene Schwein[645] – ein Motiv, das 1620 im Titelblatt des Lehrbuches von dem berühmten Basler Anatomen und Botaniker Caspar Bauhin (1560–1624) übernommen wurde.[646]

Die in Bologna zwischen dem 13. und 28. Januar 1540 vor etwa 150 Zuschauern durchgeführte öffentliche Zergliederung,[647] in deren Verlauf Vesal insgesamt drei menschliche Leichen sowie sechs Hunde zergliedert hatte, beendete er auch mit einer Vivisektion.[648] Der damals in Bologna studierende Balthasar Heseler aus Deutschland beschrieb diese Anatomievorlesung: An den Reaktionen eines aufgeschnittenen Hundes demonstrierte Vesal den Zuschauern akustisch, daß, wenn er zwei in Verbindung zum Kehlkopf stehende Nerven (heute: *Nervus laryngeus recurrens*) durchschnitt, der vor Schmerzen jaulende Hund verstummte, als einziges Geräusch nur noch die Atmung des Tieres zu hören war. Die nach wie vor zu beobachtende Bissigkeit des Hundes deutete Vesal als Zeichen für die von der Nervenabtrennung unberührt gebliebene Schmerzempfindung. Weiter schildert Heseler, wie sein Anatomieprofessor die Herzbewegungen im Körper des Hundes vorführte: »Zum Schluss, sagte er, schneide ich bis zum Herzen und du wirst sehen, wie es sich bewegt, du wirst seine Wärme spüren und drittens wirst du hier in der Gegend des Iliums mit einer Hand den Pulse und mit der anderen die Herzbewegungen fühlen.«[649]

Die Leichenzergliederung in Verbindung mit der Vivisektion eröffnete den Zugang zu einer Wissensform, die es erlaubte, die Entstehung von Leben durch die Sektion der Gebärmutter eines weiblichen Leichnams und die anschließende Anatomie eines lebendigen trächtigen Säugetieres ergründen zu können, ebenso Bewegungen einzelner Organe, ihr Zusammenspiel mit anderen Körperteilen und selbst den Sterbeprozeß in einzelnen Stadien und sogar auf verschiedene Arten in den Blick zu nehmen. Das Anatomische Theater befriedigte daher nicht nur die Schaulust auf einen eröffneten menschlichen Körper, der sich in den parallel stattfindenden Zerstückelungszeremonien der Hinrichtungsrituale ansatzweise schon dargeboten hatte. Es diente auch als Erlebnisraum, als Laboratorium,[650] in dem Geburt, Leben und Sterben[651] experimentell durch die systematische Zerstörung von Lebewesen dargestellt, ja »erzeugt« werden konnten und in dem man methodologisch zwar jenseits von Religion, aber durchaus in Einklang mit dem Klerus, dem Rätsel des Lebens und des Todes auf die Spur zu kommen trachtete.

Zu Reaktionsbündeln degradiert, wurden die Tiere fixiert und unter erbarmungsloser Gewaltanwendung beforscht. Auf Basis des cartesianischen Maschinenkörpers experimentieren seither Naturwissenschaftler unter dem anatomischen Paradigma an und in lebendigen wie toten Körpern. Die Vivisektion – im 17. Jahrhundert selbst als »anatomisches Experiment« oder »anatomische Übung« bezeichnet[652] – war somit von vornherein ein fester Bestandteil des Anatomischen Theaters. Sie begründete gleichsam die Physiologie, die etwa anhand von Ausblutungs- und Abbindungsversuchen an lebenden Säugetieren zum mechanistischen Verständnis des Herzens durch die »Entdeckung« des Blutkreislaufes von dem englischen Arzt William Harvey (1578 bis 1657) führte.[653] Der im Umkreis des Leidener *Theatrum anatomicum* stehende Reinier de Graaf (1641–1673) begann mit der Ovarforschung an Kaninchen und hingerichteten Frauen (nach ihm ist die Hülle um die im Eierstock heranreifende Eizelle, der »Graafsche Follikel«, benannt).[654] So wurden innerhalb von 22 Jahren 60 Leichenzergliederungen und dazu viele Vivisektionen von Hunden im niederländischen Anatomischen Theater in Leiden unter dem berühmten Anatomen Peter Paauw (1564–1617) aufgeführt, der 1597 dieses *Theatrum* errichtet hatte.[655] Der wesentliche Forschungszusammenhang zwischen Leichenzergliederung und tierexperimenteller Vivisektion legt die These nahe, daß, historisch gesehen, das Anatomische Theater gleichsam das erste Laboratorium repräsentierte, in dem experimentelle Forschung durch Anatomie am lebendigen Leib betrieben wurde.[656]

Zum Repertoire eines anatomischen Laboratoriums zählte ein reichhaltiges Zergliederungsbesteck, das in Vesals *Fabrica* auf einem Instrumententisch als Signum dieser neuen Erkenntnisgewinnung und Visualisierungstechnik abgebildet ist. Diese Illustration befindet sich in jenem Kapitel, in dem der Autor das methodische Vorgehen erklärt, wie eine Leiche für anatomische Zwecke auszuweiden, zu entfleischen und auszukochen sei. Schließlich stellt die *Fabrica* das erste Anatomielehrbuch dar, in dem systematische Anleitungen für die Skelettierung eine ganzen Menschen sowie die Verwendung von neu entwickelten Präparationswerkzeugen vorgestellt sind (z. B. Knochenbohrer für die Skelettmontage).[657] In den ersten beiden Ausgaben von 1543 und 1555 ist das Einleitungskapitel mit der Buch-Initale »O« geschmückt, die das von Vesal später vorgestellte Kochverfahren von Leichen illustriert:[658] Putten geben einen Menschenschädel in einen Topf und fachen das Feuer unter dem Kessel mit einem Blasebalg an.[659] Eine in dieser Weise dargestellte Skelettierungsmethode mit einem dampfenden Kochtopf, aus dem menschliche Körperteile ragen, findet sich in der anatomischen Ikonographie sonst nur noch auf Karikaturabbildungen, die das Sieden von Leichen als Bestandteil des anatomischen Spektakels darstellen.[660]

Die Illustration des Instrumententisches in der *Fabrica* wurde hingegen in späteren Titelvignetten übernommen:[661] Messer in mehreren Größen, Säge, Beil, Meißel, Haken, Spatel, Sonde, Säge, Schere, Zange, Nadeln.[662] Im Gegensatz zur vorvesalischen Anatomie, in der auf frühen Sektionsabbildungen als einziges Werkzeug »das große Messer« *(Culter anatomicus)* zu sehen ist, repräsentierte sich die neue anatomische Kunst in dieser zur Schau gestellten Instrumentenpalette.[663]

Die Bühne des Anatomischen Theaters hatte allein durch seine räumliche Gestaltung eine gewisse Verwandtschaft mit

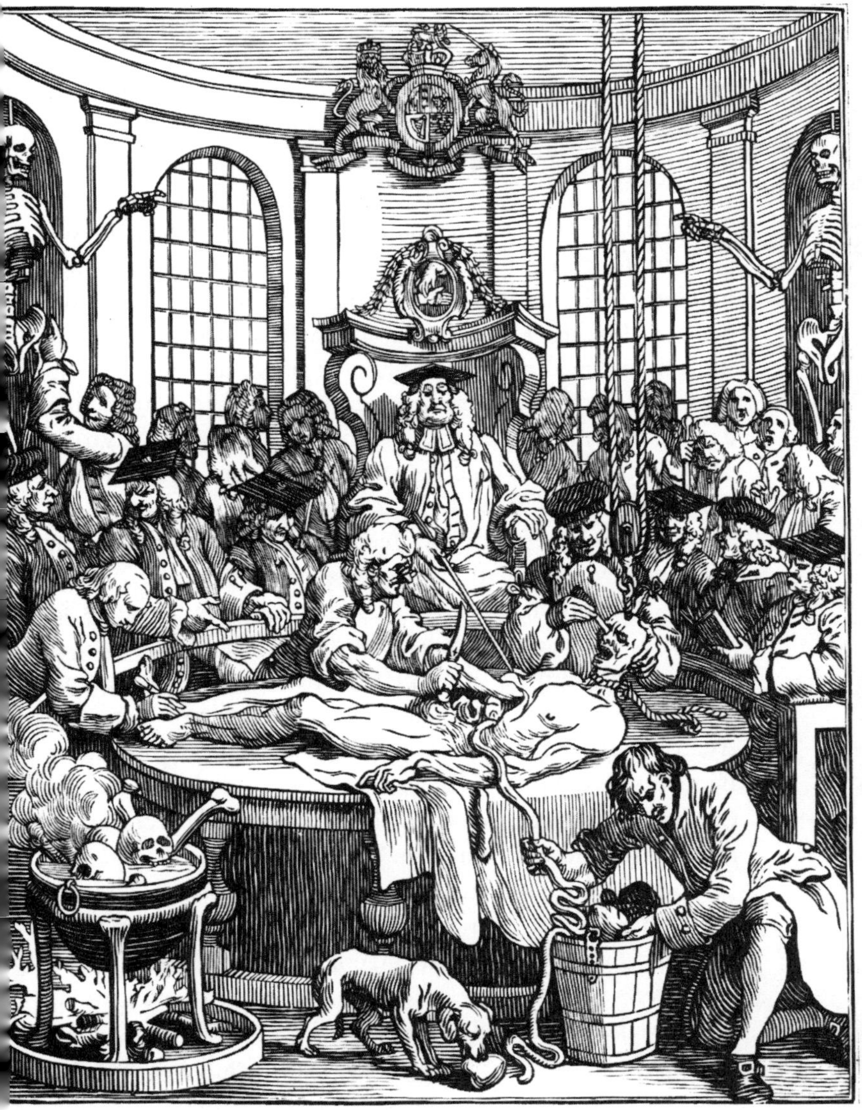

»Der Lohn der Grausamkeit«. Karikatur, Holzschnitt nach William Hogarth von J. Bell, datiert 1750

den Arenen der römischen Tötungs- und Kampfspiele. Wahrscheinlich nicht nur wegen der amphitheatralischen Architektur des *Theatrum anatomicum* verglich daher die Dichtkunst des 17. Jahrhunderts, wie Otto Ulbricht bemerkt, »die öffentlichen Anatomien indirekt mit den römischen circenses«,[664] in denen seit dem vorchristlichen 4. und 3. Jahrhundert die auf Leben und Tod inszenierten Gladiatorenkämpfe sowie Tierhetzen aufgeführt wurden. Ursprünglich bei Leichenfeiern veranstaltet, gingen diese Spiele auf den etruskischen Totenkult zurück.[665] Das theatrale Element war schon den antiken Todesritualen eigen, aber auch für die frühneuzeitlichen Hinrichtungen unverzichtbar, in denen das »Schafott« (nl. *schavot*: Tribüne, Schaugerüst) die große Opferbühne stellte. Und selbst das Töten im Krieg wurde in einem *Theatrum belli* (Kriegsschauplatz) inszeniert – der Begriff des »Kriegstheaters« (engl. »Theatre of War«) ist in der Militärwissenschaft bis heute geläufig.[666]

Der Entstehungsprozeß des Anatomischen Theaters in seiner Konzeption als Schaubühne war begleitet von genauen Vorstellungen über die Gestaltung des Raumes und die Anordnung von Zuschauerplätzen.[667] Der venezianische Anatomieprofessor und seit 1490 in Padua tätige Alessandro Benedetti (ca. 1450–1512) forderte 1493 für diesen Zweck eine fixe Theatereinrichtung. Ihm schwebte als architektonisches Vorbild das römische Amphitheater der Antike vor (Verona, Kolosseum in Rom). Das Anatomische Theater sollte über eine Sitzordnung, einen zeitlich festgelegten Rahmen der jeweiligen Aufführungen, über Torwächter sowie Aufseher verfügen und so konstruiert sein, daß ein großer, luftiger und kreisrund angelegter Raum möglichst vielen Besuchern Platz bot.[668] Das Zergliederungsobjekt war für einen freien Blick der Zuschauer auf einem erhöhten Tisch in die Mitte des Theaters zu plazieren. Benedettis Vorstellungen wurden in Padua erst 1594 nach den Plänen des Anatomen Fabricio d'Aquapendente (ca. 1533/37–1619) baulich realisiert.[669] Das *Theatrum anatomicum* Paduas zählt zu den ältesten und auch berühmtesten Bauten dieser Art.[670] Seine amphitheatralische Architektur entwickelte sich zum Leitmodell der Zergliederungsstätten der nächsten vierhundert Jahre. Ob in der Renaissance oder im Barock erbaut, die Entwicklung der Anatomischen Theater stand dabei jeweils immer, wie Gottfried Richter hervorhebt, »in einer inneren Abhängigkeit zum richtigen Theater«.[671]

Im 14. und 15. Jahrhundert, also lange vor Benedettis Ausführungen, führte man die öffentlichen Sektionen in Kirchen, Klöstern und Kapellen sowie auf Universitätsinnenhöfen, teilweise auch auf Friedhöfen vor. Dennoch gilt Benedetti als Begründer des Anatomischen Theaters.[672] Selbst wenn die vielen Sektionsräume voneinander abwichen, die Grundstruktur der europäischen Zergliederungsbühnen blieb seinen Vorstellungen treu.[673] Unter der Bauaufsicht von Anatomieprofessoren entstanden solche Anatomischen Theater seit Mitte des 16. bis ins späte 18. Jahrhundert (z. B. Leiden 1597, Basel 1589, Kopenhagen 1642/43, Altdorf 1650, Amsterdam 1691, Königsberg 1738, Paris 1744, Greifswald 1750, Frankfurt/Main 1776, Kassel 1779).[674] Die 1556 in Montpellier errichtete Zergliederungsbühne stellt wahrscheinlich die erste dieser Art dar.[675]

In Padua rahmten die Zuschauer auf sechs elliptisch steil ansteigenden Stufen trichterförmig die ovale Bühne ein und bildeten auf relativ kleinem Raum mit dem Anatomen sowie den Prosektoren eine sinnliche Einheit.[676] Die unten ringsumlaufende fest installierte Bank war für die Prominenz bestimmt, während es sich bei den übrigen Rängen um Stehplätze handelte. Wenn der Zergliederungsraum nicht oval angelegt war, so gruppierten sich halb- oder kreisförmig die steigend angeordneten Sitzreihen und Stehgalerien um die Zergliederungsbühne. Die Anatomischen Theater Europas waren eine Mischung aus Festsälen, Theaterräumen und Kathedralen:[677] Die Höhe des Raumes, die einem Chorgestühl ähnlichen und steigenden Bänke, prachtvolle Wand- und Deckendekorationen, aufgestellte anatomische Präparate und Tierskelette sowie die dichtgedrängt plazierte Zuschauermenge erzeugten eine für das Todesritual eigene

Atmosphäre. Zwischen 80 und 500 Plätze sollten die Anatomischen Theater nach verschiedenen Bauplänen fassen können. Das *Theatrum anatomicum* in Bologna (1637) bot Raum für etwa 500 Zuschauer, im Pariser *Jardin des Plantes* und im späteren *Jardin des Royal* für 500, in Berlin zunächst für 80 und ab 1812 für 167.[678]

Die engen Ränge und die leibliche Präsenz von vielen Zuschauern, deren Blick sich in einem halbrunden oder elliptisch angelegten Raum nach unten auf die Bühne richtete, erzeugten ein dualistisches Verhältnis zwischen den Lebenden und »dem Tod«. In der von der Raumarchitektur arrangierten Perspektive auf das Zergliederungsobjekt manifestierte sich die neue Beziehung zwischen dem Naturwissenschaftler und dem nun entstehenden »Körper-Menschen«. Die Anatomie verabschiedete den aus dem magischen Denken sich begründenden Respekt vor einer beseelten und nunmehr auf »reine Materie« reduzierten Natur.

Die oben beschriebene Praxis der Leichenbeschaffung macht allerdings deutlich, daß dieser Schritt hin zur empirischen Forschung nur unter der Voraussetzung einer rassistischen Normsetzung verwirklicht werden konnte: Im Sektionszeremoniell traten die Lebenden »dem Tod« als Zuschauer entgegen. Dabei durfte der Anblick der Leiche keinerlei Identifikationsgefühle wecken – sie war vom Publikum und dem Zergliederer als eine möglichst »fremde Figur« in Augenschein zu nehmen. Wie kompliziert dieser Entfremdungsvorgang war, kam auch in den Unterscheidungen zwischen »ehrlichen« und »unehrlichen Toten« zum Ausdruck, wenn es um ihre öffentliche Präsentation auf dem Zergliederungstisch ging. Denn der erlaubte Grad einer Zerstückelung orientierte sich nicht einzig daran, ob es sich um Verstorbene aus dem Armenmilieu oder Hingerichtete handelte, sondern es wurden zusätzliche Differenzierungen vorgenommen, die sich am sozialen Status der Zergliederungsobjekte ausrichteten.

Als z. B. im 18. Jahrhundert der Kreis von Exekutierten um Verstorbene aus verarmten Schichten und Ortsfremde erweitert wurde, schloß man in Sachsen Angehörige all jener Gruppen von einer öffentlichen Zergliederung aus, die sich beruflich qualifiziert hatten und Mitglieder einer Innung gewesen waren. »Alle anderen sollten ›nicht ganz zergliedert‹ und im Höchstfall vier bis fünf Tage, vornehmlich zur Demonstration chirurgischer Operationen, auf dem Theater behalten werden. Auch in Göttingen wies Pastor Wedekind 1774 in einem Schreiben an den Bürgermeister [...] darauf hin, daß, im Gegensatz zur Behandlung der ›Delinquenten‹, bei den ›Ehrlichen‹ nicht der ganze Körper zerschnitten, und zerteilet [...] sei.«[679] Je tiefer die Sektionsobjekte in ihrem sozialen Status rangierten, um so radikaler durften sie zergliedert werden. Ähnlich der Organisation von Hinrichtungsritualen erschien das Opfer als ein fremdes Wesen auf der Bühne seiner Zergliederung – sofern sein Kopf nicht schon durch die Exekution abgeschlagen war, mit verhülltem Gesicht.[680] Das Anatomische Theater inszenierte so den Blick auf den »Tod des Anderen«[681], den Philippe Ariès auch seit dem 16. Jahrhundert in sich verändernden Sterbe- und Begräbnisritualen als ein sich historisch neu herausbildendes kulturelles Wahrnehmungsmuster der frühen Neuzeit beobachtet.

»Der eigene Tod ist ja auch unvorstellbar, und sooft wir den Versuch dazu machen, können wir bemerken, daß wir eigentlich als *Zuschauer* weiter dabeibleiben«, notierte Sigmund Freud 1915 in seinen Reflexionen über unser Verhältnis zum Tode.[682] Denn auf »den Tod« eines anderen zu schauen verunsichert nicht, sondern festigt die Überzeugung von der eigenen Unsterblichkeit. Das Sterben und »der Tod«, die sich per se jeder Wissensform und aller Sprache entziehen, zwingen die Lebenden, ob sie wollen oder nicht, in die Position der unbeteiligten Beobachter. Im anatomischen Todesspektakel war diese Distanz wesentlich und wurde zudem durch das Arrangement des Blicks verstärkt: Der Tod repräsentierte sich von vornherein im anderen.[683]

Lösen sich mit dem Tod eines Menschen alle vorherigen sozialen Beziehungen abrupt auf, so dienen die Bräuche des

Totenkults dazu, diesem Zusammenbruch eine Form zu geben. Dabei sind mehrere, nur schwer miteinander zu vereinbarende Momente durch eine symbolische Kommunikation und Rituale zu bewältigen: die Präsenz des Verstorbenen durch die lebendige Erinnerung an seine Person, die zugleich angstauslösende Fremdheit der Leiche und die physische Nähe zum Leichnam bis zu seiner Bestattung (vgl. S. 49f.). Im Anatomischen Theater hingegen war es die kulturelle Verwandlung des Leichnams in einen Forschungsgegenstand – ein Rationalisierungsvorgang –, der mit Hilfe von religiösen und magischen Zeremonien zur Ritualisierung zwang.

Die soziale Ausgrenzung der Sektionsopfer noch zu ihren Lebzeiten, die kulturell codierte Fremdheit der Leiche waren eine Grundvoraussetzung für die aggressive Annäherung an den Leichnam als ein Ding. Die amphitheatralische Architektur des Raumes, deren antiker Ursprung auf die hohe Bedeutung der spielerischen Inszenierung des Tötungstabus auf dem Podium des Theaters verweist, stellte eine Polarisierung von Lebenden und dem entspiritualisierten »materialen Tod« als Sache her. Die Begründung der Medizin im Anatomischen Theater beinhaltete gleichsam eine neue Beziehung zwischen Leben und Tod, und sie leitete auch ihre Professionalisierung zur Spezialwissenschaft des Todes ein.

Unter dem Schutz von Kirche und Obrigkeit führte der Anatom eine Demonstration göttlicher Macht auf, die den ersten großen Schritt zur Säkularisierung »des Todes«[684] markiert und von dem Naturwissenschaftler vollzogen wurde. Während vor der universitären Etablierung der Zergliederungskunst Chirurgen wegen ihrer mit Blutvergießen verbundenen und daher tabuisierten Tätigkeit geächtet waren, ihr sozialer Status daher weit »unten« rangierte, verkehrte sich im Anatomischen Theater das Ansehen des Anatomen ins genaue Gegenteil: Er repräsentierte eine neue weltliche Macht über den Tod, indem er ihn materialisierte und als eine neue objektive Wahrheit zelebrierte. Todesangst wurde umgewandelt in Mut: »Angst treibt uns zum Mut, denn die Alternative ist Verzweiflung. Der Mut widersteht der Verzweiflung, indem er die Angst in sich hineinnimmt.«[685]

Die Entstehungsgeschichte der modernen Medizin ist unter dem Aspekt der Überwindung magischer Ängste ohne die theatrale Darbietung der neuartigen Erkenntnisweise unvorstellbar. Schließlich war die alle Regeln des Totenkults außer Kraft setzende, martialische Zerstörung der Leiche noch vollends unberührt von hygienischen Normen. Das Arrangement des Spektakels im *Theatrum anatomicum* war frei von jeglichen Hygienevorschriften. Es war schmutzig, allenfalls Räucherungen überdeckten den bestialischen Leichengestank, der Anatom sezierte in pompöser Festkleidung, ohne weißen Kittel, ohne Mundschutz, mit bloßen Händen, und auch das Publikum war den heutzutage als lebensgefährlich geltenden Ausdünstungen der Leiche ausgeliefert.

So konnte beispielsweise Christian Maximilian Spener zur Einweihung des Berliner Anatomischen Theaters im November 1713 eine »besondere Attraktion« bieten: Denn er zergliederte nicht – wie sonst bei einem Besuch zu sehen – einen gesunden Hingerichteten, sondern ein »männliches Subjektum«, das, so Spener, »durch Kranckheit /nemlich durch die Schwindsucht auf seinem Bette/ und nicht durch gewaltsame Hand des Lebens beraubet worden« war. Dabei handelte es sich um den anfänglich erwähnten königlichen Kammerdiener. »Dergleichen Section wird kein kluger Mensch verachten / in Betrachtung / daß solche selten auf einem öffentlichen Theatro vorkomt / und man daraus weit mehr Nutzen / als aus Zergliederung der getödteten gesunden Cörper haben kann.«[686] An heutigen hygienischen Standards gemessen, denen zufolge allein die Präsenz einer Leiche – erst recht die eines Tuberkulosetoten – die Überlebensfrage stellt und alle denkbaren hygienischen Vorsichtsmaßregeln gegen den Kontakt mit dem Leichnam als kulturelles Verhaltensmuster der Todesabwehr aufruft, würde eine solche Veranstaltung als gemeingefährlich gelten und strengstens verboten sein. Für die Realisierung der Zergliederung ohne eine einzige Reinheitsvorschrift erfüllte die Theatralisierung der Leichensektion eine um so wichtigere Funktion.

Das Forum des Theaters bot für diese dramatische Tabuüberschreitung eine optimale Darbietungsform, denn entgegen allen magischen Befürchtungen erlaubte es im Mantel des Spielerischen, sich als Zuschauer aus der Distanz mit dem Tod zu konfrontieren. Das theatrale Arrangement setzte den anatomischen Akt, die Bemächtigung des Leichnams durch seine Zergliederung, spielerisch in Szene. Die Grenze zwischen Wirklichkeit und Fiktion verwischte sich durch die Erzeugung eines außerdem in religiöse und festliche Zeremonien eingebetteten und sakralisierten Ereignisses, das so zum Faszinosum geraten konnte. Der Akt der Eröffnung, der Auflösung und Vernichtung des Leichnams wurde dem Publikum zum visuellen Konsum gereicht, und umgekehrt beklatschte eine faszinierte Zuschauergemeinde – Repräsentanten weltlicher und göttlicher Macht – den anatomischen Tabubruch. Die von der Zerstörung des Toten ausgelösten magischen Ängste verschwanden in der Aura der Fiktionalität – eventuell als Vorstufe der von Jean Baudrillard so bezeichneten »weißen Magie des Kinos«.[687] Die Theatralisierung vermochte sozusagen im Spiel Schwarzmagie in unschuldige Weißmagie zu verwandeln.

4. Die Verwandlung von Hingerichteten in Objekte des medizinischen Erkenntnisfortschritts

Die Zuschauer des Anatomischen Theaters waren im Vergleich zu anderen Theater- oder heutigen Kinobesuchern der sinnlichen Realität des Geschehens, der Gegenwärtigkeit der Leiche und ihrer Aura ausgesetzt. Das Publikum erlebte den Tabubruch der Leichenzergliederug im wahrsten Sinne des Wortes live mit und war durch keine Leinwand abgeschirmt, auf der Bilder von Toten und Leichenteilen allenfalls aus der

Distanz zu betrachten sind. Der bestialische Geruch, der manche Zuschauer in die Flucht schlug, der Anblick des Leichnams, erst recht das mit Empfindungen des Grauens und Ekels verbundene blutige Zerstückelungsprozedere auf der Bühne weckten bei Publikum und Zergliederern Ängste, selbst wenn man sich darum bemühte, durch ein bestimmtes Arrangement des Zeremoniells solche Gefühle im Zaum zu halten.

Der Anatom Georg Christoph Detharding (1699–1784) erläuterte die zur Minderung unangenehmer Sinneseindrücke arrangierten Präsentationsweisen des Leichnams in der 1753 von ihm öffentlich gehaltenen Frauensektion:

> Der Körper wäre von allem Blut [...] abgewaschen. Die mit Haaren bedeckten Teile seien vom Schermesser entblösst, der ganze Körper werde nicht zugleich dem Antlitz dargeboten, das Haupt vor allem durch ein Tuch bedeckt. Die leichter verweslichen Baucheingeweide würden eher als die übrigen Eingeweide exenteriert, damit nicht der unangenehme Geruch derselben die Nasen verletze. Das Hervortreten von Blut aus den grösseren Gefässen, das dem Blutscheuen besonders lästig sei, werde durch Unterbindungen verhindert. Wenn sich [...] die ersten Anfänge von Fäulnis zeigen, so soll das durch Injektionen unter Anwendung von Weingeist und durch Räucherwerk korrigiert werden. Die äusseren Geschlechtsteile sollen in Zusammenhang mit den benachbarten Gegenden gar nicht sichtbar werden, damit jede Anreizung zur Unzüchtigkeit fortfalle.[688]

Trotz Räucherungen und Abdeckungen bestimmter Körperpartien blieb der Zergliederungsakt grauenerregend. Vergleichbar mit den Hinrichtungsprozeduren waren daher die durch eine Sektion ausgelösten typischen Affekte wie Schauer und Schrecken ohne christliche Rituale sowie eine durch die Architektur der Zergliederungsbühnen erzeugte heilige Sphäre nicht überwindbar. Und so scheint entgegen aller aufklärerischer Ambition der anatomischen Wissenschaft das Bedürfnis nach einem verdunkelten Raum gegenüber dem Visualisierungsbestreben dieser neuen Schule des Sehens vorrangig gewesen zu sein: Die Erhellung des

Körperinneren wurde nämlich über Jahrhunderte im Dunkeln, bei Kerzenschein, vollzogen.

Die Zergliederungshäuser waren bis zum 19. Jahrhundert entweder völlig ohne oder mit nur kleinen Fenstern versehen. Nach »dem Beispiele altrömischer Tempel«,[689] so Johann Peter Frank, wurde das Auditorium der anatomischen Theater verdunkelt und soweit natürliche Lichtquellen vorhanden, diese für eine Zergliederungszeremonie verhängt. In Padua beispielsweise erhellten 14 Kerzen das anatomische Geschehen.[690] Auf der Bühne stehende Kandelaber und Fackeln erzeugten eine sakrale Atmosphäre.[691] Wie in Zeremonien des Totenkults lag die Leiche im Kerzenschein, und der Akt ihrer Zerstörung erschien in einem geheimnisvollen, ja göttlichen Licht. Die brennende Fackel galt schon in der antiken Mythologie als Sinnbild für Urkräfte, denen im Leben und im Tod eine besondere Macht zugeschrieben wurde. Außerdem symbolisierten Kerze und Fackel im Christentum das göttliche ewige Licht, das wiederum als Sinnbild der ärztlichen Kunst und auf Emblemen der neuzeitlichen Anatomie verwendet wurde.[692]

Erst seit Ende des 18. Jahrhunderts, als eine Sektion zunehmend unter Ausschluß der Öffentlichkeit und nur noch vor Medizinstudenten stattfand, die nun auch selbst praktische Übungen an der Leiche durchführten, begannen Anatomen die Beleuchtungsverhältnisse der Zergliederungsbühnen neu zu strukturieren und einen licht- sowie luftdurchfluteten Raum in Erwägung zu ziehen. Noch bis zum 19. Jahrhundert verfügten viele Anatomische Theater Europas über keine natürlichen Lichtquellen.[693] Die Parallele zwischen Sakralbauten und Zergliederungsräumen blieb jedoch auch nach der Neukonzeption der Beleuchtungsverhältnisse durch Kirchenfenster oder eine kathedralenartige Kuppelsaalarchitektur erhalten.[694]

Die Raumgestaltung eines *Theatrum anatomicum* wurde nämlich nicht nur Ansprüchen eines Theaters gerecht, sondern entsprach außerdem dem religiösen Selbstverständnis der Anatomie. Schließlich definierte sie sich als eine Wissenschaft, die sich der Gotteserkenntnis verschrieben hatte (vgl. S. 103 f.). So war es über Jahrhunderte gang und gäbe, daß, solange eine Stadt über kein *Theatrum anatomicum* verfügte, Sektionen in Kirchen, Kapellen oder Klöstern abgehalten wurden, wenn Zergliederungsbühnen nicht gänzlich in Sakralgebäude eingebaut waren.[695] Eine Geburtsstätte des Anatomischen Theaters war daher neben der Universität auch das christliche Gotteshaus: Auf Altären von Kirchen und Kapellen vollzogen Anatomen die Zergliederungen. So erfolgte 1513 die erste in Rostock nachgewiesene Anatomie im Franziskanerkloster St. Catharinae.[696] 1544 gestattete der Nürnberger Rat dem Magister Heypel, einen Kopf auf dem Altar der St. Peterskirche zu sezieren.[697] In der St. Elisabethenkirche in Basel zergliederte 1558 der berühmte Anatom Felix Platter (1536–1614) über drei Tage lang einen »übeltheter«[698], wie er in seinem Tagebuch notierte. Ende des 16. Jahrhunderts fanden auch in der Leipziger Nikolaikirche Anatomien statt.[699] Dabei spielte die Architektur des kirchlichen Raums als Sakralbau eine Rolle, denn sie erzeugte Gefühle der Erhabenheit.[700]

Als dauerhafte Institution wurden Anatomische Theater vielerorts auf Kirchengelände errichtet oder in die christlichen Gotteshäuser eingebaut: so z. B. eine Sektionsbühne 1555 in die Leipziger Paulinerkirche oder 1677 in das Nürnberger Katharinenkloster.[701] Die Anatomischen Theater Kopenhagens und Rostocks wurden im Sinne von Sakralbauten als »Domus anatomica« (anatomischer Dom) bezeichnet.[702] In Tübingen nutzte man bis 1592 die Kapelle der Jakobuskirche,[703] und 1696 wurde eine Kirchhofskapelle innenarchitektonisch zum Anatomischen Theater umgebaut. Der Anatomieprofessor Georg Friedrich Sigwart (1711 bis 1795) sprach noch 1772 anläßlich der Neueinrichtung des Anatomischen Theaters von »unserer sogenannten Anatomie-Kirche«,[704] die im Volksmund »Anatomie-Kirchle« hieß. Einem Gerücht zufolge nahm die Tübinger Bevölkerung sie allerdings weniger in diesem Heiligenschein wahr und nannte das Zergliederungshaus auch »lateinische Metzge«.[705]

Erfolgten in Leipzig seit 1555 bis zu Beginn des 18. Jahrhunderts die Leichenzergliederungen im Kreuzgang der Paulinerkirche, so erhielt 1704 die Stadt ihr erstes fest installiertes Anatomisches Theater in diesem seit der Reformation der Universität übereigneten Klosterbau. Unter Psalmengesängen und Instrumentalmusik, mit »Paucken und Trompetenschall bey zahlreicher Versammlung«,[706] so die Schilderung eines Leipziger Chronisten, fand 1704 unter dem Anatomieprofessor Johann Christian Schamberg (1667 bis 1706) die Einweihungsfeier des Leipziger Anatomischen Theaters statt.[707] Frömmigkeit entwickelte sich in der Inszenierung der Zergliederungskunst zu einer anatomischen Tugend und war Bestandteil dieser Wissenschaftspraxis.[708] Der religiös-sakrale Charakter der Anatomie wurde in Italien auch durch die für eine öffentliche Sektion verwendete Bezeichnung *la funzione dell'anatomia* (anatomischer Gottesdienst) betont.[709]

Der mindestens bis Mitte des 18. Jahrhunderts für die Anatomie charakteristische religiöse Nimbus hatte viele Facetten: Die theologische Grundlage der Zergliederungskunst manifestierte sich in der kirchlichen Anbindung und Legitimation der Anatomischen Theater über häufige Rezeptionen von Motiven und Allegorien aus der biblischen Schöpfungsgeschichte auf anatomischen Abbildungen bis hin zu den christlichen Bekenntnissen der Naturwissenschaftler auf Einladungsblättern, in anatomischen Zeremonien oder Lehrbüchern. Ausgehend von der Bibel, wurde Gott als »der Architekt« der Genesis gepriesen: Empirische Naturforschung offenbare die Wahrheit der Heiligen Schrift, erbringe den Beweis der Existenz Gottes und führe zur Erkenntnis der »Herrlichkeit und Weisheit« des Schöpfers.[710] Anatomie als diejenige Wissenschaft, die das göttliche Maschinenwerk im einzelnen zu dechiffrieren behauptete, konnte als eine Art praktische »natürliche Theologie« verstanden werden. So faßte der schweizerische Naturforscher, Begründer der Paläobotanik und Zürcher Stadtarzt Johann Jakob Scheuchzer (1672–1733) die Naturwissenschaften insgesamt als *Theologia naturalis* auf,[711] und auch die französischen Enzyklopädisten erklärten die Anatomie zum Fundament der natürlichen Theologie.[712]

Die anatomische Ikonographie des 17. Jahrhunderts unterstrich dieses religiöse Selbstverständnis der Zergliederungswissenschaft. Nicht erst in Scheuchzers »Kupfer-Bibel«, in der *Physica Sacra* (1731), ist die biblische Schöpfungsgeschichte in anatomische Wissenschaft übersetzt und mit Ruysch-Präparaten von Kindern erläutert. Viele andere und frühere Titelillustrationen anatomischer Lehrbücher enthalten christliche Motive:[713] z. B. Paradiesdarstellungen mit Adam und Eva vor Apfelsträuchern, Kornähren, das Einhorn als christliches Symbol der Reinheit Jesu Christi[714] – all diese Bildsymbole und Allegorien führten die Anatomie auf einen göttlichen Ursprung zurück und stellten sie in einen christlichen Begründungszusammenhang.[715]

Obwohl die Anatomie eine Säkularisierung der kulturellen Leib- und Todesvorstellung einleitete, blieb der sakrale Charakter der empirischen Erkenntnisgewinnung im Anatomischen Theater unbeschadet, und mehrere Elemente eines Opferrituals kamen zum Zuge. So wurde mitunter der Sektionstisch als *Altar*, also Opferstätte (lat. *altaria*: Opferherd zum Verbrennen der Opfertiere),[716] bezeichnet, auf dem das heidnische Opfer, die christliche Passion und das naturwissenschaftliche Erkenntnisinteresse aufeinandertrafen.[717] Tatsächlich mutete die mit einem weißen Tuch drapierte Zergliederungsbank wie eine Opferstätte an: Im Kerzenschein lag gewaschen und rasiert das zuvor hingerichtete Sektionsopfer auf dem Altar, an dessen Fußende anatomische Diener die Messer schliffen.[718] Auch das Messer hatte über seine Funktion eines Werkzeugs hinaus eine sakrale Bedeutung. Es repräsentierte das klassische Instrument der religiösen Opferdarbringung: etwa als Symbol Abrahams und der Beschneidung, als liturgisches Messer, als Marterinstrument oder als Mittel der Exekution.[719]

Schrecken und Faszination, die allen Opferritualen eigen sind,[720] beherrschten die Sphäre der Leichenzergliederung und spiegeln sich auch in der anatomischen Ikonographie. Schlüsselt man den Opferbegriff auf, dann liegt in seinem Wortursprung eine Opferlogik, die im Anatomischen Theater praktisch wurde: *Opfer* ist verwandt mit lat. *opus* – das Werk –, womit eine Tätigkeit gemeint ist, »die einer vereinten Anstrengung bedarf, der Operateur arbeitet nicht allein«[721] – so Klaus Heinrich. Die zweite Wortableitung akzentuiert die sakrale Dimension: *offere* im Sinne von *etwas darbieten* beinhaltet eine Tätigkeit in einem öffentlichen Rahmen. Beide Aspekte des Opferbegriffs kamen sowohl in den Hinrichtungsritualen als auch auch im Anatomischen Theater zur Geltung: Die *Operation* der Zergliederung von menschlichen Leichen und lebendigen Tieren spielte sich auf offener Bühne ab, wobei Zuschauer und Anatom in Interaktion standen und das hingerichtete Opfer eine über die Exekution hinausgehende eigene Sakralisierung durch die anatomische Wissenschaft erfuhr.[722]

Stellte die unter Obhut der Kirche praktizierte Hinrichtung eine Mischung aus heidnischem, christlichem und säkularem Opferritual dar, so kam auch die naturwissenschaftliche Erkenntnisgewinnung generell nicht ohne klerikalen Schutz und religiöse Zeremonien aus. Jede öffentliche Leichenzergliederung trug daher immer auch den Charakter einer sakralen Handlung, so daß der Tabubruch als religiöse und gleichsam als wissenschaftliche Praxis inszeniert wurde. Nicht zuletzt gegen die magisch verwurzelten Ängste, von denen die anatomische Handlung begleitet ist, sucht man, wie Gisela Schneider analysiert, bis heute bei einer Sektion das Bündnis mit Gott.[723] So wurde eine Zergliederungszeremonie mit einer Totenmesse, einem christlichen Begräbnis des Sezierten und mancherorts auch mit einem Leichenschmaus beendet.

Ein christliches Bestattungsritual schrieb schon 1482 Papst Sixtus IV. der Tübinger medizinischen Fakultät vor, nachdem die Universität um die päpstliche Erlaubnis für die Sektion der Leichen Hingerichteter gebeten hatte. In dem Fakultätsstatut von 1484 wurde der Bedingung entsprochen, die der Papst an eine Erlaubnis geknüpft hatte: Den Sezierten war vor ihrer Zergliederung eine Messe zu lesen. Danach wurde ihnen ein Totenoffizium in der Kirche und ein »ehrliches« Begräbnis zuteil.[724] Dasselbe Zeremoniell legte 1496 die Pariser Fakultät fest.[725] Seit Beginn des 16. Jahrhunderts war dieses Ritual ein fester Bestandteil von öffentlichen Zergliederungen[726] – ein Bestattungszeremoniell nach einer Lehrsektion mit Studenten, Anatomen und Angehörigen ist bis heute üblich.[727] So wurde nach der 1624 an der Greifswalder Universität ersten öffentlich gehaltenen Sektion dem Zergliederungsobjekt – einem gehängten Dieb – die letzte Ehre erwiesen. Wie bei der Beerdigung eines Gemeindemitglieds, versammelte man sich zum Leichenschmaus, begleitete die Reste des skelettierten Leichnams unter Chorgesang in feierlichem Zug zum Greifswalder Friedhof und bestattete sie dort.[728]

Mit dem Segen der Kirche wurde die als christliche Praxis verstandene anatomische Forschung in ein Zeremoniell gebettet, das in der ersten Phase den Gesetzen der Strafrituale und anschließend denen des Totenkults folgte: Auf Basis der Hinrichtungslogik, die eine Totalvernichtung des Malefikanten anstrebte, erlangte die moderne Medizin das Verfügungsrecht über die Leichen exekutierter Menschen. Wenn auch unter einer völlig anderen Zielsetzung, so zerstörten doch Anatomen den Leichnam des Hinrichtungsopfers in einer Manier, die sonst nur dem Henker als Mittel der Bestrafung vorbehalten war. Die Anatomie verabschiedete somit nicht gänzlich die magische Vorstellungswelt, denn die neue Wissenschaft nutzte sie nicht nur für ihre Zwecke, sondern darüber hinaus war die anatomische Zergliederung im Sinne einer Strafhandlung in die Hinrichtungsrituale integriert und die Sektion selbst in einen Bußzusammenhang gestellt.

So schrieb man in der medizinischen und strafrechtlichen Diskussion über die anatomische Zergliederung der Sektion eine Reinigungsfunktion von »Schandmalen« der Verbrechensschuld zu:[729] Vergleichbar mit der Fegefeuervorstellung waren am Ende einer Sektion alle Unterschiede zwischen einem »Malefikanten« und einem normal Verstorbenen verschwunden – die Zergliederung hatte hier den reinigenden Symbolwert, der auch dem Feuer zugeschrieben wurde. Während also auf dem Sektionstisch die Gesetze der Hinrichtungsrituale weiterhin in Kraft blieben, suchte man im Anschluß einer Anatomie die Versöhnung mit der Seele des Zergliederungsopfers, nahm eine symbolische Kommunikation durch Beerdigungsriten auf, die sonst nur einem Mitglied der christlichen Gemeinde, niemals aber einem von der Anatomie unberührt gebliebenen, nicht »gereinigten« Hingerichteten zuteil wurden.

Die Zergliederung verlieh dem Körper des Exekutierten in seiner heilsbringenden Funktion einen aufklärerischen Sinn, der sakral gefeiert wurde und eine Rehabilitation der sezierten »Verbrecher«-Seele in die christliche Gemeinschaft nahelegte. Das Zergliederungsobjekt wurde mit christlichen Ritualen resakralisiert und avancierte zum Signum naturwissenschaftlicher Forschung. Wie in der scharfrichterlichen Medizin die Leiche eines exekutierten Menschen einen sakrosankten Transformationsprozeß zur Reliquie durchlief, so wurde nun ein zweites Mal auch für einen medizinischen Zweck die Wandlung des Sezierten von seinem profanen in den heiligen Status vollzogen. Das Sakrale, das dem Sektionsleichnam ab dem Zeitpunkt seiner wissenschaftlichen Bemächtigung anhaftete, wollte auch noch zu Beginn des 19. Jahrhunderts der Pathologieprofessor Heinrich von Leveling (1766–1828) bewahrt wissen und forderte, daß »der Cadaver von dem Professor, wie von dem Prosector [...] als *heilig*«[730] zu behandeln sei.

Die Sakralisierung des Sektionsobjekts hatte einen Doppelaspekt: Zum einen wurzelte sie in der Gewissensschuld, welche auf der Anatomie durch die Zergliederungstätigkeit lastete. Aus ihr entsteht ein Versöhnungswunsch gegenüber dem Geopferten, und daraus folgt die Idealisierung des Leichnams. Der Tabubruch wurde mit Hilfe von Riten aus dem Totenkult, die ein Arrangement mit der magisch zugeschriebenen Macht der Verstorbenen anstreben, an der Seele des zerstückten Körpers wiedergutzumachen versucht. Zum anderen ist der Fetischcharakter nicht zu unterschätzen, den der Leichnam durch die medizinische Inbesitznahme seit dem Aufdrücken des anatomischen Siegels noch am Henkersplatz annahm und der ihn zu einer naturwissenschaftlichen Trophäe prädestinierte. Die Fetischisierung fußte auf der Bemächtigung des Leichnams, die den Anatomen zum Besitzer, zum Herrscher über »den Tod« stilisierte, den er als willfährige Materie zu bezwingen glaubte. So demonstrieren die Fotos der Virchowschen Knochensammlung in seinem Arbeitszimmer oder des Rostocker Anatomieprofessors Dietrich Barfurth (1849 bis 1927) mit seinen Studenten – der Anatom in der Pose eines Erzeugers vor aufgebahrten Schädeln oder mit Totenköpfen gar auf seinem Schoß – eine Manifestation anatomischer Schöpfungsmacht und eine intime Todesnähe, wie sie kein normal Sterblicher sonst einzugehen vermag. Die Präparate avancieren zu Repräsentationsobjekten einer höheren Wissenschaftsmacht und werden entsprechend als Kultgegenstände in der anatomischen Museologie zelebriert: Je größer der Leichenfundus und reichhaltiger die Sammlung, um so höher war die wissenschaftliche Reputation des Anatomieprofessors.

Der Anatom als Bemächtiger des Todes kreierte aus den Leichen ein neuartiges Körpermodell, das vom Tod nicht mehr gezeichnet war. Er machte den Leichnam frei von sterblicher Materie, indem er ihn zergliederte, skelettierte und anschließend in ein Schauobjekt naturwissenschaftlicher Erkenntnis des Lebendigen verwandelte. Die anatomische Transformation der Leiche in ein Präparat brachte den Tod am Objekt des Körpers zum Verschwinden, indem er durch seine künstlerische Präsentation in eine Dimension des Lebendigen gerückt wurde. Die Umwandlung der Leiche in ein Skelett, eine Wachsfigur, ein Präparat oder ein Plastinat erfordert eine Menge künstlerischer und chemischer Arbeitsschritte. Im Laufe der Geschichte der modernen Medizin entwickelte man diverse Konservierungstechniken. Marielene Putscher erklärt die Komplexität selbst der einfachsten Präparation, bis »schließlich ein hochkompliziertes Natur- und Kunstgebilde entsteht, das seine eigene Lebendigkeit hat«.[731] Ob chemische Konservierungen (z. B. durch Alkohol, Zucker, Formaldehyd, Silikonkautschuk, Kunststoff) oder ob Präparationsmethoden zur Darstellung von Gefäßen mit Metallkorrosionen, Injektionsflüssigkeiten, gerinnenden Fett-, Leim-, Kitt-, Harzmassen oder heißem Wachs ausgefeilt wurden – in jedem Fall bedarf es einer enormen chemischen und anatomischen Anstrengung, bis das Leibesinnere des toten menschlichen Körpers in eine Topographie und ein Modell des Lebendigen umgewandelt ist.

Allein die von Vesal beschriebene Erzeugung eines Skeletts verdeutlicht, wie viele einzelne Tätigkeiten ein solcher Herstellungsprozeß umfaßt: Die Leiche ist zunächst mit dem anatomischen Messer und chemischen Mitteln aufzulösen, um ihre Reste dann mit handwerklichem sowie alchemistischem Know-how zu rekonstruieren. Außerdem offenbart sich in der Darstellung der jeweiligen Arbeitsschritte die mit einem Mazerationsvorgang (lat. *maceratio*: Mürbemachen, Abtötung) – einem Verfahren zum Entfleischen der Leiche – verbundene dramatische Tabuverletzung. So stellt Vesal das Auskochen von Toten als die einzige Skelettierungsmethode vor, die wissenschaftlichen Ansprüchen gerecht zu werden vermag.[732] Dabei eröffnet er eine Szenerie, in der man sich in eine Märchenerzählung über eine kannibalistische Hexenküche versetzt glaubt, die jedoch bei weitem noch an Grauen übertroffen wird, da es sich nicht um eine Märchenphantasie handelt, sondern um eine medizinische Tätigkeit, die als seriöse Wissenschaftspraxis *realiter* vollzogen wird:

Nachdem die Knochen [...] in den Kochtopf geworfen sind, wird er ganz mit Wasser gefüllt, damit die Knochen tief im Wasser bleiben und kein Knochenteil herausragt. Man sollte nämlich während der gesamten Kochzeit vor allem darauf achten, dass kein Knochen von Wasser unbedeckt bleibt; [...] wie auch bei anderen Siedeverfahren, sollte man fleißig den Schaum beseitigen, um die Brühe klarer zu machen

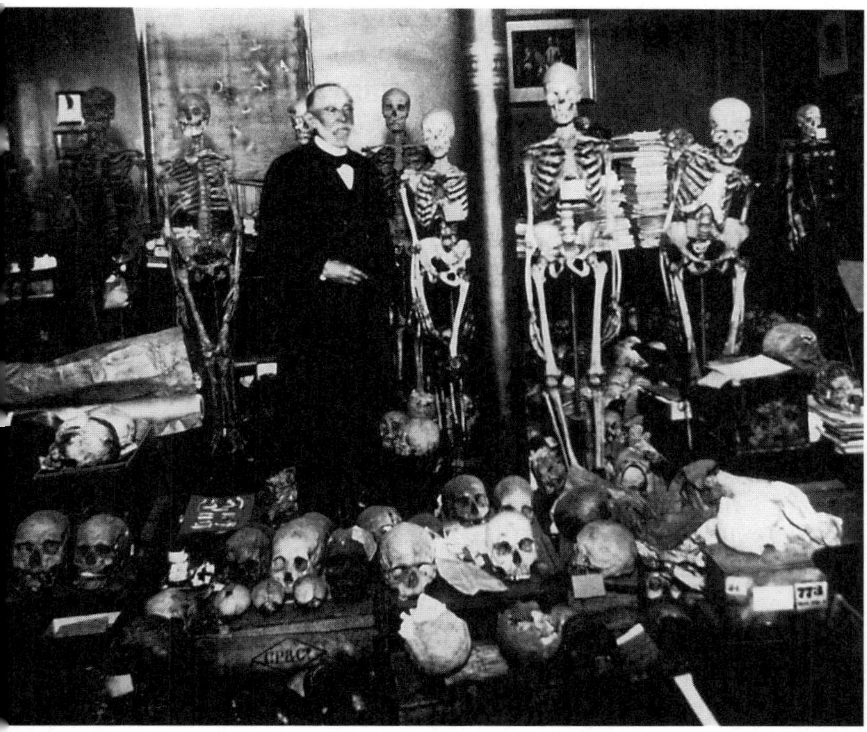

Virchow in seinem Arbeitszimmer des Pathologischen Instituts der Berliner Charité, um 1900

und die Knochen weniger verschmutzt herausnehmen zu können. Mit gleicher Begründung sollte man das ganze Fett [...] abschöpfen und in ein gewöhnliches Gefäß geben, besonders mit Rücksicht auf das gemeine Volk, weil es (das Fett) ihm (dem Volk) bei der Wundheilung [...] sehr genutzt hat. Für das Kochen wird keine Zeit fest bestimmt, weil sie je nach dem Lebensalter variiert. Zwei oder drei Stunden mag mehr als genug sein zum Kochen von Knochen kleiner Kinder: dabei ist jedoch darauf zu achten, daß während der Knochenreinigung nicht die Knochenfortsätze abfallen: Deren Zusammenfügung läßt sich bei älteren Menschen kaum jemals, wie lange du auch kochen magst, auflösen. Dies ist aber das Ziel des Kochens, daß die Knochen wie beim Essen mit Hilfe von Messern bequem gesäubert werden können.[733]

Wie aus diesem Passus hervorgeht, bewahrte auch Vesal Menschenfett für Zwecke der Mumienmedizin auf (vgl. S. 169ff.). Eine solche Bemächtigung von Toten löst allerdings Extremreaktionen aus, die – wie Christine Linkert in ihrer Studie über den Präparierkurs im Medizinstudium[734] sowie Gisela Schneider anhand historischer Zeugnisse beobachten – z. B. zu erhöhtem Alkoholkonsum, Schwindel, Ohnmacht, Erbrechen führen oder in das genaue Gegenteil umschlagen, nämlich anthropophagische Impulse wecken kann. »Kannibalistische Assoziationen und – abgewehrte – Impulse stellen meiner Beobachtung nach wohl die häufigste seelische Reaktion auf den Anblick dar, der sich im Anatomie- und Pathologieunterricht bietet. Wer würde auch nicht an das Essen und die Küche erinnert, wenn z. B. das Blut mit einem Schöpflöffel aus der Bauchhöhle geschöpft wird wie die Suppe aus dem Topf?«[735]

»Warum ist für unser Empfinden die Vorstellung eines Mordes immer noch erträglicher, als die des kannibalistischen Mordes?«[736] – fragt Gisela Schneider. Einen Hinweis geben die Strafrituale, in denen die Zerstückelung und anschließende Vernichtung des Körpers als die schlimmste und höchste Todesstrafe am meisten gefürchtet war. Denn sie stellt die totale Auslöschung dar, die wir in dieser radikalen Weise selbst nicht mit unseren Vorstellungen über den Tod verbinden können. Schließlich machen wir uns kein Bild von dem Verwesungsprozeß der Toten, im Gegenteil: Die Erinnerung an einen Verstorbenen ist darauf fixiert, sich ihn in seiner leiblichen Unversehrtheit vorzustellen – Fotos auf Grabmälern etwa haben diese Funkion. Daraus folgt: Auch ohne daß es bei einer Sektion tatsächlich zu einer anthropophagischen Handlung kommt, vollzieht der Anatom eine Todesinszenierung durch die Zerstörung des Leichnams. Ein Mensch – nicht »der Tod«, dem imaginär immer noch etwas entgegenzusetzen ist – ist es, der eigens die Entfleischung vornimmt und damit den Leib aktiv in die Auflösung treibt. Das furchterregende Bild der Hexe als Repräsentationsfigur des Todes beruht daher nicht zufällig auf einer Kannibalismusphantasie, die laut *Hexenhammer* (1487) »bitterer als der Tod«[737] sei. Im kannibalistisch anmutenden Vernichtungsakt des Leibes gebärdet sich der Anatom in gewisser Weise selbst als der personifizierte Tod.

Die Anleitung zur Skelettierung aus der *Mazerations-Einrichtung der Anatomischen Anstalt zu Berlin* von 1907 verdeutlicht, daß seit der vesalischen Ära bis zum 20. Jahrhundert das Kochverfahren sich wenig verändert hat und nicht etwa vormodernen Zeiten zuzuordnen ist. Die anatomische Handlung ist dieselbe geblieben, während Bleich- und Entfettungsverfahren lediglich durch Benzinentfettungsapparate perfektioniert wurden. Der Anatomieprofessor Wilhelm Waldeyer (1836–1921) erklärt die einzelnen Schritte:

> Die Knochen werden vorsichtig entfleischt [...] Aus ganzen Schädeln muß vorher das Gehirn mittels eines Wasserstrahls ausgespült werden, da es beim Mazerieren hart wird [...] Hand-, Fuß- und Steißknochen etc. legt man in kleine Beutelchen, da sie sonst oben im Fett schwimmen und leicht etwas verloren gehen kann. Darauf gießt man Wasser auf, bis alles bedeckt ist [...] Nach 8–10 Tagen ist die Mazeration beendet; vorher schöpft man öfter das Fett ab und sieht nach, ob alle Weichteile und Knorpel gelöst sind. [...] Man kann die empfindlichsten Präparate auf diese Art bearbeiten; ausgeschlossen sind embryonale Knochen, deren Knorpel erhalten werden sollen. Nach vollendeter Mazeration schöpft man die Flüssigkeit ab und läßt die Knochen ½ Stunde oder länger abtropfen. Jetzt legt man sie in ein Sieb, welches in einen Topf eingesetzt werden kann. In dem Topfe hat man vorher Wasser auf etwa 50° C erwärmt und mit *Henkels* schäumender Bleichsoda (auf 4 Eimer Wasser ½ bis 1 Paket) versetzt, senkt das Sieb langsam hinein und läßt es einige Stunden bei mäßiger Wärme (50° C) auslaugen.[738]

Die Skelettierung, aber auch jedes andere Präparationsverfahren beruht auf dem Grundprinzip einer – mit Claudia von Werlhofs Erklärungsansatz ausgedrückt – patriarchal gewendeten Alchemie. Darin erkennt von Werlhof einen die weibliche Gebärfähigkeit negierenden Schöpfungsversuch, der eine grundsätzliche Neukreation von Natur über ihre Zerstörung und gleichsame Vereinnahmung anstrebt.[739] Tatsächlich spricht die Medizingeschichte hinsichtlich der anatomischen Ikonographie der Renaissancemedizin von der *lebendigen Anatomie*,[740] womit zum Beispiel auch die in Vesals *Fabrica* abgebildeten maskulinen Geschöpfe gemeint sind, die zu den »Glanzstücken« dieses Œuvres zählen. Sie stehen und laufen als Muskelmänner, Knochenmänner, Venenmänner und Adermänner in einer Landschaft: zu sehen im Profil, en face und von hin-ten – sie lehnen an einem Tisch mit aufgestützten Ellenbogen oder mit dem Schädel nach vorne gebeugt. Die ersten 12 Tafeln, auf denen sie sich »bewegen«, haben einen durchlaufenden Hintergrund, der das Panorama Paduas zeigt.[741] Die »lebendige Anatomie« – repräsentiert als Knochen-, Venen-, Ader- und Muskel*mann* – gebiert aus dem Tod die »Auferstehung« maskuliner Körper,[742] erzeugt die Illusion von »Leben« und nährt, wie auch die Präsentation der Ganzkörperplastinate des Gunther von Hagens, das Phantasma menschlicher Unsterblichkeit.

In seiner visualisierten Form ist »der Tod« von sterblicher Materie, von Fäulnis und Verwesung gesäubert und in »unsterbliche Materie« verwandelt, die sich, getaucht in die Aura des ewigen Lebens«, so als authentisches Modell des Lebendigen geriert.[743] Die naturwissenschaftliche Entstehung des modernen Körperwissens war von dem Motiv geleitet, dem Mysterium des Todes durch seine Visualisierung auf die Spur zu kommen. Durch die Verwandlung vom Kadaver zum Skelett nahm der Leichnam lebendige Gestalt an und diente so der Verminderung von Todesangst. Denn »das Gestaltete bereitet weniger Angst als das Gestaltlose«.[744] Die inszenierte und gleichsam die Todesangst reduzierende Nähe zum Tod kam auch in der Dekoration der Anatomischen Theater zum Ausdruck: In exponierter Positur umzingelten menschliche und tierische Skelette das Publikum und die Anatomen.

Ob ausgestopfte Enten, aufgespießte Schmetterlinge, Skelette von anatomierten Menschenleichen aus Indien oder alten Kabinetten – solche Präparate trainieren mittlerweile den Blick auf »das Leben« von Kindesbeinen an. Daß solches

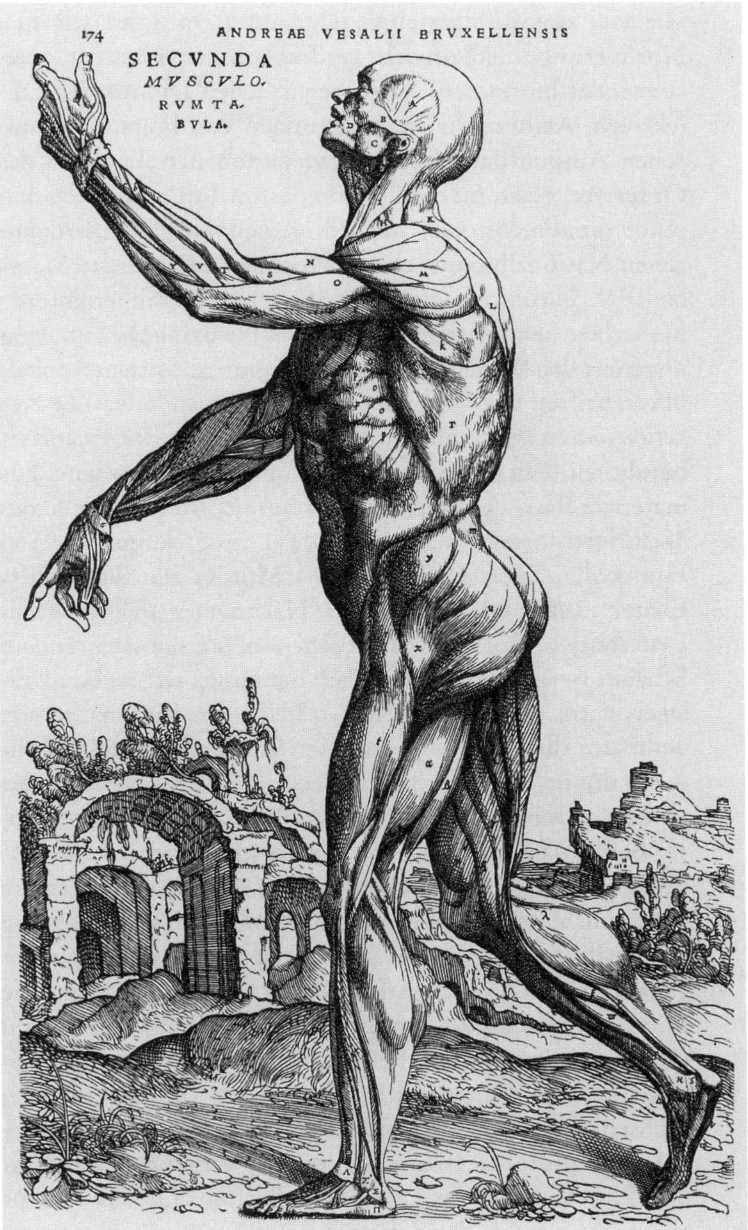

Der »Muskelmann« aus Vesals »Fabrica«

»Leben« zuvor hingerichtet oder unter einer rassistischen Normierung medizinisch verdinglicht worden ist, verschwindet hinter dem wissenschaftlichen Duktus des Objektiven. Ästhetische Inszenierungen von Präparaten täuschen Authentizität vor, die wiederum den Tod und das Opfer vergessen machen. Auch das im Internet zu studierende dreidimensionale Modell *Visible Man* der amerikanischen Nationalbibliothek für Medizin in Bethesda (Maryland)[745] beruht auf dem Körper eines hingerichteten Menschen. Seine Umwandlung in ein medizinisches Präparat inspiriert den Wissenschaftsjournalismus zu solchen Artikelüberschriften wie *Weiterleben im Cyberspace* oder *The execution and eletronic afterlife of Joseph Paul Jernigan*,[746] und sie beruht auf dem Prinzip »Zerstören und Neuschöpfen«: Die materiale Basis des Datensatzes stammt von der Leiche des 38jährigen Joseph Paul Jernigan, der am 5. August 1993 in Huntsville, Texas (USA), wegen Mordes mit einer Giftspritze exekutiert worden war. Nachdem man ihn an der University of Colorado Medical School mit selbsthärtendem Schaum fixiert und 70 Tage lang bei minus sieben Grad gelagert hatte, zerlegte man seinen Leichnam zunächst in vier Teile, um diese im tiefgefrorenen Zustand in 1,871 Millimeter dünne 1900 Scheiben zu zersägen, die nun fotografiert und digitalisiert werden konnten.[747]

Wie dieses Beispiel aus der Gegenwart zeigt, hat die moderne Medizin bis heute die seit ihren Anfängen begründete Tradition, als die Todesstrafe eine elementare Voraussetzung für die Realisierung der anatomischen Forschung war, nicht gänzlich verlassen. Unter dem Motto »Der Zweck *heiligt* die Mittel« bekam die Institution der Hinrichtung im Rahmen naturwissenschaftlicher Erkenntnis eine aufklärerische Dimension. Die utilitaristische Verwertung von exekutierten Menschen für die medizinische Forschung brachte bereits der Anatomieprofessor Georg Friedrich Sigwart (1711–1795) auf den Punkt, als er die Leichenbeschaffung für das Anatomische Theater in Tübingen mit den Worten kommentierte, »daß es ein Glück war, ›wenn man in einem Winter eins oder zwey Subjecte bekam [für die Zergliederung, A. B.]. Oft bekam man den ganzen Winter, oder etliche Jahre, gar keines. Man bekam auch nur Hingerichtete. [...] Kam wieder etwas, so waren die Arzneybeflissenen so froh, daß sie auch sogar dem Ankommenden entgegen ritten, und solches als eine besondere Beute einholten.‹«[748] Auch der Chirurg Georg Fischer (1836–1921) blickte Ende des 19. Jahrhunderts zurück in jene Zeit, als die Anatomie ausschließlich auf Hingerichtete angewiesen war: »Es war für sie [die Göttinger Medizinstudenten, A. B.] mithin ein Unglück, wenn in dem Umkreise der Universitäten nicht wenigstens ein paar Menschen von Zeit zu Zeit geköpft wurden.«[749]

In der über fünf Jahrhunderte bestehenden Abhängigkeit der modernen Medizin von der institutionalisierten Tötung durch Hinrichtung liegen auch die häufigen Versuche von Anatomen begründet, die Art der Todesstrafe und den Exekutionstermin wissenschaftlichen Fragestellungen anpassen zu wollen. So handelte es sich nicht um Einzelfälle oder um ein Spezifikum der nationalsozialistischen Medizin, wenn Ärzte das Hinrichtungsdatum sowie die für die Sektion geeignetste Todesstrafe (wie z. B. Ertränken, Erdrosseln oder Vergiften) bestimmten.[750] Schließlich war es für die Erkenntnisgewinnung wesentlich, über einen möglichst unversehrten Körper zu verfügen. Bis ins 20. Jahrhunderte hinein gab es immer wieder eine Zusammenarbeit zwischen Scharfrichtern, Strafinstanz und der experimentellen Medizin.

Jenseits der nationalsozialistischen Ärzteverbrechen dienten z. B. 1950 in Frankreich durch die Guillotine Hingerichtete für medizinische Zwecke: Unmittelbar nach ihrer Exekution entnahm ein Ärzteteam des Pariser »Hôpital Necker« unter der Leitung des berühmten Nephrologieprofessors Jean Hamburger die Nieren für die Übertragung auf Patienten mit chronischem Nierenversagen.[751] Auch die im Januar 1999 weltweit zweite durchgeführte Verpflanzung eines Arms erfolgte in Kooperation des Jewish Hospital in Louisville mit der amerikanischen Hinrichtungsinstanz: Die an den Körper des 37jährigen Matthew Scott angenähte

Hand stammte von einem exekutierten Menschen.[752] Und nicht zuletzt besteht seit 1979 eine Verknüpfung zwischen den Hinrichtungen in der Volksrepublik China und der Transplantationsmedizin, von der Patienten u. a. auch aus den USA und Kanada profitieren. Laut Schätzungen werden in China zwischen 6000 und 10000 Todesstrafen jährlich verhängt, die zunehmend durch tödliche Injektionen auch in mobilen Exekutionsräumen vollstreckt werden. Nicht selten gewinnt man von den Hinrichtungsopfern Organe für die Verpflanzungstherapie, was hier unmittelbar auf der Kooperation zwischen Staat, Medizin und Justiz beruht: Nach einem vorherigen ärztlichen Check-up sowie einer Gabe von Antigerinnungsmitteln werden den als gesund befundenen Dissidenten und anderen Häftlingen noch auf dem Hinrichtungsplatz oder im narkotisierten Zustand vor der Erschießung Organe entnommen, teilweise finden Exekutionen auf dem Krankenhausgelände statt.[753]

Diese Verbindung zwischen Ärzten und Henkern ist so alt wie die moderne Medizin selbst. Seit ihrer Begründung informierten Wissenschaftler sich über bevorstehende Exekutionen. Sofern die Justiz medizinischen Bedürfnissen entgegenkam, war es Ärzten nicht erst im Nationalsozialismus gestattet, ihre Zergliederungsobjekte noch im lebendigen Zustand auszuwählen und den Hinrichtungstermin nach Kriterien des jeweiligen Forschungsinteresses festzusetzen. So berichtete schon Vesal, er sei Richtern zur Last gefallen, wenn er des öfteren an sie herangetreten sei und darum gebeten habe, »daß die Menschen mit dieser oder jener Todesstrafe getötet werden, oder daß sie bis zu diesem oder jenem, für die Sektion geeigneten Zeitpunkt am Leben bleiben«.[754] Schon Mitte des 15. Jahrhunderts hatte die Wiener medizinische Fakultät Henker und Justiz konsultiert, um an Leichen zu kommen:

So geht aus den Akten der medizinischen Fakultät zu *Wien* deutlich hervor, dass die Fakultät dem Anerbieten des Scharfrichters zur Vermittlung von Materiallieferungen im Jahre 1444 willig Gehör geschenkt [...] hat. Sie wurden mit der Bekanntgabe des Scharfrichters an die Fakultät eingeleitet, es sei eben ein junges Weib da. Falls die Person hingerichtet werden sollte, [...] wolle er insgeheim veranlassen, dass die Fakultät sie bekomme [...]. Worüber die Fakultät sehr zufrieden war und ihre Vertreter beauftragte, sich des Scharfrichters zu versichern für den Fall, dass er eines derartigen ›Suppositum‹ habhaft werden könnte. Die Verhandlungen blieben nicht ohne Erfolg und die Anatomie kam zu stande. Aus den Eintragungen über die nächste im Jahre 1452 abgehaltene Anatomie ergiebt sich, [...] dass man unter den 6 Weibern, die hingerichtet werden sollten, eine sorgfältige Auswahl traf, [...]unter diesen ward wieder die eine sehr geeignet befunden, ertränkt und der Fakultät überwiesen.[755]

Ebenso wurde 1689 auf Bitten der Innsbrucker Professoren von der gerade gegründeten medizinischen Fakultät die Todesstrafe des Brandstifters Johann Vogelsanger aus Hall vom Feuertod in eine Enthauptung umgewandelt.[756]

Zudem erstreckte sich das medizinische Erkenntnisinteresse am Körper von Hingerichteten auf empirische Beobachtungen des Tötungsvorgangs – so z. B. 1739 in Innsbruck, wo sich anläßlich einer Enthauptung der Richtplatz mit so vielen Medizinstudenten gefüllt hatte, daß dem Scharfrichter die Exekution mißlang.[757] Diese Verbindung der modernen Medizin zur Hinrichtungsinstanz intensivierte sich noch zu Beginn des 19. Jahrhunderts, denn nun wurde der Galgenplatz selbst zur Stätte empirischer Forschung. Insbesondere Massenhinrichtungen eigneten sich für die Durchführung von Versuchsreihen. Im Laufe des 19. Jahrhunderts zu einer zentralen Erkenntnismethode entwickelt, gewährleisteten sie die Wiederholbarkeit eines Experiments für die empirische Beweisführung. So errichteten Professoren der *Medizinischen Privatgesellschaft* zu Mainz während der 1803 in Mainz erfolgten Hinrichtung des »Schinderhannes« und 19 anderer Männer seiner Bande zwei Labore vor Ort, um der Frage nach dem Todeszeitpunkt experimentell nachzugehen.[758]

Anlaß für die experimentelle Forschung unter der Fragestellung, ob und wie lange der Kopf nach der Guillotinierung noch denkt und fühlt, gab die Enthauptung der französischen Republikanerin Charlotte Corday (1768–1793). Sie hatte den Jakobiner Jean-Paul Marat (1743–1793) erstochen und wurde wenige Tage danach hingerichtet. Gemäß den bei hohen Todesstrafen praktizierten Demütigungsriten ohrfeigte der Henkersknecht nach der Enthauptung ihren Kopf. Der bei der Hinrichtung anwesende Chirurgieprofessor Jean-Joseph Sue (1710–1792) berichtete, daß beide Wangen der Corday, statt leichenblaß zu sein, vor Entrüstung erröteten, obzwar nur eine Seite geschlagen worden war. An solchen Beobachtungen entzündete sich eine Fachdiskussion, die zwar schon lange zuvor die Medizin beschäftigt hatte, nun aber zu galvanischen experimentellen Forschungen am Henkersplatz führten.[759]

Über elektrische Versuche an Hingerichteten im beginnenden 20. Jahrhundert berichtet 1936 auch der Freiburger Psychiatrieprofessor Alfred E. Hoche (1865–1943). Hoche hatte sich mehrfach als Spezialist des medizinischen Tötens profiliert: Gemeinsam mit dem berühmten Juraprofessor Karl Binding (1841–1920) verfaßte er kurz vor dem Ersten Weltkrieg die 1920 erschienene Schrift: *Die Freigabe der Vernichtung lebensunwerten Lebens. Ihr Maß und ihre Form.*[760] Unter einer ähnlichen Fragestellung, wie sie zu Anfang des 19. Jahrhunderts die Schafottexperimente aufgeworfen hatten, führte Hoche seinen Versuch in einer nunmehr der Öffentlichkeit verschlossenen Hinrichtungsstätte durch: Wie lange nach der Exekution ist der Rumpf von Enthaupteten durch elektrischen Strom erregbar? Hoche schildert folgende Beobachtung, die ihm laut eigener Einschätzung im Gegensatz zu bisherigen Experimentatoren nur gelingen konnte, weil er seine Forschung schon 120 Sekunden nach der Hinrichtung beginnen durfte:

In dem Momente, als meine Metallstifte das Rückenmark berührten, warf der kopflose Tote mit brüsker Bewegung der Arme die auf ihm liegenden Scheren usw. auf den Boden, […] Es stellte sich dann heraus, daß die früheren Untersucher darum keinen Erfolg gehabt hatten, weil sie zu spät angefangen hatten; 15 bis 20 Minuten nach dem Tode hört die Erregbarkeit des Rückenmarks auf. Zum Ausbau meiner Versuche ließ ich mir bei späteren Hinrichtungen die gern gewährte Genehmigung der Staatsanwälte geben, vermöge deren es mir gelang, die Leichen schon 120 Sekunden nach dem Fallen des Beiles auf meinen Tisch zu bekommen.[761]

Die Frage nach der medizinischen Todeszeitbestimmung, die durch elektrische Reizungen an abgetrennten Köpfen und Rümpfen sofort nach der Enthauptung auf dem Schafott zu ergründen versucht wurde, ging aus der Praxis der medizinisch entwickelten Tötungstechnik der Guillotine unmittelbar hervor. Als Kardinalfrage sollte sie seit Mitte des 20. Jahrhunderts die Forschung zur Beweisführung des als »innere Enthauptung« medizinisch definierten Hirntodes anhand von Untersuchungen schädelverletzter Patienten sowie mittels Dekapitationsversuchen an Tieren beschäftigen.

Ebenso ähneln die Galgenexperimente aus dem 19. Jahrhundert frappierend der Vorgehensweise in der heutigen Hirntoddiagnostik und können durchaus als Beginn der empirischen Forschung über den Todeszeitpunkt gelten: So legten die Experimentatoren Finger in die Augen und reizten die Bindehaut mit einer Holzfaser, setzten einen Käfer auf die Nase, um Augenbewegungen zu provozieren, drehten zügig den enthaupteten Kopf, riefen laut ins Ohr des abgeschlagenen Hauptes »*Kennst du mich? Sieh mich an*«, um eventuell noch vorhandene Lebenszeichen herauszufordern[762] – ähnlich reizen auch Hirntoddiagnostiker die Augen sowie den Nasenrachenraum mit Gegenständen, stechen mit einer Nadel in die Nasenwand, um Schmerzreaktionen zu testen, nehmen eine rasche Drehung des Kopfes vom Komapatienten vor oder spülen Eiswasser in die Ohren, um sich eines toten bzw. lebenden Gehirns gewiß zu werden.[763]

Teil III
Das Opfer im medizinischen Fortschritt: Von der Anatomie zur Transplantationsmedizin

1. Das Häftlingslager für zum Tode Verurteilte als medizinisches Laboratorium im aufklärerischen Diskurs

In der zweiten Hälfte des 18. Jahrhunderts begann eine Ära, die im 19. und 20. Jahrhundert in einen rasanten Aufschwung der experimentellen Wissenschaften mündete. Im Zeichen des wissenschaftlichen Fortschritts war diese Entwicklung mit einem generellen gesellschaftspolitischen Bedeutungszuwachs der Naturwissenschaften verbunden. Für die moderne Medizin beinhaltete dieser Prozeß, daß nicht nur die Krankheitslehre und Methoden der Diagnostik in neu entstehenden Spezialgebieten wie etwa anatomischer Pathologie, Gynäkologie, Dermatologie, Bakteriologie oder Tropenmedizin ausdifferenziert wurden. Vielmehr ging diese Entwicklung der medizinischen Experimentalwissenschaft mit der Herausbildung des modernen Staates Hand in Hand. Sie war engstens mit ihr verschränkt und hatte bis Anfang des 20. Jahrhunderts eine umfassende Medikalisierung gesellschaftlicher Prozesse zum Ergebnis: angefangen von der Durchsetzung der Hygiene über die Etablierung der medizinischen Definitionsmacht von Armut, die Geschlechterordnung bis hin zu hirnanatomischen Erklärungen von politischer Dissidenz, die auf Sektionsbefunden beruhten.[764]

Mehr als je zuvor begannen Mediziner soziale und geschlechtliche Normierungen von »Krankheit« und »Gesundheit« vorzunehmen und auf dem Terrain staatlicher Politik zu agieren. Sie bauten im Zuge des medizinischen Fortschritts ein System des öffentlichen Gesundheitswesens auf. Dazu zählten z. B.: Impf- und Seuchengesetzgebungen; Institutionalisierung von Gesundheitsämtern, medizinischen

Gutachtertätigkeiten sowie der Sittlichkeitskontrolle; Ausbau der Krankenhäuser und Irrenanstalten; staatliche Kassenpolitik durch Kranken-, Unfall- und Rentenversicherungsgesetze; öffentliche Hygiene; vererbungspathologische Deutungen und entsprechende Bekämpfungsstrategien gegen negative Begleitphänomene des Industrialisierungspozesses in der Armutsbevölkerung (z. B. Alkoholismus, Prostitution, Bettelei, Kriminalität) durch eine rassenhygienisch und eugenisch begründete Abtreibungs-, Sterilisations- und Kastrationspraxis; medizinische Kompetenzzuschreibung für den Arbeiterinnen- und Mutterschutz sowie für das Sexual-, Gebär- und Stillverhalten von Frauen; militärärztliche Musterung von Männern nach Kriterien der Soldatentauglichkeit; kolonialpolitische Institutionalisierung der Tropenmedizin und Rassenhygiene.[765]

Der medizinische Fortschritt konnte dabei nur unter Bedingungen erfolgen, die eine Ausdehnung der im 16. Jahrhundert begonnenen anatomischen Erkenntnisweise an Toten auf den Menschenversuch in Reihenuntersuchungen sowie eine Expansion der tierexperimentellen Forschung erlaubten. Der mit Hilfe staatlicher Institutionen gebilligte Zugriff auf soziale Gruppen, aus denen bisher Leichen für den Forschungsprozeß rekrutiert und an medizinische Fakultäten geliefert worden waren, erfolgte nun auch auf lebende Personen in einem zuvor nicht gekannten Ausmaß. Menschen aus der Armutsbevölkerung und aus Kolonialgebieten, Insassen von Gefängnissen, Waisen- und Armenhäusern dienten als Objekte medizinischer Erkenntnisgewinnung, ohne deren Verdinglichung die Entwicklung der modernen Medizin des 19. und 20. Jahrhunderts undenkbar ist.

Zwar soll es schon in der Renaissance Anatomen gegeben haben, denen Behörden Todesverurteilte zur Vivisektion überließen, ohne daß der Scharfrichter die Exekution vollstreckt hatte. Doch die Medizin dieser Epoche war zunächst darauf konzentriert, die Einführung des neuen Erkenntnisstils der Leichenzergliederung und der Vivisektion von Tieren moralphilosophisch zu fundieren. In der bis ins 18. Jahrhundert hinein geführten ethischen Diskussion über die noch nicht als Experiment, sondern als Vivisektion von Menschen bezeichnete Methode wurde diese als grausam verworfen.[766] Denn religiöse und magische Vorstellungen standen zu Beginn der experimentellen Medizin der faktischen Durchsetzung des Humanexperiments noch zu sehr im Wege, so daß jahrhundertelang die ethische Debatte darauf konzentriert war, für den dramatischen Tabubruch an menschlichen Leichen und an lebenden Tieren einen gesellschaftlichen Konsens zu finden.

Nicht zuletzt wurden mit der Herausbildung des neuzeitlichen Rechtssystems auch entgegen der cartesianischen Auffassung, Tiere seien seelenlose und daher schmerzunempfindliche Gliedermaschinen, Tierquäler mit Gefängnis oder Geldbuße bestraft.[767] Dabei schützte man jedoch nicht das Tier im Sinne eines Tierrechts, vielmehr ging es um das als ein eigenständiges Rechtsgut aufgefaßte menschliche Mitgefühl.[768] Vor dem Hintergrund dieses anthropologischen Selbstverständnisses entwickelte sich die Ethik in der modernen Medizin. Ihre eigentliche Aufgabe hat sich seither nicht wesentlich verändert: Sie hat die Funktion, für das in der anatomischen Erkenntnismethode liegende Strukturelement der Gewalt Ausnahmeregelungen zu finden und diese mit kulturellen Sittlichkeitsvorstellungen zu vereinbaren. Konkret bedeutete dies, die experimentelle Gewalt- und Tötungspraxis in ihrer gesellschaftlichen Beurteilung von magischen Bewertungsmaßstäben, insbesondere von der Vorstellung einer beseelten Welt, gänzlich zu befreien und die rational begründete Forschung am Körper von Mensch und Tier in das christliche Weltbild zu integrieren.

Die Frage nach der Rechtmäßigkeit der Zergliederung von lebendigen Wesen entzündete sich zunächst an der Tiervivisektion und wurde seit dem 18. Jahrhundert auf die Anatomie von lebenden Menschen ausgedehnt. Die Diskussion um den von Naturwissenschaftlern im 16. und 17. Jahrhundert zwar schon erwogenen, aber gleichsam verworfenen

Menschenversuch war zunächst Teil der ethischen Rechtfertigung der Tiervivisektion. Im Verhältnis zur Anatomie von lebendigen Menschen wurde das vivisektorische Tierexperiment bagatellisiert und gegenüber dem Humanversuch für legitim erklärt.[769] »Die ausdrückliche Versicherung«, so Andreas-Holger Maehle, »neben der Sektion der menschlichen Leiche nur *Tier*vivisektionen vorzunehmen, hatte wohl in erster Linie den Zweck, der Verdächtigung der Menschenvivisektion vorzubeugen oder entgegenzutreten.«[770]

Ähnlich der Sektion menschlicher Leichen stellte jedoch selbst die Anatomie von lebendigen Tieren noch bis ins 18. Jahrhundert hinein, und zwar auch und vor allem im Bewußtsein der Vivisektoren, eine nicht so leicht überwindbare Hürde dar, denn – wie mehrere biographische Selbstzeugnisse belegen – die anatomische Folterpraxis hinterließ bei berühmten Experimentatoren wie z. B. bei den englischen Naturforschern Robert Hooke (1635–1703) und Robert Boyle (1627–1691), dem mit Lämmern und Schafen experimentierenden Londoner Arzt Richard Brocklesby (1722–1797) oder dem deutschen Anatomen Johann Friedrich Blumenbach (1752–1840) Gewissensängste.[771] So auch bei Albrecht von Haller, der sein wissenschaftliches Renommee als Begründer der modernen Physiologie durch vivisektorische Experimente zu verdanken hatte. Haller hatte bis 1752 mehr als vierhundert lebendige Tiere (Hunde, Katzen, Ziegen, Kaninchen, Ratten) in der Manier eines Zergliederers auf quälerische Weise »untersucht«, wobei er einräumte, »hierbei mir selbst verhaßte Grausamkeiten ausgeübet« zu haben, etwa indem er die Tiere »gebrannt, gehauen, gestochen, [...] bis zur Zerstörung zerschnitten«[772] oder mit Hammer und Meißel Löcher in die Hirnschale gebohrt hatte.[773] Seine Bereitschaft zu solch »verhaßten Grausamkeiten« legitimierte er zweckrational mit dem »*Nutzen für das menschliche Geschlecht*«.[774]

Nicht nur einmal, sondern wiederholt problematisierte Haller seine Vorgehensweise als »Marter« oder gar als »Hinmorden lebendiger Tiere«, das er zwar mit der gängigen ethischen Argumentationsfigur rechtfertigte, durch diese »Art von Grausamkeit [...] zur wahren Physiologie mehr beigetragen [zu haben] als nahezu alle anderen Künste [d. h. Methoden, A. B.] [...] zusammengenommen«.[775] Aber trotz dieser Hervorhebung des wissenschaftlichen Erkenntnisgewinns, dessen positiver Effekt für das Gemeinwohl und somit für ein höheres Ziel das argumentative Grundmuster für die Begründung von *jeder Art* naturwissenschaftlicher Gewalt- und Tötungspraxis bot, blieb Hallers Seelenheil von den, wie er einräumte, »mir selbst verhaßten Grausamkeiten«[776] nicht verschont. Am Ende seines Lebens war er von einer solchen Gewissensangst geplagt, daß er schwermütig wurde und »sich stetsfort mit der Frage abquälte: ›Wird mir Gott verzeihen, daß ich seine Kreaturen so gequält habe? Ich habe Gottes Geschöpfe so mißhandelt, wie wird Gott mich behandeln?‹«[777]

Von Ängsten und Schuldgefühlen waren viele Experimentatoren seit der Einführung der radikalen Vivisektion von Tieren im 16. Jahrhundert begleitet.[778] Nicht erst beim Menschenexperiment muß der Forscher die im magischen Denken verankerte sympathetische Beziehung zur Umwelt aufgeben und in das Gegenteil, zumindest in Apathie umwandeln.[779] Die anatomische Methodologie selbst verlangt von ihm, sich in gewisser Weise zu entmenschlichen, seine Mitleidfähigkeit auszuschalten, um zu objektivierbaren Erkenntnissen gelangen zu können, die am Ende medizinische Fortschritts- bzw. säkulare Heilsgeschichte schreiben. Und so wurden denn auch nach den historisch aus der Forschung sich neu stellenden Fragen der experimentellen Medizin die Labors mit den zeitspezifischen Bestecken zur »Befragung der lebendigen Natur« ausgerüstet.[780]

Dabei leistet jedes einzelne Experiment mit positiv oder negativ verbuchtem Forschungsresultat einen Beitrag für den wissenschaftlichen Fortschritt: Dazu zählen z. B. die im 17. und 18. Jahrhundert für die Grundlagenforschung der modernen Medizin gewonnenen Erkenntnisse durch Ertränkungsversuche der Tiere; onkologische Forschungen, in deren Rahmen Metastasen aus dem Körper krebskranker Ratten in die Scheide gesunder Tiere gepflanzt wurden, um die Übertragbarkeit dieser Krankheit herauszufinden;[781] die im 20. Jahrhundert untersuchten endokrinologischen Vorgänge u. a. zur Entwicklung der Antibabypille durch Verpflanzungen von Ovarien aus dem Körper schwangerer Kaninchen in andere geschlechtsreife Tiere;[782] die Entwicklung der Hirntodfeststellung, indem Experimentatoren Hunden das Blut bis zum Eintritt des klinischen Todes entzogen und es dann wieder in den Tierkörper hineinpumpten, Katzen enthaupteten, um zu erproben, welche Lebenszeichen der dekapitierte Körper noch unter Bedingungen der künstlichen Weiterbelebung aufzuweisen vermag;[783] ebenso die an der Wende zum 21. Jahrhundert erfolgten Züchtungen von sogenannten Krebs- und Knock-out-Mäusen sowie von mit menschlichen Genen manipulierten Schweinen für Transplantationszwecke oder schließlich auch die Experimente des Neurochirurgen Robert J. White in den Labors der Case Western Reserve University in Cleveland/Ohio, der mit dem Ziel, eines Tages querschnittsgelähmte Patienten heilen zu können, Primaten die Köpfe abschneidet, um sie auf den Leib anderer Affen zu transplantieren.[784] Dabei lesen sich viele Versuchsanordnungen wie ein aus einem Gruselroman entsprungenes Phantasiegebilde, das in unserem kulturellen Bewußtsein lieber mit dem Geist von Mary Shelleys (1797 bis 1851) fiktiver literarischen Figur des Dr. Frankenstein (*Frankenstein oder Der moderne Prometheus*, 1818) assoziiert wird als mit der *Normalität* unserer modernen Wissenskultur. Schließlich werden von dieser auf das Experimentieren mit lebendigen Tieren angewiesenen Wissenschaft weltweit jährlich mindestens 300 Millionen Tiere durch Versuche geopfert.[785]

Aber selbst die Entwicklung hin zur Bereitschaft zum Töten auch von Menschen war schon in der Renaissance-Medizin vorgezeichnet. Jedoch nur in Einzelfällen ist belegt, daß Ärzten das Experimentieren an lebenden Menschen erlaubt wurde.[786] Erst im Zeichen der Aufklärung entzündete sich im 18. Jahrhundert vor allem in Frankreich, England und Deutschland eine breite ethische Debatte über den für die Gesellschaft zu ziehenden Gewinn aus Menschenvivisektionen. Ausgehend von dem Argumentationsschema, das im 16. und 17. Jahrhundert für die moralische Rechtfertigung der Leichenzergliederung von Hingerichteten entwickelt worden war, sollte »zum Nutzen der Allgemeinheit« die Exekution durch die Anatomie von lebendigen Menschen ersetzt werden können.

In diesem Konzept eines »medizinischen Strafvollzugs«[787] ging es um nichts weniger, als dem Naturwissenschaftler selbst die Funktion des Henkers zu übertragen, so daß Folter, Töten und anatomische Erkenntnis eins wurden. Selbst wenn sich Ärzte gegen solche Pläne zahlreich sträubten,[788] war die sich ausdifferenzierende empirische Medizin auf die moralische Anerkennung dieser Erkenntnisweise angewiesen. Denn die unter dem anatomischen Paradigma betriebene medizinische Forschung hatte sich im Zuge der Aufklärung dem säkularen Fortschrittskonzept verschrieben. Für sie boten sich keine Alternativen, als das Menschenexperiment in irgendeiner Weise als ein unverzichtbares Erkenntnismittel durchzusetzen. Zwar wurden seit dem beginnenden 20. Jahrhundert anläßlich der an die Öffentlichkeit gelangten medizinischen Verbrechen nationale und internationale Richtlinien für die Durchführung wissenschaftlicher Menschenversuche formuliert, dennoch gilt seither das Bekenntnis zu dieser Methode, wie z. B. auch 1964 in der Deklaration des Weltärztebundes von Helsinki proklamiert: »Ein wissenschaftlicher Fortschritt im Interesse der leidenden Menschheit ist nicht denkbar ohne die Übertragung der im Laboratoriumsversuch gewonnenen Erkenntnisse auf den Menschen.«[789]

Entsprechend seiner hohen politischen Bedeutung wurde der wissenschaftliche Fortschritt seit der Aufklärung zu einer Maxime und somit ein wesentliches Aufgabenfeld des modernen Staates. Die experimentelle Erforschung des Menschen durch die Medizin hat somit einen politischen

Auftrag und nimmt selbst in Anspruch, ein elementares Gesellschaftsinteresse zu vertreten. Mit dieser Funktionszuschreibung konnte die medizinische Forschung auf keinen Fall in eine kriminelle Nische außerhalb des Gesetzes und gesellschaftlicher Kodizes getrieben werden. Vor dem Hintergrund der sich neu herausbildenden säkularen Staatsgewalt und der aufklärerischen Bedeutung der Wissenschaft als eines vom Staat zur Verbesserung der Lebensbedingungen seiner Bürger zu nutzenden Instrumentariums stellte sich die Frage nach Legitimationsformen der Menschenvivisektion historisch neu. Sie war auf Grundlage humanistischer Prinzipien zu beantworten – ein Paradoxon, da Aufklärer die Menschenvivisektion just in jenem Augenblick als unverzichtbare Erkenntnismethode in Erwägung zogen, als das Menschenrecht als ein vom Staat zu schützendes Leitprinzip gerade proklamiert wurde. Es hatte »den Menschen« von Geburt an vor Gewalteinwirkungen zu bewahren, die ihn zum bloßen Objekt fremder Handlungen werden lassen könnten.

Denn nicht mehr singulär Gott, sondern der Staat avancierte im Zeitalter der Aufklärung zu der Instanz, die per Gesetz zu ethischen Prinzipien verpflichtete und umgekehrt sich selbst darauf begründete. Wie Giorgio Agamben, auf Hannah Arendts *Erklärung der Staatenlosen* (Flüchtlinge) rekurrierend, hervorhebt, verwandelt der Nationalstaat mit der Deklaration der Menschenrechte das »natürliche nackte Leben« in das eines »Bürgers«: »Jenes natürliche nackte Leben, das im Ancien régime politisch belanglos war und als kreatürliches Leben Gott gehörte [...], wird nun erstrangig in der Struktur des Staates und bildet sogar das irdische Fundament der staatlichen Legitimität und der Souveränität.«[790] Das egalitäre Prinzip besteht folglich nur eingeschränkt als Bürgerrecht. Das von Hannah Arendt zum Heuchelbegriff erklärte »Menschenrecht« wird, so Agamben, einzig »dem Menschen zugeschrieben«, der auch das »Fundament des Bürgers abgibt«.[791] Und so wird es zu einer Eigenheit der Moderne und noch einmal auf besondere Weise jeder im

20. und 21. Jahrhundert getroffenen bioethischen Entscheidung, »im Leben laufend die Schwelle neu zu ziehen, die das, was drinnen, und das, was draußen ist, verbindet und trennt«.[792]

Mit der Herausbildung der Biopolitik hat sich zu staatlichen Aus- und Eingrenzungsmechanismen der wissenschaftliche Fortschritt selbst hinzu gesellt. Seine Dynamik bzw. die Legitimität seiner Forschungspraxis zeichnet sich dadurch aus, daß jede staatliche Entscheidung der Autorität des Expertenwissens unterliegt, das nun den Inhalt von Menschenrecht und Menschenwürde jeweils verändert und neu bestimmt (z. B. Abtreibung, Embryonenforschung, Euthanasie, Klonen, Organentnahme aus dem Körper hirnsterbender Menschen). Die Kluft zwischen dem »natürlichen nackten« und dem mit bürgerlichen Rechten ausgestatteten Leben bildet bis in die Gegenwart den Dreh- und Angelpunkt für die ethische Begründung einer jeden biopolitischen Entscheidung und ist daher auch bestimmend für die Entwicklung des Menschenversuchs seit Mitte des 18. Jahrhunderts.

Daß ein moralischer Konsens für die Menschenvivisektion zunächst dort zu finden versucht wurde, wo bereits rechtmäßig getötet wurde, ist nicht verwunderlich. Zudem konnte man an die im 14. Jahrhundert begonnene Tradition der von der Obrigkeit organisierten Leichenlieferung aus den Hinrichtungen direkt anknüpfen. Die Geschichte der gesellschaftlichen Legitimation des Humanexperiments beginnt daher mit dem im 18. Jahrhundert geführten Diskurs über die Freigabe von Häftlingen zum Gewinn wissenschaftlicher Erkenntnis, also von jenen, die keine Bürger waren. Die vorerst zu ziehende Grenzlinie war *de jure* genau vorgegeben – denn als rechtmäßig Ausgestoßene befanden sich alle Todesverurteilten von vornherein »draußen«. Am Ende des seit der frühen Neuzeit forcierten Institutionalisierungsprozesses der Hinrichtung angelangt, verkörperten sie das tötbare Leben und waren die ersten, die im aufklärerischen Diskurs für die Nutzung experimenteller Heilzwecke in Frage kommen sollten.

Über die moralische Rechtmäßigkeit der Menschenvivisektion von zum Tode verurteilten Menschen bestand unter Aufklärern schließlich so weit Konsens, daß sie 1751 im Standardwerk der französischen Aufklärung, in Denis Diderots (1713–1784) und Jean le Rond d'Alemberts (1717–1783) *Encyclopédie* (1751–1780), proklamiert wurde,[793] ebenso 1732 in der deutschen Enzyklopädie: Zedlers *Universal-Lexicon* (1732–1754).[794] Prominente Naturforscher forderten unter dem Topos »Fortschritt der Wissenschaft« den Ersatz der Todesstrafe durch die Menschenvivisektion (z. B. Injektions- und Abbindungsversuche, chirurgische Experimente durch Entfernung der Milz, Rippen oder Hirnpartien, Amputation der Schenkelknochen, Eröffnung der Speiseröhre).[795] Auch postulierte 1752 der damalige Präsident der Königlich Preußischen Akademie der Wissenschaften zu Berlin, Pierre-Louis Moreau de Maupertuis (1698–1759), in seinen *Briefen über den Fortschritt der Wissenschaften*, zum Tode verurteilte Häftlinge für medizinische Experimente freizugeben. Unter dem Titel *Über die Nützlichkeit der Hinrichtung von Kriminellen*[796] erweiterte er die Aufgabe des Strafvollzugs um eine naturwissenschaftliche Funktion. Nicht die medizinische Gewalt- oder Tötungshandlung an sich, sondern erstens der *soziale* (»Minus-«)»*Wert*« des jeweils zur freien experimentellen Verfügung gestellten Menschen und zweitens der *allgemeine Nutzen* des Versuchs wurden nun zu den Gradmessern der ethischen Beurteilung einer Humanvivisektion.[797]

Wie in der Ethik der Medizin gängig, so hielt auch Maupertuis an einer moralischen Grundhaltung des Experimentators fest,[798] denn er erwartete eine menschliche Scheu vor dem Schritt zur Menschenvivisektion, erklärte jedoch, »das Leben der Verbrecher für Experimente zu nutzen, das in jedem Fall dazu dienen könnte, [...] zu heilen«, zu einem Akt der Vernunft und versuchte den Interessenkonflikt zwischen der Gemeinschaft einerseits und dem Opfer andererseits aufzulösen durch die Behauptung eines für beide Seiten dabei herausspringenden Gewinns.[799] Denn die Durchführung der Menschenvivisektion war an zwei Bedingungen geknüpft: Die Häftlinge müßten in das Experiment einwilligen, und ihnen sei die Begnadigung in Aussicht zu stellen. Sollten sie den Versuch überstehen, sei ihr Verbrechen abgebüßt.[800] Vertreter der Humanvivisektion rechneten damit, daß die meisten Häftlinge das Experiment der Hinrichtung wegen der Hoffnung auf ein Überleben vorziehen würden, zumal von allen Verteidigern dieses Konzepts ein humaner und medizinisch verantwortungsbewußter Umgang mit den Häftlingen beteuert wurde.

Somit handelte es sich um eine Tauschbeziehung: Die Verbrechensschuld sollte durch den Schmerz im Sinne einer Gabe gesühnt werden. Bleibt nun der Tausch als Prinzip des alten Opferkults und auch der neuzeitlichen Strafrituale erhalten, so erfüllt die Gabe unabhängig von jeglicher göttlichen Schicksalsmacht eine weltliche Funktion, die sich von allen himmlischen Heilserwartungen lossagt und gleichsam eine Vergottung des Naturwissenschaftlers erzeugt: Die im Opferkult der Vormoderne verankerte Gabe an Gott, die sich einer heilen Zukunft der Gemeinschaft zu versichern sucht, wird durch die Gabe an die Gesellschaft selbst ersetzt. Sie beruft sich dabei auf das Kosten-Nutzen-Kalkül und erhält durch diese Begründung eine utilitaristische Nuance.

Sowenig der Opferkult vormoderner Gesellschaften, wie auch Hans Jonas hervorhebt, als »Akte aus Blutdurst oder zügelloser Wildheit« zu verstehen ist – vielmehr gründet er auf dem Motiv, die »Gemeinschaft zu sichern und sie immer wieder zu sichern«[801] –, strebt das aufklärerische Konzept der Menschenvivisektion nicht Grausamkeit, sondern das Wohl und die Existenzsicherung der Gemeinschaft an. Selbst wenn sich Jonas dagegen sträubt, »medizinische Versuche an menschlichen Subjekten, gesunden oder kranken, in Vergleichsnähe mit urzeitlichen Menschenopfern« zu rücken, betrachtet er dennoch das Menschenopfer als einen immerhin »geheimen Aspekt« der medizinischen Ethik: »Aber etwas von Opfer ist enthalten in der selektiven Aufhebung persönlicher Unverletzlichkeit und der ritualisierten Preisgabe einzelner an unnötige Risiken von Gesundheit und Leben um eines größeren sozialen Gutes willen.«[802] Weil der Opfergedanke grundsätzlich »eine Verschmelzung von Töten und Erlösung ist«, erklärt 1947 der Heidelberger Neurologieprofessor Victor Freiherr von Weizsäcker (1886–1957) in seinen anläßlich der Nürnberger Ärzteprozesse angestellten Überlegungen zu einem die Menschenversuche bestimmenden »Geist der Medizin«, sei es sogar regelrecht »uneinsichtig«, in diesem Zusammenhang »die Macht des Opfergedankens zu übersehen«.[803]

Da die medizinische Ethik aber letztlich die Kosten-Nutzen-Abwägung zur Grundlage jeder Entscheidung über die moralische Richtigkeit eines Experiments macht, tritt der Opferaspekt in den Schatten medizinischer Rationalität. Das frei von jeglicher Religiosität erscheinende wissenschaftliche Wahrheitsparadigma verhilft dem Experiment zu seiner Legitimation, das reale Menschenopfer wird in die Rubrik der Kosten verbannt und bis zur Unkenntlichkeit entstellt. Das individuelle Schicksal verschwindet im medizinischen Fortschritt. Obwohl die wissenschaftliche Methode letztlich einem Hoffnungsglauben (der Wahrscheinlichkeit) aufsitzt – denn das Versuchsergebnis und der erwünschte Rettungseffekt, wie übrigens auch der unmittelbare sowie langfristige Schädigungsgrad der Probanden, bleiben im dunkeln –, büßt sie nichts an ihrem empirischen Gehalt ein. Zum Beispiel: 100 Versuchspersonen werden möglicherweise (!) geopfert und dadurch eine ganze kommende Generation Kranker wahrscheinlich (!) gerettet. Eine solche hypothetisch rationale Kalkulation löscht im kulturellen Bewußtsein jegliche Verwandtschaft des Menschenversuchs mit dem religiösen Opfer vormoderner Gesellschaften.

Die symbolische Tauschbeziehung mit der göttlichen Welt ist nun ersetzt durch wissenschaftliche Rationalität und Objektivität, die empirisch nachweisbare Fakten schaffen. Die konkret medizinisch erzeugte (minimale) Opferzahl steht einer fiktiv behaupteten maximalen Menge von zu rettenden Personen gegenüber – häufig ist die gesamte Menschheit ins Auge gefaßt. Die von Victor von Weizsäcker mittels zweier exemplarischer »Hochrechnungen« auf den Punkt gebrachte Opfer-Heilslogik veranschaulicht die unausweichlich tödliche Verstrickung der im Reihenversuch angewandten humanexperimentellen Methode:

> Wenn also durch 10 künstlich malariakrank Gemachte 1000 oder eine Million andere Malariakranke gerettet werden können, dann wäre nach dieser Auffassung jene Gewaltanwendung berechtigt. Wenn aber *eine* unsittliche Handlung durch ihre Sanktionierung 1000 oder eine Million andere unsittliche Handlungen ebenfalls sanktioniert, dann müssen wir wählen zwischen dem ärztlichen Nutzen und der Rettung der Sittlichkeit. In dieser Alternative liegt das Problem.[804]

So ist die Nützlichkeitserwägung ein Wesensmerkmal des säkularen Menschenopfers in der experimentellen Medizin seit ihrer Entstehung in der Renaissance, und es behält darüber hinaus seine Gültigkeit in ethischen Begründungszusammenhängen des 20. und 21. Jahrhunderts – etwa für die Eugenik, die »Euthanasie« oder die Hirntoddefinition. Keine Kosten-Nutzen-Abwägung kommt allerdings ohne eine ontologische Infragestellung des Opfers *als Mensch* aus. Wie bei der Leichensektion wird auch die Abwertung des Untersuchungsobjekts beinahe unverzichtbar. Die säkulare Opferbegründung zwingt zu einer neuartigen Grenzziehung zwischen Personen, die für das Experiment prädestiniert erscheinen, und Menschen, die dafür in gar keinem Fall in Frage kommen. Die Geschichte des Humanexperiments schließt zwar auch die Methode des Selbstversuchs durch einzelne Naturwissenschaftler ein, dennoch ist sie geprägt von der empirischen Beweisführung durch das Prinzip der Wiederholbarkeit in groß angelegten Versuchsreihen mit vielen Personen.[805] Dabei hat deren Individualität nicht nur in den Hintergrund zu treten, sondern sie ist systematisch auszuschalten, da für den Experimentator der einzelne Mensch nur noch als »Körper« von Belang ist – und zwar zugespitzt auf eine einzige Fragestellung seiner Versuchsanordnung und sonst nichts.

Die Übertragung der Tiervivisektion auf das Humanexperiment unter Prämissen der mechanistischen Lebensauffassung zwingt die Versuchs-»Person« in den Status eines willfährigen, stummen Objekts, auf welches das Beobachtungsmodell der entseelten, anatomisch zergliederbaren Materie angewandt wird. Nur unter dieser Voraussetzung kann der einzelne Körper zum *Modell* für das Allgemeine werden. Subjektive Willkür als Ausdrucksweise eines physisch und seelisch empfindenden Wesens stört den Prozeß empirischer Erkenntnisgewinnung. Vor diesem Hintergrund gewann der seit den zwanziger Jahren entwickelte Blindversuch einen hohen Aussagewert, denn vermeintlich schaltet er jegliche menschliche Subjektivität aus und erzeugt so objektive Wahrheit. Der »Schritt von der Subjektivität in eine objektive Darstellung, von der Willkür in sachgerechtes Wissen«, erklärt Paul Feyerabend, *»dieser Schritt ist ein Schritt in die Unmenschlichkeit«*.[806]

Und so zieht sich ein roter Faden durch die Entwicklung der experimentellen Medizin, der sich aus der Übertragung des sogenannten Tiermodells auf den Menschen herleitet und eine auf der Wahrnehmungsebene des Experimentators erzeugte Entmenschlichung des Opfers notwendig macht: Die als Versuchspersonen am besten geeigneten Menschen verführen am wenigsten zur Identifikation, so daß seit der Begründung der modernen Medizin gesellschaftlich Geächtete sich auch in einer gefährlichen Nähe zur medizinischen Pathologisierung befanden. Das Opfer naturwissenschaftlicher Fortschrittsgeschichte erfuhr allenfalls bei gelungenen Selbstversuchen eine gesellschaftliche Hochschätzung – ansonsten bleibt soziale und anthropologische Diskreditierung ein Wesensmerkmal der medizinischen Opferlogik: Nur als »Anderer« kann der Proband im Forschungsprozeß – wie die Rhetorik der experimentellen Medizin ankündigt – zum »Material«, zum »Untersuchungsgegenstand« generiert und somit als optimales Erkenntnismittel gebraucht werden. Das heißt, der sakrale Status des vormodernen Opfers wird aufgegeben und statt dessen reduziert auf einen sozialen (biologischen) »Null-« oder »Minuswert«.

Nach Regeln des sich im 18. Jahrhundert herausbildenden wissenschaftlichen Rassismus durch einen anatomischen Forschungsexzeß (z. B. Craniometrie, Phrenologie, Gynäkologie, Physiognomie, Anthropologie) zur Beweisführung »biologischer Minderwertigkeit«, die *eo ipso* immer eine soziale Setzung bleibt, wird das zur experimentellen Nutzung vorgesehene Opfer als menschliches Wesen neu bestimmt, der Spezies Mensch nicht mehr als vollends zugehörig definiert und fundamental entwertet: *»ein Mensch ist nichts im Vergleich zur menschlichen Gattung; ein Krimineller ist noch weniger als nichts«*[807] – so Maupertuis, als er die Grausamkeit der von ihm vorgeschlagenen Humanversuche als eine nur »scheinbare« bestimmt.

Damit legte Maupertuis in Ansätzen eine Argumentationsfigur vor, die zwei Jahrhunderte später, 1920, Binding und Hoche in ihrer juristischen und medizinischen Abhandlung *Die Freigabe der Vernichtung lebensunwerten Lebens*[808] ebenso wie 1979 der Philosoph und Utilitarist Peter Singer in seiner berühmten Schrift *Praktische Ethik* zur Begründung der medizinischen Tötung von behinderten Menschen konsequent zu Ende führen werden.[809] Singer, aber auch Eugeniker oder Transplantationsmediziner klassifizieren das von ihnen ontologisch neu definierte und tötbare Leben (Behinderte bzw. Hirntote mit einem sogenannten noch überlebenden übrigen Körper)[810] mitunter als »human vegetable«[811] (menschliches Pflanzenwesen). Jenes »human vegetable« verfügt weder in der Hirntoddefinition noch im »Euthanasie«-Diskurs über einen Personenstatus.

Während die Hirntoddiagnostik einen hirnsterbenden Komapatienten als Person, nicht jedoch als Körper für tot erklärt und daraus ein Recht auf dessen Leib gewinnt,[812] verknüpft Singer sein »Euthanasie«-Konzept mit der ethischen Legitimation des Gebrauchs von »human vegetable« für Humanversuche als einen akzeptablen Weg, »um Tausende von Menschen zu retten«: Als exponierter Tierschützer fordert er in den Laboratorien der experimentellen Medizin mehr Bereitschaft, »Menschen mit schwerwiegenden und unheilbaren Gehirnschäden zu verwenden, [...] die in Krankenhäusern und anderen Institutionen lediglich dahinvegetieren«.[813]

Im 18. und auch noch zu Beginn des 19. Jahrhunderts war die medizinische Begründung für die soziale Ausstoßung noch allein auf die Verbrechensschuld focussiert, durch die sich die naturwissenschaftliche Tötungsmacht legitimierte. Das erst im Entstehen begriffene Konzept eines medizinischen Tötungsrechts zum Zwecke naturwissenschaftlicher Forschung leitete sich aus dem behaupteten »Minuswert« der für das Experiment bestimmten Untersuchungsperson ab, den sie selbst durch ihre kriminelle Tat verschuldet hatte. Das frühe medizinische Opfer begründete sich somit aus seiner Illoyalität gegenüber der staatlichen Ordnung. Demgegenüber stellen die für das 20. Jahrhundert kennzeichnenden biopolitischen Diskurse der Rassenanthropologie, der Eugenik, der Rassenhygiene, der »Euthanasie« oder der Hirntoddefinition, die jeweils eine soziale Ausstoßung auf Basis einer medizinisch begründeten Wertung von Leben fordern, eine Verschärfung, nicht aber eine neue Qualität des Opfers dar. Denn historisch erfährt das von Medizinern der Aufklärung erstmals vorgelegte medizinische Tötungsrecht im 19. und 20. Jahrhundert ein biologisches Fundament, dessen Parameter mit einem Klassifikationssystem der »Minderwertigkeit« aus dem Darwinismus bezogen werden: Zuvor Insassen von Zuchthäusern und Gefängnissen, werden im Laufe des 19. Jahrhunderts z. B. Kindsmörderinnen, Prostituierte, Bettler oder »Arbeitsscheue« unter dem darwinistischen Paradigma zu medizinischen Fällen, zu Phänomenen körperlicher wie kultureller »Degeneration«. Der individuelle oder internationale *Daseinskampf* sowie die Darwinschen Selektionsgesetze lieferten seit der Wende zum 20. Jahrhundert das biopolitische ABC für die Qualifizierung von Kulturen wie von sozialen Schichten.[814] Seit Ende des 19. Jahrhunderts wurde unter dem Einfluß des Darwinismus die Medizin nicht nur definitionsmächtig über soziale Phänomene, sondern sie begann im Zuge des Ausbaus von Krankenhäusern und Irrenanstalten über die von ihr als »degeneriert« diagnostizierten Menschen als *Patienten* zu verfügen. Zu einem nicht geringen Teil wurden Deklassierte von der Armenfürsorge oder Polizeibehörden in die Kliniken eingewiesen und dort auch polizeilich bewacht.[815]

Aus der engen Liaison zwischen staatlicher Fürsorge und psychiatrischer Diagnostik folgte eine Entwicklung, für die ein Kapitel in dem Lehrbuch der Psychiatrie von 1915 wegweisend wurde: Der prominente deutsche Psychiatrieprofessor Emil Kraepelin (1856–1926) kennzeichnete hier die Patientengruppe der »Entarteten« unter dem Titel *Die Gesellschaftsfeinde (Antisozialen)*.[816] Auch der frühe Diskurs der aufklärerischen Medizin hatte schon den Topos des Gesellschaftsfeindes als ein Rechtfertigungsmuster für die Menschenvivisektion von Häftlingen parat, denen die Todesstrafe drohte. Ebenso entstand aus demselben Begründungszusammenhang das Konzept eines Lagers mit zum Tode verurteilten Menschen. Für den Forschungsgebrauch sollte ein eigens zum Experimentieren angelegtes »Depot« von Häftlingen eine Dauereinrichtung in medizinischen Fakultäten werden.

Diese Idee stammte aus der Feder des französischen Arztes und Professors für gerichtliche Medizin François Emanuel Fodéré (1764–1835). 1813 hatte er einen Entwurf zur staatlichen Förderung der medizinischen Wissenschaftsentwicklung und deren Institutionalisierung in einem sechsbändigen Werk über die öffentliche Hygiene und die Medizinische Polizei ausgearbeitet. Ursprünglich Feinde der Gesellschaft und von geringem Wert, könnten zum Tode Verurteilte der Gesellschaft wenigstens nützlich sein, wenn medizinische Fakultäten ein Lager mit zum Tode und lebenslänglich Verurteilten zur Verfügung gestellt bekämen.[817] Das Lager ging hier konzeptionell aus dem Strafvollzug, also dem Schafott hervor und wurde nun zu einem Ort der Erkenntnis umfunktioniert: in ein Labor, wo alles erlaubt ist und der Naturwissenschaftler dazu autorisiert wird, sein Forschungsobjekt als *Ding* zu behandeln. Medikamente, neue Operationsmethoden oder geburtshilfliche Techniken seien in solchen mit Häftlingslagern ausgestatteten Experimentierschulen zu erproben.[818]

Mit dieser Forderung hatte Fodéré vor allem ein Ziel im Auge: Er wollte den von ihm mißbilligten, außerhalb des Zivilrechts praktizierten Experimentierboom auf Häftlingslager einengen und ihm somit eine rechtliche Grundlage geben.[819] Dieses Konzept zur Institutionalisierung des medizinischen Experiments im Strafvollzug machte allerdings keine Schule.[820] Dagegen setzte sich im Laufe des 19. Jahrhunderts die freie Experimentierpraxis als Normalität der Erkenntnisgewinnung durch, und die von Fodéré beklagte Grauzone wurde zu einem Strukturmerkmal des wissenschaftlichen Fortschritts insgesamt.

Zudem stieß die Idee einer Umwandlung der Todesstrafe in das medizinische Experiment bei Rechtswissenschaftlern auf große Widerstände: So wies z. B. 1800 der an der Ausarbeitung der Preußischen Gesetzgebung beteiligte Hallenser Juraprofessor Ernst Ferdinand Klein (1744–1810) dezidiert den Vorschlag zurück, »ein Weibsbild, welches den Strang verwirkt hatte, zum Kaiserschnitte«[821] verurteilen zu können. Für eine systematische Verrechtlichung hatte ein solches Lehrkonzept im 19. Jahrhundert keine Chance. Koloniale und im 20. Jahrhundert außerdem diktatorische Bedingungen eröffneten einen auch rechtlichen Freiraum, der z. B. im Nationalsozialismus die absolute Befriedigung medizinischer Forschungsinteressen in Konzentrationslagern oder momentan in der Volksrepublik China den Gebrauch von todesverurteilten Häftlingen zu Zwecken der Transplantationstherapie erlaubt.

Die nationalsozialistischen Vernichtungslager jedoch schufen erst durch die Auflösung der juristisch definierten (kriminellen) Schuld Versuchsbedingungen, unter denen jeder Strafgedanke hinter dem biopolitisch begründeten Vernichtungswillen verblaßte. Nach medizinischen Kriterien der Rassenhygiene und Rassenanthropologie wurden Menschen für das Todesurteil bestimmt, ohne daß ihnen ein Verbrechen vorgeworfen wurde. Entsprechend dem rassenhygienischen Gedanken, die Geburt von medizinisch definiertem »minderwertigem« Leben bedrohe die Gesellschaft, ja verletze auf tödliche Weise »den Volkskörper«, gab es bereits zu Beginn des 20. Jahrhunderts Konzepte zur Institutionalisierung von Lagern. So lag 1909 dem deutschen Reichsjustizministerium eine Petition zur Isolation und Sterilisation von »Degenerierten« vor:

> Wie man überall in der Natur durch Ausscheidung der schlechtesten Teile das Ganze bessert, so wäre es auch für die menschliche Gesellschaft gewiss ein grosser Gewinn, könnte sie ihre schlechten und nichtswürdigen Mitglieder abstossen [...]
>
> Dies lässt sich erreichen, wenn man sie auf einem ziemlich grossen Landstück ansiedelt, wo sie Land- und Gartenbau und sonstige Gewerbe betreiben: das kann mit Erfolg aber nur unter folgenden 4 unerlässlichen Bedingungen geschehen:
>
> 1. dass sie bis an ihr Lebensende dort bleiben.
> 2. dass alle [...] mit einem Brandmal auf der Stirn [...] für den Rest ihres Lebens gezeichnet werden; nur so werden sie wirklich abgeschieden, ihre Bewachung wird ausserordentlich erleichtert und ihr Entkommen fast unmöglich gemacht.
> 3. müssen alle ohne Ausnahme verschnitten werden, um ihnen die Möglichkeit der Fortpflanzung [...] zu nehmen; man bedenke nur, wieviel Elend und Verbrechen die Entartung des Geschlechtslebens verursacht.[822]

War hier das Lager als eugenisches Selektionsinstrument zur Ausrottung bestimmter Menschen gedacht, das sich rassenhygienisch fernab von jeder Vorstellung einer Verbrechensbekämpfung begründete, so lag auch der nationalsozialistischen Vernichtungspolitik keinerlei Straflogik zugrunde. Daß im Vernichtungslager die Strafidee überhaupt keine Rolle mehr spielte, erklärt Hannah Arendt zu einer Eigenheit von totaler Herrschaft: »Die totale Herrschaft hat die Begriffe von Verbrechen und Auszeichnung, von Schuld und Unschuld nicht, [...] – sie hat sie einfach abgeschafft und an ihre Stelle den in seiner ganzen Furchtbarkeit noch kaum geahnten neuen Begriff der ›Unerwünschten‹ und ›Lebensuntauglichen‹ gesetzt. Nur Verbrecher kann man bestrafen, Unerwünschte und Lebensuntaugliche läßt man von der Erdoberfläche verschwinden, [...] mit ihnen will man noch nicht einmal Exempel statuieren.«[823]

Keine juristische, sondern die biopolitische Logik machte den nationalsozialistischen Massenmord somit »begründbar«. Blieb hingegen im Foderéschen Konzept das Schuldprinzip noch aufrechterhalten – theoretisch wenigstens konnte der Häftling durch die experimentelle Sühne Freiheit erlangen –, so spielte dennoch in diesem frühen Entwurf des medizinischen Lagers die Verbrechensbekämpfung auch keine Rolle – schließlich entsprach die Verfügung über möglichst viele Menschen («Minuswertige« bzw. »Verbrecher«) für Versuchszwecke einem fundamentalen Forschungsinteresse. Und so war es kein zufälliger Appendix, sondern ein Signum der nationalsozialistischen Vernichtungspolitik insgesamt, daß ihre Organisation nicht nur die Quarantäne zum Vorbild nahm, vielmehr gehörte es zum Konzept des Konzentrationslagers, daß das medizinische Versuchslaboratorium in sie integriert war. Für einen »Triumphzug gegen den Tod« verschmolzen Staat und Medizin zu einer Kooperative der Massenvernichtung: Das seuchenpolitische *Modell der Quarantäne*, das sich über vierhundert Jahre zur Abwendung des Massensterbens infolge der Pest herausgebildet hatte, und medizinischer Fortschritt als eine Maxime säkularisierter Todesabwehr wurden hier auf grausamste Weise miteinander vereinigt.

2. Wissen um jeden Preis: Menschenexperimente in Krankenhäusern, Gefängnissen und Konzentrationslagern

Wie im Laufe des 18. Jahrhunderts üblich geworden, erfolgte die Ausbildung der sich neu professionalisierenden männlichen Gynäkologen und Chirurgen sowie die Erprobung neuer chirurgischer Gebärtechniken an ausschließlich unverheirateten schwangeren Frauen in extra für Forschungszwecke eingerichteten Geburtshäusern.[824] Diese Experimentierpraxis setzte sich im Zuge der von Foucault beschriebenen »Geburt der Klinik« generell durch: Hospitäler des alten Typs, in denen arme, alte und kranke Menschen gratis oder auch gegen eine bestimmte Geldsumme aufgenommen und bis an ihr Lebensende verpflegt wurden, veränderten ihre ursprüngliche Aufgabe und entwickelten sich zu modernen Krankenhäusern. Diese hatten vorrangig einen Forschungsauftrag und wurden zu Ausbildungsstätten mit eigenen Experimentier- und Sektionssälen.

Die klinische Forschung rückte ins Zentrum dieser Institution. Entsprechend bestimmte die medizinische Ausbildung zunehmend den Tagesablauf im Krankenhaus. Teilweise von der Polizei eingewiesen, durften Patienten aus der Armutsbevölkerung auch mit Peitschenhieben gezüchtigt werden und hatten den für Forschungsinteressen eigens eingerichteten ärztlichen Visiten bedingungslos zur Verfügung zu stehen.[825] Verarmte Menschen wurden nun zu Objekten wissenschaftlicher Erkenntnisgewinnung und das Krankenhaus zum Experimentierfeld der sich ausdifferenzierenden Medizin – eine Voraussetzung für den Aufschwung der Laboratoriumsmedizin in Kliniken, die mit einer explosionsartigen Entwicklung der Bettenzahlen einherging.[826]

Die Experimentierweise an Unterschichtpatienten ebenso wie an körperlich gesunden Menschen in Gefängnissen, Irrenanstalten, Kindern in Waisenhäusern, Säuglingen und schwangeren Frauen in Gebärspitälern oder an Sterbenden, die sich in staatlichen Institutionen der Armenfürsorge befanden, drang seit Ende des 19. Jahrhunderts in die Öffentlichkeit: Insbesondere Naturheilkundeärzte wandten sich in Deutschland mit Petitionen an politische Entscheidungsträger. Auch sorgte 1898 die Tageszeitung *Münchener Freie Presse* mit der Artikelserie »Arme Leute in Krankenhäusern« für Furore und alarmierte das Preußische Justizministerium.[827] Außerdem machte der Berliner Nervenarzt Albert Moll (1862–1939) die Menschenversuchspraxis zum Thema seiner 1902 veröffentlichten Monographie über ärztliche Ethik.[828]

Anlaß für diese Initiativen gaben die unzähligen in medizinischen Zeitschriften publizierten Humanversuche. Moll beobachtete eine »Forschungsmanie«, und allein er sammelte an die 600 wissenschaftliche Publikationen, in denen Forscher aus europäischen und nordamerikanischen Ländern unverblümt Versuchsanordnungen sowie Resultate ihrer Menschenexperimente vorgestellt hatten.[829] Moll schätzte die Zahl der von ihm kritisierten Humanversuche auf »viele tausende«, von denen nicht wenige »das Gebiet des Verbrechens«[830] tangierten. Als ein strukturelles Problem teilte er die damaligen Menschenversuche in vier Kategorien ein:

Erstens Experimente, in deren Rahmen körpereigene Substanzen aus dem Leib von Patienten entnommen wurden, z. B. Blut, Magensaft, Scheidensekret, Frauenmilch, Hirnflüssigkeit, Haut. Schon eine harmlose Blutentnahme konnte mit Qualen verbunden sein – etwa wenn es mit Hilfe einer Spritze aus der Lunge gewonnen wurde, um die Lungenentzündung zu untersuchen. Außerdem berichtete Moll über die Erforschung von Eigenschaften des Magensafts: Patienten erhielten ein »Probefrühstück«, anschließend mußten sie drei Liter Wasser trinken, und eine Stunde später wurde ihr Magen »ausgehoben«. Als besonders grausam stellte Moll die Untersuchungen über den Zusammenhang von Alter und Menge der Hirnflüssigkeit durch Lumbalpunktionen vor, wofür auch Kinder mißbraucht wurden.[831]

Zweitens Experimente mit chemischen, physikalischen oder psychischen Einwirkungen auf Patienten. Dazu zählten: z. B. Erprobungen von Arzneimitteln aller Art durch Verfütterungen, Inhalationen, Einreibungen sowie Einspritzungen; Forschungen über die Wirkung bestimmter Präparate auf die Wehentätigkeit während der Geburt; Injektionsversuche an Herzkranken; Untersuchungen über die Wirkung von verdünnter Luft auf den Blutdruck; elektrische Experimente zur Erforschung des peripheren Nervensystems bei Neugeborenen; bevorzugt in Irrenanstalten galvanische Versuche mit Stromstärken von z. B. 15 und mehr Milliampere ohne Voltangabe sowie Messungen des Leitungswiderstandes im menschlichen Körper.[832]

Drittens Experimente zum Studium einzelner Organfunktionen sowie von Wechselbeziehungen zwischen verschiedenen Organen. In diese Rubrik subsumierte Moll: mechanische sowie elektrische Reizungsversuche von Nerven zur Erforschung des Nervensystems und des Blutkreislaufs; mit Gegenständen obszön durchgeführte Untersuchungen der Sensibilität weiblicher Genitalien an kranken oder schwangeren Frauen; Untersuchungen des Magendarmkanals z. B. durch Aufblähung mit Kohlensäure oder stundenlange Verhinderungen des Speichelschluckens; die Erforschung der Magenverdauung (z. B. Salzsäuregehalt oder Magenmotorik) durch die Erzeugung von künstlichem Erbrechen mit Hilfe einer Bauchpresse oder durch Auspumpen des Magens in bestimmten Intervallen. Dabei handelte es sich vorrangig um Versuche, die an Kranken sowie Insassen von Irren- und Siechenanstalten durchgeführt wurden.

Eine exponierte Versuchsgruppe bildeten Frauen, die sich als Schwangere, Gebärende und Wöchnerinnen in Hospitälern befanden. Zur Bereicherung des geburtshilflichen Wissens füllten Gynäkologen in verschiedenen Stadien der Schwangerschaft die Blase, um ihre Kapazität zu untersuchen, eruierten die Temperaturverhältnisse in der Gebärmutter während der Wehentätigkeit mit Hilfe eines Thermometers, stachen in die Fruchtblase oder führten Meßapparate ein und experimentierten an den Neugeborenen.[833]

Viertens Eingriffe in den Körper von Menschen, um die

Entstehung von Krankheiten zu erforschen. Diese Gruppe unterteilte Moll in Experimente, in denen eine Krankheit entweder durch Übertragungen schädlicher Stoffe (z. B. Bakterien) oder durch Operationen gezielt erzeugt wurde, um die so kontrollierbar werdenden Krankheitsbilder präzise erfassen und herausfinden zu können, wie das systematisch hervorgerufene Leiden wieder zu heilen ist. So wurde z. B. das bloßgelegte Gehirn elektrisch gereizt, um dadurch hervorgerufene epileptische Reaktionen lokalisieren zu können, oder man testete an Krebskranken die Übertragbarkeit von Karzinomen durch deren chirurgische Verpflanzung auf andere Körperstellen.

In diese Gruppe von Experimenten rubrizierte Moll u. a. die Infektionsversuche des Professors für Kinderheilkunde Alois Epstein (1849–1918), der seit 1884 die Kinderklinik der Deutschen Universität in Prag leitete und zu den Begründern der modernen Pädiatrie zählt. 1892 präsentierte er im *Jahrbuch für Kinderheilkunde und Physische Erziehung* die Ergebnisse seiner Fütterungsexperimente an fünf Kindern.[834] Von Infektionsversuchen anderer Mediziner ausgehend, verabreichte Epstein zwei wurmbefallenen Kindern das aus einer giftigen Wermutart bestehende, treibend wirkende Mittel Santonin, um aus ihrem Kot eine Spulwurmkultur anlegen zu können. Durch diese Methode gelangte er an »zahlreiche Eier gut entwickelte(r) Embryonen«.[835] Bei den fünf Versuchskindern handelte es sich um zwei Jungen im Alter von viereinhalb und sechs Jahren, ein eineinhalb- und ein sechsjähriges Mädchen sowie einen drei Monate alten Säugling. Alle Kinder befanden sich wegen anderer schwerer Leiden in Epsteins Klinik. Den drei Älteren verabreichte er einen mit Spulwurmembryonen versetzten Sirup, die beiden Kleinkinder erhielten eine nicht so hoch dosierte Menge.[836] Epstein beschrieb akribisch den an kranken Kindern von ihm eigens erzeugten Wurmbefall, führte monatelang eine Statistik, errechnete die zwischen 15 cm und 26,5 cm variierende Länge und Anzahl der täglich neu gewonnenen Spulwürmer, sortierte sie nach Männchen und

Weibchen und korrelierte die Größe mit dem Geschlecht.[837] Epstein konnte mit diesem Experiment den Nachweis erbringen, daß Spulwürmer durch direkte Infektion übertragen werden können.

Im Zuge der bakteriologischen Forschungswelle waren nach dem Muster solcher Übertragungsexperimente auch Impfversuche weit verbreitet. 1876 hatte Robert Koch im Zusammenhang mit seiner Entdeckung der Milzbrandbazillen drei methodische Postulate aufgestellt, die für die bakteriologische Forschung maßgebend wurden: *Erstens* waren die Erreger aus dem erkrankten Körper der Patienten zu isolieren; *zweitens* mußte eine Züchtung der Erreger in Reinkultur angelegt werden, und *drittens* hatte eine Übertragung der gezüchteten Erreger ein und dasselbe Krankheitsbild zu erzeugen. Diese Beweiskette entwickelte sich zu einem Dogma in der bakteriologischen Forschung,[838] und eine entsprechende Welle von Infektionsexperimenten war ins Rollen gekommen, die auch Moll feststellte: Stoffe wie z. B. Blut, Muttermilch, Schweiß, Harn, Speichel oder Exkremente wurden aus dem Körper Kranker gewonnen, dann auf andere Patienten übertragen, um zunächst die Frage der Ansteckung zu klären und anschließend Methoden der Immunisierbarkeit von z. B. Typhus, Cholera, Tuberkulose, Malaria, Lepra, Syphilis, Tripper oder Pest zu erproben zu können.[839] Moll beklagte, daß es sich dabei um Eingriffe handelte, die in erster Linie »an Geisteskranken oder Sterbenden mit einer kaum denkbaren Brutalität ausgeführt wurden. So impfte ein deutscher Arzt Gonokokken in die Harnröhre eines paralytischen Mannes; nach 10 Tagen starb der Mann, an dem dieses niederträchtige Experiment ausgeführt wurde.«[840]

Eines von unzählbaren Beispielen verdeutlicht das methodische Grundprinzip der Übertragung des Tierexperiments auf den Humanversuch. Die dabei stattfindende Verdinglichung und Reduktion von Mensch und Tier auf reine Reaktionsbündel basiert auf dem naturwissenschaftlichen Erkenntnisstil. Methodologisch ist jegliche Differenz zwischen z. B. einer Ziege, einer Frau und einer Maus ausgeschlossen:

»Eine Ziege wird durch progressive Dosen von Typhusbazillenkulturen immunisiert. Die Milch der Ziege wird Wöchnerinnen zum Trinken gegeben. Diesen wird dann [...] Milch aus der Brustdrüse entnommen, und durch Versuche an Mäusen wird nun untersucht, ob diese Milch der Wöchnerinnen immunisierend wirkt.«[841]

Daß der wissenschaftliche Fortschritt nur durch die staatliche Toleranz und die Förderung gefährlicher Menschenexperimenten gewährleistet werden konnte, veranschaulichen die drei folgenden, für die Wende zum 20. Jahrhundert exemplarischen bakteriologischen Menschenversuche hochkarätiger Wissenschaftler. So war auch die Erfolgsgeschichte der Forschung Robert Kochs von Menschenversuchsreihen an Unterschichtpatienten abhängig: Robert Koch (1843 bis 1910) gilt wegen der Identifizierung der Milzbrandbazillen (1876), des Tuberkelbazillus (1882) sowie des Choleraerregers als eine der bedeutendsten Persönlichkeiten der Medizingeschichte überhaupt.[842] Wie auch 1995 Christian Probst in der bis heute gängigen Rhetorik des medizinischen Zugriffs auf Menschen beschreibt, »benützte« Koch im »Winter 1881/82 [...] das reiche Krankenmaterial« der Abteilung für Lungentuberkulosekranke in der Berliner Charité »zu weiteren experimentellen Arbeiten, die ihn insgesamt innerhalb eines halben Jahres zum Erfolg führten«.[843]

1882 gab Koch die aus dieser Forschung resultierende Entdeckung des Tuberkelbazillus bekannt. Ein Jahrzehnt später endeten die von ihm in vier Berliner Kliniken durchgeführten bakteriologischen Menschenversuche mit Tuberkelbakterien allerdings im Fiasko.[844] Auf der Suche nach einem Heilverfahren für Tuberkulose führte Koch 1890 Injektionsexperimente mit einem Tuberkelbazillenextrakt an Tb-erkrankten Patienten durch – darunter auch Kinder im Alter zwischen drei und fünf Jahren.[845] Er selbst beschrieb, wie sich die Symtome der Tuberkulose bei seinen Versuchspersonen verstärkten. Da er aber nach der Injektion eines Extrakts aus Tuberkelbakterien eine lokale Nekrose (Absterben von Gewebsteilen) an zuvor Tb-infizierten Tieren beobachtet hatte, deutete er diese bei seinen Patienten wahrgenommenen Krankheitszeichen als nur vorübergehend – z. B. hohes Fieber bis zu 41 Grad, Gliederschmerzen, Atembeschwerden, Erbrechen oder Hautausschläge.[846] Einleitend erklärte Koch, wie er in Berlin an seine Versuchspersonen gelangt war: Klinik- und Stationsleiter hatten, wie er sich ausdrückte, ihm »Krankenmaterial« »zur Verfügung gestellt«.

> Die Versuche [mit Tuberkulin, A. B.] sind unter meiner Leitung von den Herren Dr. A. *Libbertz* und Stabsarzt Dr. E. *Pfuhl* ausgeführt und zum Theil noch im Gange. Das nöthige Krankenmaterial haben zur Verfügung gestellt Herr Professor *Brieger* aus seiner Poliklinik, Herr Dr. W. *Levy* in seiner chirurgischen Privatklinik, Herr Geheimrath *Fraentzel* und Herr Oberstabsarzt R. *Köhler* im Charité-Krankenhause und Herr Geheimrath *v. Bergmann* in der chirurgischen Universitätsklinik. Allen diesen Herren [...] möchte ich [...] meinen tiefgefühlten Dank aussprechen. Ohne diese vielseitige Mithülfe wäre es nicht möglich gewesen, die schwierige und verantwortungsvolle Untersuchung in wenigen Monaten so weit zu fördern.[847]

Koch glaubte an einen epochemachenden Erfolg dieser Versuchsreihe, pries seinen Extrakt aus Tuberkelbakterien in Glycerin (Tuberkulin) enthusiastisch als Heilmittel an[848] und eröffnete damit einen eigenen Handel. Er animierte Ärzte, »welche jetzt schon Versuche mit dem Mittel anstellen wollen«,[849] durch die Angabe der Berliner Bezugsadresse, sich dort das Produkt zu kaufen, um es selbst an Patienten erproben zu können.

Mit dieser Aufforderung hatte Koch eine Experimentierwelle ausgelöst.[850] Kurz nachdem er sein vermeintliches »Heilmittel« gegen Tuberkulose der Fachwelt bekanntgegeben hatte, beschloß das Berliner Abgeordnetenhaus, ihm wegen der hohen gesundheitspolitischen Bedeutung seiner »umwälzenden Entdeckung« die Ehrenbürgerschaft zu verleihen und ihm eine Klinik mit 150 Betten im Moabiter Krankenhaus sowie das städtische Gut Malchow für die Errichtung eines Sanatoriums zur Verfügung zu stellen.[851] Auch überreichte ihm Kaiser Wilhelm II. das Großkreuz des

Roten Adlerordens[852] – eine Auszeichnung der preußischen Monarchie für Verdienste um Staat und Gesellschaft, die nun erstmalig einem Mediziner verliehen wurde.[853]

Bald darauf gerieten diese Versuche in Verruf. Denn der Kochsche Tuberkelbazillenextrakt erwies sich zur Heilung der Tuberkulose nicht nur als Flop,[854] sondern die Injektionsexperimente waren zudem mit schwerwiegenden Tuberkulosesymptomen bei den Versuchspersonen verbunden und hatten den Tod mehrerer Patienten verursacht.[855] Dennoch erlangte Koch Weltruhm, und er erhielt 1905 den Nobelpreis für die Entdeckung des Tuberkelbazillus.

Im Frühjahr 1906 begab er sich als Protagonist der deutschen medizinischen Kolonialforschung[856] auf eine »Schlafkrankheitsexpedition« nach »Deutsch-Ostafrika« (heute: Republik Tansania, Republik Ruanda, Republik Burundi), das 1885 als »Schutzgebiet« in deutschen Besitz genommen worden war. In sogenannten Sammel- oder Konzentrationslagern[857] wurden Kranke isoliert, und Kolonialforscher errichteten dort ihre bakteriologischen Labore. Koch experimentierte hier in einem Barackenlager an Tausenden von Menschen.[858] Er selbst regte 1907 beim Reichsgesundheitsrat systematische Isolationsmaßnahmen gegenüber Personen an, die von der Schlafkrankheit betroffen waren: Infizierte sollten »herausgegriffen« werden, um sie in Konzentrationslagern zu sammeln. Koch bezog sich dabei explizit, wie Wolfgang U. Eckart herausgefunden hat, auf das britische Modell der *Concentration Camps*, die sowohl zur politischen Internierung der Burenfamilien als auch zur Isolation von Seuchenkranken eingerichtet worden waren.[859] An 2461 Einheimischen, die von der Schlafkrankheit befallen oder nur seuchenverdächtig waren, erprobten 1907 Kolonialärzte in einem solchen deutsch-ostafrikanischen Konzentrationslager Atoxyl. Nach dem Muster der Syphilisbekämpfung mit Hilfe von arsenhaltigen Schwermetallpräparaten wurde es als Heilmittel für die Schlafkrankheit getestet – ein Präparat, das in Deutschland wegen seiner schweren Vergiftungswirkungen kaum angewendet wurde und neben Erblindung auch Injektionsschmerzen, Koliken und Störungen des Zentralnervensystems hervorruft.[860] Ohne Angabe der Todesursache starben laut Statistik der Jahre 1908/09 390 Personen, und die Experimentatoren konzedierten, daß mehrere erblindet waren.[861]

Koch injizierte dieses Mittel, wie sein Mitarbeiter Professor Friedrich Karl Kleine (1869–1951) berichtete, »nicht in der Art, wie die Kliniker Arsen zu geben pflegten, d. h. in vorsichtig allmählich ansteigenden Dosen, sondern er gab an zwei aufeinanderfolgenden Tagen jedes Mal 0,5 Gramm subkutan in bestimmten Intervallen«.[862] Die Kolonialherrschaft bot die Voraussetzung des Lagers als Forschungsstätte, sie öffnete Tür und Tor für eine rücksichtslose, außerhalb des Rechtssystems stehende Experimentierpraxis an Menschen. So resümierte Kleine die Jahre 1908/09: »Der Hauptvorteil der Konzentrationslager lag darin, daß sie eine erhebliche Anzahl von Parasitenträgern dem Verkehr entzogen. In den Lagern wurden zudem neue Medikamente probiert und wissenschaftliche Untersuchungen ausgeführt.«[863]

Im Forschungszusammenhang speziell der Seuchen wurden in Togo, Kamerun, Deutsch-Ostafrika sowie Deutsch-Südwestafrika (heute: Namibia) »Sammel-« bzw. »Konzentrationslager« mit einer medizinischen Doppelfunktion errichtet: Einerseits sollten sie als Quarantänemaßnahme dazu dienen, die »weiße Militär- und Zivilbevölkerung« vor Infektionen zu schützen, und gleichzeitig standen sie als Labore der experimentellen Medizin zur Verfügung.[864] Nachdem z. B. Regierungsarzt Eduard van der Hellen im April 1908 an der Schlafkrankheit leidende Einheimische in der deutschen Kolonie Togo identifiziert hatte, ordnete er systematische Untersuchungen von 27000 Menschen an. Unter der Leitung einer aus drei Ärzten bestehenden »Schlafkrankheits-Kommission« wurde »ein Schlachtplan für den Kampf gegen die Krankheit« erarbeitet. Die Ärzte setzten »Durchsuchungen« der gesamten Bevölkerung und die Inhaftierung von Kranken sowie Seuchenverdächtigen in Gang. Bei Widerstand der in die Konzentrationslager zu

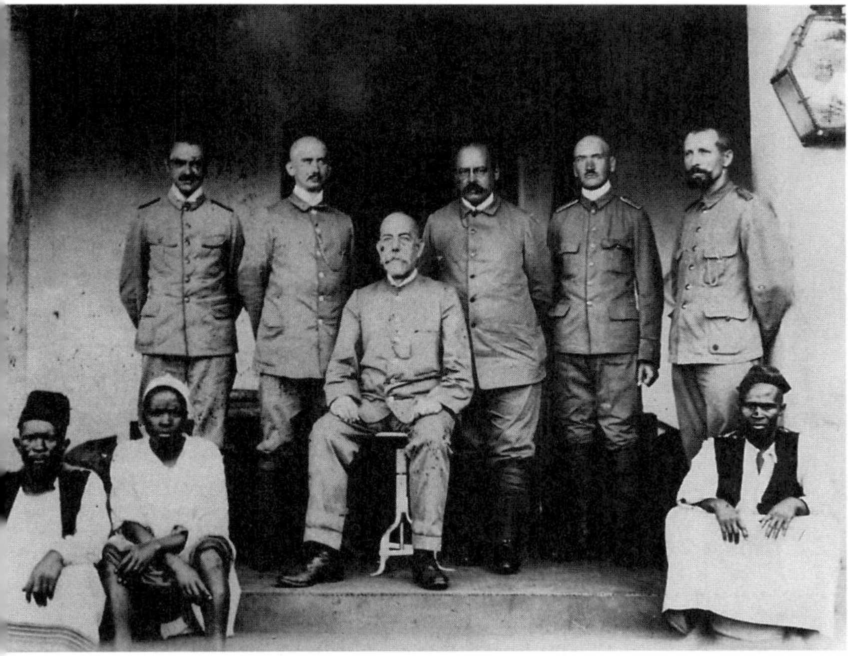

Robert Koch (Mitte sitzend) und die Mitglieder der Expedition zur Untersuchung der Schlafkrankheit in Ostafrika, 1906

internierenden Personen erfolgten die Isolationsmaßnahmen unter polizeilicher Bewachung, auf »Krankenverheimlichungen« standen Strafen. Die Quarantänehäftlinge wurden schließlich schmerzhaften und gefährlichen Atoxyl-Stoßbehandlungen ausgesetzt.[865]

Die in die »Herrenpolitik« eingebettete rassistische Sicht der Kolonialmediziner auf die einheimische Bevölkerung öffnete alle Türen für eine gnadenlose Experimentierpraxis an Menschen. Die enge Verbindung von medizinischer Wissenschaft und Kolonialismus wurzelte nicht zuletzt in der seuchenpolitischen Funktion von Ärzten für die europäische Kolonisation in Gebieten Afrikas, Asiens und im Pazifik. Sanitätsoffiziere und Zivilärzte mit regierungsärztlichen Überwachungsfunktionen organisierten nach dem Vorbild der europäischen Quarantänepolitik systematische Durchsuchungen der Regionen nach so bezeichneten »Parasitenträgern«, Absperrungs- und Isolationsmaßnahmen, Bestattung der Seuchentoten, Desinfektionen der Wohnungen, seuchenpolitische Kontrolle der Häfen und legten Medizinalstatistiken an.[866]

Ärzte schufen somit zentrale Voraussetzungen für die koloniale Besitzergreifung, denn sie bauten die für die Unterwerfung notwendige medizinische Infrastruktur auf und stellten so wichtige Instrumentarien der Kolonialpolitik bereit.[867] Zudem verfolgten sie, wie Eckart hervorhebt, ureigene Forschungsinteressen, die sich wiederum mit staatlich zu bewältigenden Aufgaben in den Kolonien frappierend deckten. Insbesondere Fragen der Seuchenentstehung und -heilung wurden hier experimentell erforscht, aber auch rassenhygienische Studien sowie mit Leichenraub verbundene rassenanthropologische Untersuchungen durch Anatomen und Vererbungswissenschaftler führte man in größerem Maßstab durch.[868]

Wie eng rassenanthropologische und anatomische Forschungen mit der kolonialen Unterwerfung vormoderner Kulturen verflochten waren, verdeutlichen die Sektions- und Präparationstätigkeiten von Medizinern in Namibia: An dem ersten Völkermord in der deutschen Geschichte mit dem erklärten Ziel der »Vernichtung des Volkes«[869] waren deutsche Sanitätsoffiziere unmittelbar beteiligt.[870] Unter dem Befehl des Generalleutnants Lothar von Trotha wurden laut Schätzungen in der Zeit von 1904 bis 1907 zwischen 40000 und 100000 Herero und Nama getötet, weil sie einen Aufstand gegen die Besatzer des 1884 vereinnahmten »Deutsch-Südwestafrika« geführt hatten.[871] Gleich zu Beginn dieses Vernichtungsfeldzuges gegen die Herero und Nama (1904) kennzeichnete der Chef des Generalstabs der preußischen Armee, Generaloberst Alfred Graf von Schlieffen (1833 bis 1913), die Niederschlagung dieser Erhebung mit dem biopolitischen Begriff des »Rassenkampfes«.[872] Für anatomische Forschungsinteressen wurden vor Ort Köpfe und Schädel der toten Häftlinge abgetrennt, präpariert, in Blechbüchsen

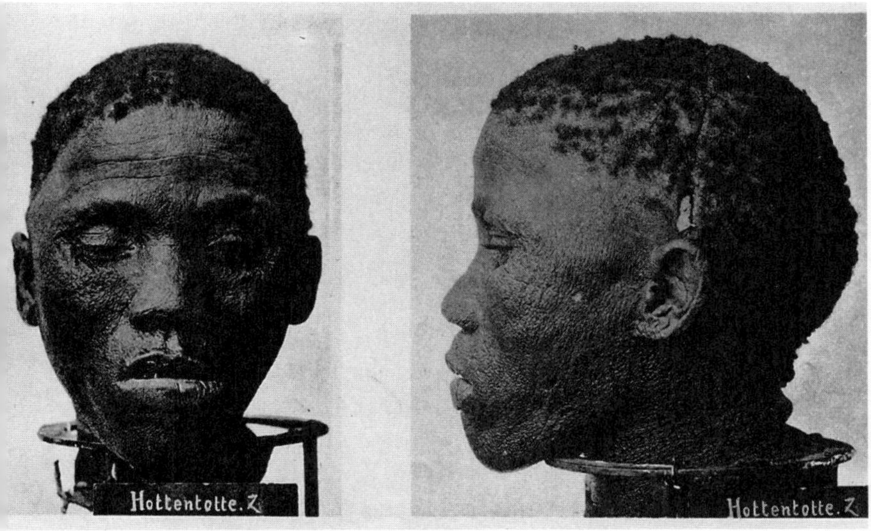

Präparat des Kopfes eines Herero-Häftlings

an das Pathologische Institut in Berlin geschickt und im Atelier Rudolf Virchows fotografiert.[873] 1914 legte der Anatom Christian Fetzer in der *Zeitschrift für Morphologie und Anthropologie* eine Studie vor, in der er 17 Köpfe von Lagerhäftlingen untersuchte, die als Überlebende der Erhebung auf der Haifisch-Insel interniert und dort gestorben waren[874] – darunter auch fünf Frauen und zwei Kinder (drei- und einjährig).[875]

Ein Exempel für koloniale Menschenexperimente, die sich mit dem Konzept des Häftlingslagers Fodérés deckten, lieferte der Hamburger Dermatologe Eduard Arning (1855 bis 1936). Auch Arning wird heute als herausragender Mediziner gerühmt und ging als Namensgeber des dermatologischen Präparats »Arningsche Tinktur«,[876] als Lepraforscher sowie in seiner Funktion als Universitätsprofessor für Dermatologie am Hamburger Krankenhaus St. Georg in die Medizingeschichte ein.[877] Außerdem wird Arning heute auch als Ethnologe gewürdigt. Denn während seines Aufenthaltes in der Südsee sammelte er über 300 polynesische Kultgegenstände und bereicherte damit den Bestand des Museums für Völkerkunde in Berlin.[878]

Die unter der Ägide der Berliner Akademie der Wissenschaften stehende Alexander-von-Humboldt-Stiftung[879] sponserte die Forschung Arnings auf den so bezeichneten Sandwich-Inseln (Hawaii) mit einem für damalige Verhältnisse beträchtlichen Budget in Höhe von insgesamt 10000 Mark.[880] 1887 würdigte der Vorsitzende des Akademiekuratoriums, Emil du Bois-Reymond (1818–1896), die Arbeit Arnings für die Stiftung, da er »mit grossem Erfolg alles gesammelt, was sich von Geräth, Waffen, Schmuck jener schnell und schneller dahinsiechenden Bevölkerung noch irgend bergen liess«.[881] Über seine medizinischen Forschungen hinaus plünderte Arning Knochen und Schädel von Häuptlingen sowie Priestern aus Grabhöhlen und sezierte Tote gegen Widerstände der polynesischen Bevölkerung.[882] So erklärte er 1886 in seinem von Rudolf Virchow der Preußischen Akademie der Wissenschaften zu Berlin vorgelegten Bericht: »Das mitgebrachte Material besteht in den von 18 Sectionen getrennt aufbewahrten Organtheilen, einigen Gehirnen, Rückenmarken und Extremitäten. Ganze Organe zur Conservirung zur Seite zu schaffen, gelang mir bei Wachsamkeit der Kanaken nur in den seltensten Fällen.«[883]

Die günstigen Experimentierbedingungen hatten Arning auf die Hawaii-Inseln geführt, wo er zwischen 1883 und 1886 bakteriologische Lepraversuche unternahm. Vor dem Hintergrund, daß die Lepra erst im 19. Jahrhundert durch die missionarische und politische Vereinnahmung Hawaiis eingeschleppt worden war und sich dann rasant verbreitet hatte, war diese Inselgruppe für Arnings Fragestellungen ein besonders interessantes Forschungsgebiet. In seinem Finanzierungsantrag bei der Stiftung nannte er folgende Faktoren:

1. Größe des vorhandenen Krankenmaterials. […]
2. Die Kranken sind auf zwei Punkten vereinigt, einmal in einer […] Beobachtungsstation: etwa 200; der Rest auf der Absonderungskolonie auf der Insel Molokai.

3. Seit 25 Jahren eingeschleppt, hat die Lepra auf den Sandwich-Inseln bereits 4500 Opfer gefordert. Sie verläuft dort venter [stürmischer, A. B.] […] Während in europäischen Lepra-Ländern 15–20 Jahre für den Verlauf der Lepra gelten, […] führt auf den S. W. Inseln die Lepra fast ausnahmslos in 3–5 Jahren zum Tode. – Es ist somit gegründete Hoffnung vorhanden, sowohl über den gedrängteren klinischen Verlauf, als auch durch reichliche Sectionen über die bisher so wenig bekannten visceralen Formen der Lepra nähere Aufschlüsse zu erhalten.[884]

Arning glaubte somit vor seinem Reiseantritt dort beste Laborbedingungen vorzufinden. Später sollte sich sein Forschungsvorhaben jedoch verkomplizieren: Die strenge Isolation von Leprösen stand zwar auf dem Papier, *realiter* war sie aber politisch wegen des in der polynesischen Tradition üblichen kulturellen Umgangs mit Kranken nicht durchsetzbar. Auch Arnings Vorschlag an die hawaiischen Behörden, »noch gesunde Kinder aus leprösen Familien zu entfernen, wenn […] eine Zwangssegregation nicht durchführbar erscheint«,[885] blieb ohne Resonanz. Da die »grosse Zahl der Leprösen […] nicht segregiert über die sämmtlichen Inseln zerstreut wohnen«, boten sie »wenig positiven Werth für die wahre Kenntnis der Lepra«[886] – so 1886 Arning. In kolonialer Diktion beklagten Arning und auch Du Bois-Reymond die »Furcht vor der durch die hawaiische Regierung verhängten Segregation, die abergläubische, unzuverlässige, wenig wahrheitsliebende Sinnesart der Kanaken«, da sie »vollends jede sichere anamnestische oder therapeutische Entwicklung« erschwere.[887]

Die Frage, ob Lepra ansteckend oder vererbbar sei, stand im Vordergrund der Untersuchungen Arnings. In der Forschungsskizze für die Humboldt-Stiftung (1883) kündigte Arning daher »therapeutische Versuchsreihen« mit hochgefährlichen Giften wie »Quecksilber, […] Kreosot […] und Arsenikkuren«[888] an und führte sie dann tatsächlich auch über vier Monate lang durch.[889] Außerdem plante er auf der Aussätzigeninsel Molokai »das Studium der entwickelten

Endformen«, ebenso »möglichst viele Sektionen und Sammlung anatomisch-pathologischen Materials« sowie »Excursionen ins Innere der Inseln zur Aufsuchung von frischen Seuchenherden«.[890]

Ausgestattet mit Mikroskop, Reagenzgläsern, Chemikalien und vielen Laborgegenständen trat er seine Reise an. Käfige für Versuchstiere, einen Sterilisationsapparat sowie einen Brutofen zur Erzeugung von Kulturen mit dem Leprabakterium hatte er sich eigens anfertigen lassen. Er begann mit Übertragungsversuchen an Tieren, indem er ihnen Teile von Lepraknötchen injizierte, die er aus dem Körper von Patienten des Leprahospitals in Kakaako gewonnen hatte.[891] Dann unternahm er Impfversuche an Leprakranken, fotografierte sie und fertigte von ihren Köpfen, Händen und Füßen eine Palette Gipsabdrücke zur Darstellung der Lepra in verschiedenen Stadien und Verlaufsformen an.

1889 präsentierte Arning der Deutschen Dermatologischen Gesellschaft in Prag die Ergebnisse dieser Untersuchungen:[892] Ausgehend von Impfexperimenten an leprafreien Patienten durch italienische und skandinavische Ärzte, stellte er einen Übertragungsversuch der Lepra an einer ebenfalls gesunden Person ins Zentrum seiner Beweisführung. Er hatte sich an die hawaiischen Behörden mit der Bitte gewandt, einen »freiwilligen Verbrecher« für medizinische Experimente zu vermitteln, dessen Todesurteil unter der Bedingung, daß er sich mit seiner Zustimmung zur Verfügung stelle, in eine lebenslängliche Zuchthausstrafe umzuwandeln sei. Auch machte er zur Voraussetzung, ihm durch »eine genaue Untersuchung des Verurtheilten [...] ein absolutes Freisein von jeglichem Leprasymptom«[893] zu gewährleisten. Um sicher zu sein, daß sein Proband exklusiv durch ihn infiziert werde, mußte eine Ansteckung durch andere Leprakranke ausgeschlossen werden. Daher legte er außerdem fest, daß der Häftling nach der Infizierung »in luftiger, geräumiger Zelle, von den übrigen Gefangenen streng gesondert, gehalten«[894] werden müsse, um die Versuchsergebnisse nicht zu trüben.

Dieses Menschenexperiment wurde von den hawaiischen Behörden durch eine Staatsratssitzung genehmigt und war, wie Arning 1885 in einem Brief an Virchow notierte,

> leider in die Öffentlichkeit gedrungen und [...] zu schwerer Schmähung und lebhafter Vertheidigung meines Vorgehens gegeben. Amerikanische Blätter haben die Sache aufgenommen und [...] auch eine Bremer Zeitung. [...] Ich sehe den Mann jetzt nach Verheilen der Wunde einmal wöchentlich; er wird streng isoliert gehalten, um gegenseitigen Kontakt mit Leprösen zu vermeiden. [...] Seit vorgestern bin ich auch auf Ihren Vorschlag hin der glückliche Besitzer von 3 Schweinen, die wenn sie sich erst an ihr neues Habitat gewöhnt haben, in der von Ihnen angegebenen Weise inoculirt [mit Krankheitserregern geimpft, A. B.] werden sollen. – Auch habe ich vor, einige Inoculationen von leprösem Material auf gesunden Hautstellen Lepröser zu machen.[895]

Wie für das medizinische Experiment charakteristisch, gerinnen in der Wahrnehmung der Forscher Tiere und Menschen zu »Material«, so auch der Häftling, den Arning mit dieser Krankheit infizierte: Am 28. September 1884 begann er das tödliche Menschenexperiment. Wie bei seinen Versuchstieren auch, pflanzte er ein lepröses »Knotenstückchen« aus dem Körper eines neunjährigen Mädchens, das, so Arning, »seit Jahren das Bild einer exquisiten tuberösen Lepra bot«,[896] in den linken Vorderarm seines Probanden, nachdem er die Implantationsstelle zwei Tage lang mit einem Blasenpflaster zur Erzeugung einer offenen Wunde präpariert hatte.[897]

Es handelte sich um den 48jährigen Polynesier Keanu. Er war verheiratet und Vater von zwei Kindern. Als einen »bestialischen Mörder«[898] hatte Arning Keanu der Wissenschaftsgemeinde vorgestellt – eine Attributierung, die bis in die Gegenwart als Legitimationsargument für die Nutzung von bestimmten Menschen zum Zweck des medizinischen Fortschritts zu greifen scheint.[899] Allerdings klagte Arning über Kommunikationsprobleme mit seinem Versuchsobjekt, denn Keanu war nicht nur infolge eines Unfalls taub, sondern in »Bezug auf diese Anamnese« mußte der Experimentator feststellen, »dass sie natürlich wie alle anamnestischen Erhebungen bei den zu leichtfertigen oder gar lügnerischen Angaben so sehr geneigten Hawaiiern nur cum grano salis zu nehmen ist«.[900]

Während Arning vor dem Versuch den »allgemeinen Kräftezustand« Keanus als einen »ganz vorzüglichen«[901] diagnostizierte, zeigten sich vier Wochen nach der Übertragung die ersten Schmerzsymptome und Nervenschwellungen in der linken Schulter, den Gelenken sowie eine graubraune Sekretabsonderung des Geschwürs; zwei Jahre nach Beginn des Experiments beobachtete Arning an Keanu die ersten für die Lepra charakteristischen »Infiltrationen des Gesichts« sowie »Acneeruption [...] auf dem Rücken«;[902] vier Jahre später konnte sein Forschungsobjekt kaum noch stehen und fiel während einer Untersuchung zu Boden. Der Befund lautete am 25. September 1888: »Ohren knotig verdickt und beträchtlich vergrössert, ebenso Haut der Stirn; Wangen, Nase und Kinn zeigen flache knotige Infiltrationen, Gesicht zeigt im Allgemeinen die charakteristische Facies leonina [das für Leprakranke typische »Löwengesicht«, A. B.] [...] Hände gedunsen, Finger an den proximalen Phalangen geschwollen.«[903]

Keanu wurde am 5. Februar 1889 unter Quarantäne gestellt und auf die damalige Aussätzigeninsel Molokai gebracht. Dort verstarb er im Juli desselben Jahres. Arning resümierte 1889 seinen Versuch: »Ein anscheinend kerngesunder, auffallend kräftiger Mann, der hereditär mit Lepra nicht belastet war, wird Ende September 1884 mit Lepramaterial geimpft. [...] September 1888 finden wir den Patienten bereits auf der Höhe der Erkrankung und nach den letzten Berichten vom März dieses Jahres scheint es bereits zu marastischen Erscheinungen [körperlicher und seelischer Verfall, A. B.] gekommen zu sein.«[904] Mit diesem Versuch hatte Arning nachgewiesen, daß es sich bei Lepra um eine Infektionskrankheit handelt, und er konnte eine mögliche Vererbung der Lepra wenn nicht vollends ausschließen, so

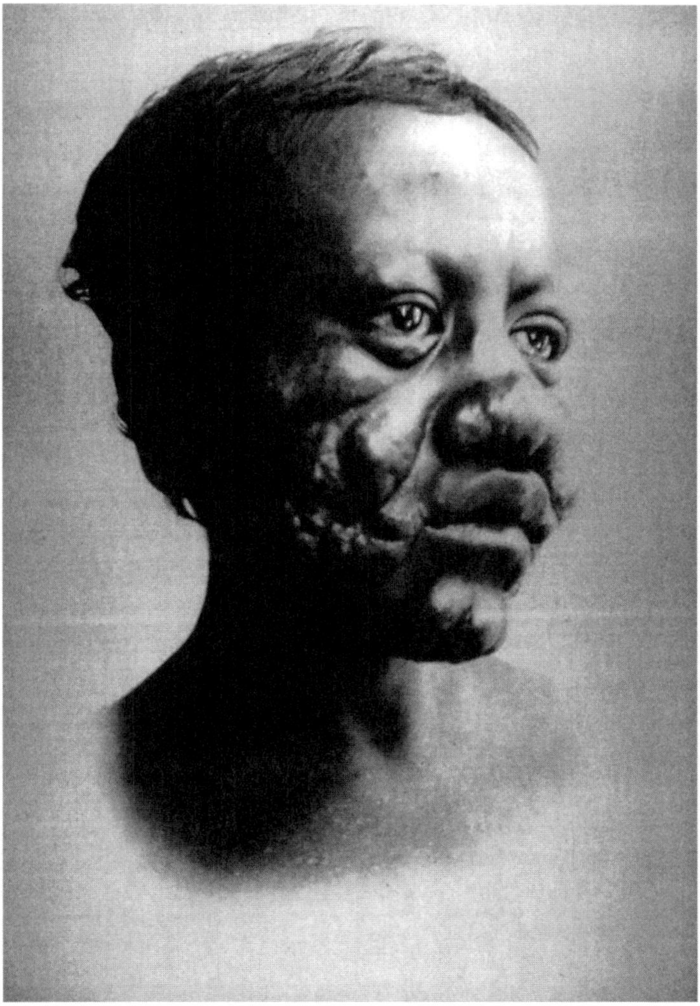

An Lepra erkranktes siebenjähriges Kind

doch relativieren – eine größere Versuchsreihe wäre für den endgültigen Beweis notwendig gewesen.

Die Proteste gegen medizinische Menschenexperimente in Deutschland brachten weniger diese kolonialmedizinische Praxis zur Sprache. Größere Aufmerksamkeit widmete man den in deutschen Kliniken durchgeführten Versuchen an der

Armutsbevölkerung. Zu einem größeren Skandal kam es, als Naturheilkundler die Humanexperimente des in Breslau an der Universitätsklinik für Hautkrankheiten tätigen Dermatologieprofessors Albert Neisser (1855–1916) in die Öffentlichkeit trugen. Neisser war »Entdecker des Gonokokkus« (1879), daher ist nach ihm eine Bakteriengattung – die Neisseria – benannt. Laut Ärztelexikon gilt er als »einer der bedeutendsten deutschen Dermatologen und Venerologen, der eine ganze Generation von Medizinstudenten prägte«[905] – auch Arnings Forschungen gingen aus seiner Mitarbeitertätigkeit bei Neisser in Breslau hervor.

1896 wurde Neisser auf einer Versammlung des Breslauer Vereins für Naturheilkunde beschuldigt, eine junge Frau mit einer Injektion von Tuberkulosebakterien »an den Rand des Grabes gebracht«[906] zu haben. Neisser nahm also noch Jahre, nachdem sie sich schon 1891 als hochgefährlich erwiesen und mitunter zum Tod von Patienten geführt hatte, eine Kochsche Tuberkulinbehandlung vor (vgl. S. 245ff.) Aber nicht deswegen geriet Neisser ins Zwielicht, sondern aufgrund seiner Syphilisversuche, die er 1898 veröffentlichte.[907]

Ausgehend von bakteriologischen Übertragungsversuchen in einer Königsberger und einer Wiener Klinik an gesunden Müttern von syphiliskranken Kindern,[908] wollte Neisser herausfinden, ob die Gabe eines mit Syphilisbakterien versetzten Serums gegen diese Krankheit immunisierend wirke. Wie er einleitend erklärte, führten diese Experimente allerdings zu keinem positiven »Erfolge als Jubiläumsausgabe«.[909] Nichtsdestotrotz, auch jedes einzelne negative Resultat bereichert das medizinische Wissen, und so fand Neissers Publikation in der Fachwelt große Anerkennung.[910]

Nachdem Neisser 28 »therapeutische« bakteriologische Experimente an Syphiliskranken durchgeführt hatte, prüfte er, ob eine Prophylaxe dieser Seuche durch Impfungen möglich sei: »Ist das Serum syphilitischer Personen für gesunde Menschen unschädlich?«[911] Um diese Frage beantworten zu können, mußte er nun das syphilitische Serum in den Körper von Patienten injizieren, die nicht an dieser Seuche erkrankt waren, sich wegen anderer Leiden in seiner Klinik aufhielten oder vollends gesund waren. Für dieses Experiment verwendete Neisser ausschließlich Frauen und sogar Mädchen im Kindesalter. Die Versuche waren folgendermaßen arrangiert:

> G. Klara 14 Jahre alt. *Psoriasis* [Schuppenflechte, A.B.]. Serum-Injection von Frühlues [Lues: Syphilis, A.B.] [...] drei Injectionen, [...] Keine Reactionserscheinungen. Patientin nach 8 Monaten gestorben, keine Lues-Symptome. [...]
>
> B. Marie. P. p. 20 Jahre alt. *Gonorrhoe* [Tripper, A.B.]. Serum-Injection [...] subcutan. [...] Patientin, welche unter fast steter Beobachtung bisher erkennbare Luessymptome nie aufgewiesen, wird im December 1895 wegen *Lues cerebri* im Allerheiligenhospital aufgenommen.[912]

Neisser mißbrauchte für dieses Experiment acht Patientinnen, die er in zwei Versuchsgruppen einteilte: Mädchen im Alter von zehn, vierzehn bzw. sechzehn Jahren sowie eine 24jährige Frau. Die letztgenannte stellte er mit der Abkürzung »P. p.« *(Puella publica)* als Prostituierte vor. Diesen drei Kindern und der jungen Frau verabreichte er das Serum unter die Haut. Vier weiteren Frauen – darunter zwei siebzehnjährige Mädchen, dieses Mal alle Prostituierte und der Forschungsfrage entsprechend völlig gesund – spritzte Neisser das Syphilisbakterium direkt in die Blutbahn.

Für die gefährlichste Versuchsserie instrumentalisierte Neisser also ausschließlich bei der Sittenpolizei registrierte und daher medizinisch überwachte Dirnen. Denn Neisser war Arzt der Breslauer »Prostituierten-Abteilung« und übte eine Kontrollfunktion im Rahmen des Reglementierungssystems gegenüber der Prostitution aus: War einerseits laut § 361, Nr. 6 R StGB die »gewerbsmäßige Unzucht« generell strafbar,[913] so galt dieses Verbot nicht für Frauen, die sich unter polizeiliche Aufsicht stellten. Dirnen mußten sich regelmäßig mindestens alle 14 Tage einer ärztlichen Untersuchung unterziehen. Bei Zuwiderhandlungen gegen diese Vorschrift drohten laut §§ 361–362 R StGB bis zu sechs

Wochen Gefängnis sowie die noch weit mehr gefürchtete »korrektionelle Nachhaft« im Arbeitshaus bis zu zwei Jahre.[914] Neisser verfügte also über ein »Kontingent« deklassierter, armer und gesunder Frauen, die sich zwangsweise in seine Hände begeben mussten.[915]

Er rechtfertigte die Experimente an diesen jungen Frauen mit der Ideologie der bürgerlich patriarchalen Gesellschaft, wonach die Hure als tödliche Seuchenträgerin sozial geächtet und entsprechend reglementiert war, während die männliche Klientel der Prostitution von medizinischen Kontrollen und Stigmatisierungen gänzlich verschont blieb: Daß Neisser die Syphiliserkrankung bei den Frauen mit eigener Hand erzeugt haben könnte, schloß er nach bakteriologischen Kriterien keinswegs aus. Vielmehr begründete er den experimentellen Zugriff auf diese Frauen mit der Ideologie, der zufolge einzig Huren der Syphilisverbreitung verdächtig waren: »weil es sich in all diesen Fällen um *junge Prostituirte* handelte, welche sehr leicht entweder schon kurz vor der Serum-Infusion inficirt waren oder bald nach derselben inficirt werden konnten«.[916] Später bekräftigte er dieses Argument mit seinem ärztlichen Ethos und erklärte, er sei sogar »berechtigt und verpflichtet« gewesen, »eine Immunisierung von Prostituirten anzustreben, da ich Arzt der Prostituirten-Abtheilung war und feststeht, dass Prostituirte nur in ganz vereinzelten Ausnahmefällen einer Syphilisinfection entgehen«.[917]

Das Ergebnis dieser Versuchsserie kommentierte Neisser in seiner Publikation lapidar: »*In all' diesen Fällen ist später Syphilis eingetreten.* Daraus folgt, daß jedenfalls eine *Immunität* durch diese Infusion *nicht* verliehen worden ist.«[918] Zynische Vernunft verbindet sich mit der Forschungsintention, möglichst vielen Menschen das Leben zu retten. Aus dieser Mischung geht der Nimbus eines eiskalten »Herrenhelfertums«[919] hervor:

Leider haben wir ein positives Ergebniss, einen eclatanten Fortschritt in der Syphilis-Therapie nicht feststellen können, und der schönste Lohn, den wissenschaftliche Arbeit in unserem Fache finden kann, der leidenden Menschheit ein besseres [...] Heilmittel [...] zu bringen, ist uns noch nicht zu Theil geworden. Wer aber [...] im Suchen nach besseren Kampfmitteln gegen die überall verbreitete Volksseuche Befriedigung findet, der wird nicht resigniren, sondern fröhlich erst recht zu neuer Arbeit sich angespornt fühlen [...]. Klinische und experimentelle Arbeit ist noch in unendlicher unabsehbarer Masse zu leisten.[920]

Gegen Neisser wurde in Breslau ein Strafprozeß wegen Körperverletzung eingeleitet, dieser aber schon 1899 wieder eingestellt, weil seine Taten *de jure* verjährt waren.[921] Dagegen sprach man ihn 1900 lediglich in einem Disziplinarverfahren für schuldig und verurteilte ihn zu einer Geldbuße in Höhe von 300 Mark, einem Verweis und zur Übernahme der Gerichtskosten.[922]

Auch weiterhin konfrontierten vor allem Naturheilkundeärzte den Deutschen Reichstag und das Preußische Parlament mit der experimentellen Praxis in Kliniken und Armenhäusern. Sie brachten Menschenversuche renommierter Forscher an die Öffentlichkeit, schrieben Broschüren unter Titeln wie »Beispiele ärztlicher grausamer und zweckloser Experimente« oder »Menschen als Versuchsthiere!«[923] und zwangen die Justiz zu politischen Reaktionen. Anläßlich dieser Initiativen beschäftigte sich 1899 und 1900 das Preußische Abgeordnetenhaus mit den Vorwürfen. Ein Ergebnis waren die im Jahre 1900 herausgegebenen unverbindlichen Richtlinien an die Leitungen der Krankenhäuser, in denen die seither üblichen Bestimmungskriterien für die Durchführung des Menschenexperiments festgehalten und an einen Heilzweck, an die Zustimmung und Belehrung sowie an die Volljährigkeit der Versuchsperson geknüpft wurden.[924]

Solche Richtlinien mit Appellcharakter erreichten das medizinische Forschergewissen nicht. Bis zur nationalsozialistischen Herrschaft kamen immer wieder skrupellose Menschenversuche an die Öffentlichkeit, ohne daß die jeweiligen Experimentatoren strafrechtlich zur Verantwortung gezogen wurden.[925] Offensichtlich war die Justiz als »Laieninstanz« dem medizinischen Expertenstatus nicht gewachsen – ein Phänomen, das auch für die Gegenwart gilt. Denn seit der Einführung des Menschenversuchs im 18. Jahrhundert war unter der Priorität staatlicher Fortschrittsförderung das asymmetrische Verhältnis zwischen experimenteller Medizin und Justiz durch die Gewährung eines rechtlichen Freiraums zementiert worden.

Zwar waren zu Beginn des 20. Jahrhunderts Juristen sich durchaus darüber im klaren, daß es sich bei den ihnen vorgelegten Fällen um eindeutige Straftatbestände der Körperverletzung (§§ 223, 223a, 230, Abs. 2, R StGB) handelte. Diese Paragraphen belegten eine »vorsätzliche, körperliche Mißhandlung« mit Gefängnis bis zu drei Jahren und 1000 Mark Bußgeld. Wurde der Tod durch eine Körperverletzung verursacht, drohten nach § 226 R StGB Zuchthaus nicht unter drei Jahren oder Gefängnis.[926] Eine entsprechende Strafverfolgung von im medizinischen Experiment verursachten Körperverletzungen hatte man jedoch nie ernsthaft politisch ins Auge gefaßt, wie man sie hingegen zeitgleich auf Basis der ebenfalls im Reichsstrafgesetzbuch unter der Rubrik »Verbrechen wider das Leben« verankerten Paragraphen §§ 218–219 R StGB gegenüber der Abtreibungspraxis von Frauen in Gang setzte.[927]

Wie im »Fall Neisser« fielen bekannt gewordene Menschenversuche obligatorisch in die Verjährungsfrist.[928] Daher kam es allenfalls zu Disziplinarverfahren, in denen jeweils prominente Mediziner mit eigenen Forschungsinteressen gutachterlich tätig wurden. Diese tendierten in ihren Expertisen dazu, die experimentelle Praxis der Angeklagten in den Kontext des medizinischen Fortschritts zu stellen, der aufgrund seines rechtlichen Ausnahmezustands einen großen Spielraum auf dem Terrain der Wissenschaftsfreiheit gewährte.[929]

Auch Neisser selbst hielt 1900 in seinem Disziplinarverfahren schriftlich fest, daß er im Sinne des wissenschaftlichen Fortschritts gehandelt und sich nichts habe zuschulden kommen lassen, obwohl alle vier Frauen der letzten Versuchsgruppe nach den Injektionsexperimenten an Syphilis erkrankt waren und die vierzehnjährige Clara Grossert, die sich wegen Schuppenflechte in seiner Klinik aufhielt, verstorben war:[930] »Ich habe die feste Ueberzeugung, dass Jeder, der die Stellung und die Thätigkeit eines klinischen Direktors und das spezielle wissenschaftliche Arbeitsgebiet der Serumtherapie kennt, meine Handlungsweise verstehen und nicht verurtheilen wird.«[931]

In der Tat stellte Neissers Forscherdrang keine Ausnahme dar, sondern, wie auch Moll einräumte, er hatte sich verhalten, wie dies »regelmässig und unangefochten in Krankenhäusern geschieht«.[932] In der Öffentlichkeit allerdings wurde die strukturelle Gewalt der experimentellen Medizin in Pamphleten unter Parolen wie z. B. *Die Greueltaten der Schulmedizin*[933], *Der Mord im Dienste der Wissenschaft (Vivisektion an Menschen und Tieren)*[934] oder sogar unter dem Topos *System Neisser* angeprangert – so 1901 die *Deutsche Hochwacht Stettin* in einem Flugblatt. Die Verwerflichkeit eines jeden Menschenexperiments und die Tatsache, daß speziell Unterschichtkinder dafür herhalten mußten, stellte der Autor in den Vordergrund:

> Es ist zu entscheiden, ob das deutsche Volk *gewillt* ist, sich das System Neisser *gefallen zu lassen*, [...] Nach diesem System ist es sittlich erlaubt, an allen möglichen Menschen zweifelhafte und *gefährliche Versuche* zu machen, wo man dieser armen Menschen nur irgend *habhaft werden* kann. [...] Bekanntlich hat kein geringerer als *Virchow* im Abgeordnetenhaus der Regierung ins Gesicht gesagt: ›Es ist *ganz natürlich*, daß wir von Tierexperimenten zu *Menschenexperimenten* übergehen. *Wir müssen das.*‹ Müßte man es wirklich, so wären immer *noch lange nicht deutsche Arbeiterkinder* dazu da. Zuerst sollte man dann Kinder gewissenloser *Aerzte selbst* dazu nehmen, oder die Aerzte sollen sich *gegenseitig* als Versuchstiere benutzen. [...] Aber *wir brauchen solche Versuche nicht:* wir *verwerfen* sie durchweg, wo und an wem sie auch gemacht werden.[935]

Bezog sich dieser Protest noch auf die Menschenversuchspraxis zu Beginn des 20. Jahrhunderts, so hatte sich bis Ende der zwanziger Jahre daran nichts geändert. Ähnliche Schilderungen über systematisch und skrupellos durchgeführte medizinische Experimente an Menschen brachte 1928 der sozialdemokratische Arzt und Reichstagsabgeordnete Julius Moses (1868–1942)[936] im deutschen Parlament zur Sprache. Moses forderte eine Untersuchung der Menschenversuche durch den Reichsgesundheitsrat.[937] In seiner Rede problematisierte er die Reduktion von Patienten auf »Material« als ein strukturelles Problem der medizinischen Forschung und zitierte eine Reihe wissenschaftlicher Publikationen, in denen Ergebnisse von kaltblütig durchgeführten Experimenten präsentiert worden waren.

So trug er dem Reichstag vor, daß z. B. in dem staatlich subventionierten Berliner Kaiserin-Auguste-Victoria-Haus unter der Leitung des Pädiatrieprofessors Leo Langstein (1876–1933) von dem Oberarzt Hans Vollmer (1867–1939) Experimente an rachitiskranken Kindern mit dem neu auf den Markt gebrachten Vitamin-D-Präparat Vigantol durchgeführt worden waren. Vollmer hatte die Ergebnisse seines Säuglingsexperiments in der *Deutschen Medizinischen Wochenschrift* publiziert. Zu Beginn erklärte er das Versuchsprogramm: »Wir unternahmen dies [die Prüfung des Präparats Vigantol, A. B.) an einem Material von etwa 100 Ratten und 20 Kindern. [...] Wir haben unsere Versuchskinder unter ungünstigen Diät- und Lichtbedingungen gehalten, und wenn bei ihnen Zeichen der Heilung [...] nach Beginn der Vigantoltherapie nachzuweisen waren, so ist dies fraglos auf die Wirkung des Medikaments zurückzuführen.«[938]

Moses machte in der sozialdemokratischen Zeitschrift *Vorwärts* der Öffentlichkeit diese Experimente zugänglich und zitierte Vollmers Versuchsprogramm im Titel seines Beitrags »100 Ratten und 20 Kinder! Arbeiterkinder als Experimentierkarnickel«.[939]

Im Deutschen Reichstag und unter Medizinern lösten Moses' Artikel eine Kontroverse aus. Zwar fand er in der

Berliner Ärztekammer auch Anhänger seiner Kritik, dennoch wurde er hier als Demagoge und sozialistischer Parteipolitiker angeprangert.[940] Im Juni 1928 reagierte die Berliner Ärztekammer auf Moses' Veröffentlichungen der Menschenversuche. Sie gab eine Grundsatzerklärung ab, in der sich ihre Mitglieder offensiv zur medizinischen Forschungspraxis bekannten: Der Wissenschaftsfreiheit wurde im Sinne des medizinischen Fortschritts Priorität eingeräumt. Als erstes beteuerte man, daß in »keinem der beanstandeten Fälle [...] ein Kranker nachweislich geschädigt oder in Gefahr gebracht worden« sei.[941] Weiter hieß es: »*Der wissenschaftlichen Forschung dürfen*, wenn sie nicht zum Stillstand gebracht werden soll, *Vorschriften nicht gemacht werden*; ohne Prüfung am Menschen können keine Heilverfahren erprobt und keine medizinischen Entdeckungen für den kranken Menschen nutzbar gemacht werden.«[942] Man beschränkte sich darauf, experimentierende Ärzte auf ihre große Verantwortung hinzuweisen und sie zu ermahnen, »bei der Erprobung am Menschen« das Wohl des Kranken im Auge zu behalten. Doch nicht einmal die Zustimmung von Versuchspersonen wurde verlangt.

Schärfere Richtlinien hingegen provozierte 1930 ein Experiment in einem Lübecker Krankenhaus: 76 Säuglinge waren hier infolge eines Impfversuchs mit dem Rindertuberkulosebazillus (Bacillus-Calmette-Guérin) gestorben, 245 Kinder geschädigt.[943] Noch während das Kindersterben in dieser Klinik anhielt, beschäftigte sich der Reichsgesundheitsrat mit der Praxis der experimentellen Medizin.[944] Als Mitglied des Reichsgesundheitsrates hielt Julius Moses ein Referat, in dem er erklärte, daß die Grenze zwischen erlaubten und verbotenen Humanversuchen juristisch nicht zu beantworten sei, forderte aber dennoch strengere Richtlinien und eine ethische Sozialisation der Ärzte während ihrer Ausbildung.[945] In einer Reichstagsrede monierte er, daß nicht die »Rettung der Kinder, sondern die Rettung der Wissenschaft und der eigenen Autorität«[946] das beherrschende Problem in Lübeck gewesen sei. Strategien der Irreführung durch Vertuschungsversuche der tödlichen Experimente selbst seien Teil einer sich als ideologiefrei gebärdenden medizinischen Machtpolitik, deren Vertreter »wie Götter über den Wolken auf dem wissenschaftlichen Olymp thronen, jede Kritik als Blasphemie, als Gotteslästerung betrachten, Opfer auf dem Altar der wissenschaftlichen Medizin immer nur an dem unwissenden Volk als etwas Selbstverständliches verlangen«.[947]

1931 gab das Innenministerium Leitsätze heraus.[948] Der erste Punkt proklamierte die Unverzichtbarkeit von Menschenexperimenten. Anschließend wurde eine inhaltliche Unterscheidung zwischen einer »neuartigen Heilbehandlung« und einem »wissenschaftlichen Versuch« vorgenommen sowie die Aufklärung und Einwilligung der Versuchsperson zur Voraussetzung gemacht. Die »neuartige Heilbehandlung« sei »mit ganz besonderer Sorgfalt zu prüfen, wenn es sich um Kinder und jugendliche Personen unter 18 Jahren handelt«.[949] Diese, aber auch die vorhergehenden und alle später noch folgenden internationalen Richtlinien deuten in ihren Formulierungen auf ein strukturelles Problem der experimentellen Medizin hin, die sich eigens torpedieren würde, sollte sie auf den Gebrauch von Menschen als Versuchsobjekte verzichten.

Gerhard Baader zieht aus der Geschichte der Menschenversuche seit dem 19. Jahrhundert bis zum Nationalsozialismus folgendes Fazit:

> Die toten Kinder in Lübeck waren verglichen mit den Ermordeten von 1939 an in der sog. »Kinderaktion« im Nationalsozialismus erst der Auftakt. […] Menschenversuche an sog. »erbgeschädigten« Kindern […] mit virulenten TBC-Stämmen […] zeigen den Weg, der noch gegangen werden sollte. Am Ende stehen die verbrecherischen Menschenversuche in den Konzentrationslagern des Nationalsozialismus […]. Sie sind jedoch kein Bruch mit bestehenden Traditionen, sondern nur die volle Konsequenz aus einer reduktionistisch naturwissenschaftlichen Medizin.[950]

Die Humanversuche in nationalsozialistischen Vernichtungslagern waren in der Quantität, nicht aber in der ärztlichen Bereitschaft, Menschen im Experiment bis aufs Äußerste zu verdinglichen, historisch neu. Medizinische Rationalität und eine Forschermentalität, die Menschen zu Material degradiert, wurden nun auf die Spitze getrieben und Versuchsanordnungen ohne ethische Beschönigungen als »terminal« angelegt. Neu war dabei nicht, daß Ärzte von der Medizin selbst stigmatisierte und sozial deklassierte Menschen als Erkenntnisobjekte nutzten, sondern daß die staatlich organisierte Tötungsmaschinerie mit wissenschaftlichen Forschungsinteressen verschmolz: Die nationalsozialistische Vernichtungspolitik ermöglichte die Realisierung von Menschenversuchen in einem bisher ungeahnten Ausmaß. Sie zeichnete sich durch die organisierte Entpersonalisierung und Anonymisierung der Opfer aus – erzeugt durch den hohen Grad der Arbeitsteilung und Bürokratisierung. Die noch vor Nutzung der Opfer als medizinische Erkenntnisobjekte vollzogene Entmenschlichung durch die »Verwandlung« in eine auf dem Arm eingebrannte Nummer kam der experimentellen Medizin in ihrer Beziehung zu Menschen als Material maximal entgegen und neutralisierte potentielle Gewissenskonflikte der Experimentatoren.

Vor diesem Hintergrund wurden einzelne Mediziner, die in den Vernichtungslagern an Häftlingen geforscht hatten, im Rahmen der Nürnberger Ärzteprozesse von den Siegermächten verurteilt. Von 300 »unmittelbaren ärztlichen Verbrechern« wurden im Nürnberger Ärzteprozeß 20 beschuldigt, von diesen nur 13 verurteilt und sieben freigesprochen.[951] Die aus Versuchen in KZs gewonnenen Forschungsergebnisse verwertete man in der internationalen Wissenschaftsentwicklung als innovative Schübe.[952] Denn die Mehrzahl dieser Experimente kann, so Gerhard Baader, als innerhalb »einer naturwissenschaftlichen Doktrin durchaus seriös«[953] gelten. Ob Erkenntnisse über die Humangenetik durch Zwillingsforschung, Krankheiten durch Impfexperimente (z. B. Malaria, Gelbsucht, Fleckfieber), Sterbeprozesse und Reanimation durch Unterkühlungsversuche gewonnen wurden oder ob man Operationsmethoden der Sterilisation sowie

Transplantation erprobte – in Fragestellungen und Methodologie resultierten all diese Untersuchungen aus dem allgemeinen Wissenschaftsbetrieb. Sie sind daher dem Standard normaler empirischer Forschung zuzuordnen. Immerhin erfolgte die medizinische Erkenntnisproduktion in den KZs von Koryphäen der deutschen Wissenschaft, sie war von entsprechenden Wissenschaftsorganisationen wie etwa der Deutschen Forschungsgemeinschaft oder der Kaiser-Wilhelm-Gesellschaft (heute Max-Planck-Gesellschaft) gefördert und eingebunden in renommierte Forschungsinstitute (z. B. Berliner Robert-Koch-Institut, Hamburger Tropeninstitut).[954]

Eines von vielen erschütternden Beispielen waren die 1942 im Konzentrationslager Dachau vorgenommenen Höhen- und Unterkühlungsversuche. Sie wurden im Auftrag der deutschen Luftwaffe zu militärmedizinischen Zwecken durchgeführt und standen unter der Leitung des KZ-Arztes Sigmund Rascher, des Kieler Physiologieprofessors Ernst Holzlöhner sowie dessen Assistenzarztes Erich Finke.[955] Durch Projektaufträge waren die Physiologische Abteilung des Kaiser-Wilhelm-Instituts für Hirnforschung und das Kerckhoff-Institut für Kreislaufforschung in Bad Nauheim in diese Versuche involviert.[956] Nicht nur für nationale Interessen waren Ergebnisse dieser Experimente wissenschaftlich von hohem Wert, sondern nach dem Zweiten Weltkrieg nutzte man sie auch in den USA weiter und kooperierte mit deutschen Wissenschaftlern, die an dieser luftfahrtmedizinischen Forschung beteiligt waren.[957]

Die Unterkühlungsversuche sollten der Klärung von Fragen dienen, die sich im Laufe des Krieges durch den Absturz von Piloten ins Meer gestellt hatten. Man suchte nach Verbesserungen der Fliegermontur, erforschte u. a. hirnphysiologisch die Sterbeprozesse in ihren einzelnen Stadien, um Techniken der Reversibilität des Kältertodes und Behandlungen des Kälteschocks für den Fall des Fliegerabsturzes ins Meer zu entwickeln. Im Rahmen dieser Versuchsserie an 300 Häftlingen töteten die Forscher etwa 80 bis 90 Männer auf grausame Weise:

Die Versuchspersonen werden in einen Wasserbottich von 2 x 2 x 2 Meter gezwungen, in den immer wieder Eisblöcke geworfen werden. Die Wassertemperaturen schwanken zwischen 2,5 bis 12 Grad. Die Menschen sind nackt oder tragen eine Fliegermontur. Manche Versuche werden in Narkose eingeleitet, andere nicht. Die Versuchspersonen sind verkabelt: die Körpertemperaturen werden mit Thermosonden im Magen oder im Mastdarm gemessen. [...] Sinkt die Körpertemperatur um 1 Grad, wird jeweils Blut und mittels eines Katheters Urin abgenommen. Gehirn-Rückenmarksflüssigkeit wird an Kopf und Rückgrat punktiert.[958]

Die Experimentatoren hatten durch diesen Versuch nicht nur Maßnahmen für die Reanimation gefunden, sondern außerdem die Forschung über Sterbeprozesse bereichert, denn es war ihnen gelungen, den Kältetod als Herztod nachzuweisen. Der Abschlußbericht von 1942 enthielt entsprechende Temperaturkurven, Grafiken über Puls und Atmung.

Bernd Nitzschke sieht das Spezifikum der nationalsozialistischen medizinischen Versuche in dem hohen Grad der Rationalität und Affektlosigkeit der Experimentatoren. Er stellt Erklärungsansätze in Frage, die, wie sie Alexander Mitscherlich und Fred Mielke 1960 in ihrer Dokumentation der Nürnberger Ärzteprozesses vertreten hatten, vom genauen Gegenteil ausgehen.[959] Die beiden Autoren charakterisierten jene Humanexperimente als eine Entgleisung menschlichen Verhaltens, als »Orgien der Wut, des Erniedrigens, Zertretens von Mitmenschen«.[960] Dagegen erklärt Nitzschke, keine entfesselten Gewaltausbrüche und erst recht nicht Lust am Töten, sondern rational kalkulierte und nach genauen Regeln festgelegte Vorgehensweisen bildeten das Fundament, auf dem sich die Grausamkeit jener Menschenversuche entfalten konnte:

Auschwitz ist der Ort, an dem die Lähmung der Vernunft völlig aufgehoben ist, [...] an dem kein Affekt die Vernunft noch lähmt, keine Emotion ihr mehr in den Arm fällt. Auschwitz ist der Ort, an dem die

»Triebe« einer völligen Hemmung unterworfen sind – keine Enthemmung, keine Willkür, alles ist Regel, Verordnung, Buchhaltermentalität und Bejahung der Hierarchie von Herrschaft. Diese selbst mag »wahnhaft« sein – wie alle Herrschaft. Wenn allerdings von Wahn zu sprechen ist, dann von dem der Vernunft.[961]

Die in jedem Humanversuch verankerte Verbindung von Vernunft und Herrschaft über den Leib und das Leben der Versuchsperson wurde in der bisherigen Diskussion über medizinische Ethik weitgehend tabuisiert. Denn der Akt des Experimentierens an Menschen bleibt allen guten Vorsätzen zum Trotz in seinem ethischen Rechtfertigungsversuch eine Aporie, solange sich diese Wissenskultur nicht zum Menschenopfer bekennt: Der naturwissenschaftliche Versuch zielt nicht auf Tötung und Folter ab, sondern umgekehrt, er intendiert die Heilung von möglichst vielen Menschen. Nicht das Quälen an sich bestimmt das Vorhaben des Forschers, sondern als *Mittel zum Zweck* eröffnet das Experiment in der anatomischen Wissenskultur einen Weg zur Erkenntnis des Lebendigen. Das medizinische Forschen erfährt durch seine übermenschlich hohe Zweckbestimmung, potentiell das Leben von unzählbaren Menschen zu retten, eine *sakrale Sinnhaftigkeit*. Erst diese göttliche Funktion erzeugt die gesellschaftliche Bereitschaft, »Kollalateralschäden« systematisch in Kauf zu nehmen, diese zu heiligen und gleichermaßen zu verdunkeln.

Vor dem Hintergrund dieser kulturellen Akzeptanz wird erklärbar, warum bisher einzig die medizinischen Verbrechen im Nationalsozialismus ins gesellschaftliche Bewußtsein gedrungen sind, nicht jedoch als ein – wenn auch ein auf die Spitze getriebenes – Strukturmerkmal der experimentellen Forschung, sondern als ein originäres Kennzeichen des Hitler-Regimes. Bis auf wenige Ausnahmen werden die im Nationalsozialismus durchgeführten Menschenexperimente dem Wesen dieser Diktatur zugeordnet, ohne dabei ihre weit zurückreichende Traditionslinie zur Hinrichtung seit der Renaissance, zum Humanversuch seit der Aufklärung und die nach 1945 anknüpfende naturwissenschaftliche Forschungspraxis zur Kenntnis zu nehmen.[962]

Schließlich setzt das Menschenexperiment die (totale) Herrschaft über den Körper voraus. Es ist entgegen seinem hehren Ziel mehr oder weniger immer mit Merkmalen ausgestattet, die auch der Folter zugeschrieben sind, ohne daß sich der Forscher diese zum Ziel setzt. Das Wesen der Folter besteht vor allem im Zugriff auf den Körper eines Menschen. Dieser wiederum ist verbunden mit der Errichtung von Herrschaft, der Bekämpfung des anderen, der Zerstörung des Willens, der Sprache und des Geistes.[963] Nicht als Ziel, sondern als Methode gehen all diese Kennzeichen in die Beziehung zwischen der Versuchsperson als Forschungsobjekt auf der einen Seite und dem Naturwissenschaftler als erkennendem Subjekt auf der anderen Seite ein.

Hannah Arendt beginnt in ihrer Totalitarismusanalyse das Kapitel über die Konzentrationslager nicht zufällig mit den medizinischen Experimenten. Sie stellt die Menschenversuche in den nationalsozialistischen Vernichtungslagern als ein Element totaler Herrschaft heraus, weil hier das mit »gesundem Menschenverstand« nicht mehr Faßbare zum Zuge kam und weil nun, so Arendt, »schlechthin alles möglich«[964] wurde:

> Totale Herrschaft, die darauf ausgeht, alle Menschen in ihrer unendlichen Pluralität und Verschiedenheit so zu organisieren, als ob sie alle zusammen nur einen einzigen Menschen darstellten, ist nur möglich, wenn es gelingt, jeden Menschen auf eine sich immer gleichbleibende Identität von Reaktionen zu reduzieren, so daß jedes dieser Reaktionsbündel mit jedem anderen vertauschbar ist. [...] Die Lager dienen nicht nur der Ausrottung von Menschen und der Erniedrigung von Individuen, sondern auch dem ungeheuerlichen Experiment, unter wissenschaftlich exakten Bedingungen Spontaneität als menschliche Verhaltensweise abzuschaffen und Menschen in ein Ding zu verwandeln, das unter gleichen Bedingungen sich immer gleich verhalten wird, also etwas, was selbst Tiere nicht sind: denn der Pawlowsche Hund, den man bekanntlich darauf dressiert hatte, nicht zu essen,

wenn er hungrig war, sondern wenn eine Glocke ertönte, war ein pervertiertes Tier. Unter normalen Umständen ist dies niemals zu erreichen, weil Spontaneität nie ganz auszuschalten ist, sofern mit ihr nicht nur menschliche Freiheit, sondern Leben überhaupt im Sinne des einfach Lebendigbleibens zusammenhängt.[965]

Die Verdinglichung von Mensch und Tier im Labor prägt die Geschichte des medizinischen Fortschritts insgesamt. Diese Gewaltdimension der experimentellen Erkenntnisweise erschließt sich aus dem Zusammenspiel mehrerer Maximen der naturwissenschaftlichen Medizin, die sich in der neuzeitlichen europäischen Kultur nicht autonom, sondern entlang gesamtgesellschaftlicher Entwicklungen und vor allem staatlicher Normsetzungen gegenüber Gewalt- und Tötungspraktiken herausgebildet haben. Aus der Begründung des bis heute gültigen Körpermodells durch den anatomischen Erkenntnisstil im 16. Jahrhundert gingen Forschungsprämissen hervor, die absolute Objektivität beanspruchen, aber alles andere als wertneutral sind. Abgesehen von dem moralisch und juristisch zugebilligten Ausnahmezustand, der für das Tier- und Menschenexperiment gilt, liegen den medizinischen Erkenntnismethoden Vorentscheidungen mit gesellschaftspolitischen Wertsetzungen zugrunde, noch ehe Staat und Justiz über ihre ethische Rechtmäßigkeit befinden.

Als logische Konsequenz der in der experimentellen Erkenntnisweise liegenden Gewaltanwendung entwickelte sich seit der Entstehung der modernen Medizin die methodologische Forderung, wissenschaftliche Objektivität könne nur unter der absoluten Stillegung von Gefühlen verbürgt werden. Der Wissenschaftler steht unter dem strengen Gebot, jegliche Emotion auszuschließen. Die Apathie des Forschers gegenüber seinem Untersuchungsgegenstand gilt als Maxime jeder seriösen Naturwissenschaft.[966] Ein harter Gefühlspanzer und Skrupellosigkeit sind zwingende Voraussetzungen für die Durchführung eines Experiments, denn als empfindendes Wesen würde der Forscher selbst zum Hindernis seines Erkenntnisziels.

Die Durchführung eines Versuchs bedarf der Bereitschaft zur Schmerzzufügung und zum Töten – ein stählernes Gehäuse, das mit dem gesellschaftlichen Ideal des männlichen Kriegsheroen aufs engste verbunden war. So schrieben im 18. und 19. Jahrhundert Vertreter der Menschenvivisektion dem Experimentator Mut zu – eine Tugend, die auch dem Soldaten im Krieg abgefordert wird und sich auf seine Tötungsbereitschaft bezieht.[967] Von Wagnis und Mut war nicht nur in der Frühphase der experimentellen Medizin die Rede, auch im 20. Jahrhundert stellten Experimentatoren den Forschungsakt als männliche Mutprobe dar.[968] So machte 1943 der an der Wiener Universität tätige Direktor des Instituts für Geschichte der Medizin und Begründer des Deutschen Kinderschutzbundes (1953), Fritz Lejeune, den inneren Zusammenhang zwischen Männlichkeit und soldatischem Arzttum deutlich. In seinem Aufsatz *Das männliche Prinzip in der Geschichte der Medizin* erklärte er: »Im Kriege erreicht das Arzttum in der Synthese zwischen Soldat und Arzt die höchste Stufe der Männlichkeit«.[969]

Dieser in der experimentellen Medizin zur Methode geronnene Verhaltenskodex, der »Mut« zur Gewalt gegen sich selbst und andere, entspricht einem Männlichkeitsideal, das sich seit Ende des 18. Jahrhunderts herauszubilden begann und im Mittelpunkt der bürgerlichen Ordnung stand. Schmerzempfindung wurde als Schwäche ausgelegt und auf die Frau projiziert. Der Mann galt umgekehrt als Repräsentant von Leibunabhängigkeit und Affektfreiheit. Exakt dieses Männlichkeitsideal wurde zum Garanten einer seriös betriebenen Forschung: Während der menschliche und tierische Körper im Status des Materials zum begehrten Objekt von Naturerkenntnis wurden, geriert sich der Experimentator analog zum männlichen Krieger als neutral, so als sei er selbst ein gefühlloses Wesen. Diese für die Labortätigkeit notwendige Gefühlsdisposition entspricht dem Zustand der Anästhesie: »Gewalt kann auf die Täter wie die Opfer ähnlich abtötend wirken wie der Schock«[970] – so Esther Fischer-Homberger.

Fischer-Homberger beobachtet in der Moderne auf vielen gesellschaftlichen Ebenen die zunehmende Durchsetzung einer *Anästhesierungskultur*, deren Ursprünge sie im kulturellen Wandel des Schmerzes verankert sieht. Denn hatte in der vormodernen Gesellschaft Schmerz nicht nur eine negative Bedeutung und konnte z. B. in Körperritualen oder der Ekstase durchaus als sinnstiftend und erwünscht betrachtet werden, so »konzipiert die Neuzeit den Schmerz als rein körperliches Ereignis und entwickelte eine Medizin, die ihn als solches technisch-medizinisch bekämpft«.[971] Am deutlichsten tritt dieser Wahrnehmungswandel im Geschlechterkonzept der bürgerlichen Gesellschaft zutage. Aus dem bürgerlichen Männlichkeitsideal leitet sich die kulturelle Beziehung zum Krieg ab, dessen Dynamik mit der medizinischen Entwicklung der Schmerzbekämpfung bis heute verschränkt geblieben ist. 1893 begann die Entwicklung von pharmazeutischen Schmerzabtötern – die Firma Hoechst brachte das Mittel Pyramidon und 1899 Bayer das Präparat Aspirin auf den Markt, ihr Einsatz spielte im Ersten Weltkrieg eine unverzichtbare Rolle.[972] »So schaukeln sich in der Atmosphäre der neuzeitlichen Rationalität [...] Verletzungsbereitschaft und Schmerzabwehr gegenseitig hoch. Das Trauma wird in dem Maße unspürbar, in welchem das Getrennte nicht als Zusammengehöriges gilt: Die Entwicklung von Krieg und Schmerzbekämpfung, Chirurgie und Anästhesiologie geht Hand in Hand.«[973]

Hatte schon die Anatomie in der Renaissance sich wesentlich aus dem Kontext des Krieges entwickelt, so radikalisierte sich dieser Zusammenhang während des 19. Jahrhunderts. Chirurgische Techniken des Amputierens, Resezierens und Exstirpierens, welche die Trennung von ursprünglich Zusammengehörigem vollziehen, begannen nun die Heilmethoden der modernen Medizin insgesamt zu dominieren. Unter der Prämisse »Isolieren, Wegnehmen und Hinzufügen von Organfunktionen«[974] etablierte sich das chirurgisch-anatomische Krankheitskonzept. Thomas Schlich betont, daß die als »harter Kern« der modernen Medizin geltende Chirurgie zwar immer das Ansehen von Wertfreiheit genießt, dagegen aber schon der kleinste chirurgische Eingriff ein komplexes kulturelles Phänomen repräsentiert, das seine eigene Geschichtlichkeit besitzt.[975] So brachte der Aufstieg der Chirurgie seit dem 19. Jahrhundert eine Reihe von ideologischer Konsequenzen mit sich: Zum Beispiel wurden geschlechtliche Normalisierungsversuche chirurgisch praktiziert, indem man Kastrationen, Hodentransplantationen, Eierstockentfernungen im Falle von Homosexualität, Nymphomanie, Hysterie etc. indizierte.[976] Grundsätzlich kann daher auch von einer *Chirurgisierung des Gesellschafts- und Menschenbildes* ausgegangen werden. Denn parallel zur Chirurgisierung der Medizin kam im letzten Drittel des 19. Jahrhunderts das medizinische Gesellschaftsmodell vom »Volkskörper« auf, dem analog zum individuellen Körper eine chirurgische Behandlung durch Kastration und Sterilisation von medizinisch diagnostizierten »degenerierten« oder »entarteten« Patienten verordnet wurde.[977] Diese Verbindung von Chirurgie und Gesellschaftspolitik manifestierte sich nicht zuletzt auch in einem der ersten Gesetze nach der nationalsozialistischen Machtergreifung »zur Verhinderung erbkranken Nachwuchses« vom 14. Juli 1933. Mit Hilfe eines autonomen medizinischen Diagnosemodells wurden auf dieser Gesetzesgrundlage etwa 400 000 Menschen von Chirurgen in Krankenhäusern zwangssterilisiert.[978]

Diese Entwicklung war ohne Anästhesiologie undenkbar. Sie ebnete den Weg für einen gänzlich neuen Umgang mit der Zufügung von Schmerz. Aber schon seit der Renaissance bildete sich über das Prinzip des Trennens von Totem und Lebendigem eine Wissenskultur heraus, die als Symptom eines historischen Prozesses verstanden werden kann, in dem sich eine traumatische Leiderfahrung verbirgt – die eigentliche »Wurzel der neuzeitlichen Weltsicht«,[979] so Fischer-Homberger, aus der sich ein Kampf gegen den Schmerz formierte. Aus diesem Kampf ist eine, wie Ivan Illich erklärt, »Medizin-Zivilisation« hervorgegangen, die den Schmerz verwandelt hat in ein technisch zu bewältigendes Phänomen und »das Leiden seiner wesentlichen persönlichen Bedeutung entkleidet«: »Kultur bewältigt Schmerz, Abweichung und Tod, indem sie diese deutet; Medizin-Zivilisation verwandelt sie in Probleme, die durch deren Beseitigung zu lösen sind.«[980] Das moderne Erkenntnisprogramm des Tier- und Menschenversuchs, das sich nicht zuletzt genau dieser Kultur der Schmerzabtötung verschrieben hat, spiegelt unsere kulturelle Beziehung zum Lebendigen, zu Angst, Leiden und Tod wider.

Diese Wissenschaftskultur, deren Hauptmerkmal darin besteht, Zusammenhängendes zu trennen, entfaltete ein weites Experimentierfeld: z. B. Zeugungsgynäkologie, Rassenhygiene, Gentechnologie oder Transplantationsmedizin. Im Namen des heilversprechenden wissenschaftlichen Fortschritts werden seit dem ausgehenden 20. Jahrhundert Chimären aus Mensch und Tier gezeugt; Mäuse erfunden, auf denen vermeintlich menschliche Ohren wachsen; Embryonen aus therapeutischen Gründen geklont; abgeschnittene Hände von Patienten an einen anderen Menschen genäht – oder man gewinnt mit speziellen Abtreibungstechniken aus dem Leib von Frauen fötales Hirngewebe für dessen Übertragung in den Kopf von Parkinsonpatienten. All diese Techniken und Neukreationen sind Ergebnisse einer seriös betriebenen Wissenschaft, die sämtliche Tabus des Toten und Lebendigen niederzureißen vermag, und zwar zugunsten der Errichtung einer Schöpfungsmacht, die als wissenschaftliche Heilslehre auftritt und in dieser Erlösungsfunktion hypothetisch behauptet, »besseres« Leben erzeugen zu können.

3. Der »Leben-machende« Tod: Die Praxis der Transplantationsmedizin

Einen Höhepunkt des vom Tode gezeichneten Körpermodells bildet die an das Hirntodkonzept geknüpfte Praxis der Organtransplantationsmedizin seit Mitte der sechziger Jahre im 20. Jahrhundert. Die auf dem anatomischen Prinzip der Körperzergliederung beruhende Therapieform und das ihr zugrunde gelegte Menschenbild vom »Homo cerebralis« führen die cartesianische Körpermaschine nun auch hinsichtlich des Sterbeprozesses und des Todes konsequent fort. Diese Heilmethode befindet sich durch ihre Abhängigkeit von dem »nützlichen Tod« anderer in einer verblüffend ähnlichen Crux wie jahrhundertelang Anatomen, die gegen eine kulturell tief verwurzelte Todesvorstellung zu kämpfen und Bräuche des Totenkults zu torpedieren hatten. Neben dieser Parallele kommt auch die Transplantationsmedizin ohne die Statuierung eines (hirn)sterbenden Menschen als »Anderem« nicht aus, denn sie muß sich während einer Organentnahme vom »Hirntoten« sowohl als Leichnam wie auch als Patient sozial distanzieren. »Hirntote«, die zwar bis zu ihrem Herztod intensivmedizinisch weiterhin versorgt werden, verfügen bis zum Ende ihrer Organentfernung weder über die sonst üblichen Toten- noch über Patientenrechte – auch für dieses Prozedere mußte der Gesetzgeber ethische Richtlinien und juristische Ausnahmeregelungen finden. Im Laufe der großen Operation einer Organentnahme gibt es nicht eine einzige medizinische Handlung, die im Sinne des Hippokratischen Eides dem Wohl von »Hirntoten« verpflichtet ist. Im Gegenteil, dieser wird wie kein anderer Patient je zuvor in der Geschichte der Medizin verletzt und in seiner leiblichen Integrität zerstört. Daß er ab der Todesfeststellung durch die Hirntoddiagnostik bis zu seinem auf dem Operationstisch medizinisch systematisch herbeigeführten Herztod wie ein lebender Mensch genährt, gepflegt und anästhesiologisch betreut wird, dient einem einzigen Zweck: der therapeutischen Verwertung seines Körpers.

In seiner zweideutigen Bestimmung als »lebende Leiche« besteht ein sogenannter Hirntoter aus einem lebendigen und einem toten Teil: Seine »Person« gilt als erloschen, nachdem eine irreversibele Schädigung seines Gehirns diagnostiziert worden ist. Sein Leib hingegen wird selbst von Transplantationsmedizinern als »noch überlebender übriger Körper«[981] – mitunter auch als »Restkörper« oder »Herz-Lungen-Paket«[982] – ontologisch gekennzeichnet. Das Herz von Hirntoten schlägt, ihre Lungen atmen mit technischer Hilfe, sie verdauen und scheiden aus. Solche Tote sind von anderen, sich im Koma befindenden lebendigen Patienten nicht zu unterscheiden, denn bisher als sicher geltende Todeszeichen wie Herz- und Atemstillstand, Leichenblässe, Totenstarre, Verwesungsprozesse oder Totenflecke sind in dieser Todesvorstellung aufgegeben.

Voraussetzung für die Entwicklung neuer Todesdefinitionen war die Einführung der Herz-Lungen-Maschine in die Intensivmedizin der fünfziger Jahre im 20. Jahrhundert. Hier stellte sich das Problem, ab welchem Zeitpunkt bei bestimmten Komapatienten therapeutische Bemühungen zu beenden seien. Diese Reflexion war jedoch weit entfernt von der ethisch prekären Überlegung, ob hirnsterbende Komapatienten als medizinisch definierte »Tote« für die Therapie anderer Patienten verwendet werden dürfen.[983] Erst anläßlich der spektakulären Herztransplantation im Dezember 1967 in Kapstadt durch den südafrikanischen Chirurgen Christiaan Barnard (1922–2002) trug man ein auf die Bedürfnisse der Verpflanzungsmedizin neu zugeschnittenes Todesmodell erstmals in die Weltöffentlichkeit und kündigte die künftige Praxis der Organentnahme an.

Barnard hatte eine neue Transplantationsära eingeleitet. Als Initiator einer öffentlichen Diskussion über die Todesabhängigkeit dieser Medizin gab er im Januar 1968 nach der zweiten von ihm durchgeführten Herztransplantation – die erste war mittlerweile durch den Tod des Patienten Louis Washkansky gescheitert – der amerikanischen TV-Gesellschaft CBS ein Interview. Auf die Frage, wie er künftig das

Problem der Organbeschaffung lösen wolle, antwortete er:

Ich bin der Ansicht, daß wir durch eine entsprechende Erziehung der Öffentlichkeit erheblich zu seiner Lösung beitragen können. Wir müssen der Öffentlichkeit klarmachen, daß es sich hier um vernünftige medizinische Eingriffe handelt und daß Menschen sich [...] damit einverstanden erklären müssen, daß Angehörigen, die einen tödlichen Unfall erlitten haben, Organe entfernt werden, und daß sie den Ärzten gestatten müssen, diese Organe zur Behandlung anderer sterbender Patienten zu verwenden.[984]

Noch mindestens zwanzig Jahre sollte es dauern, bis die von Barnard eingeforderte Erziehung zur kulturellen Akzeptanz der Organentnahmepraxis von staatlichen Institutionen in Kooperation mit den Medien gezielt in Angriff genommen wurde. Zwar konnte die Transplantationsmedizin auf eine beinahe hundertjährige chirurgische Experimentierphase zurückblicken,[985] aber erst in den sechziger Jahren des 20. Jahrhunderts wurde die Methode der chemischen Unterdrükkung des Immunsystems entwickelt (sogenannte Immunsuppression), um zu verhindern, daß die fremden Organe abgestoßen werden. Zum anderen arbeiteten Neurochirurgen an einer Hirntoddefinition, die schließlich den Bedürfnissen der Transplantationsmedizin entsprach. Unter diesen beiden Voraussetzungen offerierte sich seit 1968 die Verpflanzungsmedizin als neuartige, im größeren Maßstab anwendbare Therapieform.

Experimentelle Organentnahmen aus dem Körper von bestimmten Komapatienten zum Zwecke der Übertragung blieben der Öffentlichkeit bis zum Kapstadter Herzverpflanzungsversuch weitgehend verschlossen. Weltweit zum ersten Mal, so vermutet Gesa Lindemann, wurde 1963 in der Universitätsklinik Louvain in Belgien einem Patienten mit schlagendem Herzen der Tod bescheinigt, um ihm anschließend die Nieren zu entnehmen und diese in den Körper eines anderen Patienten zu verpflanzen.[986] Auch wurde in dieser Phase unabhängig von einem hirntoten Patienten in den USA die erste Herzverpflanzung 1964 durchgeführt. Dazu nutzte man das Herz eines Schimpansen und transplantierte es in den Körper des 68jährigen taubstummen Polsterers Boyd Rush – er lebte zwei Stunden, bis er an diesem Experiment verstarb.[987] Hierbei handelte es sich um den weltweit ersten Herzverpflanzungsversuch an einem Menschen. Zeitgleich arbeiteten Wissenschaftler z. B. in der Sowjetunion, den USA, der Schweiz, Frankreich oder auch in der Bundesrepublik Deutschland an Kriterien für den Hirntod mit zunächst unterschiedlichen Schlußfolgerungen und Sprachregelungen hinsichtlich des Todes bzw. des Lebens eines Patienten.[988]

Zwar sind die 1968 von einer Kommission der Harvard University (USA) aufgestellten Richtlinien für eine Hirntoddiagnostik auch in Deutschland am bekanntesten, nicht zuletzt, weil sich die deutsche Transplantationsmedizin irreführend darauf beruft,[989] sie blieben aber für die heute geltenden Hirntodkriterien irrelevant. Während nämlich dieser Kodex festschrieb, daß Hirntote zu keiner einzigen Bewegung mehr fähig sein dürfen,[990] wurde die sogenannte Areflexie in der neuen Todesdefinition nicht aufrechterhalten.[991] Denn die sogenannten Harvard-Kriterien verlangten »im Verhältnis zu den heute gültigen Todeskriterien totere Tote [...] Vor allem Forschungsanstrengungen in Schweden, Dänemark und Deutschland haben dazu geführt, daß schließlich auch amerikanische Tote nicht mehr regungslos sein mußten.«[992]

Die Harvard-Kommission nämlich zählte in ihrer Todesdefinition das zentrale Nervensystem morphologisch zum Gehirn und faßte es als untrennbare Einheit auf, so daß nach ihren Kriterien Hirntote zu keiner einzigen Reflexreaktion fähig waren. Noch Ende der sechziger Jahre durchgesetzt und bis heute verbindlich gelten hingegen insgesamt 17 mögliche Bewegungen beim Mann und 14 bei der Frau als mit dem Status einer Leiche vereinbar.[993] Reaktionen von Hirntoten, sogenannte Reflexe, sind in der Fachliteratur folgendermaßen beschrieben: »Kontraktion der Beckenbodenmus-

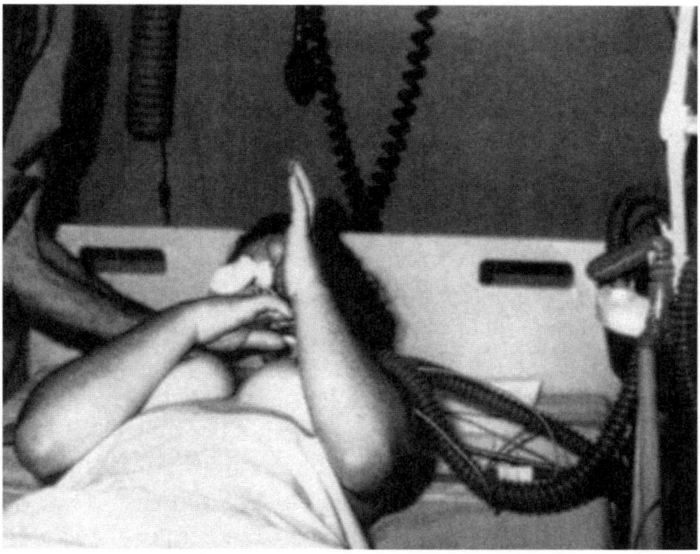

Bewegungen einer »hirntoten« Frau nach Reizung

kulatur [...] Beugebewegung der gesamten unteren Extremität [...] Wälzbewegung des Oberkörpers [...] Spreizen der Finger, Beugung im Ellenbogengelenk, Hochziehen der Schulter«.[994]

An dem Durchbruch dieser Todesdefinition war maßgeblich der deutsche Neurochirurg Wilhelm Tönnis (1898 bis 1978) beteiligt. Seit 1937 leitete er in Berlin die Abteilung für Tumorforschung und experimentelle Pathologie des Kaiser-Wilhelm-Instituts. In seiner Funktion als beratender Neurochirurg beim Chef des Sanitätswesens der Luftwaffe war seine Forschung in die medizinischen Verbrechen im Nationalsozialismus eingebettet.[995] In den sechziger Jahren arbeitete Tönnis in der Bundesrepublik Deutschland als Direktor der Abteilung für Tumorforschung und experimentelle Pathologie des Max-Planck-Instituts für Hirnforschung an der Wiederbelebbarkeit von hirnverletzten Patienten. Die 1963 von ihm und seinem Mitarbeiter Reinhold A. Frowein aufgestellten Kriterien für einen Behandlungsabbruch bzw. den »cerebralen Tod« eines an der Lungenmaschine noch atmenden Komapatienten wurden, wie Gesa Lindemann herausgearbeitet hat, für die Durchsetzung des heute gültigen Hirntodkonzepts bedeutsamer als alle neurophysiologischen Beweisführungen amerikanischer Hirnforscher zusammen. Tönnis und Frowein hatten als erste das zentrale Nervensystem auf das Innere der Schädelkapsel rhetorisch eingegrenzt und den »cerebralen Tod« ohne Berücksichtigung des Rückenmarks festgelegt.[996]

Diese Forschungen ebneten den Weg für den Eintritt in eine neue experimentelle Phase der Transplantationsmedizin, deren Gelingen durch die Verwendung von Organen aus einem lebenden Patientenkörper erfolgversprechender erschien als bisherige Verpflanzungsversuche mit Herztodleichen. Wie einst im Anatomischen Theater die Präsenz der Zuschauer ein unverzichtbarer Bestandteil der Tabuüberschreitung war, so trugen nun die Medien wesentlich dazu bei, für die experimentellen Herztransplantationen in den Jahren 1967 und 1968 durch TV-Inszenierungen und sensationelle Erfolgsmeldungen ein Massenpublikum als legitimierende Zeugenschaft und somit eine allgemeine Akzeptanz für die tödlichen Menschenexperimente zu gewinnen. Der Operationssaal des Kapstadter Groote Schuur Hospital wurde zur Bühne für die Weltöffentlichkeit und Barnards erster herztransplantierter Patient Louis Washkansky – ein aus Litauen stammender Jude und von Beruf Gemüsehändler – zum Schauobjekt für Millionen von Zuschauern, bis dieser nach 18 Tagen starb.[997] Die vielen Reporter und Kameramänner, »die aus aller Welt herbeigeströmt und jetzt auf dem Parkplatz versammelt waren«, so Barnard in seiner Biographie, hatten ihm »so etwas wie ein Gefühl der Kameradschaft« gegeben.[998]

Mit diesem Massenspektakel war lange vor staatlichen Implementierungen des Hirntodes faktisch damit begonnen worden, unsere Vorstellung von Leben und Sterben zu verengen – *vice versa* die vom Tod zu erweitern. So auch in der Bundesrepublik Deutschland: Im Zuge der Operationswelle, die Barnard weltweit ausgelöst hatte, erfolgte die in der BRD erste Herztransplantation an der Universitätsklinik Mün-

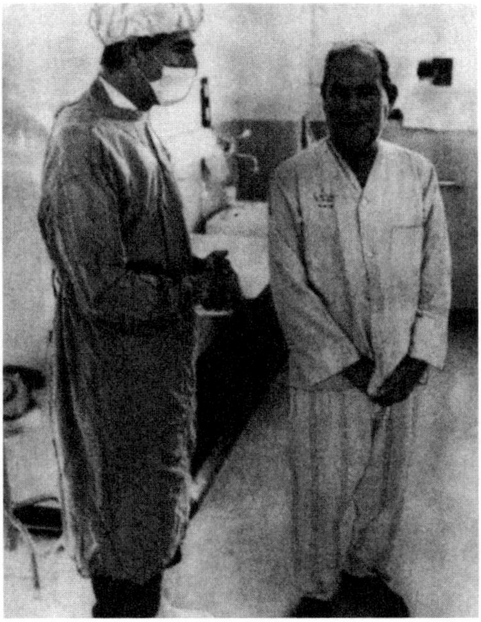

Der Herzchirurg Christiaan Barnard (links) neben seinem Patienten Philip Blaiberg, dem kurz zuvor ein Herz transplantiert worden war, Kapstadt 1968

chen im Februar 1969 unter der Leitung des Chirurgieprofessors Rudolf Zenker mit dem Organ einer als hirntot diagnostizierten schädelverletzten Patientin. Der Empfänger verstarb nach 22 Stunden.[999] Aber erst 30 Jahre später und nach langjährigen politischen Debatten konnte sich das deutsche Parlament auf die neue Todeskonzeption einigen und gab ihr durch das 1997 in Kraft getretene *Gesetz über die Spende, Entnahme und Übertragung von Organen* (TPG) eine rechtliche Basis.[1000]

Trotz der juristischen Festschreibung eines Hirntoten als Leichnam beherrscht nach wie vor Unsicherheit den sozialen Umgang mit der Patientengruppe der Hirntoten, insbesondere bei denjenigen, die professionell an einer Organentnahme beteiligt sind, ebenso bei Angehörigen, die nach ihrer Zustimmung für eine »Organspende« gefragt werden. Im Klinikalltag stellt sich in der Konfrontation mit potentiellen oder bereits diagnostizierten hirntoten Patienten immer wieder von neuem die Frage: *Bis wann ist jemand leben-*

dig, bis wann befindet sich ein Mensch im Sterben, ab wann ist jemand tot? Schließlich reagiert der sogenannte überlebende Körper auf dem Operationstisch teilweise noch auf den »Hautschnitt sowie bei Präparationen am Brust- und Bauchfell und dem Abbinden größerer Gefäße« – so wird von der Transplantationsmedizin selbst eingeräumt: »Neben Blutdruck- und Pulsreaktionen kann es zu Muskelzuckungen durch elektrische Schneideinstrumente sowie zu flächenhaften Hautrötungen und Schwitzen kommen.«

Normalerweise gelten solche Symptome als Ausdruck einer Schmerzempfindung. »Um diese Reaktionen zu mildern«, heißt es weiter, »werden bei einer Organentnahme oft in geringen Dosen Schmerzmittel (Opioide) und muskelentspannende Pharmaka gegeben.«[1001] Laut offiziellen Angaben der Transplantationsmedizin sind bis zu 75 Prozent aller Hirntoten fähig, auf Provokationen bzw. auf die radikale Verletzung ihres Körpers während einer Organentnahme hin sich zu bewegen.[1002]

Zu Beginn einer Organentnahme sind es in der Regel die Anästhesisten, die bestimmen, wie mit dem Problem einer sich bewegenden Leiche im Operationssaal verfahren wird – ob sie zur Unterdrückung von Reflexen eine normale Narkose, muskelentspannende Mittel verabreichen oder darauf gänzlich verzichten. In einem Interview erläutert eine Anästhesistin diese Entscheidungssituation: »Manche Kollegen sagen, man sollte Fentanyl geben, um auf spinaler Ebene Reflexe zu unterdrücken. Fentanyl ist ein Opiat. Das ist immer wieder eine Diskussion wert bei uns in der Abteilung, weil der eine oder andere sagt: ›Warum ein Opiat? Das ist doch ein Toter!‹«[1003] Eine an der Medizinischen Hochschule Hannover tätige Transplantationskoordinatorin verdeutlicht 1998 in einem Interview die paradoxe Beziehung zu hirntoten Patienten und die irritierende Situation im Operationssaal, wenn diese noch zu motorischen Äußerungen in der Lage sind. »Ich glaube, wenn ich nicht das Wissen gehabt hätte, hätte ich emotional gesagt: ›Der bewegt sich noch und hebt die Arme, er kann doch gar nicht tot sein.‹«[1004]

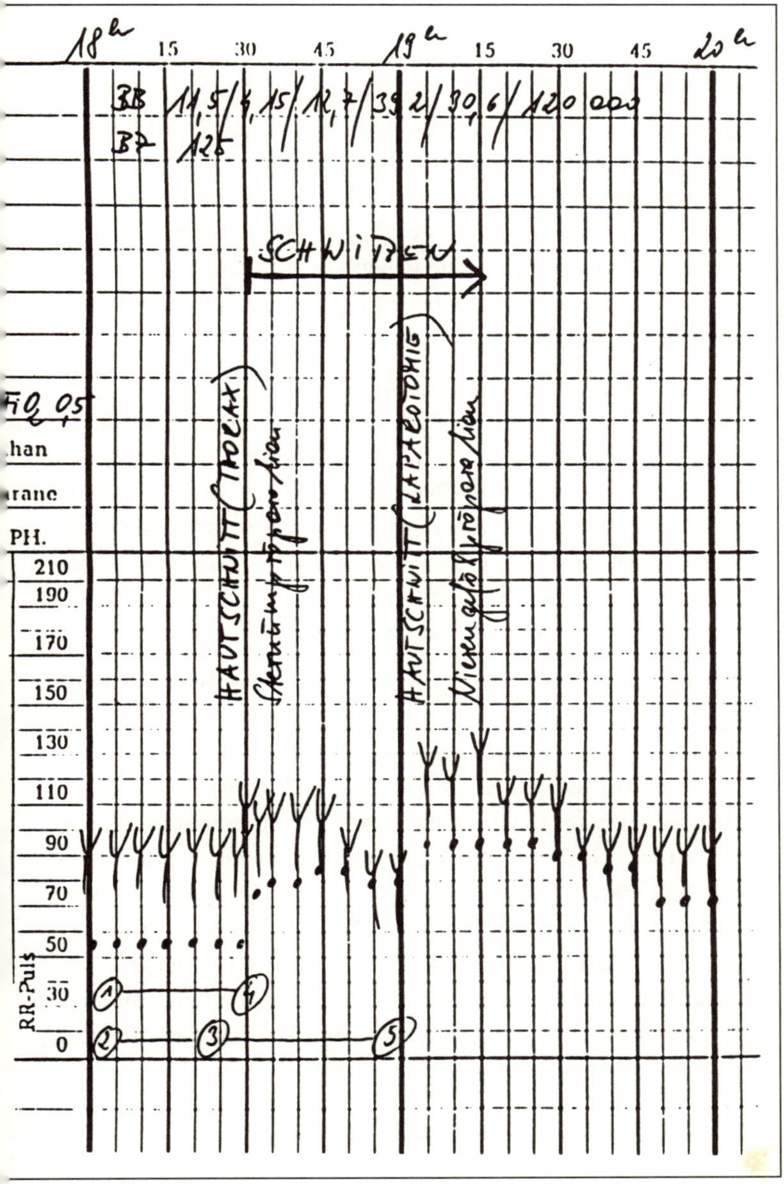

Auszug aus dem Narkoseprotokoll während der Multiorganentnahme an einem 22jährigen hirntoten Mann. Nach dem Hautschnitt wird ein Anstieg von Blutdruck und Herzfrequenz sowie Schwitzen festgestellt.

Seit 1968 stellen Mediziner, Juristen und Philosophen die Beweiskraft der von einer kleinen Gruppe High-Tech-Mediziner entwickelten Hirntoddiagnostik, aber auch den zweckgebundenen Zugriff auf hirnsterbende Patienten unter ethischen Gesichtspunkten in Frage. Als Philosoph forderte Hans Jonas anläßlich der Harvard-Definition von 1968 eine »maximale ›Definition‹« des Todes. Er ordnete das dem Hirntodkonzept zugrunde gelegte Menschenbild dem Cartesianismus des 17. Jahrhunderts zu und verwies auf die Gefahr seiner vivisektorischen Konsequenz:

Wer kann wissen, wenn jetzt das Seziermesser zu schneiden beginnt, ob nicht ein Schock, ein [...] diffus ausgebreitetes Empfinden zugefügt wird, das noch leidensfähig [...]? Kein Dekret der Definition kann diese Frage entscheiden. [...] Nur eine cartesianische Ansicht von der »Tiermaschine«, die ich hier irgendwie noch geistern sehe, könnte uns da beruhigen – wie sie es tatsächlich zu ihrer Zeit (17. Jhdt.) willkommenerweise in Sachen tierischer Vivisektion tat. Doch ihre Wahrheit ist sicher nicht durch die Macht der Definition zu statuieren.[1005]

Ebenso wurde von medizinischer Seite aus z. B. auf dem anästhesiologischen Weltkongreß im Herbst 1968 das neue Todeskonzept verworfen.[1006] Auch in der Bundesrepublik Deutschland entfachte sich eine Kontroverse. Der Düsseldorfer Professor der Chirurgie und Nobelpreisträger Werner Forßmann (1904-1979) trug seine ethischen Einwände in die Öffentlichkeit. Insbesondere die ihm noch gegenwärtigen Erfahrungen als Arzt im Nationalsozialismus veranlaßten ihn zu scharfer Kritik, denn er sah die medizinische Ethik insgesamt bedroht, auf die sich die Ärzteschaft mit dem *Nürnberger Kodex* (vgl. S. 381 f., Anm. 789) gerade 21 Jahre zuvor verpflichtet hatte.[1007]

Forßmann nannte im Zusammenhang der von Barnard vorgenommenen Herzübertragung jene Transplantationsversuche, die 1942 unter der Leitung des Chirurgieprofessors Karl Gebhardt Knochen an weiblichen Häftlingen im Konzentrationslager Ravensbrück durchgeführt worden waren.[1008] Er warnte vor einer Medizin, die sich unter utilitaristischen Aspekten in eine Abhängigkeit vom Körper und vom Tod ihrer eigenen Patienten begibt:

Ist es nicht eine grauenhafte Szene, wenn in einem Operationssaal Ärzte einem Patienten die Herz-Lungen-Maschine anlegen, während gleichzeitig in einem daneben liegenden Raum eine zweite Operationsgruppe die mit dem Tod ringende junge Frau mit gezücktem Messer umsteht, nicht um ihr zu helfen, sondern fiebernd vor Gier, ihren wehrlosen Körper auszuschlachten? [...] Man stelle sich vor, daß womöglich in irgendeiner Klinik Ärzte sehnsüchtig auf Unfallverletzte warten, nicht um ihnen zu helfen und sie zu heilen, sondern um ihren Körper und damit ihre Individualität zu Material zu erniedrigen. [...] Noch schlimmer werden die Aussichten in politisch labilen Zeiten. [...] Hinrichtungen werden dann nicht mehr vom Scharfrichter vollzogen, sondern in Kliniken aseptisch von Chirurg und Anästhesist. [...] Hier wird in letzter Konsequenz der Arzt zum Henker herabgewürdigt, ein Luzifer, ein gefallener Engel.[1009]

Neben solchen ethischen Einwänden gegen die Transplantationsmedizin übten insbesondere Neurologen und Neurochirurgen Kritik an der Hirntoddefinition. So wandte sich z. B. der Würzburger Professor für Neurochirurgie Joachim Gerlach gegen eine Gleichsetzung des Hirntodes mit dem personalen Tod eines Menschen, da sie »in naturwissenschaftlich unzulänglicher Weise das Gehirn zum ›Sitz der Seele‹ macht« und die Person ein Begriff sei, *»der im naturwissenschaftlichen Bereich nicht zuständig ist«*. Zudem gebe es »keine *biologischen* Gründe, einen Teil für das Ganze zu setzen, weil der Bestand des Ganzen den Bestand aller Glieder umfaßt«.[1010]

Auch wenn das Hirntodkonzept schon in den sechziger Jahren international durchgesetzt wurde, sind sämtliche damals vorgebrachten Kritikpunkte aktuell geblieben. So knüpft z. B. in Deutschland der Professor für Herz- und Thoraxchirurgie Kurd Stapenhorst dreißig Jahre nach diesen Einwänden an die Argumentation Gerlachs an und verwirft die Gleichsetzung des Hirntodes mit dem Tod des Menschen.[1011] Ebenso wenden sich die Neurophysiologin Inge

Gorynia von der Humboldt-Universität zu Berlin und der Neurologe Gerald Ulrich von der Freien Universität Berlin gegen die Verwischung der Differenz zwischen einem hirntoten Patienten und einer Leiche: »Auch dann, wenn wir sicher sein können, daß das gesamte Gehirn irreversibel zerstört ist, der restliche Organismus aber noch lebt, ist ein ›Hirntoter‹ kein Leichnam, sondern ein Sterbender.«[1012]

Gegen die hierarchische Zerlegung des menschlichen Körpers argumentiert gegenwärtig auch der Neurologe und Neurochirurg Andreas Zieger. Das Hirntodkonzept berufe sich auf ein Menschenbild, das mittlerweile selbst von der modernen Hirnforschung als widerlegt gelte: »›Bewußtsein‹ und ›Verstand‹ sitzen weder in der Großhirnrinde noch sind sie eine ausschließliche Funktion des menschlichen Neokortex. Vielmehr kommen ›Bewußtsein‹, ›Verstand‹ und ›Gefühle‹ durch das komplexe Zusammenwirken vieler Körper- und Hirnzonen zustande.«[1013] Der Neurochirurg und Anästhesist Martin Klein kritisiert vor allem die Beliebigkeit der verschiedenen Hirntodmodelle: »Es handelt sich bei der Definition des Hirntodes schließlich nicht um ein neu entdecktes Naturgesetz, sondern um eine willkürliche Vereinbarung.«[1014] Symptomatisch für diese abstrakte Todesvorstellung sei die Tatsache, daß momentan vier verschiedene Todeskonzeptionen gleichzeitig existieren: der Herz-Kreislauf-Tod, der Ganzhirntod, der Hirnstammtod (England), der neokortikale Tod (Ausfall des Großhirns).

Wegen ihrer Zwiespältigkeit bleiben die seit den sechziger Jahren entstandenen Hirntodkonzeptionen legitimationsbedürftig. Denn mit deren Einführung wurde nicht nur eine uralte und interkulturell gültige Todesvorstellung aufgegeben, vielmehr werden in der zum Alltag gewordenen Organentnahme zwei Tabuüberschreitungen praktisch. Diese müssen in dem international organisierten Netz des Transplantationssystems von allen professionell Beteiligten sowie dem familiären Umkreis der »Organspender« mehr oder weniger immer wieder von neuem vollzogen und akzeptiert werden. Denn selbst wenn sie entgegen ihrer sinnlichen

Wahrnehmung der Abstraktheit des »Hirntodes« Vertrauen schenken, müssen sie das Todestabu an dem Hirntoten in seinem Status als Leichnam verletzen.

Schließlich ist die Überschreitung des Todestabus außerhalb der anatomischen Sphäre auch in der Kultur der Moderne nicht geduldet und als Delikt der Leichenschändung kriminalisiert. Gilt zwar für die empirische Medizin eine Art Ausnahmezustand, so bleibt die Sektion dennoch weiterhin mit diesem Tabu konfrontiert. Jede Ärztegeneration hat in ihrer Ausbildung die von einer Zerstörungshandlung ausgehenden Hemmungen zu überwinden, denn trotz ihrer gesetzlich eingeräumten Legitimität erweckt eine anatomische Verstümmelung Ekel, Ohnmacht, Erbrechen – also extreme körperliche Reaktionen, die auf die Macht dieses Tabus und auf die hohe Bedeutung des Totenkults verweisen. Die von Alexander Mitscherlich so charakterisierte »heilige Scheu vor den Toten«[1015] kann nur im Ritual überwunden werden, das zu Beginn des Medizinstudiums regelrecht exerziert wird und das Christine Linkert einer Initiation gleichsetzt. Es bildet das Fundament der medizinischen Ausbildung, die als ersten Patienten einen Leichnam vorsieht und diesen zerstückeln lehrt. Mit dem Akt einer Leichenschändung identisch, bricht die Sektion mit den Regeln des Totenkults, und sie verstößt gegen die »Gesetze der menschlichen Ethik«[1016].

So schützt auch der im bundesdeutschen Strafgesetzbuch verankerte Paragraph 168 »Störung der Totenruhe«[1017] Verstorbene mit Eintritt ihres Todes vor der Straftat der Leichenschändung, die dann als gegeben gilt, wenn jemand den Toten aus dem Gewahrsam des Berechtigten entwendet. Im Falle des künstlich beatmeten Hirntoten übt der behandelnde Arzt bzw. die Leitung der Klinik Gewahrsam aus. Trotz dieser Sonderregelung für den Tod von Krankenhauspatienten entspricht es dem Akt einer Leichenschändung, wenn einem zur Regel gewordenen »Multiorganspender« Augen, Haut, Herz, Lungen, Bauchspeicheldrüse, Luftröhre, Leber, Nieren, Gelenke, Innenohren, Kieferknochen, Dünndärme und neuerdings auch Hände entfernt werden dürfen. Im Gegensatz zu Ärzten, die im Sektionskurs die Zergliederungstätigkeit eingeübt haben, ist eine solche anatomische Bemächtigung von Patienten dem Pflegepersonal fremd. Während der Explantation treffen somit zwei Berufsgruppen mit einer konträren Beziehung zur Leichenzergliederung und zum sozialen Umgang mit Toten aufeinander.

Darüber hinaus wird das Tötungstabu dramatisch berührt, sofern professionell Beteiligte an dem Herztod als dem Zeitpunkt eines abgeschlossenen Sterbeprozesses festhalten. In diesem häufiger als in der Öffentlichkeit zugegebenen Fall erzeugt die Mitarbeit an der Explantation ein Tötungsbewußtsein: »wenn der Patient zwar definitorisch für tot erklärt ist«, so Günther Feuerstein, »in Wirklichkeit aber noch leben würde, läge die offensichtliche Unmoral darin, ihn als Leiche zu behandeln und dadurch de facto zu töten«.[1018] So erklärte 1990 der Anästhesist Gregor Leifert in einem Leserbrief an den *SPIEGEL*: »Ich habe als Arzt für Anästhesie Narkosen für Transplantationen und Explantationen gemacht. Ich habe Explantierte sterben und Transplantierte leben sehen. Ich würde heute zu solchen Eingriffen keine Beihilfe mehr leisten.«[1019]

Das Pflegepersonal, aber auch Anästhesisten sind Gewissenskonflikten besonders drastisch ausgeliefert, da sie im Gegensatz zu den verschiedenen kommenden und gehenden chirurgischen Teams eine Explantation nicht nur länger, teilweise von Anfang bis Ende miterleben, vielmehr sind sie mit dem Organspender als Patienten direkt und ohne dessen Verhüllung konfrontiert. Außerdem spielen sich vor ihren Augen der eigens herbeigeführte Herztod und die sich einstellenden Todeszeichen ab.

Der Moment, in dem der Hirntote sich in eine herztote Leiche verwandelt, wird vom Pflegepersonal häufig als traumatisches Ereignis geschildert. Denn dieser Vorgang erfolgt durch medizinisches Handeln, entweder unmittelbar durch die Herzentnahme, oder wenn das Herz nicht freigegeben oder »unbrauchbar« ist, wird der Patient durch einen Schnitt in die Aorta ausgeblutet. Der Tote liegt aufgeschnitten auf

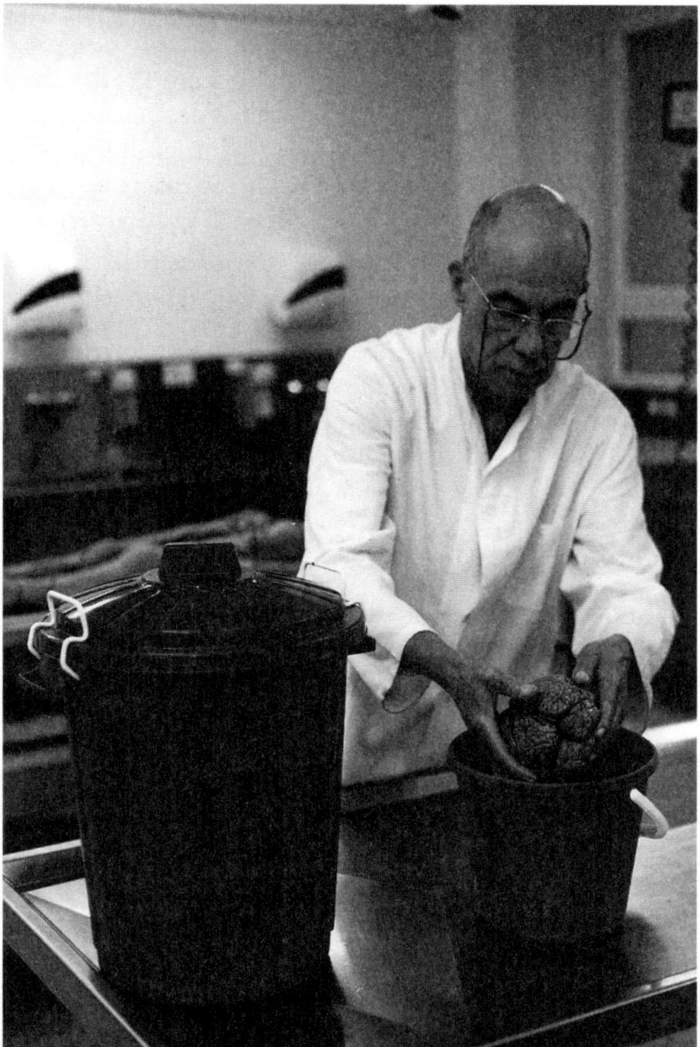

Präparationskurs am Klinikum Banjamin Franklin der Freien Universität Berlin, 2001

dem Operationstisch, und das Sterben seines Körpers wird wie in einem Laboratorium visuell beobachtbar. So beschreibt ein Neurochirurgieprofessor, wie er zum ersten Mal eine Organentnahme wahrnahm: »Das ist in der Hinsicht bemerkenswert, weil pathophysiologisch etwas abläuft, was man sonst nie sehen würde. Es wird ein Organ kalt und weiß, plötzlich hören alle auf, etwas zu tun. Man steht da mit der Leiche – komisches Gefühl.«[1020] Eine Anästhesieschwester schildert die Atmosphäre im Operationssaal:

> In dieser Situation ist immer eine gewisse Spannung. Vorher ist man beschäftigt und gibt dem Patienten Medikamente, da ist etwas zu tun. Und dann kommt irgendwann der Augenblick, in dem der Patient sehr viel Blut verliert, und man steht daneben und schaut zu, wie das Herz aufhört zu schlagen. Für mich ist diese Situation furchtbar. [...] Es schaut in diesem Moment so aus, als wenn ich erlebe, wie ein Patient stirbt. [...] Da ist einem der Schauer über den Rücken gelaufen.[1021]

Darüber hinaus prägt die Konservierung der zu entnehmenden Organe den sehr speziellen Ablauf einer solchen Operation. Bevor die vitalen Organe (Herz, Lungen, Nieren, Leber, Pankreas) herausgeschnitten werden, durchspült man sie mit einer vier Grad kalten, aus Zucker und Nährsalzen bestehenden Lösung im noch lebenden Körper des Hirntoten, um deren Verwesung aufzuhalten und um sie während des Transfers in der Kühlbox zu ernähren. Wenn diese eiskalte Perfusionslösung in den noch lebenden Körper dringt und sein Blut ausschwemmt, kann es vorkommen, daß Blutdruck und Herzfrequenz ansteigen oder der Hirntote auf diesen Vorgang mit Zuckungen reagiert.[1022]

Diese eigene Operationslogik einer Organentnahme veranschaulicht, daß sie moralisch den heikelsten Punkt der Transplantationsmedizin überhaupt darstellt. Hirntote sind in diesen Stunden sozial Ausgestoßene und werden durch den medizinischen Umgang verdinglicht. Nach allen Regeln der medizinischen Kunst wird in den »noch überlebenden Körper« eingegriffen. Da es sich bei den meisten »Organspenden« um eine sogenannte Multiorganentnahme handelt, muß keine Stelle des Körpers verschont bleiben, er darf mit Messer, Säge, Hammer und Meißel radikal verletzt werden. Vom Brust- bis zum Schambein aufgeschnitten, können neben den vitalen Organen auch Kniegelenke, Luftröhre, Gehörknöchelchen, Dünndarm, Augäpfel entnommen und selbst die Haut abgezogen werden.

Mehrere Techniken in der Arbeitsorganisation und bestimmte Argumentationsfiguren in Aufrufen zur Organspende werden bemüht, um das soziale Gewissen zu beruhigen, ethische Konflikte zu bereinigen und für die Tabubrüche der Transplantationsmedizin eine kulturelle Akzeptanz nahezulegen.

1. Die Inszenierung einer medizinischen Aura des Heilens und die Herstellung ärztlicher Normalität

Weder die den Komapatienten aggressiv herausfordernde Hirntoddiagnostik (z. B. Kneifen, Stich in die Nasenwand, Spülung der Ohren mit Eiswasser, Kontrastmittelinjektion im Gehirn etc.)[1023] noch die Explantation verfolgen ein therapeutisches Interesse an dem jeweiligen Patienten. Die Transplantationsmedizin hingegen legt größten Wert darauf, der Organentnahme die Aura einer normalen Operation zu verleihen, und betont, daß es sich dabei um einen normalen chirurgischen Eingriff handelt, der allen sonst gängigen medizinischen Standards entspricht und damit im Klinikalltag verschwindet. So verwehrt sich z. B. ein Berliner Transplantationskoordinator gegen jegliche Differenzierung zwischen einer Explantation und einem anderen chirurgischen Eingriff:

Es ist kein Unterschied, und meiner Meinung nach ist die Explantation die schwierigste Operation [...] Man bespricht vorher eine Operation [...] trifft dann im ärztlichen Konsens eine Entscheidung. Man erklärt die Befunde, kommt unter Kollegen zu einer Diagnose, man redet darüber und beschließt eine Operation. Wenn das Operationsziel eine Explantation ist, dann wissen wir, es handelt sich um einen Toten. Das Ziel ist die Explantation, die anatomisch korrekt fach- und sachgerecht durchgeführt wird.[1024]

Allein die Tatsache, daß Organentnahmen in den USA wie in Europa obligatorisch nachts stattfinden und vom sonstigen Krankenhausgeschehen abgesondert sind, unterstreicht jedoch atmosphärisch den Charakter dieser Operation, die von einem Pfleger auch als »Nacht- und Nebelaktion«[1025] beschrieben worden ist. Daß es sich bei der Gleichsetzung einer Organentnahme mit einem anderen chirurgischen Eingriff um ein ideologisches Konstrukt handelt, verdeutlicht die Operationslogik einer Explantation. Schließlich wird alles versucht, um den Herztod von Organspendern bis zum Ende der Entnahme der vitalen Organen medikamentös zu unterdrücken. So schildert eine Anästhesieschwester: »Wenn der so auf der Kippe steht, daß der Kreislauf sehr instabil ist und die Operateure Sorge haben, daß sie die Organe nicht rechtzeitig heraus bekommen und man eben nicht mehr medikamentös reanimieren kann, das kann viel Druck und Hektik auslösen.«[1026]

Darüber hinaus sind einzelne Organe mit kulturellen Vorstellungen besetzt, die das Transplantationssystem rigoros ignorieren muß. Dazu zählen etwa das Herz, die Knochen, die Haut oder die Augen. In unserer Kultur symbolisiert das Herz das Leben schlechthin. Als Sitz der Seele, der Gefühle und der Liebe wurde es häufig mit dem Weiblichen in Verbindung gebracht.[1027] Über diese Symbolebene hinaus stellt es auch faktisch einen Kontakt zwischen Leib und Seele her und ist durch seine rhythmische Bewegung sinnlich erfahrbar, etwa durch Herzklopfen in Situationen der Angst, Aufregung, Trauer oder Wut. Es ist das sich zuerst im Mutterleib bewegende Organ, und sein Rhythmus hört mit dem Tod auf. Daher gilt der letzte Herzschlag in allen Kulturen als das verbindliche Todeszeichen.

Selbst die moderne Medizin fühlte sich der kulturellen

Symbolisierung des Herzens bis ins 20. Jahrhundert hinein noch verpflichtet, so daß eine Operation am Herzen bis Ende des 19. Jahrhunderts tabu war. Eine um so größere Zäsur stellte die erste in die Öffentlichkeit gebrachte Herztransplantation 1968 durch Barnard dar. Spektakulär an dieser Operation war ja nicht etwa ihr Gelingen, denn alle herztransplantierten Patienten starben binnen kurzer Zeit. Vielmehr wurde Barnard als (Frauen-)Held gefeiert, weil er den (männlichen) Mut besessen hatte, dieses Tabu zu brechen. Als er im damaligen Apartheitsystem Südafrikas bei seinem zweiten Experiment das Herz des Patienten Philip Blaiberg herausschnitt, um ihm »das traurige blaue Herz«,[1028] so Barnard, des Schwarzen Clive Haupt einzupflanzen, stellte er sich die Frage: »Hatte ich auch seine Seele herausgeholt?«[1029]

Auch der »Pionier« der österreichischen Transplantationsmedizin, Raimund Margreiter, mußte für solche Operationen erst Routine entwickeln:

> Als wir mit der Transplantation der lebenswichtigen Organe begonnen haben, da hat mich das schon sehr beeindruckt, einen völlig leeren Brustkorb oder Bauchraum vorzufinden. [...] Ich gebe durchaus zu, daß es am Anfang ein etwas beklemmender Anblick war, zum Beispiel im Rahmen einer Herz-Lungen-Transplantation den völlig leeren Brustkorb zu sehen oder aber im Rahmen einer Multiviszeraltransplantation [Entnahme mehrerer Organe aus dem Bauchraum, d. Verf.] nach Entfernung der eigenen Organe mit dem völlig leeren Bauchraum konfrontiert zu sein. Einmal haben wir nicht nur die Leber, den Magen, Zwölffingerdarm, Bauchspeicheldrüse und den Darm transplantiert, sondern mußten auch noch die Hohlvene sowie die beiden Beckenvenen und auch die rechte Beckenarterie ersetzen, wie auch einen Teil des Harnleiters bei einer einnierigen Patientin resezieren [ausschneiden, d. Verf.] In diesem Fall blieb eigentlich nicht mehr sehr viel im patienteneigenen Bauch übrig, [...] das ist irgendwo unheimlich, aber es funktioniert.[1030]

Deutlich wird, daß Transplantationsmediziner selbst Hemmschwellen zu überwinden haben, die weit über eine Herzentnahme hinausgehen. Vielmehr scheint der Anblick des mit den eigenen Händen ausgeräumten Körpers überhaupt ein unheimliches Gefühl zu erzeugen. So lehnte Margreiter 1998 in einem Interview eine Knochenentnahme rigoros ab: »Wenn es darum geht, lange Röhrenknochen zu entnehmen, die dann nicht ersetzt werden, so daß ein Bein herunterfällt wie beim Hampelmann, das wäre etwas, das mich persönlich stören würde, und es würde auch nicht unserem Gesetzestext entsprechen. Dagegen wehre ich mich. Deswegen habe ich mich auch nie dazu entschließen können, ganze Gelenke zu entfernen.«[1031]

Entgegen dieser Äußerung fand allerdings unter der Leitung Margreiters das weltweit dritte Experiment mit einer beidseitigen Handtransplantation am 7. März 2000 in der Innsbrucker Klinik statt. Um die gesetzlich vorgeschriebene Pietät einzuhalten und die sichtbar gewordene Verstümmelung des hirntoten Patienten zu kaschieren, wurden dem Organspender bei seiner Bestattung die Schmuckprothesen des Handempfängers angelegt. Auch für diesen Akt der Tabuverletzung wurde eine große Zuschauergemeinde erzeugt: Ärzte hielten die abgeschnittenen Hände des anonymen Spenders während der Transplantation vor die Kamera, deren Foto zierte die Titelseiten der Boulevardpresse, und der Handempfänger Theo Kelz wurde zum berühmtesten Patienten Österreichs.[1032]

Hinter den Kulissen solcher Inszenierungen erlebt insbesondere das Pflegepersonal seine Mitarbeit an solchen Eingriffen nicht aus der Distanz. Einen Krankenpfleger überkam Ekel, als Gelenke eines Spenders entnommen wurden, »weil da einfach alles aufgeschnitten und ausgenommen wird. [...] Wenn dann die ganzen anderen Teile noch mit herauskommen, dann ist das nur noch eine Hauthülle. Manchmal habe ich mich gefragt: ›Was ist der Unterschied zwischen mir und dem Huhn auf der Schlachtbank‹ – um es einmal bildlich auszudrücken. [...] Auch die anderen Sachen, also wenn sie mit Hammer und Meißel an einen Toten herangehen und handwerklich tätig sind, das hat für mich noch eine andere Qualität.«[1033]

Als eine unzumutbare Operation wird die Organspende von Säuglingen und Kindern empfunden. Sie kollidiert mit der Vorstellung kindlicher Unschuld und bereitet selbst Chirurgen Schwierigkeiten. So erledigt eine Transplantationskoordinatorin normalerweise ihre Tätigkeiten von ihrem Büro aus. Wenn jedoch ein Kind explantiert wird, betreut sie Schwestern und Ärzte vor Ort, »da es für alle ganz gut ist, wenn man auch ein bißchen erzählt und schaut, wie es dem Operationspersonal dabei geht«.[1034] Eine Anästhesieschwester kennzeichnet Kinderexplantationen als »grausam«. Nicht nur das Operationsteam, sondern auch diejenigen, die am Ende die Kinder in die Leichenhalle fahren, seien davon betroffen: »Es ist ja so, daß die Leiche später abgeholt werden muß. Auch die Transportarbeiter, mit denen ich gesprochen habe, sagen, wenn das ein Kind ist, leiden sie so sehr, daß sie den ganzen Tag nichts mehr erledigen können. Obwohl man sagen könnte: ›Die sind doch weit weg, was wollen die denn, sie müssen doch nur die Leiche wegschaffen.‹«[1035]

2. Die Enttabuisierung hirnsterbender Patienten in der Werbung für Organspende

Für die Bereitschaft zur Organspende in der Bevölkerung wird ein hoher werbetechnischer Aufwand mit Hilfe von Spielfilmen, Dokumentationen und Werbebroschüren betrieben. Charakteristisch für die perfekte Organisation des »Transplantationssystems«[1036] ist seine komplexe Kooperation zwischen diversen Institutionen – etwa dem Bundesministerium für Gesundheit, Krankenhäusern, verschiedenen Kostenträgern (Krankenkassen etc.),[1037] den in der BRD befindlichen 41 Transplantationszentren, Transplantationsdatenzentrum Heidelberg, Eurotransplant (Leiden/Holland), Deutsche Transplantationsgesellschaft e. V., Deutsche Stiftung Organtransplantation, Gemeinnützige Stiftung (Mitglieder z. B.: Deutscher Paritätischer Wohlfahrtsverband, ADAC, Bundesverband der Motorradfahrer, etc.) oder dem Kuratorium für Dialyse und Nierentransplantation e. V.

Dieser hohe Institutionalisierungsgrad verweist auf ein vorhandenes gesellschaftliches Bewußtsein von dem Tabubruch, für dessen kulturelle Anerkennung die Transplantationsmedizin kontinuierlich wirbt. Unter der Schirmherrschaft und mit finanzieller Unterstützung des Bundesgesundheitsministeriums wurde bereits 1979 eigens für die »Öffentlichkeitsarbeit zur Verbreitung des Gedankens der uneigennützigen Organspende nach dem Tode«[1038] der Arbeitskreis Organspende (AKO) eingerichtet. Seine Tätigkeit ist darauf festgelegt, wie es in einer Selbstdarstellung dieser Organisation heißt, »die Öffentlichkeitsarbeit für die Organspende bundesweit zu koordinieren, zu werben, aufzuklären und Organspendematerialien kostenlos zu verteilen [...] Mit vielen Schriften, Unterrichtsmaterialien, Ausstellungswänden und einer Filmreihe versucht der AKO die einzelnen Aspekte aufzugreifen und an interessierte Laien und Mediziner weiterzugeben.«[1039]

Der von 31 Mitgliedsorganisationen unterstützte AKO bilanzierte 1999, daß er 40 Millionen Broschüren mit dem Organspendeausweis »gezielt verbreitet« hat. Weiterhin wurden rund drei Millionen Schriften zu ethisch-moralischen, medizinischen, gesetzlichen, religiösen und organisatorischen Fragen verteilt. Seit Inkrafttreten des Transplantationsgesetzes im Dezember 1997 bietet der AKO einen kostenlosen telefonischen Infoservice an und verschickt seine Materialien auf Bestellung.[1040] Auch wird seit 1982 jeweils der erste Samstag im Juni als bundesweiter »Tag der Organspende« mit besonderen Veranstaltungen durchgeführt. So startete im Juni 2004 die Bundeszentrale für gesundheitliche Aufklärung anläßlich dieses Tages ein Gewinnspiel zum Thema Organspende. Bei richtiger Beantwortung etwa der Frage »Bis zu welchem Alter kann man spenden?« konnte man ein Wochenende für zwei Personen in einem Wellness-Hotel gewinnen.[1041] Mit dem Impetus der Aufklärung werden in solchen Initiativen und Broschüren die mit der Organspende verbundenen ethischen Konflikte systematisch ausgeblendet.

In Ämtern, Wartezimmern, Apotheken, Krankenkassen und Kliniken liegen die Aufrufe zur Organspende aus. Ebenso unterstützt das Fernsehen durch die Ausstrahlung bestimmter Spielfilme, Dokumentationen sowie Werbespots mit prominenten Moderatoren (z. B. Dagmar Berghoff) die Popularisierung der Organspende. So widmete unter dem Motto »Tabu brechen – Leben schenken!« SAT.1 am 7. Oktober 1998 dem Aufruf zur Organspende einen ganzen Tag und strahlte zwei Dokumentationen, einen Spielfilm und zwei Gesprächsrunden aus. Laut Presseinformation vom 8. Oktober 1998 trug der Sender im Ringen um Zuschauerfrequenz und Marktanteil an diesem Abend den Sieg davon (18,0 Prozent – 4,25 Millionen). Zudem hatten 6000 Zuschauer die Info-Hotline der Deutschen Stiftung für Organtransplantation genutzt, Hunderte Bestellungen von Organspendeausweisen gingen an diesem Fernsehabend ein. Auch das Heidelberger Institut für Plastination beteiligte sich an der Werbung für Organspende. So folgte den Vordrucken der Verfügung »Körperspende zur Plastination« eine Erklärung zur Organspende mit der Überschrift »Ich bin auch Organspender«.[1042]

Exemplarisch für die Argumentation dieser Werbekampagnen ist die vom AKO herausgegebene Broschüre *Organspende bewahrt Leben. Antworten auf Fragen*: In dieser Schrift wird der Ablauf einer Organspende in einzelnen Stationen durch Wort und Bild vorgestellt: Es beginnt mit dem Titel: *Wenn der Patient stirbt …* Diese Überschrift mit drei Pünktchen ist nicht etwa mit dem Bild eines sterbenden Patienten illustriert, vielmehr ist ein technisches Gerät zu sehen. Sein Monitor zeigt acht horizontale Linien, davon zirka ein Drittel Kurven, und der Rest besteht aus schnurgeraden Strichen. Solche »Nullinien« versinnbildlichen einem Menschen aus unserem Kulturkreis seit Ende des 20. Jahrhunderts den Tod. Voraussetzung für die Organspende – so die Legende zu dieser Darstellung – sei der »endgültige Verlust

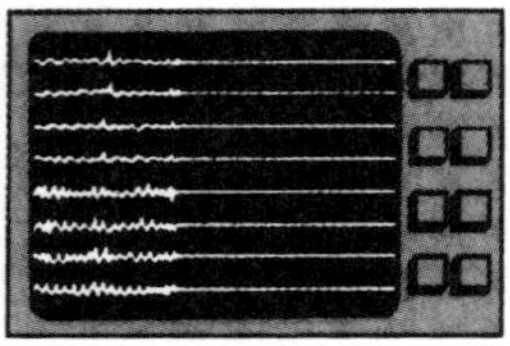

Wenn der Patient stirbt...
Sind die intensiven Bemühungen der Ärzte, das Leben eines Patienten zu erhalten, erfolglos geblieben, wird bei bestimmten Todesursachen an eine Organspende gedacht. Voraussetzung ist der vollständige und endgültige Verlust der gesamten Hirnfunktion als sicherem Todeszeichen bei aufrechterhaltenem Kreislauf.

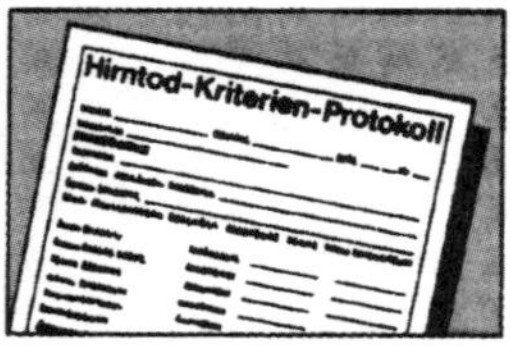

Feststellung des Todes
Die Beweisführung muß durch zwei erfahrene Ärzte, die unabhängig vom Transplantationsteam sind, durchgeführt und dokumentiert werden.

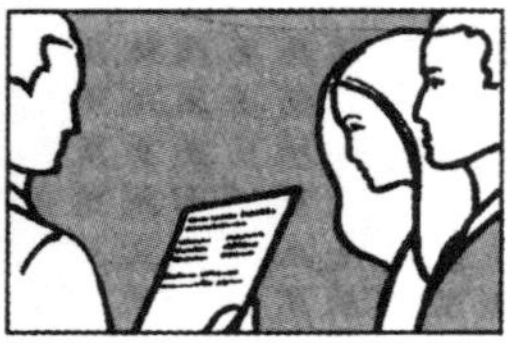

Einwilligung der Angehörigen
Liegt kein Organspenderausweis vor, so werden die nächsten Angehörigen um Zustimmung zur Organspende gebeten. Deshalb sollte die Bereitschaft zur Organspende der Familie bekannt sein.

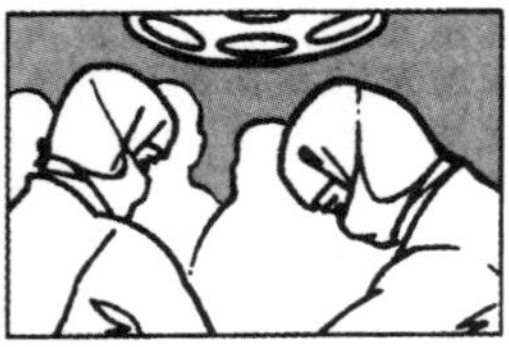

Explantation der Organe
Die Organentnahme erfolgt durch ein erfahrenes Ärzteteam. Die Organe werden bis zur Einpflanzung konserviert.

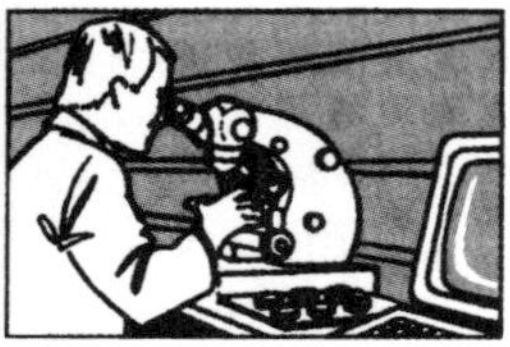

Gewebetypisierung
Gleichzeitig werden Blut- und Gewebeproben vom Verstorbenen entnommen und in einem Speziallabor auf die Blutgruppe und die gewebetypischen Merkmale untersucht.

Aus einer Informationsbroschüre über Organtransplantation

der gesamten Hirnfunktion als sicherem Todeszeichen bei aufrechterhaltenem Kreislauf«. Es folgen acht weitere Schritte: »Feststellung des Todes« – abgebildet ist nicht die unter Ausschluß der Angehörigen vollzogene Todesfeststellung,[1043] sondern zu sehen ist ein bürokratischer Akt, ein Formular, das sogenannte Hirntod-Kriterien-Protokoll.

Weiter geht es unter dem Titel »Einwilligung der Angehö-

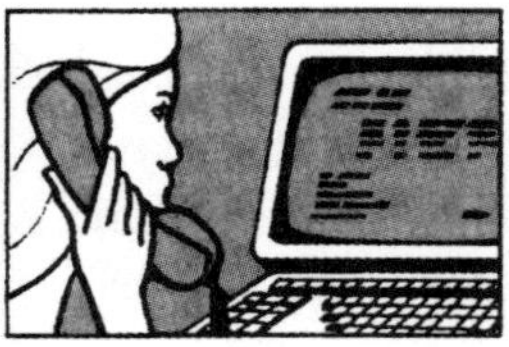

Eurotransplant und die Ermittlung von geeigneten Transplantatempfängern
Eurotransplant ist die für Deutschland zuständige Datenzentrale für Patienten, die zur Transplantation angemeldet sind. Nach dort werden die medizinischen Daten des Spenders gemeldet und über Computer der bestgeeignete Empfänger ermittelt.

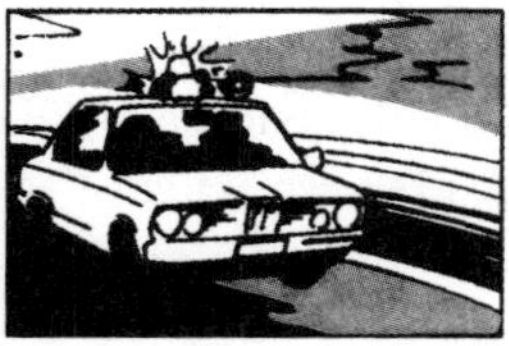

Transport der Organe
Die konservierten Organe werden per Auto oder Verkehrsflugzeug in das entsprechende Transplantationszentrum gebracht.

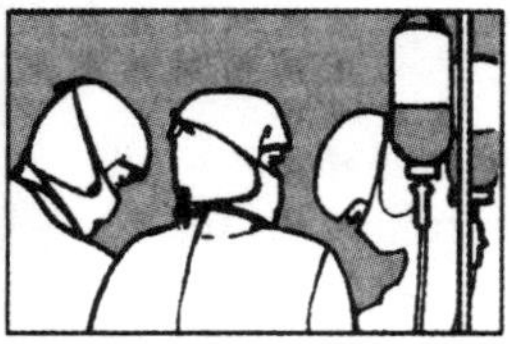

Vorbereitung des Empfängers auf die Transplantation
Der Empfänger wird schnellstens benachrichtigt, daß ein passendes Organ für die Transplantation zur Verfügung steht. Der aktuelle Gesundheitszustand des Patienten wird nochmals im Hinblick auf die Transplantation festgestellt.

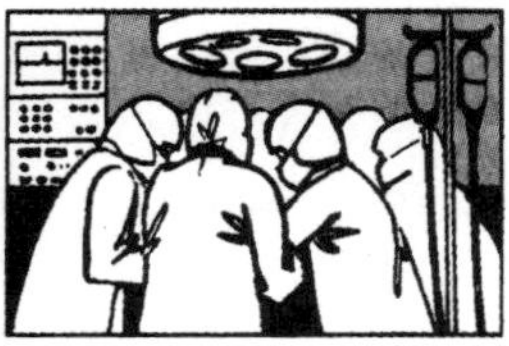

Transplantation
Es folgt die Übertragung des Spenderorgans auf den chronisch kranken Menschen. Nach geglückter Transplantation beginnt das Organ seine Tätigkeit.

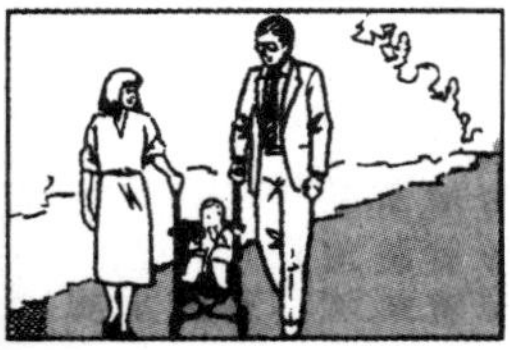

Ein neues Leben mit einem fremden Organ

rigen«, von der in den allermeisten Fällen (etwa 95 Prozent) eine Organentnahme abhängig ist, da nur in den seltensten Fällen Hirntote sich selbst zum Spender schriftlich erklärt haben.[1044] Diese von den behandelnden Ärzten gemiedene Aufgabe wird häufig von Transplantationskoordinatoren übernommen, die für eine Gesprächsführung mit den Familien potentieller Organspender extra geschult sind.[1045] In der Broschüre ist diese ethisch prekäre Frage durch einen das Protokoll in der Hand haltenden Herrn im weißen Kittel illustriert. Den Angehörigen weist er den bürokratisch bescheinigten Hirntod in Form des Protokolls vor. Nächste Station: »Explantation der Organe«. Diese dramatische Szene wird durch ein Operationsteam dargestellt, dessen Tätigkeit von anderen medizinischen Arbeiten nicht unterscheidbar ist. Die folgende »Gewebetypisierung« zeigt einen ins Mikroskop schauenden Herrn – an seiner Seite steht ein Computer. Der nächste Schritt ist in Gestalt einer telefonierenden, vor einem Computer sitzenden Dame verbildlicht. Diese Frau repräsentiert die schon im Jahre 1969 unter dem Namen »Eurotransplant« gegründete länderübergreifende Datenbank in Leiden, wo alle potentiellen Organempfänger aus den Niederlanden, Belgien, Luxemburg, der Bundesrepublik Deutschland, Österreich und seit Januar 2000 Slowenien gespeichert sind. Sie koordiniert den »Organtausch« durch die sogenannte Warteliste: »Eurotransplant und die Ermittlung von geeigneten Transplantationsempfängern«.

Jetzt beginnt der »Transport der Organe«: Ein Auto mit Blaulicht rast über die Straßen. Nächste Station: »Vorbereitung des Empfängers auf die Transplantation«. Nun wird, so die Legende, der »aktuelle Gesundheitszustand des Patienten« überprüft, für den ein »passendes Organ« organisiert ist – auch diese Szene ist wiederum dargestellt durch ein Operationsteam, an dessen Seite nun allerdings Blutkonserven stehen. Vorletzte Station: »Transplantation«. Die Illustration zeigt einen Operationssaal – im Hintergrund Apparate, Maschinen, Blutkonserven, in der Mitte gruppieren sich operierende Ärzte. Das Finale ist überschrieben: »Ein neues Leben mit einem fremden Organ«. Dieses »neue Leben« ist mit drei Menschen – einer Triade von Vater, Mutter und Kind auf einem Spaziergang – illustriert.

Die Kompliziertheit einer Organtransplantation wird in solchen Darstellungen vertuscht, denn von den mit dieser Therapieform verbundenen zusätzlich krankmachenden Effekten der Organübertragung und den enormen familiären Belastungen erfährt der Leser dieser Broschüren wenn überhaupt nur am Rande. Da die Organabstoßung eine normale Reaktion des menschlichen Körpers ist, müssen lebenslang immununterdrückende Medikamente verabreicht werden, die so schädigend wirken, daß Organempfänger über wenig eigene Abwehrkräfte verfügen. Joachim Rötsch und Barbara Bachmann vergleichen den für die Therapie notwendig erzeugten Immundefekt mit dem Krankheitsbild von AIDS. Als häufigste Todesursachen infolge einer Verpflanzung werden daher schwere Nierenschädigungen, Stoffwechsel- und Krebserkrankungen angegeben.[1046] Die Notwendigkeit einer erneuten Transplantation, Bluthochdruck, der zu dem parkinsonähnlichen Beschwerdebild des Zitterns führen kann, gravierende Leberschädigungen sowie Osteoporose mit Wirbelkörperfrakturen und -brüchen sind gängige »Nebenwirkungen« der Cyclosporin-Therapie, mit denen jeder Organempfänger zu rechnen hat, sofern er die Einpflanzung auf längere Zeit überlebt. Außerdem bewirken die nach der Transplantation verabreichten Immunsuppressiva verstärkten Haarwuchs und Gewichtzunahme jeweils auch im Gesicht (»Vollmondgesicht«), Taubheitsgefühle in den Händen oder Kribbeln in den Extremitäten.[1047] Eine Kette von sozialen, physischen und psychischen Problemen umkreist die Organtransplantationsmedizin, die in der Werbung für Organspende subtil tabuisiert werden. Darüber hinaus treten in Familien, die in eine Organspende eingewilligt haben, Krisen auf, die von Depressionen, Angst- und Schuldgefühlen geprägt sind und zu einem nicht geringen Teil die Notwendigkeit einer Psychotherapie nach sich ziehen.[1048]

3. Arbeitsteilung, Abstraktion, Bürokratisierung und Verdinglichung

Die Organisation der Verpflanzungsmedizin ist charakterisiert durch den hohen Grad der Arbeitsteilung im Transplantationsgeschehen, an dem unüberschaubar viele Akteure beteiligt sind. Dabei ist jeder einzelne im Rahmen eines großen Systems nur noch in minimale Ausschnitte persönlich einbezogen. Letztlich gibt es niemanden, der die Organtransplantation in ihrer komplexen Gesamtheit selbst erfährt, seien es Neurologen, Radiologen, Chirurgen – solche, die dem »Hirntoten« die Organe entnehmen und bei Multiexplantationen aufgesplittet sind in ein sogenanntes Herzteam, Leberteam etc., möglicherweise noch aus verschiedenen Ländern –, dann die vielen verschiedenen Kooperative, welche die Organe wieder einpflanzen, und das – jeweils andere – Pflegepersonal der explantierten und implantierten Patienten, Anästhesisten, Urologen, Immunologen, Psychiater, Transplantationskoordinatoren, medizinisch-technische Angestellte, Telefonistinnen, Piloten usw. Eine solch perfekt fragmentierte Struktur folgt der Zerlegung von Operationen nach dem Vorbild der kapitalistischen Ökonomie, deren oberstes Ziel in der Optimierung der Arbeit, und wie Max Weber erklärt, »nach rein sachlichen Gesichtspunkten« liegt. »Sachliche Erledigung«, so Weber, bedeutet »in erster Linie ›Erledigung, ohne Ansehen der Person‹«, und sie wird »um so vollkommener, je mehr sie sich entmenschlicht«.[1049] In seinen Reflexionen über das Monströse erklärt auch Günther Anders: »Sobald wir dazu angestellt werden, einen der zahllosen Einzelhandgriffe […] durchzuführen, dann verlieren wir nicht nur das Interesse am Mechanismus als ganzem […], vielmehr sind wir dann auch der Fähigkeit beraubt, uns davon ein Bild zu machen.«[1050]

Nur vor dem Hintergrund des Abstraktionsprozesses errichtet sich in der Transplantationsmedizin eine Mentalität, die den hirntoten Patienten nur noch als Ding wahrzunehmen erlaubt. Schließlich sind die diversen von auswärts kommenden Organentnehmer mit dem Hirntoten weder als Patienten noch als Leichnam konfrontiert. Sie betreten als Fremde den Operationssaal und haben eine abgedeckte Fläche vor sich, »wie ein Tischtuch, worin ein Loch ist«,[1051] erklärt ein Pfleger. Diese bewußt hergestellte apathische Beziehung zu Hirntoten kommt in der Rhetorik des »Organangebots«[1052] zum Ausdruck – ein Begriff, der unter Transplantationskoordinatoren gängig ist, wenn sie mit Eurotransplant kommunizieren. Auch kursiert in einem deutschen Transplantationszentrum unter dem Pflegepersonal der Euphemismus »Tupper-Party«: »Jeder kommt mit seinem Schüsselchen, nimmt, was er braucht, und geht dann wieder«[1053] – so berichtet eine dort tätige Operationsschwester.

Aber nicht nur für die Organentnahme, sondern auch für die Hirntodfeststellung ist ein größeres Spezialistenkollektiv tätig. Es rekrutiert sich aus Toxikologen (Blut- und Urin), Radiologen (Hirnkreislaufdarstellung), Neurologen (EEG), Intensivschwestern und Pflegern, medizinisch-technischen Angestellten im Labor sowie zwei Hirntoddiagnostikern. Diese sind in der Regel entweder Anästhesisten, Neurologen oder Neurochirurgen. Die Tätigkeit der beiden Hirntoddiagnostiker besteht darin, jeweils unabhängig voneinander nach einem bestimmten Diagnoseschema den Hirntod festzustellen und mit ihrer Unterschrift, deren Zeitpunkt gleichsam den Todeseintritt bestimmt, den potentiellen Organspender von einem lebenden Patienten in eine Leiche zu verwandeln.

Die Organisation der Hirntoddiagnostik entlastet das Gewissen derer, die den Tod bescheinigen, dadurch, daß sie zu zweit sind und unabhängig voneinander nach klar medizinisch festgelegten und objektivierbaren Parametern vorgehen. Zum anderen sind sie von der Konsequenz ihrer Tätigkeit gänzlich abgeschirmt. So hat zum Beispiel der Neurochirurg Heinz Angstwurm von der Ludwig-Maximilians-Universität München – einer der deutschen Spezialisten der Hirntoddiagnostik – im Laufe seiner Tätigkeit seit den siebziger Jahren bis zum Zeitpunkt eines Interviews im Sommer 1998 noch nie einer Explantation beigewohnt.[1054] Ein Neurochirurg betont, daß er als Hirntoddiagnostiker zwar derjenige ist, der die Voraussetzung für die Arbeit der Chirurgen schafft, aber er bleibt von deren Tätigkeit abgeschnitten: »Das eine muß passiert sein, damit das andere folgen kann. Ich habe aber mit den Transplantationschirurgen nichts zu tun.«[1055]

Umgekehrt beharren Chirurgen darauf, selbst in keiner

Weise mit der Hirntoddiagnostik in Berührung zu stehen: »Wir sind als Transplantationschirurgen in die Hirntoddiagnostik und die ganze Problematik überhaupt nicht involviert«[1056] – beteuert der Innsbrucker Pionier der Verpflanzungsmedizin, Reimund Margreiter. Auch eine Berliner Chirurgin holt sich die Legitimation ihres Handelns bei den Hirntoddiagnostikern: »Wir sagen: ›Okay, schließt die Diagnostik ab, und wenn der Patient hirntot ist, und es sich um einen Spender handelt, dann kommen wir.‹ [...] Wenn ich irgendwo hinfahre und kann mir dessen nicht sicher sein, das finde ich nicht gut. Ich möchte definitiv wissen, daß der Spender tot ist, daß das sauber gemacht ist. Dann kann der Spender auch zucken oder so.«[1057]

Der hohe Grad der Arbeitsteilung im Transplantationsgeschehen stellt eine zwingende sozialpsychologische Voraussetzung für die Tabuüberschreitung an einem »Hirntoten« dar. Fernsehfilme sowie Broschüren, die für Organspende werben, leisten ein übriges und verschleiern sehr präzise die in der Transplantationsmedizin vollzogene Enttabuisierung von hirntoten Patienten, indem sie das Prinzip der Fragmentierung in Grafiken, Fotos und in der Dramaturgie des Spannungsverhältnisses zwischen dem Organspender und dem Empfänger in ihren kleinsten Schritten mitvollziehen und selbst wieder reproduzieren – etwa ein herausgeschnittenes Herz, einen Arzt im Weißkittel mit Organ-Kühlbox in der Hand sowie Fotos, auf denen glückliche Familien transplantierter Patienten abgebildet sind. Das heißt, nicht nur im Bewußtsein der an der Organentnahme unmittelbar beteiligten Menschen, sondern auch bei den Empfängern der Werbebotschaft ist ein kollektives Wissen über die Tabuverletzung verankert. Die fragmentierte Version des Transplantationsablaufs hingegen demonstriert die Verrichtung von normalen »fach- und sachgerechten Tätigkeiten«, zertrümmert dieses Wissen und macht die Verpflanzungsmedizin mit ihrem säkularen Heilsversprechen popularisierbar.

4. Hightech-Medizin und tabuisierte Magie

Die Transplantationsmedizin hat einen neuartigen Patiententypus mit ganz eigenen psychischen Konflikten hervorgebracht. Zwischen 50 bis 70 Prozent aller Empfänger von lebenswichtigen Organen (Herz, Leber, Niere, Bauchspeicheldrüse, Lunge) leiden an Persönlichkeitsveränderungen, Identitätskonflikten, Angst und Depressionen. Ausgehend von den USA, hat sich für diese speziellen Probleme ein neuer psychiatrischer Zweig – die »Organ Transplantation Psychiatry (OTP)« – entwickelt.[1058] In den ersten beiden Wochen nach der Operation können bei Organempfängern Wahnzustände, im weiteren Verlauf Depressionen, Psychosen und selbst eine Suizidgefährdung auftreten.[1059] Man vermutet eine hohe Dunkelziffer von psychischen Erkrankungen nach einer Organtransplantation, da viele dieser Patienten eine Scheu davor haben, ihre tabubelegten Konflikte offenzulegen.[1060]

Die magische Besetzung des einverleibten Organs, also die Vorstellung von dessen Beseelung mit der Konsequenz, daß der Spender im Empfänger weiterlebt, ist eine gängige Begleiterscheinung dieser neuen Heilmethode, die in den Aufrufen zur Organspende streng tabuisiert wird. Organempfänger jedoch befinden sich durch die Einverleibung eines Körperteils von einer ihnen fremden Person in einer physischen aber auch seelischen Extremsituation. So berichtet ein in einem Herztransplantationszentrum arbeitender Psychiater, die Themen Raub und Tötung beherrschen diese Patienten unmittelbar nach ihrer Transplantation.[1061]

Susanne Krahe, eine Nierenempfängerin, hat ihren Dialog mit dem Organ, das sie mit der Seele und der Erlebnisebene des Spenders verbindet, niedergeschrieben:

Mein Schmerz, dein Schmerz. Nie sollst du die Gewalt vergessen, die mir die behandschuhten Pranken angetan haben, als sie mich aus meiner Behausung stahlen. Nie sollst du die Angst loswerden, die Sehnsucht nach Ruhe. Meine Krankheit, deine Krankheit. Ich bin dein

Atem. Ich bin dein Schmerz. Die Hände, diese riesigen Chirurgenhände, haben mich aus meiner Einheit herausgerissen und in den Spiegel entführt. Du, du zahlst das Lösegeld. [...] Sein Schweiß mein Schweiß. Ich war der letzte Schrei; ein Echo, das aus seinem Mund in meinen wanderte, um laut zu werden. Ich war ein zerrissener Gedanke, der sich wie ein Schneeball mit meinen Hoffnungen umgab. Ich steckte tief unter der Beatmungsmaske, ich nahm vom Ende des Tubus den Klang seines sterbenden Herzens mit. Ich grub nach seinen unerfüllten Wünschen und steckte sie mir in die Tasche.

Lieber Unbekannter.

Liebes unvollendetes Leben.

Lieber angeknüpfter Traum.

Sind Hirntote je richtige Tote?[1062]

Schuldgefühle nach einer Transplantation führen mitunter zu einer ausgeprägten Frömmigkeit, die auf einem Versöhnungswunsch mit dem Spender beruht. Viele Patienten versuchen dabei, sich ein positives Bild von dem Spender zu entwerfen, nicht zuletzt, um sich mit dem Fremden in ihrem Leib zu arrangieren.[1063] Dennoch gelingt dies nicht allen Transplantationspatienten, so daß sie von Zerstörungsphantasien geplagt werden. Der Herzchirurg Matthias Loebe vom Berliner Herzzentrum schildert einen solchen Fall:

Ein sechzehnjähriger Junge hatte furchtbare Probleme. Niemand wußte, warum er so unruhig war. [...] Jedenfalls stellte sich heraus, daß er von der Idee besessen war, daß der Vorbesitzer dieses Herzens nicht gerne Moped gefahren sei. Er selbst fuhr gerne Moped und war sehr gut in der Schule, insbesondere in Mathematik. Jetzt überlegte er sich, ob er mit diesem Herzen noch Moped fahren könne und noch immer gut in Mathematik sei oder ob das sein ganzes Leben verändert hat.[1064]

Solche Phantasien entsprechen dem Krankheitsbild der Schizophrenie, das nun als normale seelische Reaktion auf diese chirurgische Heilmethode entsteht. Der französische Philosoph Jean-Luc Nancy, der als Herzempfänger sein Erleben aufschrieb, bezeichnet das Organ eines ihm fremden Menschen als »Eindringling«. Die »Fremdheit dieses Zustandes«

verbindet er mit der Abstoßungsreaktion, die tagtäglich von neuem medikamentös unterdrückt werden muß – »als würde sich an dieser Stelle ein allgemeines Gesetz des Eindringens zu erkennen geben: Es gibt kein einmaliges Eindringen, sobald es ein Eindringen gibt, vervielfältigt es sich bereits.«[1065]

Infolge eines zerteilten Körpers entsteht auch ein geteiltes Selbst: Eine unheimliche fremde Macht droht die Persönlichkeit des Patienten zu überrollen. Mit dieser Macht wird gesprochen, verhandelt, gekämpft. »Ja, das störrische Weib, wollt' sich nicht gleich unterordnen, aber jetzt dürften wir uns schon zusammengerauft haben«[1066] – in dieses Bild faßt ein herztransplantierter Mann sein Erleben mit dem Herzen einer ihm fremden Frau.

Die Tatsache, daß die Transplantationsmedizin in der Verteilung von Organen keine Rücksicht auf die Geschlechtsidentität des Empfängers nimmt, verstärkt Gefühle der Zerrissenheit bei den Empfängern. In der Regel sind es überwiegend Männer, die ein Herz transplantiert bekommen.[1067] »Jetzt bin ich eine Frau«, erklärte ein Herzempfänger seiner Tochter.[1068] In solchen Selbstbeschreibungen drückt sich ein Identitätsproblem aus, mit dem viele transplantierte Patienten zu kämpfen haben. Dieser Konflikt kann zu regelrechten Horrorvorstellungen führen, und er liefert auch den Stoff für das neue Filmgenre des Transplantationsthrillers. Kurz nach seiner Herztransplantation drückte Louis Washkansky sein neues Lebensgefühl aus: »Ich bin ein neuer Frankenstein.«[1069]

Die Macht magischer Vorstellungen bzw. Angst und Gefühle der Besessenheit (Doppelgängerphantasien) treten, wie Oliver Decker erklärt, »in mehr oder weniger starker Ausprägung bei einem Großteil der Patienten auf, und das bereits vor der eigentlichen Transplantation, soviel kann nach den bisherigen Forschungsergebnissen als gesichert gelten«.[1070] Eine amerikanische Studie über seelische Probleme von 70 herztransplantierten Patienten spricht von dem aus der Geschichte von Kriegen und dem Holocaust bekannten Phänomen der Überlebensschuld.[1071] In einer anderen Untersuchung von über 101 Patienten, die auf eine Herzeinpflanzung warteten, wünschten sich spontan 34,5 Prozent den Tod eines Spenders. 63,2 Prozent von ihnen fühlten sich aufgrund ihrer Todesphantasien schuldig. 27,3 Prozent verspürten das starke Bedürfnis, sämtliche mit der Transplantation verbundenen Gefühle beiseite zu schieben. Schon auf der Warteliste befürchteten 23,7 Prozent der Patienten eine Übertragung von Persönlichkeitsmerkmalen des Spenders auf ihre Identität.[1072]

Die Psychotherapeutin Elisabeth Wellendorf arbeitete mehr als zehn Jahre an der Medizinischen Hochschule Hannover mit transplantierten Patienten. Sie berichtet über die langfristigen Schuldgefühle von Organempfängern. Depressionen nach der Transplantation können auch ihre Wurzel in den Todeswünschen aus der Wartezeit haben:

> Eine 20jährige junge Frau […] wurde nach einer Herz-Lungen-Transplantation depressiv, weil sie geträumt hatte, sie stürze sich mit spitzen Zähnen in ungeahnter Gier auf den Brustkorb eines anderen Menschen und fresse ihm das Herz heraus. Sie war sehr erschrocken über ihren Traum und erinnerte sich, wie sie vor der Transplantation oft ungeduldig bei Nebel oder Glatteis gehofft hatte, jetzt habe es jemanden »erwischt«. Sie hatte sich den Tod eines anderen Menschen wünschen müssen, wenn sie leben wollte. Man hatte ihr zwar gesagt, der Tod des Spenders habe nichts mit ihr zu tun, aber in der Tiefe des Unbewußten hängen Wunsch und Wunscherfüllung zusammen, und daher stammte ihr Traumbild.[1073]

Diese häufig auftretende Angst vor den im Empfängerleib wirkenden Seelenkräften eines Fremden kann durch den Todeswunsch transplantierter Menschen gegenüber dem Spender verstärkt werden. Hat sich der Wartelistenpatient erst einmal den Tod eines Menschen gewünscht, kann es zu einer Furcht vor dem einverleibten Teil des Toten kommen, das mit einer unheimlichen Wirkmacht ausgestattet wird.

In den USA ist der Begriff »donor weather« (»Spenderwetter«) üblich geworden. Er umschreibt das Dilemma, in dem sich die sogenannte Wartelistenpatienten befinden, denn eine potenzierte Todesgefahr für andere – Schnee, Glatteis, Nebel – könnte das lebensrettende Organ bringen. Am Ende des 20. Jahrhunderts hat die moderne Medizin einen Patiententypus hervorgebracht, der auf den für ihn nützlichen Tod anderer Menschen angewiesen ist. Die an den Tod geknüpfte und versprochene Heilung basiert auf der Einverleibung des Fleisches aus dem Körper eines anderen Menschen und berührt empfindlich das in unserer modernen, aber auch in jeder anderen Kultur herrschende Kannibalismustabu – ein Tabu, das eines der größten überhaupt darstellt. »Kannibalen« – eine Bezeichnung, die aus der Eroberungsgeschichte Amerikas stammt und auf karibische Indianerstämme zurückgeht[1074] – waren von vornherein »die Anderen«. Der Menschenfressereivorwurf stellt keineswegs nur in der westlichen Zivilisation eine der am meisten verbreiteten Methoden dar, um sich von Menschen fremder Kulturen und Religionen abzugrenzen, denn umgekehrt wurde in afrikanischen Ländern auch dem »weißen Mann« Kannibalismus nachgesagt.[1075] Anthropophagie gilt in allen Kulturen als das Böse schlechthin – eine Verhaltensweise, die vor dem Hintergrund der Pest- und vor allem den Hungerkatastrophen (vgl. S. 41) Juden, vermeintlichen Hexen und im Zuge der kolonialen Unterwerfung anderen Völkern zugeschrieben wurde. Seit dem 16. Jahrhundert drang sie als festes Klischee in das europäische Bild von allen fremden Kulturen.[1076]

Ausgerechnet die Hightech-Medizin hat eine Heilmethode entwickelt, die anthropophagische Vorstellungen bei ihren Patienten wachruft. Da ihre Therapie tatsächlich auf der Einverleibung von Menschenfleisch beruht, steht die Transplantationsmedizin unter einem entsprechend dramatisch großen Rechtfertigungszwang. Sie muß dieses Faktum und die sich damit verbindenden Assoziationen aus dem öffentlichen Bewußtsein verdrängen, und es scheint ihr dies vor allem mit Hilfe der religiösen Fundierung der »Organspende« als Akt christlicher Nächstenliebe wenigstens teilweise zu gelingen (vgl. S. 313). Renate Greinert hingegen – Mutter eines

Sohnes, den sie im Augenblick der schockierenden Todesnachricht zur »Organspende« freigegeben hatte – kennzeichnet in ihren Reflexionen die verpflanzungsmedizinische Praxis als Anthropophagie und berührt damit peinlich das von der Transplantationsmedizin streng gehütete Tabu. Es handelt sich, so Greinert, um »eine moderne Form des Kannibalismus. Der Mensch schöpft Kraft und gewinnt neues Leben aus fremden Organen. Er isst sie nicht selber auf, der moderne Mensch macht die Augen zu und lässt einverleiben.«[1077]

5. Christliche Nächstenliebe, Schöpfungsmythos und Unsterblichkeitsphantasma

Die von der Transplantationsmedizin erzeugte Beziehung zwischen Leben und Tod offenbart sich in dem Werbematerial auf dem Anfangsbild und der am Ende dargestellten Familie: Sie folgt in gewisser Weise dem anatomischen Prinzip: »aus Tod entsteht Leben«. Zwei Menschen – ein im Sterben begriffener und ein zu rettender Todkranker – sind auf eine bestimmte Weise in eine gegensätzliche Position des Todes und des Lebens gesetzt. Der »Hirntod« eines abstrakt »Anderen« – kodiert als ein Nichts in Form von maschinell fabrizierten Nullinien – stiftet eine Gemeinschaft von Überlebenden mit einem »Wir-Gefühl«. Ein solches »Wir-Gefühl« stellt sich über die Identifikation mit dem transplantierten Menschen und seiner Familie her. Der Davongekommene, sein auf Familienfotos verkörpertes gerettetes Leben, repräsentiert die medizinische Fortschrittslogik mit ihrem immanenten Überwindungsversuch menschlicher Sterblichkeit.

Der säkularen, »ganz speziellen Idee von ›Ewigkeit‹«, wie Günther Anders hervorhebt, entspricht das kulturelle Bestreben, den Tod vollends zu unterschlagen: »Wo man den Tod, der ja nicht völlig unterschlagbar ist, zugesteht, wie etwa in der Wissenschaft, da entgiftet man ihn dadurch, daß man ihn zur Hilfskraft des aufsteigenden Lebens ernennt.«[1078] Eine solche Entgiftungstechnik entfaltet sich in der transplantationsmedizinischen Rhetorik der »Warteliste«, die in Leiden geführt wird und der Vermeidbarkeitslogik zufolge die Entscheidung über »Leben oder Tod« fällt. Das in den Broschüren unterbreitete Lebensrettungsprogramm erzeugt eine Gewissensschuld, die für die kollektive Umgehung des Todes zur eigenen Opferbereitschaft zwingt: »Jedes Jahr sterben in Europa etwa 100 bis 130 Kinder während dieser Wartezeit an der Dialyse, meist an Herzversagen oder an einer Sepsis infolge von Infektionen. Das Leben dieser Kinder könnte vermutlich gerettet werden, wenn mehr Spenderorgane zur Verfügung stehen würden.«[1079]

Die Aufforderung zur aktiven Beteiligung an der Verringerung dieses tödlichen Dilemmas durch einen ausgefüllten Organspenderausweis beruft sich auf das christliche Gewissen: Aus der Verbindung des cartesianischen Menschenbildes mit der christlichen Religion erwächst eine verweltlichte Version christlicher Nächstenliebe, die nun die Voraussetzung für den medizinischen Überwindungsversuch der menschlichen Unsterblichkeit bietet. Diese Liaison vollzieht eine Paarung von Altruismus mit eiskalter Zweckrationalität. In keiner Broschüre fehlt die christliche Fundierung der Organspende durch die *Erklärung der Deutschen Bischofskonferenz und des Rates der Evangelischen Kirche in Deutschland*.[1080] Diese Deklaration wurde von einer 1988 gegründeten Arbeitsgruppe »zu Fragen der Gewebe- und Organtransplantationen« formuliert und 1990 als Sonderdruck des AKO in sein Werbematerial mit aufgenommen. Sie ist im Vorwort unterschrieben von den Bischöfen Martin Kruse und Karl Lehmann. In dieser 15 Mitglieder umfassenden Arbeitsgruppe wirkten fünf der prominentesten bundesdeutschen Transplantationsmediziner mit.[1081] In dem Aufklärungsheft des AKO wird diese Schrift unter dem Titel *Kirchen sagen Ja zur Organspende* zitiert: »Angehörige, die die Einwilligung zur Organtransplantation geben […] handeln ethisch verantwortlich, weil sie ungeachtet des von ihnen empfundenen Schmerzes im Sinne des Verstorbenen entscheiden, anderen Menschen beizustehen und durch Organspende Leben zu retten […] Aus christlicher Sicht ist die Bereitschaft zur Organspende nach dem Tod ein Zeichen der Nächstenliebe und Solidarisierung mit Kranken und Behinderten.«[1082]

Die Transplantationsmedizin verfolgt mit Hilfe der christlichen Begründung einen Schöpfungsmythos, für dessen Verwirklichung der Leib eines sterbenden Patienten benötigt wird und der gleichermaßen vorgibt, den Tod am Körper eines anderen todkranken Patienten überwindbar machen zu können. »Neues Leben« – so lauten Überschriften von Reklameartikeln und das Motto in der Werbung für Organspende.[1083] In diesem naturwissenschaftlichen Versuch der Todesüberwindung verbirgt sich die alte patriarchale Schöpfungsvorstellung, die nun mit der Hand des Chirurgen, dem Arbeiter mit den Händen, praktisch wird. Symbolisierte die Hand Gottes in der christlichen Ikonographie u. a. die Schöpfungszyklen und göttliche Macht schlechthin,[1084] so spielen in der medialen Inszenierung der Transplantationsmedizin die Hände der Organverpflanzer eine sakrale Rolle. Christiaan Barnard, der im Dezember 1997 nach 30 Jahren Herzverpflanzung als Pionier gefeiert wurde und allerdings schon 1967, als er seine erste Transplantation durchführte, über Schmerzen in seinen Händen wegen ihrer arthritischen Erkrankung klagte,[1085] bauten die Medien »zum Mann mit den goldenen Händen, zu einem Magier und einer Lichtgestalt des öffentlichen Lebens auf«.[1086] Ähnlich werden die Hände von dem sogenannten »Tiroler Barnard« – dem Innsbrucker Transplantationschirurgen Raimund Margreiter – von der Presse in Wort und Bild stilisiert. Margreiter führte 1983 die erste Herztransplantation in Österreich durch. Auf der Titelseite der Tiroler Tageszeitung beginnt der Artikel »Der Herzverpflanzer« mit den Worten: »Raimund Margreiter hat – gemessen an seiner Körpergröße – ungewöhnlich kleine, zarte Hände. Sie sind das sensible Werkzeug, mit dem der international renommierte Transplantationschirurg rund 2000 Nieren, Herzen, Bauchspeicheldrüsen, Lebern und Lungen verpflanzt hat.«[1087]

Resümee

Ausgehend von den im 13. Jahrhundert beginnenden klimatischen Umschwüngen der Kleinen Eiszeit, habe ich deren verheerende Auswirkungen auf die Lebensbedingungen in Europa mit langfristigen ökonomischen und sozialen Veränderungsprozessen in Beziehung gesetzt. Die europäische Bevölkerung war zwischen dem 14. und 19. Jahrhundert der Wechselbeziehung von Wetterkatastrophen, Hungerkrisen und Seuchen ausgeliefert und gezwungen, immer wieder das gesamte soziale Leben neu zu organisieren. Der Zusammenhang von Klimageschichte und Ökonomie manifestierte sich insbesondere in der aus Not erfolgten Umwandlung von Getreideäckern in Weideland für Tiere – ein Prozeß, der z. B. in England die Entstehung der Wollindustrie und somit die Ausprägung der kapitalistischen Produktionsweise begünstigte.

Eine andere Strategie der Krisenbewältigung stellt die Formierung der staatlichen Todesabwehr durch die Quarantäne dar. Sie wurde für das im Laufe der frühen Neuzeit immer enger werdende Verhältnis zwischen städtischer Obrigkeit und Gelehrtenmedizin wesentlich: Die über mindestens vier Jahrhunderte grassierende Pest forcierte staatliche Institutionalisierungsprozesse und die damit einhergehende Entwicklung einer Quarantänepolitik, mit der man das Massensterben außerhalb der religiösen Praxis zu bekämpfen suchte. Sie war eingebunden in die Herausbildung des Staates, die mit der Entwicklung der modernen Naturwissenschaften Hand in Hand ging.

Bis zum 18. Jahrhundert hatte sich die Seuchenpolitik zu einem ausgefeilten polizeilich organisierten Separationssystem gefängnisartiger Lazarette, zu einem ureigenen Feld der Biopolitik ausgebildet. Die administrativ durchgesetzte Isolation von Sterbenden und Kranken hatte bereits im 14. Jahrhundert einen neuen Typus des Häftlings begründet, in einer Epoche also, als die Gefängnisstrafe noch nicht etabliert war. Nicht aufgrund einer begangenen Straftat, sondern wegen einer bestimmten körperlichen Verfassung oder eines Pestverdachts wurden Lazarettinsassen bis zu ihrem Tode interniert.

War es einerseits ein Wesensmerkmal der Quarantänepolitik, Menschen aus randständigen Gesellschaftsschichten für die schuldbeladenen Isolationstätigkeiten und das Verscharren der Pestleichen in Massengräbern heranzuziehen, so beinhaltete die staatliche Seuchenabwehr gleichsam eine systematische Jagd auf Arme, Bettler, Juden und Zigeuner. Für marginalisierte mobile Gruppen der spätmittelalterlichen und neuzeitlichen Gesellschaft brachte die Quarantänepolitik deshalb eine doppelte Gewalterfahrung mit sich. Sie standen seit dem ersten großen Pestzug im 14. Jahrhundert unter dem Verdacht der Seuchenverbreitung im Sinne einer mutwilligen Tat. Verordnungen zu ihrer Internierung oder Ausgrenzung, teilweise gar zu ihrer Erschießung, setzten sich europaweit als Prinzipien staatlicher Todesabwehr durch.

Die Pestpolitik führte durch dieses säkular begründete institutionalisierte Sicherheitssystem gegen das Massensterben nicht nur zum Einstellungswandel gegenüber Kranken, Armen und gesellschaftlichen Randgruppen, sondern veränderte auch das kulturelle Verhältnis zum Tod insgeamt. Die über mindestens vier Jahrhunderte herrschende Angst vor der tödlichen Pestinfektion hatte durch die Einführung des Massengrabes einen immer wiederkehrenden Zusammenbruch der Sterberituale zur Folge. Der mittelalterliche und frühneuzeitliche Totenkult beruhte auf dem magischen Denken, das von einer allumfassend beseelten Welt ausgeht. Symbole und Praktiken der magischen Vorstellungswelt wurden letztlich auch maßgebend für die Herausbildung dessen, was unserem heutigen Verständnis zufolge irrtümlicherweise dem naturwissenschaftlichen Diskurs der Hygiene zugeordnet wird.

Das Repertoire der Quarantänemaßnahmen habe ich auf Rituale der magischen Vorstellungswelt zurückgeführt. Gänzlich unabhängig von der erst im 19. Jahrhundert entstehenden und auf gefährlichen Menschenexperimenten an Häftlingen, Armen und Deklassierten beruhenden Bakteriologie gab die seit dem Spätmittelalter praktizierte Seuchenabwehr das Grundmuster für die moderne Hygiene vor. Es basierte auf Zeremonien und auf dem Symbolsystem des Toten- und des Opferkults: Feuer, Wasser und Rauch – in der magischen Vorstellungswelt die als reinigend geltenden Elemente schlechthin –, aber auch Abwehrsymbole zur Vertreibung von Dämonen wie Kreuze in x-Form sowie gewisse Farben (gelb, schwarz, weiß) bildeten die Matrix der Quarantänepolitik. Sie bestimmen bis in die Gegenwart Sperr- und Warnzeichen gegen Seuchen oder signalisieren Lebensgefahr (z.B. Radioaktivität). Nicht originär auf den naturwissenschaftlichen Wissenskanon der Hygiene, sondern auf bereits im Spätmittelalter ergriffene Maßnahmen gehen die strikten Quarantänepraktiken gegen SARS in China und Kanada (2003) oder Anordnungen in Europa gegen die Maul- und Klauenseuche zurück (2001) – so z. B. die sogenannte Eradikationsstrategie der EU, die im Fall eines Ausbruchs von Maul- und Klauenseuche Impfungen verbietet und statt dessen Massentötungen sowie das Verbrennen auch nicht infizierter Tiere vorgibt.

Das vom frühmodernen Staat entwickelte Quarantänesystem repräsentierte zudem das Grundmodell einer Institution des im rechtsfreien Raum befindlichen Lagers und wurde hinsichtlich seines diktatorischen Charakters sowie seiner biopolitischen Dimension instruktiv für die praktische Durchführung der nationalsozialistischen Vernichtungspolitik. Keineswegs zufällig waren die Opfer zu einem großen Teil mit jenen gesellschaftlichen Gruppen identisch, die jahrhundertelang von der Quarantänepolitik als »Seuchenverbreiter« geahndet worden waren. Nicht nur die im 18. Jahrhundert an Landesgrenzen errichteten Kontumazstationen können als architektonische Vorläufer der Konzentrationslager gelten.

Im zweiten und dritten Teil dieses Buches habe ich die moderne Medizin in den Zusammenhang der kollektiven Todesbewältigung gestellt. Das Leitmotiv der Hinrichtungsrituale – die gesellschaftliche Reinigung vom Tod – lag auch der Leichenzergliederung im Anatomischen Theater zugrunde. Über diese Gemeinsamkeit hinaus stammte das Erkenntnisobjekt der modernen Medizin aus dem religiösen Opferkult, der den Ablauf einer neuzeitlichen Exekutionszeremonie bestimmte und über mehrere Jahrhunderte hinweg die Voraussetzung für die empirische Erkenntnisgewinnung schuf.

Ist in der Inszenierung der europäischen Inquisition das religiöse Opfer noch eindeutig erkennbar (z. B. Entschuldigungsgesten gegenüber den Hinzurichtenden, Rituale für die »Armen Sünder« zur Erlangung des ewigen Seelenheils), so bildeten sich in den frühneuzeitlichen Hinrichtungszeremonien schon moderne Strukturen wie etwa das arbeitsteilige Vorgehen im geplanten Tötungsakt und die Erzeugung von Anonymität hinsichtlich der Täter wie der Opfer aus (z.B. Galgenbau durch angereiste, aus anderen Regionen stammende Zimmermänner, Überstülpen von Gesichtsmasken). Elemente des vormodernen Opferkults vermischten sich mit Praktiken des atheistischen Mordes. Die Institution der Hinrichtung forcierte einerseits Rationalisierungsprozesse in der Herausbildung des modernen Staates und des Prinzips individueller Verantwortlichkeit, während sie andererseits mit dem Opfergedanken der Gabe und des Tausches auf lange Zeit verbunden blieb.

Die Entwicklung der naturwissenschaftlichen Medizin basierte auf diesem Ritual, in dem sich bereits die Grenzen zwischen dem religiösen Opferkult und dem atheistischen Töten verwischten. Evident, aber von der Wissenschaftsgeschichte bisher keineswegs bearbeitet ist die Beziehung zwischen Hinrichtung und dem Anatomischen Theater in ihrer opferlogischen Dimension. Die Tatsache, daß die medizinische Erkenntnisweise über Jahrhunderte an die grenzenlose Verfügung über den lebenden tierischen sowie den hingerichteten menschlichen Körper geknüpft war und sich somit von vornherein in einer prekären Nähe zum staatlich legitimierten Töten befand, hat die Frage nach einer Gemeinsamkeit der anatomischen Erkenntnisgewinnung mit dem Exekutionsritual aufgeworfen, zumal Anatomen durch den funktionalen Umgang mit ihren Erkenntnisobjekten noch am Hinrichtungsplatz häufig den Verdacht auf sich lenkten, im Experiment selbst als Scharfrichter tätig geworden zu sein.

Daran anknüpfend stellte sich die Frage nach dem Verhältnis von Opfern, Töten und Erkennen im Menschenversuch, der sich seit Mitte des 18. Jahrhunderts als Erkenntnismethode durchsetzte. Jenseits von gewaltlegitimierenden Ethikdiskursen ging es mir um eine grundsätzliche Klärung des Spannungsverhältnisses zwischen der rationalen Vorgehensweise des Experimentators und dem zu beforschenden Menschen in seinem Status als Erkenntnisobjekt. Schließlich handelt es sich beim Tier- und Menschenexperiment um manifeste Formen von Gewalt, die zwar nicht für die Intention eines Versuchs bestimmend sind, aber als Mittel zum Zweck die anatomische Wissenskultur und daher die Geschichte des medizinischen Fortschritts insgesamt fundamental prägen. Die Verdinglichung von Menschen durch das Experiment wurde nicht erst für die medizinischen Verbrechen im Nationalsozialismus kennzeichnend. Insbesondere die Apathie des Experimentators, die Stillegung seiner Gefühle gegenüber der zum »Untersuchungsgegenstand« degradierten Versuchs-»Person« sind zwingende Voraussetzungen jeder als seriös geltenden medizinischen Forschung.

Dabei erfährt der Menschenversuch durch seinen Heilauftrag eine sakrale Sinnhaftigkeit, aus der sich eine opferlogische Konsequenz mit utilitaristischen Argumentationsmustern ableitet. (Z. B. die hypothetische Annahme, das Leben von zehn Versuchspersonen könne zugunsten der Heilung von einer Million Menschen aufs Spiel gesetzt werden.) Während dem medizinischen Fortschritt eine heilige Funktion mit einer Heilserwartung zukommt, ist der einst dem religiösen Opfer zugeschriebene sakrale Status aufgegeben und ausgetauscht durch die rassistische Entwertung der Versuchs-»Person«, wodurch deren Verdinglichung keine Grenzen gesetzt sind. Unter dem Paradigma medizinischer Zweckrationalität spendet das säkularisierte medizinische Opfer im Rahmen des naturwissenschaftlichen Fortschritts Leben.

Seit Mitte des 18. Jahrhunderts entwickelte sich das Humanexperiment zur adäquaten Form medizinischer Forschung. Dazu nutzte man aus der Armutsbevölkerung in einem gänzlich neuen Ausmaß Menschen, die sich in staatlicher Fürsorge oder in Hospitälern befanden, und gelangte so zu dem Basiswissen der modernen Medizin.

Spezifisch für den Laborversuch wurde das Reihenexperiment, denn in der empirischen Medizin gelten Reaktionen eines einzelnen Menschen als nicht aussagekräftig. In der Qualität eines Beweismittels zeichnet sich der Versuch durch seine Wiederholbarkeit mit denselben Ergebnissen aus. Eine wesentliche Voraussetzung für die Reproduzierbarkeit von Experimenten bot die Klinik. Sie beherbergte bis zum 20. Jahrhundert ausschließlich Unterschichtpatienten und entwickelte sich zur Experimentierstätte mit eigenen Forschungslaboratorien, in denen verarmte Menschen systematisch als Versuchsobjekte mißbraucht, verletzt und teilweise getötet wurden. Es gab kaum eine medizinische Erfolgsmeldung, der nicht eine Menschenversuchsreihe vorausging und in deren Rahmen nicht Patienten im Status des »Materials« mißbraucht worden waren. Klinikchefs und Medizinprofessoren, die es teilweise bis zum Nobelpreis brachten – Koryphäen der medizinischen Wissenschaft wie z. B. Robert Koch –, hatten sich dieses Erkenntnisstils bedient. Sie betrieben den medizinischen Fortschritt durch körperverletzende und tödliche Menschenexperimente in einem juridisch tolerierten Raum der Straflosigkeit und wurden für ihre Forschung staatlich honoriert. Zugespitzt formuliert: Es etablierte sich das humanexperimentelle Verbrechen, hinter dem ein medizinischer und staatlicher Apparat stand, der, zu Forschungszwecken errichtet, Mißhandlung und Gewalt gegenüber Unterschichtpatienten im eigenen Lande sowie gegenüber kolonial unterworfenen Bevölkerungen auf fremdem Boden in so bezeichneten Sammel- und Konzentrationslagern erlaubte.

Im Zuge des Aufstiegs der Rassenanthropologie und Rassenhygiene wurden im Laufe des 19. Jahrhunderts Patienten mit biopolitischen Parametern der medizinischen Wissenschaft als »entartet« abgewertet. Die Klassifizierung von Patienten als »Minderwertige« zementierte die soziale Distanzierung der Experimentatoren von ihren Forschungsobjekten als Menschen und beförderte die Nutzung von Patienten, die im Experiment zu »Material« degenerierten.

Im nationalsozialistischen Deutschland kulminierte die medizinische Experimentierpraxis durch ihre Verschränkung mit der rassenanthropologisch und eugenisch begründeten Vernichtungspolitik in »optimalen« Laborbedingungen des Konzentrationslagers, das der totalitäre Staat bereitstellte. Die empirische Erkenntnisweise der modernen Medizin führte in den von Peter Sloterdijk so charakterisierten »Medizinfaschismus«[1088] als eine vorgezeichnete Möglichkeit des experimentellen Zugriffs auf Menschen.

Anhand der Geschichte des Menschenexperiments seit dem 18. Jahrhundert bis zu Beginn des Nationalsozialismus habe ich gezeigt, wie in Deutschland die Versuche, tödliche medizinische Experimente strafrechtlich zu ahnden, gescheitert sind. Allenfalls ethische Richtlinien, die an das Gewissen des einzelnen Forschers appellierten und auf den Goodwill der Experimentatoren setzten, wurden von juristischer Seite aus initiiert. Medizinische Ethik bekam so die Funktion, als höhere Gewissensinstanz die experimentelle Gewalt- und Tötungspraxis gesellschaftlich konsensfähig zu machen und die zuvor im rechtsfreien Raum der Laboratorien durchgeführten Versuche *ex post* im Sinne des medizinischen Fortschritts zu legitimieren.

Nur vor diesem Hintergrund konnte sich die Transplantationsmedizin – eine Kulmination des anatomischen Zugangs zum Lebendigen und zum Heilen – aus ihrer über hundertjährigen Experimentierphase zu einer anerkannten Therapieform entwickeln. In ihrer Praxis allerdings bündeln sich noch einmal auf frappierende Weise Grundprobleme der »Organ-« bzw. Leichenbeschaffung« sowie des Opfers – der verwertbar gewordene »hirntote« Patient –, wie sie bereits in den von mir beschriebenen fünfhundert Jahren Kulturgeschichte zu beobachten waren.

Um sich aus den dargestellten ethischen Dilemmata sowie dem Teufelskreis unserer »Kultur der Nebenwirkung« herausbewegen zu können, müßte die kapitalintensive Förderung, die für die moderne Medizin und deren Experimente an Mensch und Tier großzügig bereitgestellt werden, für eine Forschung aufgebracht werden, die es sich zum Grundsatz macht, den Menschen in seinem leiblichen Zusammenhang zu lassen, statt ihn chemisch und anatomisch aufzulösen und wie eine von der Umwelt abgeschnittene, autonome Maschine zu rekonstruieren. Eine solche von dem anatomischen Ansatz fundamental verschiedene Annäherung an das Lebendige würde die komplexe Wechselbeziehung zwischen Umwelt, körperlichen und seelischen Vorgängen zur Voraussetzung ihrer Erkenntnisweise machen. Es wäre daher an der Zeit, die Frage neu zu stellen: Ob eine Forschung unter der Anerkennung des Zusammengehörigen nicht auch zu exzellenten Ergebnissen führen könnte, würde doch eine ganzheitliche Wissenskultur Neudefinitionen des Lebens und des Todes, die therapeutische Verwertung von genmanipulierten »Xenoschweinen«, von Embryonen oder von Körperteilen hirnsterbender Patienten *methodisch* ausschließen sowie auf grobe Verletzungen von Menschenrechten und des Tierschutzes verzichten können.

ANHANG

Anmerkungen

1 Ohne aus dem Blick zu verlieren, daß es sich bei allen hier angesprochenen Personen um Männer und Frauen handelt, habe ich nicht nur aus Gründen der Lesbarkeit, sondern auch angesichts des Themas – um etwa nicht immer wieder »der und die Tote« schreiben zu müssen – das generalisierende Maskulinum gewählt.

2 Altvater 1992, S. 23.

3 Vgl. ebd., S. 87.

4 Borst 1981, S. 530.

5 Illich 1975, S. 47.

6 Ziegler 1996, S. 435.

7 Macho 1999, S. 75.

8 Bauman 1994, S. 21.

9 Ziegler 1996, S. 441 ff.

10 Obwohl der Begriff »Biopolitik« erst 1932 von dem Direktor der Abteilung Bevölkerungsstatistik des Reichsamtes Berlin, Friedrich Burgdörfer (1890–1967) in den bevölkerungspolitischen Diskurs eingeführt wurde (vgl. Burgdörfer 1932, S. XIV, 417 ff.; vgl. zu Burgdörfer genauer: Aly/Roth 1984, S. 29 ff.) und Foucault diesen Topos als analytisches Instrumentarium für die Untersuchung des medizinischen Biologismus und der sich damit verbindenden rassistischen Politik seit dem 19. Jahrhundert verwendet, kann m. E. schon das seit dem 14. Jahrhundert entstehende Abwehrsystem gegen die Pest als Biopolitik im Foucaultschen Sinne verstanden werden. Vgl. zur Verstaatlichung des medizinischen Rassismus und zur Genese der Biopolitik: Foucault 1993; zu Foucaults Theorem der Biopolitik genauer Sarasin 2003, S. 55–79.

11 Vgl. zur historischen Entwicklung des Rassismus: grundlegend Mosse 1990.

12 Vgl. Elias 1976, 2 Bde.

13 Vgl. Duerr 1988, 1990, 1993.

14 Vgl. Delumeau 1985.

15 Vgl. Braudel 1992, S. 49–87. Diese sozialwissenschaftliche Kategorie der *longue durée* entwickelte Braudel in den 50er Jahren und legte sie 1958 vor.

16 Ariès 1976, S. 14.

17 Jan Assmann hat 1992 eine Theorie des kulturellen Gedächtnisses vorgelegt und sich dabei auf kulturwissenschaftliche Ansätze bezo-

gen, die im beginnenden 20. Jahrhundert von Aby Warburg und Maurice Halbwachs mit dem Begriff des »kollektiven« (Halbwachs: *mémoire collective*) bzw. »sozialen Gedächtnisses« (Warburg) entwickelt worden waren. Vgl. Assmann 1992, S. 34 ff., 133 ff.

18 Vgl. für Kuba: Pérez 1988, S. 165 ff.; für Südafrika: Devitt 1941; Warwick 1983, S. 146 ff.; für Namibia (»Deutsch-Süwestafrika«): Krüger 1999, S. 126 ff.; Zimmerer 2002, S. 42 ff.; ders./Zeller 2003.

19 Vgl. Zeller 2003, S. 65.

20 Vgl. Agamben 2002, S. 175 (Hervorhebung A. B.).

21 Auch Jürgen Zimmerer sieht die kolonialen Konzentrationslager in Deutsch-Südwestafrika wegen ihrer strukturellen Ähnlichkeit durch die Verbindung von Inhaftierung, Zwangsarbeit und Vernichtungspolitik als eine Art Modell für das System der nationalsozialistischen KZs. Vgl. Zimmerer 2003, S. 60.

22 Vgl. Weß 1994 a, S. 22; ders. 1994, S. 14.

23 Diesen Fall machte der Journalist Hans Koberstein durch seinen Beitrag in der ZDF-Sendung Frontal21 am 11. Mai 2004 bekannt. Vgl. ders.: Schamlose Chemieindustrie. Profit mit Menschenversuchen. In: http://www.zdf.de/ZDFde/Inhalt/11/0,1872,2125355,00.html (Stand: 10. Juli 2004).

24 Vgl. zur Operation von Ladan und Laleh Bijani vom 6. bis 8. Juli 2003 im Raffles Hospital (Singapur): Müller-Jung 2003, S. 31; vgl. zu den Dokumentationen von Silvia Matthies beim Fernsehsender Phoenix »Riskante Organspende« am 17. September 2003: http://www.phoenix.de/dokus/15202/ (Stand: 10. Juli 2004) und »Die Geschichte einer tödlichen Lebertransplantation« in der ARD-Sendung MONITOR, Nr. 515 vom 4. März 2004.

25 Zit. u. aus d. Latein. übers. n. Weikinn 1 (1958), S. 148 (Annales Blandinienses. 1292 [St.-Pierre-au-Mont Blandin de Gaud]. »M.G.H.« Script. V, S. 33). Im folgenden verwende ich heutige Landesbezeichnungen.

26 Vgl. in Wetterkatalogen z. B. Weikinn 1 (1958), S. 172 ff.; Easton 1928, S. 56 ff., 198 ff.; Henning 1904, S. 26 ff.

27 Le Goff 1965, S. 285.

28 Vgl. z. B.: Winkle 1997, S. 453; Vasold 1991, S. 61.

29 Vgl. Carpentier 1962, S. 1076 ff.

30 Abel 1971, S. 305; vgl. Glaser 2001, S. 89.

31 Vgl. Abel 1966, S. 50; Vasold 1991, S. 39; Utterström 1955, S. 14.

32 Vgl. Carpentier 1962, S. 1077.

33 Vgl. Lamb 1989, S. 191, 156, 189; Brooks 1970, S. 305; Utterström 1955, S. 6. Der wirtschaftliche und kulturelle Aufschwung im 11. Jahrhundert fiel genau mit dem sogenannten Klimaoptimum zusammen. Vgl. z. B. Abel 1971, S. 69 ff.; van Houtte 1980, S. 11 ff.

34 Da die Kleine Eiszeit nicht als eine einheitlich geschlossene Kaltzeit auftrat, wird sie unterschiedlich datiert. Ihre Periodisierungen variieren zwischen: 1300 und 1900; 1430 und 1850; 1525 und 1825 oder 1550 und 1850. Diese Differenzen erklären sich aus dem jeweils unterschiedlichen Methoden und Parametern – z. B. Eisbedekkungszeiten in Meeren und Flüssen, Weinlese- und Baumringdaten, Holzdichten, Getreidepreise, Wetterkataloge. Die Analysen zeigen jedoch übereinstimmend, daß seit dem ausgehenden 13. Jahrhundert in ganz Europa relativ abrupt eine kältere Klimaperiode mit Höhepunkt im 17. Jahrhundert einsetzte, wobei in der zweiten Hälfte des 15. bis etwa Mitte des 16. Jahrhunderts eine günstigere, warme Wetterlage herrschte. Hermann Flohn beschreibt diesen Klimawandel folgendermaßen: Nach einer zweihundertjährigen Warmperiode machten sich um 1160 erste Anzeichen einer Klimaverschlechterung durch Stürme, Gletschervorstöße, Senkung der Baumgrenzen und Abkühlung der Meere bemerkbar. Zwischen 1320 und 1350 wird ein von nassen und kalten Sommern begleiteter Kälteschub mit Höhepunkt um 1310 und noch einmal um 1430 registriert. Das Maximum der Kleinen Eiszeit begann um 1563. Es erreichte zwei Höhepunkte: zwischen 1620 und 1640 sowie zwischen 1680 und 1699. (Vgl. Flohn 1992, S. 297 ff.; außerdem Fagan 2001, S. 193–213; Hille 2001; Grove 1988, S. 354 ff.; Glaser 2001, S. 61 ff.; Kellenbenz 1986, S. 4 f.; Lamb 1989, S. 353, 327, 97; Le Roy Ladurie 1971, S. 129 ff.; Neumann/Lindgrén 1979, S. 776 f.; Pfister 1985; Utterström 1955, S. 8 ff., 25.) In Anlehnung an Christian Pfister hält auch Ilja Mieck den Begriff Kleine Eiszeit für unglücklich gewählt, da er die falsche Vorstellung über eine klimatische Geschlossenheit nahelegt. Vgl. dazu und zur Begriffsgeschichte: Grove 1988, S. 3 ff.; Mieck 1993, S. 37; Pfister 1985, S. 149; Titow 1960, S. 373 ff.; vgl. Forschungsüberblick: Glaser 2001, S. 11 ff.

35 Schon zwischen 1197 und 1203 hatte der Klimawandel in den altnordischen Grönländern eine dramatische Beeinträchtigung der Fischerei und Landwirtschaft zur Konsequenz. Vgl. Lamb 1989, S. 207; Grove 1988, S. 1 ff.

36 Vgl. Utterström 1955, S. 15; Flohn 1992, S. 301; ders. 1985, S. 130 f.; Grove 1988, S. 407 ff.; Le Roy Ladurie 1971, S. 13.

37 Mindestens vier Sturmfluten an den englischen, niederländischen, dänischen und deutschen Küsten forderten so viele Todesopfer, daß ihr Ausmaß mit den schlimmsten Flutkatastrophen im 20. Jahrhundert in Bangladesch und China verglichen wird. Vgl. Lamb 1989, S. 209 f.; vgl. für das Folgende auch Wetterkataloge: Henning 1904, S. 23 ff.; Weikinn 1 (1958), S. 83 ff., 145 ff.

38 Vgl. Henning 1904, S. 23, 27; Weikinn 1 (1958), S. 77–154, 135 f.; Lamb 1989, S. 210; van Lengen 1985, S. 47 ff.

39 Glaser 2001, S. 200; vgl. ebd., S. 66. Parallel überfluteten 1342 die Moldau, Donau, Elbe, Saale und Rhône das Land. Bei all diesen Überschwemmungen beklagten Chronisten hohe Opferzahlen, die zwischen 80000 und 300000 schwankten. Da im Spätmittelalter aber noch keine statistischen Erhebungen durchgeführt wurden, beruhen solche Ziffern auf Schätzungen, mit denen man das Ausmaß der Katastrophe auszudrücken versuchte.

40 Vgl. Glaser 2001, S. 201.

41 Vgl. Pfister 2000, S. 24 f.; Fagan 2001, S. 197. Grundsätzlich wird, auf alle Jahreszeiten verteilt, von einer Senkung der Durchschnittstemperatur um ein bis zwei Grad Celsius ausgegangen. Brian Fagan gibt an, daß die gesamte Erde durchschnittlich ein bis zwei Grad kälter wurde, während der Eiszeit waren es sechs bis neun Grad (Fagan 2001, S. 197). So froren z. B. 1306, 1309, 1310 und 1311 Flüsse in England, Frankreich, Deutschland, Belgien, den Niederlanden und Italien zu. Auch von Eisbelegungen der Ostsee und des Kattegatt wurde berichtet. Vgl. Weikinn 1 (1958), S. 158–180; Easton 1928, S. 66; Norlind 1914, S. 36, 40 ff.; Titow 1960, S. 284 ff.

42 Vgl. Curschmann 1900, S. 33; Abel 1966, S. 44. In Deutschland und wahrscheinlich auch in England setzte diese Krise schon um 1309 ein.

43 Vgl. Abel 1976, S. 8 ff., 23 ff.

44 Obwohl sich die Bevölkerungsentwicklung im Mittelalter demographisch nicht rekonstruieren läßt, gehen Historiker davon aus, daß Europa vor der Hungersnot und Pest »übervölkert« gewesen, d. h. aus einem Mißverhältnis von Menschen und Nahrung eine Verknappung der Lebensmittel entstanden sei (vgl. z. B. Duby 1978, S. 115; Jenks 2000, S. 37; Bulst 1979, S. 47; Livi Bacci 1999, S. 73; vgl. anders: Herlihy 1998, S. 28 ff.). So problematisch und nicht beweisbar wie diese These sind auch Angaben über die »durchschnittliche« Lebenserwartung und die Vorstellungen, die mit statistischen Schätzungen über »das Mittelalter« (ca. 500–1500) transportiert werden. So referiert z. B. Manfred Vasold, daß Skelettbefunde aus der Zeit zwischen 1200 und 1550 für Männer eine durchschnittliche Lebenserwartung von 34,0 und für Frauen von 27,7 Jahren ergaben (vgl. Vasold 1991, S. 32). Solche Zahlen können zu völlig falschen Bildern führen und sind vor dem Hintergrund des gewählten Untersuchungszeitraums besonders zu relativieren, weil in dieser Berechnung zwei demographisch gegensätzliche Phasen addiert sind. Denn erst seit dem 14. Jahrhundert verursachten Hunger und Pest eine extrem hohe Sterblichkeit, während bis etwa 1300 ein wirtschaftlicher und demographischer Aufschwung zu verzeichnen war. Daß auch im Mittelalter Menschen sehr hohe Lebenserwartungen haben konnten, darauf verweist Klaus Arnold am Beispiel der um

1320 entstandenen Miniatur einer Handschrift des *Tesoro* des Brunetto Latini (1220–1294). Sie stellt das menschliche Lebensalter als Baum in zehn Altersstufen dar. Der Höhepunkt des Lebens ist in Gestalt eines vierzigjährigen Mannes gezeigt. Die rechten absteigenden Äste markieren das fünfzigste, sechzigste, siebzigste und achtzigste Lebensjahr (vgl. Arnold 1993, S. 216 f.). Auch Russel erwähnt trotz Sterblichkeitstabellen, in denen Durchschnittswerte von etwa 30 Jahren ermittelt sind, daß Friedhofsfunde Menschen nachweisen, die älter als neunzig und hundert Jahre wurden (vgl. Russel 1978, S. 26).

45 Vgl. Rahe 1984, S. 127.

46 Deren Ursache vermutet Christian Pfister in einem »gewaltigen« Vulkanausbruch in den Tropen (vgl. Pfister 2000, S. 24). 1346 stand Anfang August der Wein in Lindau noch in Blüte und 1347 sogar erst Anfang September.

47 Dieser Zusammenhang erklärt vermutlich die in den Jahren 1338, 1346 und 1348 auftauchenden Heuschreckenschwärme, die in vielen mitteleuropäischen Regionen Ernten vernichteten (vgl. Graus 1987, S. 23; Flohn 1992, S. 301 f.). So werden zum Beispiel auch aktuelle Heuschreckenschwärme in Kasachstan gedeutet.

48 Vgl. z. B. die Historiker Jenks 2000, S. 36; Kellenbenz 1986, S. 114; vgl. so auch Seuchenhistoriker über die Pest: Winkle 1997, S. 153, Frey 1994, S. 28 oder Eckert 1996, S. 5: »The initial stage, 1347–52, was inaugurated by ship carriage of the etiologic agent apparently from the Crimea to several Mediterranean ports. Without delay the disease swept northward from the Mediterranean coast as a comprehensive diffusion wave.« Diesem Erklärungsmuster folgte auch die Medienberichterstattung über den Ausbruch der Maul- und Klauenseuche in England: Die MKS im Februar 2001 habe sich von Asien nach Europa verschleppt, so wurde behauptet. Vgl. S. 92 f.

49 Generell werden bestimmte Mentalitäten auf einen Seuchenausbruch projiziert, wobei sich ein relativ konstantes Deutungsmuster herausgebildet hat. In der gängigen Seuchenhistoriographie fallen zwei stereotype Zuschreibungen im Gebrauch bestimmter Metaphern auf: Ähnlich wie bis vor kurzem in der Namensgebung von Unwettern sind Epidemien in der Regel weiblich (z. B. die Pest, die Tuberkulose, die Lepra, die Syphilis), und ihr Ursprung ist in einer meist östlichen Region verortet. Innerhalb eines Landes dagegen wird dieses Projektionsmuster gegenüber Armen und der sogenannten Vagabondage, im 19. und 20. Jahrhundert besonders gegenüber Prostituierten im Rahmen der Syphilisbekämpfung wirksam. In der Regel wird der Ursprung von Seuchen in Asien oder dem Orient lokalisiert und auch namentlich so gekennzeichnet, wie etwa die *Cholera asiatica* (vgl. z. B. Winkle 1997, S. 153 ff.). Aber auch

innerhalb Europas lenken die Bezeichnungen von Infektionskrankheiten den Blick auf andere Länder: die Franzosenkrankheit (Syphilis), die Englische Krankheit (Tuberkulose), die Ungarische Krankheit (Typhus), die Spanische Grippe; in England heißen Pocken »French pocks« oder Röteln »German Measles«.

50 Vgl. so z. B. Livi Bacci 1999, S. 96 ff.; Zinn 1989, S. 156 ff.; Renggli 1992, S. 26 ff.; Herzlich/Pierret 1991, S. 23; Schmölzer 1985, S. 10; Ruffié/Sournia 1992, S. 29f.; McNeill 1978, S. 171 ff.

51 1894 erforschten in Hongkong anläßlich des damaligen Pestausbruchs in dieser Region der Schweizer Kolonialmediziner Alexandre John Emile Yersin (1863–1943) und der Japaner Shibasaburo Kitasato (1856–1931) unabhängig voneinander ein Pestbakterium. Seit 1971 wird *die Pest* als *Yersinia pestis* terminologisch zusammengefaßt. Vgl. Anm. 839.

52 Vgl. Ranger/Slack 1992; Vasold 1991, S. 9 f.; Dinges 1995 a; zur Syphilis: Kinzelbach 1995; zur Cholera: Briese 1998; ders. 2003; Fleck 1980, S. 28 f. Bis ins 19. Jahrhundert wurde klimatischen, kosmischen und sozialen Verhältnissen in der Erklärung von Seuchen ein breiter Raum gegeben. Diese heute als mystisch geltenden Deutungsmuster sind davon geprägt, daß sie Seuchen als ein Ergebnis von komplexen Wechselbeziehungen zu erklären versuchen. Vgl. Hecker 1832, S. V und 16 ff.; außerdem z. B. Haeser 1879, S. 138ff.; Schnurrer 1825.

53 Vgl. Hecker 1865, S. 41.

54 Ebd. 1865, S. 42, Anm. 1.

55 Vgl. zur regionalen Verbreitung der Pest 1347–1352: Biraben 1 (1975), S. 88 f.; Vasold 1991, S. 38 ff., 93; Bergdolt 1995, S. 192 f.; Bulst 1979, S. 46.

56 Vgl. Winkle 1997, S. 453; Vasold 1991, S. 61; Zinn 1989, S. 177f. Die Schätzungen des Bevölkerungsverlustes infolge dieses Pestausbruchs variieren aufgrund der unsicheren Quellenlage. Häufig wird auch ein Drittel (z. B. Delumeau 1985, S. 143; Rahe 1984, S. 130; Bergdolt 1995, S. 10) oder sogar die Hälfte angegeben (vgl. z. B. Abel 1953, S. 416 f.).

57 Vgl. Vasold 1991, S. 39.

58 Vgl. Livi Bacci 1999, S. 95 ff.; Kellenbenz 1986, S. 118 ff.; Bergdolt 1995, S. 51 ff.; Vasold 1991, S. 62.

59 Abel 1971, S. 315.

60 Vgl. Vasold 1991, S. 64.

61 Vgl. Abel 1966, S. 63.

62 Vgl. Döring-Hirsch 1927, S. 4 , Anm. 9.

63 Vgl. zum Zusammenhang von sinkender Bevölkerungszahl, Abnahme wirtschaftlicher Anbauflächen, Viehzucht und dem daraus abzuleitenden höheren Fleischkonsum: Abel 1976, S. 24; ders. 1971,

S. 318 ff.; Vasold 1991, S. 64 f.; Kellenbenz 1986, S. 192 f.; Livi Bacci 1999, S. 69 ff. In den letzten beiden Jahrhunderten des Mittelalters bis zum 16. Jahrhundert war in Europa der Fleischkonsum außergewöhnlich hoch (vgl. ebd., S. 69).

64 Vgl. Abel 1971, S. 318; de Maddalena 1979, S. 192; zur Viehzucht in Europa vgl. ebd., S. 191 ff.; Livi Bacci 1999, S. 69 f.

65 Vgl. dazu die Untersuchung des Wirtschaftshistorikers Friedrich Lütge, der die Veränderung infolge der Pest im 14. Jahrhundert anhand des Verhältnisses von Boden, Arbeit und Kapital analysiert hat: Lütge 1950.

66 Vgl. für das Folgende: Abel 1971, S. 315 ff.; ders. 1966, S. 48 ff., 72 ff.; ders., 1953; Lütge 1950; Kelter 1953; Graus 1969; ders. 1987, S. 391 ff., 529 ff.; Kellenbenz 1986, S. 127 ff; Mieck 1993, S. 120 ff.; 219 ff.; Herlihy 1998, S. 52 ff.; Vasold 1991, S. 62 ff.; Zinn 1989, S. 184 ff., 231 ff.; Bulst 1979; Bergdolt 1995, S. 191 ff.; Marx 1971, S. 741 ff.; Roeck 1993, S. 66 ff.; Schulze 1993, S. 289–308.

67 Karl Marx widmete 1867 in seiner Analyse der Entstehung der kapitalistischen Produktionsweise dem Umwandlungsprozeß von Acker- in Weideland ein zentrales Kapitel: *Die sogenannte ursprüngliche Akkumulation* (vgl. Marx 1971, S. 741–791). Darin kennzeichnet er am Beispiel Englands die Verdrängung des Ackerbaus zugunsten der Schafzucht als den Dreh- und Angelpunkt für die Entstehung des kapitalistischen Marktes und der Lohnarbeit. Die Transformation von Äckern in Weiden spiele »in der politischen Ökonomie ungefähr dieselbe Rolle wie der Sündenfall in der Theologie« (ebd. 1971, S. 741). Während bis zur Durchsetzung kapitalistischer Strukturen das Ackerland von einer großen Zahl Kleinbauern und Kleinbäuerinnen zur Selbstversorgung bewirtschaftet wurde, schuf die zwischen dem 15. und dem 18. Jahrhundert stattfindende Umwandlung von Gemeindeland (Claneigentum) in das nur noch von einzelnen Großpächtern und Grundherren angeeignete und in Schafweiden umgewandelte Privateigentum alle Voraussetzungen für die marktorientierte Warenproduktion von Wolle. Bedingung für das Entstehen der Wollindustrie, die sich in England als Verwandlung von Produktions- und Lebensmittel in Kapital vollzog, war die Verdrängung der für die Ernährung der Landbevölkerung dienenden Äcker durch Schafweiden. Das Antriebsmoment für die Herausbildung der kapitalistischen Marktökonomie sah Marx allerdings in der zielgerichteten Zerstörung der Äcker sowie in der Vertreibung der Bauernschaft begründet. Die vom Klimawandel gezeichneten Krisenentwicklungen seit dem 14. Jahrhundert bleiben von ihm gänzlich ausgeklammert. Marx beschreibt zwar ausführlich Wüstungsprozesse, z. B. verlassene Dörfer und unbestellte Felder im 15. und 16. Jahrhundert. Er geht aber von einer

einzig durch Großgrundbesitzer gewaltsam durchgesetzten »Entvölkerung« und Zerstörung der Agrikultur aus – allerdings anhand von Beispielen aus dem 19. Jahrhundert (vgl. Marx 1971, S. 758).

68 Ich danke Sandrina Khaled (Berlin) für diesen Hinweis.

69 Vgl. Abel 1971, S. 310.

70 Das Betteln, Umherziehen und die Prostitution entwickelten sich zu illegitimen Lebensformen von verarmten Tagelöhnern und Tagelöhnerinnen der vorindustriellen Gesellschaft. Die Kriminalisierung dieser Schicht erfolgte in der Wende vom 15. zum 16. Jahrhundert. Nicht seßhafte Bettlerinnen wurden häufig sexuell stigmatisiert und pauschal als Dirnen oder »liederliche Frauenzimmer« bezeichnet. Obwohl Robert Jütte auch schon in der frühen Neuzeit von dem Phänomen einer »feminisierten Armut« spricht, war jedoch der weibliche Anteil an der Schicht der mit einem Bettelstab Umherziehenden gering. Vgl. Jütte 1995, S. 118 ff.

71 Vgl. Hartung 1986, S. 50; vgl. auch Roeck 1993; Marx 1971, S. 761 ff.

72 Vgl. dazu Graus 1987.

73 Zinn 1989, S. 188, und vgl. ebd., S. 231 ff.

74 Vgl. dazu grundlegend: Kittsteiner 1995; vgl. außerdem: Bergmann 2005, Teil II.

75 Zwischen 1347 und 1534 wurden siebzehn europaweite Pestwellen und zwischen 1535 und 1683 elf gezählt (vgl. Livi Bacci 1999, S. 100). Im 15. Jahrhundert wurde Europa auch weiterhin von Pestwellen betroffen, die nun aber regional begrenzt waren. In Köln zum Beispiel grassierte die Pest in den Jahren 1401/02, 1457, 1463, 1466/68, 1477/78, 1483, 1493/95 (vgl. Kelter 1953, S. 195). Seit etwa 1485 wird wieder ein demographischer Aufschwung beobachtet (vgl. Mieck 1993, S. 45; Zinn 1989, S. 181). Hinzu kamen noch andere Seuchen: im 15. Jahrhundert die Pocken, im 16. Jahrhundert Syphilis und Typhus, aber die Pest überlagerte auch weiterhin alle anderen Epidemien. Im 16. Jahrhundert war sie europaweit zwischen 1520 und 1530, 1575 und 1588, 1597 verbreitet. Vgl. die von Edward A. Eckert vorgenommenen Periodisierung der Pest in drei Phasen: 1347–1559, 1560–1640, 1640–1720 (Eckert 1996).

76 Vgl. Dinges 1995 b, S. 82.

77 Vgl. Eckert 1996, S. 23; Delumeau 1985, S. 141; Vasold 1991, S. 93.

78 Vgl. Lamb 1989, S. 211, 318; Eßer 1997, S. 65 f.; Abel 1966, 168 ff., 221 ff., 459 ff.; vgl. auch Berichte von Chronisten in Wetterkatalogen, z. B.: Weikinn 1 (1958), S. 168 ff., 221 ff., 459 ff.; Hellmann 1921, S. 32 ff.; Henning 1904, S. 49 ff.; Easton 1928, S. 92 ff.

79 Vgl. z. B. Flohn 1985, S. 125 ff.; 199; Lamb 1989, S. 97, 157, 317 ff.; Brooks 1970, S. 303; Le Roy Ladurie 1971, S. 173 ff.; Neumann/Lindgrén 1979; Pfister 1985, Bd. 1, S. 119 ff., 132 ff.

80 Mieck 1993, S. 45 f.; vgl. genauso Vasold 1991, S. 150. Vgl. außerdem zur Kleinen Eiszeit und Krisenentwicklung um 1570: Behringer 2003, S. 51–156. Auch Geoffrey Parker erklärt in seiner Untersuchung des Dreißigjährigen Krieges, daß die Opfer durch Kriegshandlungen im Vergleich zu Epidemien für das Gesamtbild der demographischen Entwicklung eine untergeordnete Rolle spielten (vgl. Parker 1987, S. 304).

81 Vgl. Neumann/Lindgrén 1979, S. 785; vgl. zu Berichten über Kannibalismus während des Dreißigjährigen Krieges: Fulda 1997, S. 240–269.

82 Vgl. Neumann/Lindgrén 1979, S. 775 ff.; Flohn, S. 1985, S. 126; vgl. auch zur Sterblichkeit im Europa des 17. Jahrhunderts: Flinn 1974, S. 285–318; Lebrun 1983, S. 39–52; Livi Bacci 1999, S. 16, 25f., 71 ff.

83 Vgl. van Houtte 1980, S. 31 ff.

84 Vgl. de Maddalena 1974, S. 192 ff.

85 Vgl. Zielinski 1975, S. 922 f.

86 Vgl. van Bath 1965, S. 137 f.

87 Vgl. ebd., S. 147.

88 Vgl. Mieck 1993, S. 45, 122; Wallerstein 1998, S. 11 ff.; Abel 1971, S. 394 ff.; ders. 1972, S. 35 ff. In Analysen über das 17. Jahrhundert werden Faktoren wie Klima, Hunger und Pest allenfalls noch im Zusammenhang mit dem Dreißigjährigen Krieg genannt, während das Klima weitgehend ausgespart bleibt, gleichwohl die »Krise des 17. Jahrhunderts« und die Ursachen von ökonomischen und sozialen Umwälzungen mit vielen Fragezeichen versehen bleibt. Ein Dialog zwischen Klimahistorikern und Historikern wurde bisher kaum versucht. Vgl. Ausnahmen: Rotberg/Rabb 1981; Carpentier 1962; Utterström 1955; Le Roy Ladurie 1959; Neumann/Lindgrén 1979; Titow 1960; Appleby 1981; de Vries 1980; Lehmann 1986, S. 33 f., Anm. 3); Behringer 2003.

89 Vgl. dazu genauer: Haeser 1879, S. 407 ff.; Biraben 1 (1975), S. 192 ff.; Delumeau 1985, S. 141 ff.; Vasold 1991, S. 136 ff., 155 ff.; Livi Bacci 1999, S. 101 ff.; Mieck 1993, S. 46 f.

90 Vasold 1991, S. 136 f.

91 Vgl. Mieck 1993, S. 48.

92 Vgl. zur kameralistischen Bevölkerungspolitik: Labisch 1992, S. 85 ff.; Barthel 1989, S. 79 ff.; vgl. grundlegend zur Geschichte der Gynäkologie: Labouvie 1999; dies. 2000; Metz-Becker 1997; Flügge 1998; Duden 1991.

93 Brief Francesco Petrarcas 1989, S. 137, 140.

94 Vgl. von Moos 2000, S. 214.

95 Petrarca hatte neben den Pestzügen auch 1348 das große Erdbeben miterlebt.

96 Vgl. Bergdolt 1995, S. 98 ff.

97 Vgl. so von Moos 2000, S. 219. Petrarca entwarf sein Einsamkeitsideal vor allem in den beiden Schriften *De vita solitaria* (verf. 1346) und *De otio religioso* (Über die monastische Muße, verf. 1347).

98 Vgl. von Moos 2000, S. 233.

99 Gronemeyer 1993, S. 11.

100 Vgl. z. B. Herlihy 1998, S. 46 f.; Schretter 1982, S. 385 ff.; Hatje 1992, S. 90 ff.; Bulst 1985, S. 257; Vasold 1991, S. 45, 57 ff.; Delumeau 1985, S. 149; Lütge 1950, S. 174 f., 183; Wilderotter 1995, S. 14; vgl. auch preußische Statistiken, abgedr. in: Sahm 1905, S. 148 ff.; zur besonderen Gefährdung der Totengräber vgl. Danckert 1963, S. 50 f.

101 Solche Annahmen sind umstritten, denn Zahlen bestimmter Regionen deuten auf andere, teilweise sogar auf genau entgegengesetzte Entwicklungen. František Graus erklärt die These von der geringeren Pestmortalität der jüdischen Bevölkerung als Teil einer Legendenbildung, die aus den christlichen Judenpogromen im 14. Jahrhundert stamme und für den Vorwurf benutzt wurde, »die Juden« seien die Anstifter der Pest. Die Annahme von der geringeren Peststerblichkeit sei später von der jüdischen Geschichtsschreibung übernommen worden (vgl. Graus 1987, S. 315, Anm. 100). Vor allem die sorgfältigere Krankenpflege wird als Grund für die allerdings nicht nachgewiesene geringere Peststerblichkeit in der jüdischen Bevölkerung genannt (so z. B. der Hebraist Heinrich Graetz [1817–1891]: vgl. Graetz 1923, S. 307; Dubnow 1927, S. 300f.). Dagegen verweist Graus auf den päpstlichen Einwand von Kle-mens VI., der 1348 in Avignon mit einer Bulle gegen die Ermordung der jüdischen Bevölkerung einzuschreiten versuchte und mit der sehr hohen jüdischen Peststerblichkeit gegen die Verschwörungstheorie argumentierte. 1382 war zum Beispiel in Avignon insbesondere die jüdische Bevölkerung von der Pest betroffen. Vgl. Sticker 1,1 (1908), S. 79.

102 Vgl. z. B.: Familie von Bismarck in Tangermünde (1636): HAB: Xa 1:3 (15); Familie von Hatzfeld in Hatzfeld (1636): HAB: J 301 4°. Helmst. (4); Familie von Güntersberg (1638): HAB: Da 597 (29), in: Leichenpredigten HA Bibl. Wolfenbüttel. Vgl. außerdem: Kürten 1951, S. 178; Vasold 1991, S. 105.

103 Gronemeyer 1993, S. 11.

104 Vgl. Dinges 1995 b, S. 78; Knefelkamp 1999, S. 26; Tanz der Toten 1998; Stammler 1922; Döring-Hirsch 1927, S. 63 ff.; Harrison 1994.

105 Klaus Bergdolt erklärt unter dem kritischen Vorbehalt historischer Übertragbarkeit die Beulenpest als eine Infektion, die über die Lunge oder die Haut (Flohbiß) erfolgen kann. Die Haut verfärbt sich (Schwarze Blattern), es entstehen Lymphknotenschwellungen, die sich in sogenannte Pestbeulen verwandeln. Die schwarzen Flecken auf der Haut entstanden durch das Blut, das aus den Gefäßen trat. Es folgte ein Verfall der inneren Organe, Milzschwel-

lung, Blutungen der Schleimhäute sowie Eiterungen. Die Inkubationszeit betrug ein bis sechs Tage und war von Verdauungsstörungen, Schwindel sowie Halluzinationen begleitet. Die Lungenpest hatte eine Inkubationszeit von einem bis zwei Tagen. Symptomatisch waren Herzrasen, Bluthusten, Atemnot, Schüttelfrost, hohes Fieber. Sie endete mit dem Ersticken als Folge einer Nervenlähmung und ging einher mit einem Zerstörungsprozeß der Lunge. Die Lungenpest gilt als aggressiver und wird mit einem hundertprozentig tödlichen Verlauf beschrieben, während es auch Menschen gab, welche die Bubonenpest überlebten, die zu 20 bis 75 Prozent tödlich verlief. Vgl. Bergdolt 1995, S. 18 ff.; Köster-Lösche 1995, S. 18ff; vgl. außerdem zu zeitgenössischen Schilderungen: Hecker 1865, S. 23 ff.; Haeser 1879, S. 130 ff., abgedr. Originaltexte: S. 157 ff.; Agricola 1961, S. 299 ff.

106 Vgl. Winau 1982, S. 286 ff.; Rothschuh 1978, S. 185 ff., 73 ff.

107 Vgl. Duden 1987, S. 24. Vgl. genauer: ebd., S. 12 ff. Winau 1982; Bergdolt 1995, S. 21 ff.

108 Vgl. genaue Beschreibung dieses Erklärungsmodells: Schwalb 1990, S. 130 ff.

109 Vgl. Haeser 1879, S. 104; Hecker 1865, S. 23, Anm. 1.

110 Defoe 1996, S. 111 f.

111 Stadtchronik zit. n. Sahm 1905, S. 22 f.

112 Vgl. van Dülmen 1 (1990), S. 215 ff.; auch für das Folgende: Schmitt 1991; Macho 1987, S. 284 ff.; Hasenfratz 1982; ders. 1983; Herzog 1989; Gladigow 1976; Vovelle 1996, S. 399 ff.; von Barloewen 1996, S. 61 ff.; Ariès 1982, S. 181 ff.; Danckert 1963, S. 50 ff.; Meuli 1 (1975), S. 303 ff.; von Hentig 1958, S. 235 ff.

113 Angenendt 1997, S. 112; vgl. auch für das Folgende: HBA 5 (1932/33), S. 1024 ff.

114 Meuli 1 (1975), S. 305.

115 Van Dülmen 1 (1990), S. 228.

116 Vgl. Ariès 1982, S. 83 ff.; Danckert 1963, S. 51 ff.

117 Macho 1987, S. 296 f.

118 Vgl. Dinges 1995 b, S. 78; vgl. auch Ariès 1976, S. 31.

119 Vgl. Dinzelbacher 1996, S. 139; Schwarz 1981.

120 Vgl. Schultz 1992, S. 141.

121 Vgl. z. B. Bulst 1985, S. 155; Sticker 1,1 (1908), S. 90; Schretter 1982, S. 176 ff.

122 Diese Zahlen nennt Ulrich Knefelkamp für das 16. Jahrhundert: vgl. Knefelkamp 1999, S. 21.

123 Boccaccio 1964, S. 20 f.; vgl. Beispiele für Massenbegräbnisse: Sticker, Bd. 1,1 (1908), 78 ff.

124 Vgl. zur »Unehrlichkeit«: Danckert 1963; Nowosadtko 1994, S. 15 ff.; van Dülmen 1999. Vgl. zur Anstellung von Leichenträgern

und Totengräbern aus dem Milieu der Tagelöhner in Tirol zu Beginn des 17. Jahrhunderts: Schretter 1982, S. 197 ff.

125 Vgl. Knefelkamp 1999, S. 21; zu Zwangsverpflichtungen z. B. während der Pest in London 1499/1500: Sticker 1,1 (1908), S. 87.

126 Vgl. z. B. Rodenwaldt 1953, S. 12; Koch 1990, S. 132 f.

127 Moehsen 1781, S. 261; vgl. genauso über Venedig: Rodenwaldt 1953, S. 179.

128 Pestreglement 1709, S. 141. Vgl. z. B.: Die Behandlung der Leichen, Sächsisches Medizinalgesetz vom 11. Februar 1792, S. 349–362.

129 Vgl. Koch 1990; Ariès 1982, S. 504 ff.; Kessel 2001, S. 133–166. Die sächsische Medizinalverordnung vom 11. Februar 1792 verbot alle üblichen Bestattungsbräuche (Mund zubinden, Gesicht mit Tüchern belegen, den Leib mit Steinen beschweren, den Hals mit einer Schnur zubinden oder den Sarg vernageln), um Scheintoten zu ersparen, daß sie einen elenden Tod sterben (vgl. Kühn 1809, S. 349–357). Thomas Macho vermutet, der moderne Individualisierungsprozeß sei das auslösende Moment für die kollektive Angst vor dem Begräbnis bei lebendigem Leib gewesen (vgl. Macho 1987, S. 436). Umgekehrt wäre es interessant zu fragen, welche Rolle die Pesterfahrungen für ein sich neu herausbildendes Endzeitbewußtsein und eine damit verbundene Individualisierung gespielt haben.

130 Vgl. Bulst 1993, S. 34 ff.; Graus 1981, S. 417; Jaritz 1993.

131 Vgl. Jütte 1993, S. 80 ff.; Rodenwaldt 1953, S. 136 f.; Danckert 1963, S. 55 f.; Herlihy 1998, S. 71, 42 ff.; vgl. für das Folgende: Ariès 1982, S. 75 ff.; Döring-Hirsch 1927, S. 24 ff.; Delumeau 1985, S. 162 ff.; Mischke 1998, S. 35 ff.; Bulst 1979, S. 61; Rahe 1984.

132 Vgl. z. B.: Murken 1985, S. 196; Sticker 1,1 (1908), S. 88, 94; Sahm 1905, S. 34; Ordnung 1657, S. 128; Bulst 1985, S. 261.

133 Vgl. Hartung 1986, S. 74 f. Leprakranke – »Lepröse« oder »Aussätzige« genannt – waren schon im Mittelalter Umherziehende und verdienten häufig ihren Unterhalt durch Betteln. In karolingischer Zeit hatten sie bei jeder Begegnung ein Horn zu blasen und wurden daher auch als Hornbrüder bezeichnet. Vgl. Knefelkamp 1993, S. 232 f.

134 Vgl. z. B. Wilderotter 1995, S. 28 f.

135 Die Bieberauer Chronik 1983, S. 255.

136 Zit. n. Lesky 1957, S. 95 f. Solche Begräbnisse fanden auf dem extra eingerichteten Kontumazfriedhof statt. Die als ansteckend geltende Kleidung wurde verbrannt und deren Asche der Pestleiche in die sechs Schuh tiefe Grube nachgeworfen.

137 Vgl. z. B. Rodenwaldt 1953, S. 211; Delumeau 1985, S. 163; Bulst 1979, S. 61.

138 Chronist über die Pest in Königsberg, zit. n.: Sahm 1905, S. 22.

139 Boccaccio 1964, S. 17 f.; vgl. ähnliche Berichte über solche Verhaltensweisen in Bulst 1985, S. 155 f.; Goslaer Chronik aus dem Jahre 1482.
140 Vgl. Jetter 1970, S. 115; vgl. Überblick über die Entwicklung der staatlichen Pestabwehr in europäischen Städten: Sticker 1,2 (1910), S. 294 ff.
141 Vgl. z. B. Hartung 1986, S. 58; Attali 1981, S. 89 ff.
142 Vgl. Bulst 1979, S. 61; vgl. so auch in der Mark Brandenburg: Moehsen 1781.
143 Vgl. Sticker 1,1 (1908), S. 78.
144 Sahm 1905, S. 16.
145 Ermländische Pestordnung 1602, S. 120.
146 Vgl. Rodenwaldt 1953, S. 61.
147 Ebd., S. 133.
148 Vgl. Pullan 1992, S. 117; Rodenwaldt 1953, S. 126.
149 Vgl. z. B. Schretter 1982, S. 201; Schreiben König Maximilians 1497.
150 Vgl. z. B. Bulst 1985, S. 261; Sahm 1905, S. 22; Wilderotter 1995, S. 35f .; Sticker 1,1 (1908), S. 88.
151 Vgl. Bakay/Streng 2000, S. 167 ff.
152 Vgl. HBA 5 (1932/33), S. 1044 ff.; ebd. 9 (1938/1941), S. 812. Vgl. zur Bedeutung des Kreuzes in matrizentrischen Kulturen als Zeichen einer der Göttin zugeschriebenen Schöpfungskraft, das sich aus der Gebärhaltung ableitet: Meier-Seethaler 1993, S. 77 ff.
153 Vgl. zu diesen Ritualen in der magischen Medizin: Diepgen 1 (1949), S. 218 ff.
154 Vgl. Rodenwaldt 1953, S. 145 f.
155 Interessanterweise entspricht diese aus der magischen Wissenskultur stammende Zuschreibung dem naturwissenschaftlichen Wissen. Denn Aschenlauge bildet neben Fett eine mögliche chemische Grundlage für die Herstellung von Seife (Pflanzenasche, auch *Pottasche* bezeichnet: Kaliumcarbonat: K_2Co_3).
156 So wurde die vermeintliche Hexe mit einem Hemd bekleidet, das zuvor mit Weihwasser und -salz »getauft« worden war. Ebenso bereitete man ihre Nahrung im Kerker mit Salz- und Weihwasser zu. Vgl. Nowosadtko 1994, S. 101.
157 Vgl. Biedermann 2000, S. 471 ff., 371 ff.; von Hentig 1954, S. 344; HBA 1 (1927), S. 611; ebd. 5 (1932/33), S. 1103, 1118 ff., 1043.
158 Vgl. Sticker 1,2 (1910), S. 297.
159 Pestreglement 1709, S. 140. Auch im Allgemeinen Preußischen Landrecht von 1794 war diese Verfügung, nun allerdings nur noch »bey willkürlicher Leibes- und Geldstrafe«, verankert: Allgemeines Landrecht 1970, zweiter Teil, 20. Titel, 11. Abschn. (Von körperlichen Verletzungen), S. 695.
160 Vgl. Schott 1997, S. 308; Hecker 1865, S. 92; Endres/Schimmel 1993, S. 260 ff.

161 Vgl. auch für das Folgende: Rodenwaldt 1953, S. 10 ff.; Wilderotter 1995, S. 39 ff.; Vasold 1991, S. 98 ff.; Bergdolt 1995, S. 184 ff.; Hecker 1865, S. 88 ff.

162 Vgl. Jetter 1970, S. 115; Murken 1985, S. 196 ff.

163 Vgl. z. B. die sächsische Verordnung von 1738: Anderweites Generale 1738, S. 103.

164 Herrn Joh. Georgens 1666, S. 2.

165 Laut sächsischem Pestpatent von 1738 beinhaltete ein Gesundheitspaß folgenden Text: »Wir Bürgermeister und Rathmanne zu N. attestiren hiermit, daß, nachdem Vorzeiger dieses N. N. (inseratur dessen Condition und Stand, Statur, Alter, Farbe von Haaren, Gesichte und Augen; Item Kleidung,) sicher bisher allhie aufgehalten, und sowohl hiesigen Orts von einigen ansteckenden Krankheiten, Gott sey Dank! nicht zu spühren, als auch derselbe, wie uns selbsten bekannt, (oder er endlich ausgesaget,) an keinen inficirten noch verdächtigen Ort gekommen, noch mit dergleichen Leuten zu thun oder Gemeinschaft gehabt, nunmehro aber von hier, nebst bey sich habenden Diener, (inseratur dessen Name, Statur, Alter und Farbe von Haaren, Gesichte, Augen und Kleidung,) einem Coffre, worinnen seine Kleider Leinen-Zeug, (oder dieses oder jenes von Waren und Sachen,) worüber er einen cörperlichen Eyd, daß selbige zu N. N. gesponnen, gewebet, fabriciret, und von dar recta anhero gebracht worden, nacher N. N. sich zu begeben willens ist, und er uns deshalber um einen Paß und Zeugnis anlanget, wir solchem nach jedermänniglich hiermit ersuchen, ihn sowohl für sich, als auch nebst denen hierinnen specificirten Personen, Sachen und Waaren sicher und ungehindert passiren zu lassen.« (Generale 1738, S. 100.)

166 Vgl. Rodenwaldt 1953, S. 15.

167 Vgl. ebd., S. 12 ff.; vgl. auch zu der Insel Sticker 1,1 (1908), S. 82.

168 Vgl. Knefelkamp 1993, S. 236.

169 Vgl. ders. 1999, S. 37.

170 Vgl. dazu auch Wilderotter 1995, S. 40.

171 Rodenwaldt 1953, S. 178 f.

172 Defoe 1996, S. 113.

173 Vgl. z. B. Bulst 1985, S. 260; Rodenwaldt 1953, S. 191; Hanssen 1965, S. 172; Dinges 1995 b, S. 87.

174 Vgl. Rodenwaldt 1953, S. 74, 138, 143.

175 Vgl. Sticker 1, 1 (1908), S. 93.

176 Vgl. Delumeau 1985, S. 160 f.

177 Vgl. Rodenwaldt 1953, S. 116.

178 Vgl. z. B. zu Berlin: Braun 1890; andere Orte: Pestreglement 1709, S. 136. Vgl. genauso für Königsberg (1564): Sahm 1905, S. 11, 18 f.; für Wien: Schmölzer 1985, S. 60 ff.; zu Dresden (1611) und Erfurt (1682): Wilderotter 1995, S. 36, 38 f.; vgl. Knefelkamp 1999, S. 29 ff.

179 Vgl. Schimitschek/Werner 1985, S. 124.
180 Vgl. Leibes- und Todesstrafen z. B. Sticker 1,2 (1910), S. 297 f.
181 Vgl. z. B. Bulst 1985, S. 256; Dinges 1995 b, S. 87 f.; Schretter 1982, S. 146, 99.
182 Sahm 1905, S. 20.
183 Pepys 1931, S. 280, 283 f.
184 Vgl. Wilderotter 1995, S. 34; Rodenwaldt 1953, S. 89 f.; Kretschmayr 1934, S. 217; Bulst 1985, S. 263; Schretter 1982, S. 62; Wilderotter 1995, S. 34.
185 Vgl. Schretter 1982, S. 60 ff., 96 f.
186 Vgl. Sahm 1905, S. 27.
187 Schwestermiller 1910, S. 12. Zum Pariser Pestgutachten vgl. Bulst 1979, S. 58; vgl. auch Schwalb 1990, S. 125; Wilderotter 1995, S. 21 f.; Knefelkamp 1999, S. 22 ff.
188 Vgl. z. B. Sahm 1905, S. 20; Delumeau 1985, S. 158.
189 Vgl. zu zunehmender Mobilität und Wahrnehmungswandel gegenüber Armen seit dem 14. Jahrhundert, die sich u. a. auch in Bettelordnungen manifestierten: Knefelkamp 1995, S. 234 ff.
190 Vgl. Hartung 1986.
191 Vgl. ebd., 1986, S. 54; Mieck 1993, S. 72 ff., 225; Graus 1981, S. 410 ff.; Dreßen 1982, S. 26 ff.; Marx 1971, S. 761 ff.
192 Dinges 1995 b, S. 77; vgl. auch Graus 1981, S. 423 ff.
193 Vgl. Dinges 1995 b, S. 76 f.; Pullan 1992, S. 106 ff.; vgl. so z. B. auch in Wien im 16. und 17. Jahrhundert: Sticker 1,1 (1908), S. 93; Schmölzer 1984, S. 78 ff.
194 Ermländische Pestordnung 1609, S. 121; vgl. genauso die Innsbrucker Pestordnung von 1611, die »Infection-Ordnung der Stat Wien« von 1551, »infections-Generale der Sadt Loeben« 1576, die Infektionsordnung der Stadt Graz von 1585 bei: Schretter 1982, S. 298. Vgl. auch Dekret gegen vagabundierende Bettler: Defoe 1996, S. 63.
195 Pestreglement 1709, S. 136.
196 Vgl. Pestreglement 1709, S. 139; vgl. genauso in Kiel 1710: Hanssen 1963, S. 173; Sticker 1,2 (1910), S. 296. *Zigeuner* zählten zum fahrenden Volk. Sie kamen aus Indien. Sie sind erstmals im 14. Jahrhundert im zentraleuropäischen Raum und auf dem Gebiet des Heiligen Römischen Reiches seit Beginn des 15. Jahrhunderts nachgewiesen. Vgl. zur Fremdwahrnehmung und Stigmatisierung dieser Gruppe: Roeck 1993, S. 85 ff.
197 Vgl. Schimitschek/Werner 1985, S. 125 f.; vgl. auch Sticker, Bd. 1, 1 (1908), S. 97.
198 Anderweites Generale 1738, S. 104.
199 Le Goff 1988, S. 49.
200 Vgl. Anderweite Generale 1738, S. 104 f.

201 Vgl. Marius 1999, S. 9.
202 »Meister Hansen« oder »Meister Hans« war im deutschsprachigen Volksmund eine gängige Henkersbezeichnung. Vgl. Angstmann 1928, S. 27, 34 f.
203 Luther 1901, S. 369.
204 Macho 1987, S. 49 f.
205 Vgl. Sticker 1,2 (1910), S. 303 f.
206 Vgl. Kürten 1951, S. 180 f.
207 Braun 1890, S. 453; vgl. zu weiteren preußischen Maßnahmen: Wilderotter 1995, S. 38 f.
208 Vgl. Braun 1890, S. 453.
209 Vgl. Pestreglement 1709, S. 138. Auch erteilte man 1713 im Herzogtum Schleswig gegenüber Personen, die ohne Gesundheitspässe die Grenzen übertreten hatten, den Schießbefehl als Mittel staatlicher Seuchenabwehr. Vgl. Hanssen 1965, S. 177.
210 Vgl. zur »Medicinischen Polizey«: Barthel 1989; Frevert 1984, S. 60 ff.; Labisch 1992, S. 80 ff.
211 Vgl. so Dinges 1995 b, S. 74 ff.; vgl. grundlegend für die Militarisierung der Cholerabekämpfung im 19. Jahrhundert: Briese 1 (2003), S. 242 ff.
212 Vgl. ebd.; Biraben 1 (1975), S. 105 f.; ders. 2, (1976), S. 251; Bulst 1985, S. 260; Lesky 1957, S. 83; Sticker 1,2 (1910), S. 319.
213 Vgl. Briese 1 (2003), S. 245.
214 Vgl. Lesky 1957, S. 82 f.; Schimitschek/Werner 1985, S. 147 f.; Sticker 1,2 (1910), S. 319 ff.
215 Vgl. Schimitschek/Werner 1985, S. 148.
216 Zit. n. Lesky 1957, S. 86.
217 Zit. n. Briese 1997, S. 10. Vgl. außerdem Briese 1 (2003), S. 249 ff.
218 Vgl. zur Architektur der nationalsozialistischen KZs: Sofsky 1993, S. 70 ff.
219 Köster-Lösche 1995, S. 26; vgl. zur Entkleidung auch Lesky 1957, S. 100.
220 Ebd., S. 94 f.
221 Vgl. Köster-Lösche 1995, S. 26; Lesky 1957, S. 94.
222 Vgl. z. B. Sticker 1,2 (1910), S. 313.
223 Hans von Hentig macht darauf aufmerksam, daß dem Bad die Wassertaufe verwandt sei. Das Besprengen und Reinigen haben in vielen Kulturen eine zentrale Bedeutung für die Abwehr böser Geister. Vgl. von Hentig 1958, S. 72 ff.
224 Vgl. Sticker 1,2 (1910), S. 315.
225 Die Farbe Gelb symbolisierte Seuchen und wurde als Warnsignal auch noch im Preußischen *Gesetz, betr. die Bekämpfung übertragbarer Krankheiten* vom 28. August 1905 angeordnet. § 8,3 schrieb die Kenntlichmachung von Häusern und Wohnungen, in denen sich

Seuchenkranke befanden, »durch eine gelbe Tafel mit dem Namen der betreffenden Krankheit, bei Nacht durch eine gelbe Laterne« vor (zit. n. Kirchner 1907, S. 119).

226 Vgl. Sticker 1,2 (1910), S. 348 f.

227 Königlich Preußisches Reglement 1710, S. 142.

228 Schretter 1982, S. 343.

229 Vgl. Königlich Preußisches Pestreglement 1710, S. 142–148; vgl. auch Koppitz/Woelk 1997, S. 845 f.

230 Zur symbolischen Bedeutung von Butter und Brot vgl. HBA 1 (1927), S. 1738; zum Wacholder vgl. ebd. 9 (1938/41), S. 1–14. So gab es in Oberösterreich den Glauben, wo Wacholder stehe, könnten sich keine Dämonen aufhalten.

231 Vgl. für Deutschland: Kirchner 1907; vgl. *Gesetz betreffend die Bekämpfung gemeingefährlicher Krankheiten* vom 30. Juli 1900, abgedr. in: Schmedding 1905; vgl. außerdem Koppitz/Woelk 1997, S. 833–860.

232 Dietz 1915, S. 26.

233 Von Braun 1997, S. 78.

234 EWD, S. 1247. Christina von Braun verweist auf den etymologischen Ursprung des Schuldbegriffs hinsichtlich der Bußverpflichtung. Abgeleitet aus dem Mittelhochdeutschen »*schult* (d), *schulde* und *sult, sulde* (vgl. sollen), ahd. *sculd*(a), *scult*« (Kluge 1975, S. 682), bezeichnet Schuld die »Verpflichtung zu einer Leistung, Zahlung, (Geld)-Schuld, Verpflichtung zu Buße, Sünde« (ebd.).

235 Vgl. z. B. Rodenwaldt 1953, S. 134 ff.; Delumeau 1985, S. 179.

236 Defoe 1996, S. 114.

237 Lütge 1950, S. 188; vgl. genauso Bulst 1979, S. 66.

238 Pepys 1931, S. 282; vgl. außerdem Carmichael/Ratzan 1994, S. 105.

239 Moehsen 1781, S. 261.

240 Vgl. genauer Bergmann 2005, Teil II.

241 Harmening 1995, S. 47; vgl. Praktiken und Beispiele: Labouvie 1991, S. 222 ff.

242 Ein anderer Wortursprung von Magie bezieht sich auf den lateinischen Begriff *magicus* (griech.: *magikós*) = »zauberisch«, »beschwörend«. »Zaubern« hat die Bedeutung von »begeistern«, »einen Reiz ausüben« (ahd.: *zoubaron*; mhd.: *zoubern*). Diese Ableitung betont das aktivische und künstlerische Element im magischen Ritual, in dem es, wie Marcel Mauss erklärt, nicht um die Hervorbringung oder Wiederholung von Konventionen geht, sondern um wirksames Handeln. Mittels Reliquien nimmt der Magier einen Dialog mit den in der Natur wohnenden unsichtbaren Seelen auf, etwa mit Dingen (z. B. Steinen), Pflanzen, Teilen von Mensch oder Tier (z. B. Knochen), und tritt mit ihnen in Interaktion. Vgl. Mauss 1989, S. 53.

243 Vgl. dazu genauer Bergmann 2005, Teil II.

244 Labisch 1992, S. 134; vgl. zum Institutionalisierungsprozeß der Desinfektionspolitik im 19. Jahrhundert in Deutschland: Koppitz/ Woelk 1997, S. 833–860.

245 Vgl. zum kulturellen Gedächtnis: Assmann/Hölscher 1988; Assmann 1992; Oexle 1995, S. 9–78.

246 Vgl. dazu genauer Bergmann 1998, S. 91 ff.

247 Vgl. zur Desinfektionsmetaphorik in dem »Euthanasie«-Programm z. B. Rainer 1995, S. 82; Friedlander 1997, S. 170; Weindling 2000, S. 292 ff.

248 Vgl. dazu grundlegend: Aly 1987; Schmuhl 1987; Baader 2002, S. 189–236; Lifton 1988; Friedlander 1997; Müller-Hill 1984; Rainer 1995; Godau-Schüttke 1998, S. 13 ff.; Benzenhöfer 2000.

249 Vgl. Aly 1987, S. 11.

250 Vgl. Friedlander 1997, S. 473; vgl. auch Baader 2002, S. 217 f.

251 Vgl. Lifton 1988, S. 81; Friedlander 1997, S. 164 ff.

252 Vgl. Friedlander 1997, S. 170.

253 Bernhard Nocht, Professor der Medizin, war zwischen 1900 und 1930 Direktor des Hamburger Instituts für Schiffs- und Tropenkrankheiten.

254 Nocht/Giemsa 1904, S. 97.

255 Vgl. Weß 1992, S. 38–61, und zu Menschenversuchen in sogenannten Konzentrationslagern im Text S. 247 ff. Zwischen 1900 und 1934 leitete Gustav Giemsa die Chemische Abteilung des Instituts für Schiffs- und Tropenhygiene. Dieses Institut wurde im Jahre 1900 gegründet. Von ihm gingen zahlreiche Expeditionen aus, in deren Rahmen auch pharmakologische Menschenversuche, z. B. 1909 zur Erforschung der Schlafkrankheit in Internierungslagern in Togo, durchgeführt wurden. Vgl. Schott 1997, S. 337; Weß 1993, S. 10 ff.; Wulf 1994.

256 Schimitschek/Werner 1985, S. 149.

257 Vgl. Nocht/Giemsa 1904, S. 113.

258 Vgl. Schimitschek/Werner 1985, S. 149. Giemsa hatte außerdem eine Färbemethode unter dem Namen *Giemsa-Färbung* zur Visualisierung von bestimmten Parasiten entwickelt, um die von diesen ausgehende Bedrohung sichtbar zu machen.

259 Nur wurde es auf Anordnung der SS von seinem ursprünglich vorgeschriebenen warnenden Geruchsstoff befreit. Dagegen hatte sich anfangs die Degesch noch gewehrt, denn sie fürchtete um ihre Patentrechte. Vgl. Borkin 1979, S. 115; Lifton 1988, S. 189 f.; Enzyklopädie des Holocaust 1995, Bd. 3, S. 1671 f.; Weindling 2000, S. 298 ff.

260 Die Firma Degesch gehörte zu 42,5 Prozent der I.G. Farben, zu 42,5 Prozent der Degussa und zu weiteren 15 Prozent dem Theo

Goldschmidt-Konzern. Degesch besaß zwar das *Zyklon-B*-Patent und verfügte daher über die Monopolrechte auf dessen Herstellung, diese Firma stand aber unter Kontrolle der I.G. Farben. (Vgl. dazu genauer Borkin 1979, S. 114 f., 208 f.; Weindling 2000, S. 130 ff.) Die Gewinne der I.G. Farben stiegen zwischen 1942 und 1944 im Vergleich zu den Jahren 1940/41 um 100 Prozent. Vgl. ebd.; EDH, Bd. 3, S. 1672.

Mrusgowsky wurde im Nürnberger Ärzteprozeß verurteilt und befand sich unter den insgesamt sieben zum Tode Verurteilten, da er an mehreren Menschenversuchsreihen maßgebend mitgewirkt hatte. Vgl. Ebbinghaus/Dörner 2002; Klee 1997, S. 151 f., 161, 174 ff., 282 ff.; Mitscherlich/Mielke 1960, S. 97 ff., 281.

261 Zit. n. Lifton 1988, S. 190, Anm.*.

262 Friedlander 1997, S. 473.

263 Vgl. dazu genauer: Kogon 1974, S. 95 ff., 178 ff., 187 ff.; Lifton 1988, S. 193 ff.

264 Vgl. Kogon 1974, S. 74 ff.

265 Vgl. zu den Stigma-Farben: Danckert 1963, S. 150 ff.; Jaritz 1993, S. 26; Jütte 1993, S. 68 ff., 81; Bernatzky 1991, S. 393.

266 Vgl. dazu genauer Gilman 1992, S. 281 ff.

267 Vgl. EDH 1995, Bd. 2, S. 750 ff.

268 Vgl. Bernatzky 1991, S. 394. Vgl. zu solchen Plakaten im Warschauer Ghetto: Weß 1993, S. 41. So wurde auch in dem 1940 von Fritz Hippler produzierten antisemitischen Propagandafilm »Der ewige Jude« zur Analogie der Ratte gegriffen.

269 Vgl. dazu genauer: Hansen 1993, S. 94 ff.; Weß 1993, S. 39 ff.; EDH 1995, Bd. 3, S. 1522 ff. Bereits 1939 wurden von den deutschen Besatzern in den Straßen der jüdischen Wohnviertel Warschaus Seuchenwarnschilder mit der Aufschrift »Achtung Seuchengefahr, Eintritt verboten« aufgestellt. Vgl. Weß 1993, S. 41.

270 Vgl. Hansen 1993, S. 101

271 Wolrab 1942, S. 485 ff. Wie auch hier das gesamte Programm der Desinfektion auf alte magische Praktiken der Dämonenabwehr zurückgeht, so gibt es außerdem Parallelen zur Haarrasur in Hexenprozessen. Zudem gilt das Haar als uraltes Symbol der Vitalität. Vgl. Danckert 1963, S. 149.

272 Vgl. Weß 1993, S. 43.

273 Zit. n. ebd., S. 42; vgl. zur Seuchenverbreitung in den KZs: Sofsky 1993, S. 237 ff.

274 Nauck leitete zwischen 1930 und 1943 die Pathologisch-Anatomische Abteilung des Hamburger Tropeninstituts. Er engagierte sich im Nürnberger Ärzteprozeß für Gerhard Rose, der zwischen 1936 und 1945 als Leiter der Abteilung für Tropische Medizin des Robert-Koch-Instituts Berlin tätig war und wegen einer Beteiligung

an Fleckfieberimpfstoffversuchen im KZ Buchenwald zu lebenslänglicher Haft verurteilt war, aber schon 1955 wieder entlassen wurde. Vgl. genauer Weß 1993, S. 10 ff.

275 Nauck 1941, S. 83–92, Foto S. 86.

276 Hansen 1993, S. 95.

277 Ruppert 1941, S. 23–37.

278 Vgl. z. B. Nauck 1941, S. 83.

279 Ebd., S. 84.

280 Ruppert 1941, S. 28.

281 Nauck 1941, S. 91.

282 Walbaum 1940, S. 568.

283 Vgl. dazu grundlegend Gilman 1992, S. 281 ff.

284 Bauman 1994, S. 231 f.

285 Vgl. z. B. Lesky 1957, S. 104 ff.; Bulst 1985, S. 261, 263; Dinges 1995 b, S. 84.

286 Für diesen Hinweis danke ich Paul Hertin (Berlin).

287 Vgl. Jütte 2001, S. 51.

288 In Deutschland wurde dieser Beschluß in § 14 der MKS-Verordnung von 1992 folgendermaßen festgelegt: »Die MKS gilt als erloschen, wenn [...] alle Klauentiere des Betriebs [...] verendet oder getötet und unschädlich beseitigt worden sind, [...] die Schadensbekämpfung, Reinigung und Desinfektion nach näherer Anweisung des beamteten Tierarztes durchgeführt und von ihm abgenommen worden ist.« (§ 14 MKS-Verordnung, 1992, zit. n. Schmidt 2001, S. 8.) § 14 (2) dieser MKS-Verordnung befiehlt bei einem Seuchenausbruch die Massentötung, das Verbrennen, das Desinfizieren und verbietet jeglichen Heilversuch und Impfungen gegen Maul- und Klauenseuche (vgl. ebd.).

289 Vgl. Schmidt 2001, S. 8.

290 Vgl. z. B. FAZ, Nr. 49 vom 27. Februar 2001, S. 2. Auch in der Nachrichtensendung der ARD »Tagesthemen« wurde am 27. März 2001 gemeldet, die MKS sei durch eingeschmuggeltes Fleisch aus Südostasien nach England gebracht worden.

291 So fragte Florian Rötzer in einem FAZ-Artikel unter dem Titel *ABC-Alarm auf dem Bauernhof. Biologische Waffen gegen die Natur: Die Maul- und Klauenseuche ist ein Vorbote der »Schwarzen Biologie«* nach dem Ursprung von MKS und stellte den Pestausbruch im Europa des 14. Jahrhunderts in die Logik der von Menschenhand geplanten biologischen Kriegsstrategie – durchgeführt von Asiaten, genauer von Tataren, die Pestleichen über die Stadtmauern von Kaffa katapultierten und somit diese Seuche über genuesische Schiffe nach Europa brachten. Rötzer erklärt, die Pest von 1347 habe sich nur »durch einen perfiden Anschlag« ausbreiten können, schließlich sei sie bis zum 14. Jahrhundert nur in Asien aufgetreten.

(Vgl. zu dieser gängigen sterotypen Lokalisierung des »Seuchenherdes« im Text, S. 34 f.) Der Ideologie von einem allzeit seuchenfreien Europa anheimgefallen, fragte Rötzer nach der bewußten Verbreitung der MKS infolge der Bombardierung irakischer Luftabwehranlagen durch britische und amerikanische Kampfflugzeuge am 16. Februar 2001. Denn das von ihm so charakterisierte »panasiatische« Virus der Maul- und Klauenseuche sei »zuerst, wie die Nahrungs- und Landwirtschaftsorganisation FAO der Vereinten Nationen berichtet, 1990 in Indien festgestellt [worden]. Seitdem hat es sich über den Nahen Osten nach Europa, aber auch nach Korea, Japan, China und Taiwan verbreitet. Im Irak ist dieses Virus von 1996/97 an aufgetreten. Bekannt ist, daß im Irak nicht nur biologische Waffen gegen Menschen wie Botulinus, Pest oder Milzbrand entwickelt wurden, sondern auch solche, die gegen Tiere und Pflanzen gerichtet waren. [...] Kultiviert wurden auch Erreger der Maul- und Klauenseuche (MKS), die zum Standardrepertoire biologischer Waffen gehört, weil sie sich so schnell verbreiten kann.« Dieser Artikel ist bebildert mit einem Foto, das ein Viertel der Zeitungsseite einnimmt. Es zeigt einen Menschen in einem Labor mit Schutzanzug, und die Bildlegende dazu lautet: *»Der Hexenkessel im russischen Biowaffenzentrum ›Vector‹ bei Nowosibirsk.«* (Rötzer 2001, S. 58.) Solche Berichterstattungen verdeutlichen, wie tief unsere Wahrnehmung den über Jahrhunderte entwickelten Stereotypisierungen verhaftet ist.

292 Vgl. z. B. Der Tagesspiegel vom 14. April 2001, S. 5.

293 Schmidt 2001, S. 8.

294 Vgl. z. B. Hobom 2001, S. 3; Rötzer 2001, S. 58.

295 Vgl. FINAL SCRIPT – DARK WINTER EXERCISE: DARK WINTER Bioterrorism Exercise Andrews Air Force Base June 22–23, 2001 PROPERTY of Johns Hopkins Center for Civilian Biodefense, Center for Strategic and International Studies, ANSER, & Memorial Institute for Prevention of Terrorism, in: www. upmc-biosecurity.org/pages/ events/dark_winter/ DARK %20 WINTER. pdf (Stand: 26. Mai 2004)

296 Gronemeyer 1993, S. 15.

297 Vgl. grundlegend für das Folgende: Blumenberg 1983; Heller 1988; Kutschmann 1986; Gronemeyer 1993; List 2001.

298 Diesen Zusammenhang hat Marianne Gronemeyer herausgearbeitet: vgl. dies. 1993, S. 73 ff.

299 Auch in der Eugenik geht es weiterhin um die naturwissenschaftliche Entschlüsselung des genetischen Codes, der als Schrift aufgefaßt wird. Vgl. genauer Blumenberg 1983, S. 372 ff.

300 Vgl. Rossi 1997, S. 293 ff. Zu den ersten Akademien zählten die 1603 in Rom gegründete *Accademia dei Lincei* sowie die 1645 in

Oxford errichtete *Royal Society*, die 1661 nach London verlegt und dort 1662 als staatliche Institution etabliert wurde. In Frankreich entstand auf Initiative Richelieus (1635) die *Académie Française*, aus der in Paris die *Académie Royal des Sciences* (1666) hervorging, in Bologna das *Instituto della Scienze*, in Halle/Saale die *Deutsche Akademie der Naturforscher Leopoldina* (1652). In Berlin initiierte Leibniz die in Deutschland größte und reichste Akademie im Jahre 1700 *(Societät der Wissenschaften)*. 1711 wurde sie als Akademie unter dem Namen *Königlich Preußische Akademie der Wissenschaften* anerkannt.
Ihren Sitz hatte die Akademie seit 1710 im mittleren Pavillon der hinteren Seite des Marstalles auf der Dorotheenstadt. Vgl. zur Geschichte der Berliner Akademie der Wissenschaften: Harnack 1900, 2 Bde.; Hartkopf/Wangermann 1991.

301 Vgl. Harnack 1,1 (1900), S. 26 f.

302 Vgl. Leibniz 1669/70, S. 13.

303 Vgl. abgedr. Dokumente in: Harnack 2 (1900), S. 58 ff.; vgl. besonders Leibniz 1701, S. 138 ff.; vgl. auch Artelt 1948, S. 48 ff.

304 Rossi 1997, S. 283.

305 Leibniz 1669/70 a, S. 25.

306 Polizei ist abgeleitet vom griechischen Wort *politeia*, mlat. »*Politia, policia*, ›Ordnung, Verwaltung von Stadt und Staat‹ bzw. ital. Polizia, (Stadt)verwaltung, öffentliche Ordnung« (EWD 1995, S. 1025). Vgl. zur Begriffsgeschichte der »Medizinischen Polizey«: Labisch 1992, S. 87 f.; Briese 1 (2003), S. 260 f.

307 Foucault 1993, vgl. ders. 1978.

308 Vgl. Frank 4 (1788), S. 133 ff.

309 Blumenberg 1983, S. 89.

310 Ebd., S. 88.

311 Haller 1742, S. 18.

312 Ebd., S. 14.

313 Vgl. ebd., S. 24.

314 Kutschmann 1986, S. 261.

315 Vgl. Bergmann 2004, Teil II.

316 Capra 1982, S. 55.

317 Vgl. genauer Bergmann 2005, Teil II.

318 Zit. n. Diepgen 1950/51, S. 208; vgl. Originaltext des Augustinus, teilweise abgedr. in ebd., S. 208 f.

319 Gassen 1997, S. 7.

320 Vgl. Vesalius 1543. Vesal lehrte in Padua, Bologna, Pisa und Basel medizinische Chirurgie. Außerdem war er als Leibarzt Kaiser Karls V. und König Philipps II. von Spanien tätig. Im Oktober 1564 starb er auf der Insel Zantos im Ionischen Meer auf der Rückfahrt von einer Pilgerfahrt nach Jerusalem. Vgl. Roth 1892; O'Malley 1964.

321 Die meisten der darin enthaltenen Holzschnitte fertigte Kalkar an, die 17 Tafeln (14 »Muskelmänner« und drei Skelette) sollen auf Zeichnungen Tizians zurückgehen. (Vgl. zur *Fabrica*: Roth 1892, S. 130 ff.; Putscher 1991, S. 117 ff.; Herrlinger 1963/64, S. 97–117; ders. 1967, S. 103 ff.) Die berühmtesten Vertreter der Künstleranatomie dieser Zeit waren Leonardo da Vinci (1452–1519) und Michelangelo (1475–1564).

322 Vgl. Wetz/Tag 2001.

323 Wolff-Heidegger/Cetto 1967, S. 3 (Hervorhebung A. B.).

324 Ebd., S. 44 (Hervorhebung A. B.).

325 Putscher 1991, S. 117 (Hervorhebung, A. B.).

326 Vgl. Sutter 1988, S. 14 ff.

327 Vgl. Heckscher 1958, S. 126, Anm. 16.

328 Vgl. z. B. zu exemplarischen Biographien von Girolamo Cardano, Johannes Kepler, Isaac Newton: Kutschmann 1986, S. 332 ff.; zu Descartes: Williams 1988; Pohlen/Bautz-Holzherr 1991, S. 414 ff.

329 Vgl. dazu genauer: Fuchs 1992, S. 115 ff.; Sutter 1988, S. 41 ff; Pohlen/Bautz-Holzherr 1991, S. 404 ff.; Kutschmann 1986, S. 224 ff.; Berr 1990.

330 Diesen Begriff verwendet Foucault in seiner Analyse der Biopolitik. Vgl. Foucault 1993, S. 30.

331 Vgl. Kluge 1975, S. 432 f.; EWD, S. 719, 783.

332 Vgl. Hyrtl 1884, S. 105. Der zweite Wortteil von »Leichnam« geht auf das germanische *hama* zurück und bedeutet »Hülle«, Haut« (vgl. EWD, S. 784).

333 Hagner 2000.

334 Vgl. Baureithel/Bergmann 1999, S. 61 ff.

335 Vgl. z. B. die anatomische Beschreibung des menschlichen Körpers durch den in Rostock tätigen Johann Jakob Doebel (1640–1684), der z. B. das Herz zum Ort des Blutursprungs und des Geistes erklärte. Vgl. Schumacher/Wischhusen 1970, S. 61.

336 Vgl. Winau 1982, S. 289; vgl. grundlegend Duden 1987.

337 Vgl. und für das Folgende: von Töply 1903, S. 195 ff.; Artelt 1940; Nauck 1959, S. 409–429; Wolff-Heidegger/Cetto 1967, S. 42 ff.; Baader 1968, S. 41–53; Wittern 1995, S. 34 ff.; Herrlinger/Kudlien 1967.

338 Artelt 1940, S. 25, 14.

339 Wolff-Heidegger/Cetto 1967, S. 7.

340 Salimbene schilderte ein Sterben dieser Art in Cremona, Piacenza, Parma, Reggio und vielen anderen italienischen Städten, wo gleichzeitig Unwetter geherrscht haben sollen, die Anlaß für die Sektion eines Seuchentoten gaben. Vgl. Chronik des Salimbene von Parma, MG, Sricptores XXXII, S. 613 f., abgedr. in: Artelt 1940, S. 14 f.

341 Vgl. Artelt 1940, S. 8 f., 17 f.; von Töply 1903, S. 204 f.; Wolff-Heidegger 1938, S. 262 f.; Rabl 1952, S. 150 f.; Vasold 1991, S. 43;

Campbell 1931, S. 111; Schumacher-Wischhusen 1970, S. 170; Bommer 1956, S. 274.

342 Vgl. Chiari 1903, S. 473–559; Foucault 1976, S. 132 ff.; Wolff-Heidegger/Cetto 1967, S. 64. Zwar gab es schon seit dem 16. Jahrhundert angeordnete Leichenuntersuchungen durch Wundärzte, diese waren aber nicht identisch mit der Öffnung des Leichnams, sondern beschränkten sich in der Regel auf die Besichtigung von Wunden (»Sectio vulnerum«). Vgl. Wolff-Heidegger 1938, S. 225–286.

343 Abgeleitet von dem lat. Wort *obducere* (davor-, überziehen, bedecken, verschließen, in sich ziehen) bezog sich der Ausdruck *Obduktion* zunächst auf die rituelle Kopfumhüllung eines zu exekutierenden Menschen in den neuzeitlichen Hinrichtungsritualen (vgl. S. 162 f.) und meint auch »Betrübnis, Trübsal, Niedergeschlagenheit« (vgl. EWD, S. 939f.). Die Herleitung könnte mit den damaligen Abdeckungspraktiken der Leiche während einer Obduktion erklärt werden. Noch bis zu Beginn des 18. Jahrhunderts verwendete man den Begriff »Obduktion« nur für die Besichtigung der Wunde eines Toten und deren medizinische Beurteilung als mögliche Todesursache. Er bezog sich also zunächst nicht auf den Akt einer Sektion. Ab Ende des 18. Jahrhunderts dagegen wurde die »Obduktion« als Fachausdruck für die nun erst sich entwickelnde Forensik üblich. Auch der Begriff der »Autopsie« im Sinne einer medizinischen Klärung der Todesursache wurde erst seit Ende des 19. Jahrhunderts gängig (vgl. EWD, S. 83).

344 Medizinhistoriker vermuten allerdings, daß auch schon kurz vor 1300 in Bologna Lehrsektionen stattgefunden haben (vgl. Artelt 1940, S. 21). Diese waren aber nur unter schwierigen Bedingungen möglich, da für diesen Zweck hingerichtete Körper geraubt werden mußten und offizielle Leichenlieferungen noch nicht üblich waren.

345 Kudlien 1967, S. 3.

346 Mundino de Luzzi war Verfasser des für die mittelalterlichen Universitäten grundlegenden Anatomiewerkes »Anathomia«. Er hatte es 1316 handschriftlich verfaßt. Es erschien erstmalig als Buch in Venedig 1478 und besaß immerhin etwa zweihundert Jahre Geltung. Vgl. Kudlien 1967, S. 1–14; von Töply 1903, 197 f.

347 Vgl. Diepgen 1 (1949), S. 236; Heckscher 1958, S. 48; Sawday 1990, S. 118 ff., Wegner 1917, S. 28.

348 Vgl. zu einzelnen Richtlinien in verschiedenen Ländern: von Töply 1903, S. 198 ff.; Wolff-Heidegger/Cetto 1967, S. 71 ff.; His 1885, S. 1–39; Heckhausen 1966, S. 8 ff.; vgl. detailliert für Deutschland: Stukenbrock 2001, S. 37 ff.

349 Vgl. Ariès 1976, S. 31; van Dülmen 1 (1990), S. 216.

350 Vgl. genauer: Edelstein 1933, S. 50–106; Meyer-Steineg 1912, S. 1492–1512. Die alexandrinische Schule spielte – so Rolf Winau –

»nur eine bescheidene und untergeordnete Rolle«. (Winau 1982, S. 288).

351 Vgl. Pröve 1997, S. 41; Dinges 1996, S. 92 f.; Duerr 1993, S. 276 ff. Das Abschneiden der Ohren und Genitalien zählt bis heute zum Kriegshabitus und wurde z. B. von den Amerikanern in Vietnam praktiziert (vgl. ebd., S. 278 f.).

352 Vgl. Park 1995, S. 111 ff.; Wolff-Heidegger 1938, S. 264 ff. So z. B. der Römische Kaiser Barbarossa (1122–1190) in Syrien oder der König von Frankreich, Ludwig der Heilige, in Tunis (1270). Vgl. von Töply 1903, S. 204; vgl. zu Ritualen solcher Bestattungssitten und der magischen Zuschreibung der Knochen: Uhsadel-Gülke 1972; vgl. zur historischen Entwicklung und interkulturellen Dimension solcher Bestattungspraktiken: Macho 1998, S. 43–60.

353 Vgl. Wolff-Heidegger/Cetto 1967, S. 37 f.

354 Macho 1998, S. 49.

355 Ebd., S. 51.

356 Vgl. Eriksson 1959, S. 19, Anm. 3.

357 Zu dieser Tabuisierung gehörte auch, daß der Galgenplatz als Ort, an dem getötet wurde, allen städtebaulichen Veränderungen zum Trotz niemals als Wohnstätte genutzt werden durfte. In Berlin beispielsweise blieb der »Schinderberg« im nördlichen Berlin außerhalb der Oranienburger Landwehr an der Stelle der heutigen Krausnickstraße/Ecke Oranienburger Straße bei der sonst geschlossenen Randbebauung der Oranienburger Straße zur Zeit der DDR frei (vgl. Geist/Kürvers 1980, S. 48 f.). Das Hochgericht war dort 1843 entfernt und der Platz mit Bäumen bepflanzt worden (vgl. Nelson 1896, S. 59). Erst nach dem Fall der Mauer wurde in den 90er Jahren diese Tabuisierung aufgegeben und ein Haus auf der ehemaligen Hinrichtungsstätte errichtet. Vgl. zum Zusammenhang von Tabuisierungen und magischem Denken im Text S. 144 ff.

358 Vgl. dazu grundlegend und für das Folgende: Danckert 1963; Roeck 1993, S. 106 ff.; Nowosadtko 1994, S. 15 ff.; van Dülmen 1999.

359 So leitete sich der Begriff des *Bordells* von der Randständigkeit der Dirne ab. Das Wort kam im 13. Jahrhundert auf und geht zurück auf *bordea*. Es setzt sich zusammen aus *Bord* und *eau* und hat die Bedeutung von »am Flußufer, Stadtgraben« (vgl. Danckert 1963, S. 147; Hartung 1986, S. 76). Diese Situierung in der Nähe von Flüssen hat damit zu tun, daß umherziehende Gruppen sich bevorzugt am Wasser aufhielten – so z. B. in Paris, Wien, Heidelberg oder Prag.

360 Während sich die Berufsbezeichnungen »Scharfrichter«, »Nachrichter« und »Henker« auf die unmittelbare Tätigkeit im Strafvollzug beziehen und identisch sind, befaßten sich »Abdekker«, »Schinder« oder »Wasenmeister« vorrangig mit der Entsorgung von Tierkada-

vern. Vgl. genauer: Nowosadtko 1994, S. 118 ff.; Angstmann 1928, S. 28 ff., 36 ff., 45 f., 59 f.

361 Obwohl auch als »Wundärzte« bezeichnet, galten Chirurgen keineswegs als Ärzte im heutigen Sinne. Die innere Medizin und die Chirurgie stellten bis zum 18. Jahrhundert zwei sehr verschiedene, voneinander getrennte Bereiche dar. Chirurgen gehörten dem gesellschaftlich niederen Stand der Barbierhandwerker an, kamen häufig aus den Badestuben (Rasieren und Haareschneiden) und waren mit den von der Gelehrtenmedizin unberührten Aufgaben betraut, Verwundungen zu behandeln, Glieder einzurenken oder zu amputieren. Ein an der Universität akademisch ausgebildeter Arzt dagegen wurde als »Medicus« oder, wenn er bei der Stadt angestellt war, als »Physicus« bezeichnet. Chirurgische Tätigkeiten fielen niemals in seinen Kompetenzbereich. Die Heilpraxis der akademischen Ärzte war darauf beschränkt, innerlich anzuwendende Arzneien zu verschreiben, Speisevorschriften und Ratschläge zur gesunden Lebensführung zu erteilen oder Klistier und Aderlaß zu verordnen. Vgl. Sander 1989, S. 54 ff.; Lawrence 1993, S. 968 ff.; Frank 6,2 [1817], S. 308 ff., 357 ff.; Dau 1963, S. 338 ff.

362 Vgl. Wolff-Heidegger/Cetto 1967, S. 37 f.; Dau 1963, S. 338 ff.

363 Vgl. Forschungsüberblick u. a. auch über ältere und neuere Erklärungsansätze, die den vorchristlichen Opferkult als Ausgangspunkt der Hinrichtungsrituale analysieren: Evans 2001, S. 32 ff.; Nowosadtko 1994, S. 28 ff.; vgl. außerdem Rehfeldt 1942, S. 141 ff.; von Hentig 1954; ders. 1958; Dankert 1963, S. 23 ff.

364 Vgl. Nowosadtko 1994, S. 56 ff., 62 ff.; Wilbertz 1976, S. 154.

365 Vgl. van Dülmen 1995, S. 83; Martschukat 2000, S. 37; Evans 2001, S. 68 f. Vgl. zu Ausmaß und Entwicklung der Hinrichtungen während der einzelnen Jahrhunderte in Deutschland: van Dülmen 1995, S. 113 ff.

366 Vgl. so auch Roeck 1993, S. 113.

367 So lautete der Titel einer Abhandlung über die Strafjustiz von Jakob Döpler aus dem Jahre 1693.

368 Vgl. grundlegend für das Folgende: van Dülmen 1995; Evans 2001; Schild 1985; Martschukat 2000.

369 Vgl. von Hentig 1954, S. 50 ff. Vgl. außerdem zu Tierstrafen: Schild 1985, S. 66; Meinhardt 1957, S. 135.

370 Vgl. Lersner 1734, II. Theil, 1. Buch, S. 695.

371 Vgl. von Hentig 1954, S. 62.

372 Häufiger jedoch nahmen Angehörige die Hingerichteten heimlich vom Galgen und bestatteten sie. Vgl. z. B. Meinhardt 1957, S. 118.

373 Vgl. Evans 2001, S. 121 f.; von Hentig 1954, S. 19 ff., 338 ff.; Schuhmann 1964, S. 85 f.; van Dülmen 1995, S. 110 f., 144.; Schild 1998, S. 267.

374 Vgl. Angstmann 1928, S. 17 f.

375 Hans von Hentig weist darauf hin, daß dieses Ritual auf griechische Opferbräuche zurückgehen dürfte, in denen die Haut des geopferten Tieres als Medium der »Reinigung« verwendet wurde. Das Tierfell erhielt eine »schuldaufsaugende« Funktion (vgl. von Hentig 1954, S. 350). Die in unserer Sprache noch gängige Redewendung »das geht auf keine Kuhhaut« dürfte auf diese symbolische Bedeutung des »Schleifens« zurückgehen.

376 Vgl. Evans 2001, S. 121. Evans vermutet, daß diese Henkersknechte »Spitzwürfel« hießen, weil sie den Kopf bzw. die Spitze des Malefikanten vor dem Publikum schwangen. Dazu trugen sie eine spitze graue Filzmütze sowie einen bunten Rock und traten als komische Figur auf. Im 19. Jahrhundert wurde der Narrenauftritt des »Spitzwürfels« zunehmend gesetzlich verboten und seine Funktion »nur« noch auf die Demonstration des Kopfes beschränkt.

377 Vgl. dazu Bergmann 2005, Teil II.

378 Es handelte sich um Hermann Göring, Joachim von Ribbentrop, Wilhelm Keitel, Ernst Kaltenbrunner, Alfred Rosenberg, Hans Frank, Julius Streicher, Fritz Sauckel, Alfred Jodl, Martin Bormann, Arthur Seyß-Inquart. Sie waren am 1. Oktober 1946 zum Tod durch den Strang verurteilt und – außer Göring, der sich in der Nacht vor dem Hinrichtungstermin vergiftet hatte – am 16. Oktober 1946 durch den amerikanischen Scharfrichter Master-Sergeant John C. Woodes in der Sporthalle des Nürnberger Gefängnisses erhängt worden. (Vgl. zu den Todesurteilen und den Nürnberger Prozessen: EDH 1995, Bd. 2, S. 1019 ff., 1022 f.; Evans 2001, S. 911 f.; zur Praxis der Vollstreckung der Todesstrafe wegen gewöhnlicher Straftaten unter den Besatzungsmächten zwischen 1945 bis 1951: Evans 2001, S. 883 ff.) Auch der am 1. Juni 1962 in Israel hingerichtete Adolf Eichmann, der zum Tode verurteilt worden war, weil er als Leiter des Judenreferats im Reichssicherheitshauptamt im Zuge der »Endlösung« die Organisation des Massenermordung der jüdischen Bevölkerung übernommen hatte, wurde nach seiner Exekution durch Erhängen verbrannt, und seine Asche verstreute man über dem Mittelmeer.

379 Vgl. von Hentig 1954, S. 23; Heydecker/Leeb 1985, S. 501. Vgl. zur 1945 in der britischen Besatzungszone erfolgten »zweifachen Tötung« einer Gruppe von KZ-Aufsehern: Evans 2001, S. 913.

380 Vgl. Wirth 1993, S. 224. Diese Bestattungsweise ist üblich, sofern die Angehörigen der Exekutierten nicht – wie häufig der Fall – für eine Rückführung des Toten aufkommen.

381 Frank 6,2 (1817), S. 81; vgl. auch Fischer 1876, S. 98; Herzog 1994, S. 314.

382 Vgl. Martschukat 2002, S. 109.

383 Lawes 1929, S. 203; vgl. ebd., S. 179. Außerdem bemerkte Lawes: »Although it would be absolutely impossible to revive any person after electrocution in Sing Sing's death chair, an autopsy is immediately performed as provided law.« (Ebd., S. 207.) Unmittelbar neben der Hinrichtungsstätte dieses Gefängnisses befand sich der Sektionsraum. *Sing Sing* galt gleichermaßen als eine wichtige Lehranstalt für Chirurgen. Vgl. Lawes 1933, S. 9, 208, 382.

384 Vgl. Scharff 2000, S. 151–169.

385 Martschukat 2000, S. 115, 257, Anm. 44, S. 27.

386 Vgl. zu England: Linebaugh 1975, S. 64–117; außerdem: Wolff-Heidegger/Cetto 1967, S. 72 f.; Frank 6/2 (1817), S. 80; Evans 2001, S. 123; Stukenbrock 2001, S. 39 f.

387 Fischer 1876, S. 94 f.; vgl. außerdem: Hessen-Darmstädtische privilegirte Land-Zeitung, Nr. 67 vom 19. August 1780; von Töply 1903, S. 277; Frank 6,2 (1817), S. 80.

388 Vgl. Haeser 1881, S. 280; Rabl 1952, S. 156. Vgl. zu ähnlichen Vorfällen in Rostock 1791 und in Montpellier: Wegner 1917, S. 115 f. Vor ihrer Exekution 1845 bat auch Christiane Ruthardt, die ihren Mann wegen »Verschwendungssucht« vergiftet hatte und deswegen in Stuttgart zum Tode verurteilt worden war, darum, »daß ich nicht nach Tübingen gebracht, sondern eingescharrt werde, wo ich hingerichtet werde« (zit. n. Mörike 1988, S. 64). Dennoch wurde sie der Tübinger Anatomie zur Sektion übergeben (vgl. ebd., S. 64 f.).

389 Vgl. grundlegend für Deutschland: Stukenbrock 2001, S. 26 ff.; vgl. außerdem: Zedlers Universal-Lexicon 2 (1732), S. 89; Verordnungen zur Leichenabgabe an die sächsischen Anatomischen Theater, abgedr. in: Kühn 1809, S. 63 f., 83 ff., 188 f., 362–367; außerdem: Frank 6,2 (1817), S. 73 ff.; Rosenmüller 1800, S. 285; Bargmann 1943, S. 177 f.; Wollheim 1844, S. 278 ff., 388; Schickert 1895, S. 9; Heckhausen 1966, S. 24 ff.; Bargmann 1943, S. 192 ff.; Winter 1953/54, S. 251 ff.; Berg 1842, S. 468; Aumüller 1970, S. 153 f.; Schumann/Wischhusen 1970, S. 178 ff. (Statistik über Herkunft der Leichen für das Rostocker Institut zwischen 1833 und 1851 vgl. in: ebd., S. 182, weitere Tabelle: S. 189); über das Anatomische Theater Erlangen: Isenflamm 1801, S. 126 f.; Mörike 1988, S. 37 f., 61 ff., 93 ff.; vgl. Kirchhoff 1964, S. 29 f.; vgl. auch Alphabetisches Verzeichnis 1801, S. 476.

390 Vgl. Ferrari 1987, S. 55.

391 Alphabetisches Verzeichnis 1801, S. 434.

392 Ebendesselben Befehl 1723, S. 84. So erfolgten auch in Sachsen während des 18. Jahrhunderts außerdem noch fünf Verordnungen, die eine Leichenabgabe von den oben genannten Gruppen befahlen, von denen jeweils ehrbare Bürger ausdrücklich ausgenommen wurden (vgl. z. B. Ebendesselben Generale 1794, S. 363). Dieser Aus-

wahl von Leichen höheren und niederen Standes entspricht folgende Entscheidung: 1795 lehnte die Stadt Tübingen einen Antrag der medizinischen Fakultät auf eine generelle Abgabe von verstorbenen Stadtarmen ab, da dann auch Witwen von Pfarrern und Dekanen der Zergliederung übergeben werden müßten, »was unmöglich sei« (Mörike 1988, S. 38).

393 Zit. n. Luyendijk-Elshout 1994, S. 649.

394 Vgl. z. B. zu den Zusammenhängen von Anatomie, Rassenanthropologie und Rassenhygiene: Schiebinger 1995, S. 207; dies. 1993, S. 267 ff.; Mosse 1990; Keller 1995; Scheidt 1927; Crookshank 1928; Mesenhöller 2001, S. 147–162; Kaupen-Haas/Saller 1999; Bergmann/Czarnowski/Ehmann 1989; Bergmann 1998, S. 246 ff.

395 Vgl. Krietsch/Dietel 1996, S. 108 ff., 113 ff.; vgl. auch Bargmann 1943, S. 192.

396 Vgl. Anordnung vom 17. Oktober 1776, § 6: Instruction für die Land- Creyß- und Stadt-Physicos 1781, S. 3317.

397 Moehsen 1781, S. 499.

398 Vgl. Allgemeines Preußisches Landrecht 1970, 2. Teil, Titel 20, 11. Abschnitt, § 716, S. 695. Vgl. zur Abgabepflicht von Mißgeburten an das Erlanger Anatomische Theater: Mörike 1988, S. 27.

399 Schaarschmidt 1750, S. 7 f.

400 Ebd., S. 10 ff., 14, 18, 20 f., 24.

401 Isenflamm 1801, S. 127 f.; vgl. Überblick der europäischen anatomischen Sammlungen: Alphabetisches Verzeichnis 1801, S. 424–476.

402 Frank 6,2 (1817), S. 98 (Anm.). Auch das Helmstedter anatomische Institut beherbergte in einem Schaukasten das Skelett »des Riesen ›grote Anton‹«. Vgl. Tasche 1989, S. 20.

403 Vgl. Richter 1936, S. 59.

404 Im Berliner Archiv der Akademie der Wissenschaften befinden sich Namenslisten von zergliederten Toten aus den Jahren 1766 und 1767 mit Berufsangabe und Herkunft. Viele von ihnen stammten aus dem Arbeitshaus. Vgl. BBAW (KAW), I–XIV, Nr. 7, Bl. 40–70.

405 Geyskes/Klaauw 1934, S. 20; vgl. ebd., Abb. 4, S. 26: »Kinderhändchen aus der Sammlung Albinus«, drapiert mit Skorpion und Spitzen.

406 Geyskes/Klaauw 1934, S. 24.

407 Vgl. z. B. zur Ruysch-Sammlung z. B.: Luyendijk-Elshout 1994, S. 643–660; Heckscher 1958, S. 167 f. Der zwischen 1914 und 1920 als Prosektor des Anatomischen Instituts tätige Richard Nikolaus Wegner (1884–1967) wies 1917 auf die an der Rostocker medizinischen Fakultät gehaltenen rassenanthropologischen Vorlesungen des Anatomieprofessors Friedrich Siegmund Merkel (1845–1919) hin und erklärte: »Er schuf auch die Sammlung von Rassenschädeln, durch Abgüsse aus der Göttinger Sammlung ergänzend, was an Originalen nicht sobald zu erlangen war.« Weiter rühmte Wegner

das Museum für Völkerkunde, »durch das sich der Rostocker Kolonialverein so sehr verdient gemacht hat« (Wegner 1917, S. 143). Auch hier werden die anatomischen Wurzeln des anthropologischen Rassismus deutlich.
Zu deren Präsentation in aktuellen Ausstellungen: Lanza u. a. 1997; Schnalke 2000, S.128–134; Krietsch/Dietel 1996; Gerchow 2001, S. 185 ff. Im Ausstellungskatalog des Dresdener Hygiene-Museums von 2001/02 wurden zum Beispiel Präparate von männlichen und weiblichen Geschlechtsteilen des 18. und 19. Jahrhunderts als Objekte des Wissens präsentiert. So sind dort u. a. zu sehen Kollektionsstücke aus der Josephinischen Sammlung anatomischer und geburtshilflicher Wachspräparate des Instituts für Geschichte der Medizin der Universität Wien: ein Wachspräparat einer Klitoris und der inneren weiblichen Geschlechtsorgane mit Harnblase (1784), ein Wachspräparat eines männlichen Geschlechtsorgans (1784); ein Gipsabguss »Hermaphrodit« aus der Sammlung der Königlich-sächsischen chirurgisch-medicinischen Akademie des Staatlichen Museums für Völkerkunde Dresden oder ein Flüssigkeitspräparat einer Klitoris (1899) aus dem anatomischen Institut der Universität Leipzig (vgl. Sex. Vom Wissen und Wünschen 2001, S. 20, 22, 32, 46). Die Sammlung geburtshilflicher Wachspräparate des Josephinums in Wien umfaßt heute über 1000 Exponate (vgl. ebd., S. 22). Im Ausstellungskatalog »Ebenbilder« des Essener Ruhrlandmuseums dagegen sind neben der gängigen Präsentation von medizinischen Kollektionen auch kritische Artikel und Kommentare zu lesen: Vgl. so z. B. Mesenhöller 2001, S. 147–162; Zimmermann 2001, S. 107–114.

408 Vgl. z. B. Faller 1948.

409 Vgl. z. B. Roberts/Tomlinson 1992.

410 Emmrich 1996, S. 10.

411 So wurden am 28. April 2002 in Wien nach 57 Jahren auf Privatinitiative der Hinterbliebenen und langwierigen Auseinandersetzungen mit der betreffenden Klinik die zwei letzten Hirnpräparate aus anatomischen Sammlungen von Opfern der »Kindereuthanasie« aus dem heilpädagogischen Hospital »Am Spiegelgrund« in Gegenwart des Bundespräsidenten Thomas Klestil, des Bürgermeisters Michael Häupl und des Direktors der *Caritas*, Michael Landau, bestattet. Während der vorausgegangenen Wochen waren 598 Urnen mit den in Gläsern der Prosektur des »Otto-Wagner-Spitals« aufbewahrten Gehirnen bereits beigesetzt worden (vgl. DER STANDARD, Nr. 4055 vom 29. April 2002; Die Presse, Nr. 16259 vom 29. April 2002). Im »Spiegelgrund« hatten Ärzte im Nationalsozialismus etwa 1000 von mindestens 6000 Kindern im Rahmen der rassenhygienischen »Euthanasie-Aktionen« medizinisch getö-

tet. Vgl. Friedlander 1997, S. 91 ff., Lifton 1988, S. 53 ff., und im Text S. 82.

412 In der Ausstellung »Körperwelten« werden auch Plastinationen von sogenannten Monstrositäten präsentiert. Sie sind mit folgenden Legenden im Katalog abgebildet: »Siamesische Zwillinge, Neugeborenes mit Wasserkopf (Hydrocephalus), Fötus mit schwerster Mißbildung des Gehirns [...] (Anencephalus)« (Körperwelten 1997, S. 137). Die Wanderausstellung vom Heidelberger Institut für Plastination kam durch seine Praktiken der Leichenbeschaffung in Verruf. Recherchen führten nach Nowosibirsk – ein Wissenschaftszentrum Rußlands –, woher Gunther von Hagens laut eigenen Angaben und auch laut Auskunft des russischen Anatomieprofessors der Medizinischen Akademie Nowosibirsk, Wladimir Golowjow, bisher 2000 Präparate, 56 ganze Körper und 440 Gehirnhälften bezogen hatte. Diese Leichenbeschaffungspraxis wurde bekannt, nachdem der Fernsehjournalist des MDR-Magazins »Fakt«, Christian Schulz, in der Berliner Ausstellung auf einem Exponat einen tätowierten Unterarm mit dem in kyrillischen Buchstaben geschriebenen Wort »Otjez« (Vater) und ein orthodoxes Kreuz entdeckt hatte (vgl. Schulz 2001; Henneke 2001, S. 20). Man vermutet, daß es sich um verstorbene Gefängnisinsassen, aber auch um obdachlose und vermißte Menschen handelte. Mittlerweile ist ein Gerichtsverfahren wegen Leichenhandels gegen Staats- und Zollbeamte, darunter auch Angestellte sowie den Rektor der Medizinischen Akademie, Anatolij Jefremow, und mehrere Mitarbeiter des gerichtsmedizinischen Instituts eingeleitet worden. Vgl. Siegl 2002, S. 8; Windisch 2002, S. 28; Frankfurter Allgemeine Zeitung, Nr. 98 vom 27. April 2002.

Der Mitarbeiter des deutschen Anatomen Gunther von Hagens, Thomas Knuth, betonte allerdings, daß die aus Rußland bezogenen Leichen in der Berliner Körperweltenausstellung nicht zur Schau gestellt würden. Der Frage nach der Herkunft der plastinierten schwangeren Frauen im fünften bzw. achten Monat ebenso wie nach den Präparaten plastinierter Föten in der Gebärmutter und mißgebildeter Kinder sind Gunther von Hagens und Thomas Knuth bisher ausgewichen. Gegenüber der Autorin erklärte Thomas Knuth, die plastinierten Mißbildungen stammten aus alten pathologischen Sammlungen. Diese Auskunft ist unglaubwürdig, nicht nur weil die Autoren der Informationsbroschüre zur Plastination betonen, daß ausschließlich frische Leichen durch ihre Methode konservierbar seien (vgl. Informationsbroschüre 1997, S. 19), sondern auch weil pathologische Bestände als Kulturgüter geschützt sind.

Die ethische Bedenklichkeit der »Körperwelten«-Ausstellung wurde auch von dem Vorsitzenden der Jüdischen Gemeinde zu

Berlin, Andreas Nachama, kritisiert und in die Nähe des Holocaust gerückt: Die Zurschaustellung von plastinierten Leichen sei »möglicherweise die logische Konsequenz dessen, was im 20. Jahrhundert schon immer passiert ist, als menschliche Körper millionenfach von Mördern zu Asche verbrannt wurden« (zit. n. einer dpa-Meldung der Frankfurter Allgemeinen Zeitung, Nr. 70 vom 23. März 2001).

413 Pressestelle der Ruprecht-Karls-Universität Heidelberg vom 21. Januar 2004: Dr. Gunther von Hagens' Tätigkeit als Wissenschaftler an der Universität Heidelberg, S. 2.

414 Vgl. den *amnesty international*-Bericht vom 17. März 2004: People's Republic of China: Executed »according to law«? – The death penalty in China. In: http://web.amnesty.org/library/print/ENGASA170032004 (Stand: 5. Juli 2004).

415 Vgl. dazu AP-Meldung in: Berliner Zeitung, Nr. 15 vom 19. Januar 2004; Maass 2004, S. 16; Röbel/Wassermann 2004, S. 36–50.

416 Vgl. Beling 2003, S. 32.

417 Schulz 2001, S. 3.

418 So hieß es in den AOL-Mitteilungen vom 27. März 2002: »London – Wenige Tage nach der Eröffnung der umstrittenen Ausstellung ›Körperwelten‹ in London ist eines der Exponate mit einem Hammer so stark beschädigt worden, dass es zur Reparatur nach Deutschland zurückgeschickt werden muss. Wie die Atlantis-Galerie im Londoner East End weiter mitteilte, hatte ein 50 Jahre alter Mann am Vortag das Ausstellungsstück ›Organspender‹ auf den Boden geworfen und mit einem Hammer attackiert. Der Sachschaden wurde auf 30000 Pfund (48000 Euro) geschätzt. Der Täter muss sich am 6. April wegen Sachbeschädigung vor Gericht verantworten.« Vgl. auch die dpa-Meldung in der Frankfurter Rundschau vom 21. März 2002 .

419 Vgl. Jegel 1933, S. 1123.

420 Heckhausen 1966, S. 17.

421 Vgl. Heckhausen 1966, S. 21, 68; Waldeyer 1899, S. 17; Hyrtl 1863, S. 332; Bley 1940, S. 37; Grant 1884, S. 302 ff.; vgl. außerdem Proteste der Tübinger Bevölkerung gegen die Anatomie: Mörike 1988, S. 38.

422 Zit. n. Aumüller 1970, S. 154.

423 Vgl. Vogeln 1704, S. 980.

424 Vgl. Wolff-Heidegger/Cetto 1967, S. 82.

425 Zit. n. Koehler 1899, S. 235. Vgl. grundlegend zur Entstehung und Entwicklung der Arbeitshäuser in Preußen: Dreßen 1982.

426 Vgl. grundlegend: Knefelkamp 1981; 1989; 1991, S. 71–78; 1995, S. 53–77; 2000, S. 19–40.

427 Vgl. grundlegend zur Entstehung des Hospitals als Forschungsstätte: Foucault 1976; dargestellt am Bespiel des Mainzer Anatomischen Instituts: vgl. Aumüller 1970, S. 145–160; vgl. zur Ge-

schichte der Gebärhäuser: Metz-Becker 1997; Labouvie 1999, S. 301 ff.; Pawlowsky 1998, S. 206–220; dies. 2001; Schlumbohm 1998, S. 170–191.
Der einzige Grund für schwangere Frauen, eine Gebäranstalt für die Niederkunft ihres Kindes aufzusuchen, war die Tatsache, daß eine außerehelich schwangere Frau sozialer Ächtung, aber auch Geld- und Schandstrafen ausgesetzt war. Das außereheliche Schwangergehen wurde als Delikt der Fornikation von der kirchlichen wie weltlichen Obrigkeit geahndet und mit Geldbußen bestraft. *Fornicatio* hat die Bedeutung von »Unzucht, Unkeuschheit, Ehebruch« (vgl. Metz-Becker 1997, S. 366, Anm. 233). Bis in das 19. Jahrhundert hinein wurden unehelich schwangere Frauen zu Schandpfahl verurteilt, um ihnen öffentlich die Ehre zu nehmen. Man erließ ihnen solche Fornikations- sowie hohe Geldstrafen, wenn sie sich in eine Gebäranstalt begaben, wo sie durch ihre Entblößung auf eine historisch völlig neuartige Weise entehrt wurden. Gab es bis zum 18. Jahrhundert seitens der männlichen Heilkundigen keine systematischen Versuche, sich *praktisch* in den Bereich der Geburtshilfe einzumischen, da sich die Scham als größtes Hindernis in der Entwicklung der männlichen Geburtshilfe herausstellte, so begann man diese Barriere schlagartig und brutal in den Gebärhäusern für uneheliche Schwangere und sogenannte *liederliche Weibspersonen* zu überwinden. Eine Gruppe mit einer Zahl bis zu 25 Medizinstudenten durften nun Hand an die Frauen legen, was im damaligen Verständnis einer Vergewaltigung gleichkam (vgl. Pawlowsky 1998, S. 206; Metz-Becker 1997, S. 135 ff.). Die Chirurgisierung der Geburtshilfe hatte auch zur Folge, daß mechanische Instrumente wie die Geburtszange, aber auch Techniken des Kaiserschnitts neu eingeführt und an den Frauen erprobt wurden. Insbesondere die ehemals verfemten Chirurgen qualifizierten sich im Laufe des 18. Jahrhunderts als Gynäkologen (vgl. Sander 1989, S. 174 f.). Wie erwähnt, repräsentierte in Deutschland die Charité die erste Forschungsgebäranstalt, es folgten Göttingen (1751), Kassel (1763), Jena (1789), Braunschweig (1768), Marburg (1792).

428 Katsch am 8. März 1727 an den Preußischen König, S. 247 (Hervorhebung A. B.). Diese Patientinnenauswahl gilt für alle anderen in dieser Zeit entstandenen Gebärhospitäler Mitteleuropas Frankreichs und Italiens (vgl. Schlumbohm 1997, S. 330). So hatte der in Deutschland erste Professor der Geburtshilfe und Direktor des Göttinger Entbindungshospitals, Johann Georg Roederer (1726 bis 1763), den Grund für diese Sozialstruktur erklärt: »Eheliche Weiber« ließen sich nämlich zum Accouchieren in der Anstalt vor den Studenten »nicht gebrauchen«, sondern nur »liederliche Weib-Personen« (zit. n. ebd.).

429 Ute Frevert weist darauf hin, daß die Charité drei Patientengruppen beherbergte: 1. Hospitaliten, die dort bis zu ihrem Lebensende dauerhafte Unterkunft und Verpflegung erhielten; 2. Kranke und 3. Gebärende. 1788 hielten sich in der Charité von der ersten Gruppe 342 Personen auf, der zweiten 2215 und der dritten 352 (vgl. Frevert 1984, S. 75). Vgl. außerdem zur Geschichte der Charité: Geschichtliche Nachrichten 1850, S. 1–45; Mamlock 1905, S. 61–86; Geist/Kürvers 1980, S. 32 ff.; Wille 1934; Koehler 1899.

430 Frevert 1984, S. 75; vgl. so auch Elkeles 1996, S. 359.

431 Vgl. Frevert 1984, S. 75.

432 Vgl. Krietsch/Dietel 1996, S. 34.

433 Vgl. Artelt 1936, S. 97. Vgl. das Verzeichnis der Berliner Anatomischen Präparatesammlung von 1750 mit 198 aufgeführten Objektgruppen: Schaarschmidt 1750; eine Liste der Walterschen Sammlung mit 2868 Kollektionsstücken in: Walter, Johannes Gottlieb: Museum Anatomicum, Berlin 1802. In: BBAW (KAW), I–XV, Nr. 33, Bl. 1–65. 1803 verkaufte Walter seine anatomische Kollektion an den Preußischen Staat für 100 000 Taler. Diese Sammlung wurde von der 1810 gegründeten Universität übernommen und bildete den Grundstock für das von Rudolf Virchow weitergeführte Pathologische Museum in Berlin. Vgl.: Wollheim 1844, S. 449 ff.; Waldeyer 1899, S. 36 ff.; Krietsch/Dietel 1996; Prüll 2000, S. 107–112. Vgl. genauer zur Präparation von Leichen im Text S. 207 ff.

434 Vgl. Schipperges 1968, S. 31f.; Baer/Schröter 2001, S. 17.

435 Zit. n. Krietsch/Dietel 1996, S. 75.

436 Zit. n. ebd., S. 76.

437 Vgl. Krietsch/Dietel 1996, S. 1, vgl. auch ebd., S. 83; vgl. außerdem das anatomische Inventarium der Humboldtstiftung für Naturforschung: BBAW (PAW), II–XI, Nr. 95, Bl. 1–78. Rudolf Virchow wirkte im Kuratorium der Stiftung mit. Über seine anatomischen Interessen hinaus war Virchow darum bemüht, lebende behinderte Menschen medizinisch auszuwerten und diese vor der Berliner Medizinischen Gesellschaft und der Berliner Anthropologischen Gesellschaft als Schauobjekte vorzustellen (vgl. Krietsch/Dietel 1996, S. 107). So führte Virchow der Anthropologischen Gesellschaft z. B. ein mikrocephales Mädchen aus der »Anstalt für Epileptische zu Bielefeld« vor, zeichnete es, ließ es fotografieren und führte Messungen seines Körpers (Schädelumfang etc.) durch. Vgl. BBAW, NL Virchow, Nr. 2668, nicht foliiert.

438 Stürzbecher 1959, S. 6.

439 BBAW (KAW), I–XV, Nr. 36, Bl. 6, Schreiben Walter (senior) vom 27. Febr. 1806 an das Königl. Preuß. Oberkollegium Medicum (Hervorhebung A. B.).

440 Ebd.

441 Schmidt verlangte, daß die Anatomie wenigstens die Beerdigungskosten zu übernehmen habe (3 Taler, 12 Groschen), die von Walter zunächst verweigert wurden. Vgl. BBAW (KAW), I–XV, Nr. 36, Briefwechsel vom 22. Januar, 6., 7., 27., 28. Februar und 15. April 1806 zwischen dem Königl. Preuß. Oberkollegium Medicum und Geheimrat Johann Gottlieb Walter (senior), Bl. 3–9.

442 Zit. n. Stukenbrock 2001, S. 269, Anm. 334.

443 Vgl. ebd., 2001, S. 269.

444 Zit. n. Meumann 1995, S. 92. Vgl. auch zu Sektionen von unehelich schwangeren Frauen: Stukenbrock 2001, S. 61 ff. In Basel forderte 1757 der Aufklärungsphilosoph Isaak Iselin (1728–1782), daß der Anatomie die Leichen »aller Weiber, welche unehelich geboren haben, sowie die letzteren, sofern sie unter 13 Jahren sterben« (His 1885, S. 14, Anm. 2) zu übergeben seien.

445 Vgl. ebd., S. 270.

446 Vgl. von Töply 1903, S. 228, 278, 309; Roth 1892, S. 237, 473 ff.; Fischer 1876, S. 94 ff.; Richter 1936, S. 63; Heckhausen 1966, S. 11 f., 22; Zedlers Universal-Lexicon 2 (1732), S. 83; Wolff-Heidegger/Cetto 1967, S. 74 ff.; Platter 1976, S. 209. So berichtet Vesal in der *Fabrica*, daß er selbst gemeinsam mit einem »Kameraden auf dem damals größten Friedhof, den Paris zu bieten hatte – *Le cimetière des Saints Innocents* – anatomische Studien durchführte, indem er sich die Augen verband und versuchte, aus einem Knochenhaufen über seinen Tastsinn die Knochen aus ihrer jeweiligen Beschaffenheit zu bestimmen. Vgl. Vesalius 1568, S. 117.

447 Der illegale Handel mit Organen zentriert sich auf Länder der sogenannten Dritten Welt, insbesondere auf Indien, Lateinamerika, Afrika und Osteuropa. In Argentinien beispielsweise verkaufte ein in der Nähe von Buenos Aires gelegenes psychiatrisches Krankenhaus Blut, Hornhäute und andere Organe von Patienten, die extra für Zwecke der Verpflanzungsmedizin ermordet worden waren. Zwischen 1976 und 1991 zählte man 1400 medizinische Tötungen zum Zweck des Organhandels. Vgl. Kimbrell 1994, S. 39; Feuerstein 1995, S. 269 ff.

448 Vgl. Richter 1936, S. 64.

449 Vgl. Wolff-Heidegger/Cetto 1967, S. 80; Schumacher/Wischhusen 1970, S. 181; von Töply 1903, S. 265.

450 Meiners 1801, S. 115.

451 Vgl. Aumüller 1970, S. 152 f.

452 Vgl. Tasche 1989, S. 12; Alphabetisches Verzeichnis 1801, S. 457, 467.

453 Vgl. Maister Franntzn 1913, S. 11, 16; Jegel 1933, S. 1122.

454 Vgl. von Töply 1903, S. 212.

455 Vgl. van Dülmen 1995, S. 98; Evans 2001, S. 111. Richard van Dülmen weist darauf hin, daß vor dem Höhepunkt der Hinrichtungs-

rituale, also bis zum 17. Jahrhundert, die Richtstätten auch auf Marktplätzen auf- und wieder abgebaut wurden.

456 So meldete am 16. Dezember 1713 die *Berliner geschriebene Zeitung* die Hinrichtung eines desertierten Grenadiers, der anschließend von Spener im Anatomischen Theater zergliedert wurde. Unter den Zuschauern befand sich Markgraf Friedrich Wilhelm von Brandenburg-Schwedt (vgl. Friedlaender 1902, S. 68). Am 10. Februar 1714 berichtete dieselbe Zeitung von der Hinrichtung einer Frau, die wegen einer Abtreibung zum Tode verurteilt worden war und nach ihrer Exekution in die »Anatomie Cammer« zur Lehrsektion gebracht wurde (vgl. ebd., S. 93).

457 Vgl. zur Geschichte des Berliner Anatomischen Theaters: Krietsch/Dietel 1996, S. 33 ff.; Stürzbecher 1958, S. 236–239; ders. 1959, S. 2–6; ders. 1960, S.460–466, 540–546; ders. 1960 a, S. 110–114; Waldeyer 1899; Artelt 1936, S. 96–99; ders. 1948, S. 54 ff.

458 Friedlaender 1902, S. 124.

459 Vgl. »Riverboat« vom 4. Mai 2001, MDR: 22.00–24.00 Uhr.

460 Von Hentig 1958, S. 199.

461 Vgl. Freud 1974, S. 311 ff.

462 Freud 1974, S. 358 und vgl. ebd., S. 312f.

463 Freud 1974, S. 313. Der Begriff der *Ehre* geht auf das mittelhochdeutsche Wort *ere* zurück und hat die Bedeutung von »Gnade, Gabe, Ruhm«. Der gotische Wortursprung *aistan* »sich vor jemandem scheuen«, aber noch deutlicher die Ableitung vom griechischen *aidomai* »scheue, verehre« sowie der eigentliche Wortstamm – *hierós* »heilig« – betonen die religiös-kultische Dimension des Ehrbegriffs (vgl. Kluge, S. 153; EWD, S. 262 f.). Einen ausschließlich sakralen Inhalt hat das Wort *tabu*. Es wird übersetzt mit »heilig, unantastbar, verboten«, das Substantiv *Tabu* mit »unberührbare Sache«. Interessanterweise handelt es sich um ein polynesisches Wort, dessen Ursprung aus unserer Sprache nicht abgeleitet werden kann, über das sie also eigentlich nicht verfügt, obwohl es im allgemeinen Sprachgebrauch verankert ist. Vgl. Freud 1974, S. 311 ff.; Kluge 1975, S. 766; EWD, S. 1405.

464 Vgl. auch für das folgende Schuhmann 1964, S.147 ff.; Wilbertz 1976, S. 156 ff.; Evans 2001, S. 87 ff.; Keller 1921, S. 115 ff.; Roeck 1993, S. 106 ff.; van Dülmen 1999, S. 43 ff.; Nowosadtko 1994, S. 222 ff.; dies. 1992, S. 147–172; Gernhuber 1957, S. 119–177.

465 Während sich in der frühen Neuzeit der Henkerberuf vom Vater auf den Sohn vererbte, vermutet man, daß sich die ersten professionellen Henker des Spätmittelalters aus unteren Schichten oder dem fahrenden Volk rekrutierten. Aus der Frühphase des Nachrichterberufs ist bekannt, daß bestimmte Außenseiter zu dieser Tätigkeit zwangsverpflichtet wurden. Auch berichten Hans von Hentig und

Werner Danckert über die Praxis, daß im Spätmittelalter häufig jüdische Gemeinden Henker stellen mußten (vgl. Danckert 1963, S. 19; von Hentig 1958, S. 204 f.). Die Scharfrichterbezeichnung »Uzlender« (»Ausländer«) deutet ebenso auf den Zugriff auf mobile Gruppen hin (vgl. Angstmann 1928, S. 59; von Hentig 1958, S. 204).

466 Vgl. Schuhmann 1964, S. 134.

467 Ebd., S. 113

468 Vgl. z. B.: Danckert 1963, S. 30 f.; Schuhmann 1964, S. 223; Nowosadtko 1994, S. 198 ff.; van Dülmen 1995, S. 153 ff.; Martschukat 2000, S. 113 ff. Die Obrigkeit versuchte zunehmend, Attacken der Zuschauer gegen Henker, denen eine Hinrichtung mißlungen war, zu unterbinden, Übergriffe gesetzlich zu verbieten und entsprechende Schutzvorkehrungen mit Hilfe des Militärs zu treffen. Vgl. so eine Maßnahme aus dem Jahre 1776 in Gotha: Roderich 1850, S. 329 f.

469 Vgl. grundlegend zu Opfertheorien auch für das Folgende: Burkert 1972; ders. 1983; ders. 1998; Schenk 1996; Herzog 1992, S. 367–486; Drexler 1993; Gladigow 1976, S. 99–117; Girard 1992; Heinrich 1995; Cassirer 1964, S. 262–277; Meuli 2 (1975); Mauss 1990.

470 Vgl. von Hentig 1958, S. 213; Angstmann 1928, S. 84; van Dülmen 1995, S. 103.

471 Vgl. Biedermann 2000, S. 393 f., 480; vgl. zur christlichen Farbsymbolik: LCI 2 (1970), S. 7 ff.

472 Vgl. Nelson 1896, S. 65.

473 Vgl. Biedermann 2000, S. 367 f.

474 Nowosadtko 1992, S. 167; vgl. z. B. zur roten Robe: dies. 1994, S. 244.

475 Vgl. Wirth 1993, S. 56 f.

476 Vgl. Evans 2001, S. 653.

477 Vgl. Evans 2001, S. 138 f.; grundlegend: von Hentig 1958.

478 Vgl. van Dülmen 1995, S. 103; Evans 2001, S. 102 f., 249 f.

479 Zit. n. Roderich 1850, S. 326.

480 Ebd.

481 Vgl. von Hentig 1958, S. 95 ff.; Foucault 1977, S. 85 f.; van Dülmen 1995, S. 89.

482 Roderich 1850, S. 327.

483 Vgl. Evans 2001, S. 118; vgl. auch von Hentig 1958, S. 99 ff., 161 ff.

484 Vgl. Schuhmann 1964, S. 114.

485 Vgl. Evans 2001, S. 98 ff.

486 Vgl. Scharff 2000, S. 151–169; vgl. grundlegend zur Gabe: Mauss 1990.

487 Vgl. Foucault 1977, S. 126 ff.

488 Evans 2001, S. 115.

489 Vgl. von Hentig 1958, S. 112 ff.; Meuli 2 (1975), S. 907 ff.

490 Vgl. Martschukat 2000, S. 15.

491 Vgl. Roderich 1850, S. 327 f.

492 Vgl. von Hentig 1958, S. 2. Auch das Leben (Vegetation) signalisierende Hellgrün den Türen zu den Hinrichtungsräumen in den USA (vgl. Lawes 1929, S. 179; Wirth 1993, S. 9), wie sie auch in Hollywood-Filmen häufiger zu sehen sind, könnte auf eine solche transitorische Zuschreibung zurückgehen. Die Tatsache, daß amerikanische Leichenwagen mitunter hellgrün lackiert sind (vgl. Hasenfratz 1977, S. 66), bekräftigt diese Vermutung, ebenso die Tatsache, daß in der weltweit größten Bombenfabrik U. S. Army Ammunition Plant (Oklahoma) jede dort gefertigte Bombe nach ihrer Fabrikation von einem Maler in grün gesprüht wird. Vgl. Hossli 2003, S. 18 und Foto S. 25.

493 Evans 2001, S. 112. In Österreich und Süddeutschland wurden am Galgenplatz manchmal eine »Beichthütte« oder »Armesünderstube« aufgestellt, wo die Verurteilten *coram publico* die letzte Beichte ablegten.

494 Evans 2001, S. 120.

495 Vgl. van Dülmen 1995, S. 118; Keller 1921, S. 125 f.; Gernhuber 1957, S. 126, 174 f.

496 Vgl. Barley 1998, S. 260; Kershaw 1959, S. 19.

497 Vgl. ebd., S. 34 ff.

498 Wie schon die Guillotine als die humanere Version des Tötens galt, so wurden auch Ende des 19. Jahrhunderts der elektrische Stuhl und in den zwanziger Jahren des 20. Jahrhunderts die Gaskammer und die Giftinjektion mit demselben Argument eingeführt. Vgl. Evans 2001, S. 653; Lawes 1929, S. 203 ff.; Wirth 1993, S. 16 ff., 216 ff.

499 Vgl. Evans 2001, S. 182 ff. Je höher das Abstraktionsniveau des Tötungsaktes, um so weniger steht der Realisierung eines Massenmordes das menschliche Gewissen im Weg (vgl. dazu grundlegend: Anders 1956). Die Tötungstechnik der Guillotine führte somit eine neue Qualität zur Entwicklung des Massenmordes ein, die im 20. Jahrhundert in Luftkriegen, den Atombombenabwürfen auf Hiroshima und Nagasaki (August 1945) und im Holocaust ihre grausamen Höhepunkte erreichte.

500 Kershaw 1959, S. 18, 52; vgl. zur Zahlenangabe: Evans 2001, S. 184.

501 Die Konstruktion der Guillotine führte der deutsche Klavierbauer Tobias Schmidt aus. Vgl. dazu genauer: Kershaw 1959, S. 21 ff.

502 Vgl. ebd., S. 18; Barley 1998, S. 259.

503 Vgl. Wilbertz 1976, S. 156, 165, 173 f.; Gernhuber 1957, S. 175; von Hentig 1958, S. 120, 257; Schuhmann 1964, S. 197 f., 223; Nowosadtko 1992, S. 162 f.; Martschukat 2000, S. 29. In Kreisen der Justiz begann man im Deutschland der zwanziger Jahren des 20. Jahr-

hunderts sogar über die hohe Todesrate der Henker nachzudenken. Vgl. Evans 2001, S. 665.

504 Vgl. Kershaw 1959, S. 59 ff.; zu Cabanis' Beteiligung an der Konstruktion der Guillotine vgl.: Martschukat 2000, S. 123. Der Chefarzt des Hospitals Bicêtre schrieb in einem Brief an Louis: »Sie werden in Bicêtre alles finden, was Ihnen zur Erprobung einer Maschine wesentlich erscheint, die die Menschheit nur mit Schauder betrachten kann, die aber für die Gerechtigkeit und das Wohlergehen der Gesellschaft notwendig ist. Ich werde für sie die Leichen jener Unglücklichen, die zwischen heute und Montag sterben, zur Verfügung halten. Das Theater wird in einen würdigen Zustand versetzt werden. Wenn, wie ich mir denken könnte, die Höhe des Raumes nicht für die Maschine ausreicht, empfehle ich einen kleinen, isoliert liegenden Hof neben dem Theater.« (Zit. n. Kershaw 1959, S. 59 f.)

505 Zit. n. ebd., S. 51 (Hervorhebung A. B.).

506 Zit. n. ebd., S. 64 f.

507 Vgl. ebd., S. 37.

508 Die Phantasie einer sexuell überwältigenden, verschlingenden und daher mordenden Frau dürfte auch die Namensgebung für den zweiteiligen Badeanzug *Bikini* beflügelt haben: Angelehnt an die zeitgleich stattfindenden amerikanischen Experimente mit Atom- und Wasserstoffbomben (*Operation Crossroads*) auf dem Bikini-Atoll der Marshall-Inseln im mittleren Pazifik wurde der Bikini als Strandmodenmodell 1946 von dem französischen Couturier Louis Réard so benannt (vgl. Geerken u. a. 1983, S. 100–113). Die amerikanische Regierung hatte das Bikini-Atoll zwischen 1946 und 1957 als Versuchsgelände für insgesamt 23 Atom- und Wasserstoffbombentests genutzt. Land, Wasser, Tiere und die Inselbevölkerung – eine nach matrilinearen Erbfolgegesetzen organisierte Kultur – wurden dadurch radioaktiv verseucht. Auch die zur selben Zeit entstehende Metaphorik des *Atombusens*, der *Sexbombe* sowie der Pilotenkult der fünfziger Jahre, in dem Pin-up-Girls die amerikanischen Bomber-Maschinen zierten (vgl. Geerken u. a. 1983, S. 100–113), spiegeln eine Ordnung der Geschlechter wider, in der weibliche Sexualität als eine von Männern beherrschte Tötungsmaschinerie männliches Heldentum hervorbringt. Solche geschlechtlichen Konnotationen schließen zwar an die Todeslogik der Hexenverfolgung an, in denen der Tod als sexuell überwältigende Frau repräsentiert ist, weibliche Autonomie dagegen ist eliminiert zugunsten einer männlichen Macht über den Tod.

509 Von Hentig 1958, S. 144.

510 Vgl. Angstmann 1928, S. 18 ff., 25 f., 33 ff., 54, 60. Vgl. auch von Hentig 1958, S. 139 ff.

511 Keller 1921, S. 246.

512 Vgl. van Dülmen 1995, S. 105; Evans 2001, S. 107.

513 Vgl. dazu grundlegend Foucault 1977 a; Evans 2001, S. 259 ff.; Martschukat 2000, S. 185 ff.

514 Während in den USA bis heute Hinrichtungen meist um Mitternacht stattfinden, wurde in Europa in den frühen Morgenstunden exekutiert. Der Direktor des amerikanischen *Sing Sing*-Gefängnisses berichtete 1929 davon, daß Todesvollstreckungen in der Regel wenige Minuten nach 23.00 Uhr, meist an einem Donnerstag, stattfinden (vgl. Lawes 1929, S. 185). So wurde auch noch in Texas Betty Lou am Abend des 24. Februar 2000, einem Donnerstag, hingerichtet (vgl. Wieland 2000, S. 9). In den europäischen Hinrichtungsritualen fällte man dagegen die Urteile in der Regel auch am Donnerstag, während die Exekutionen freitags anberaumt wurden. Karl-Ernst Meinhardt führt diesen bis in die Neuzeit zu beobachtenden Brauch auf die germanische Rechtsgottheit *Donar* zurück, von dem sich der Donnerstag als höchster Festtag bei den Germanen ableitete (vgl. Meinhardt 1957, S. 113). Die Heilighaltung des Donnerstags gab es in Europa noch bis zum 17. Jahrhundert (Verbot zu spinnen, Geschirr zu reinigen, Holz zu hauen etc.). Vgl. HBA 2 (1929/30), S. 331–345.

515 Vgl. grundlegend: Foucault 1977 a; Martschukat 2000; Evans 2001. Dennoch wurde auch noch 1889 zur Pariser Weltausstellung eine öffentliche Hinrichtung als Besucherattraktion gezeigt, oder in Deutschland verkaufte man in den zwanziger Jahren Einlaßkarten für Exekutionen an »verantwortungsbewußte Persönlichkeiten«. (Vgl. zu öffentlichen Hinrichtungen im 20. Jahrhundert: Kershaw 1959, S. 91 ff.; Wilbertz 1976, S. 164, Anm. 42; Evans 2001, S. 658 f., 878 f., 883; von Hentig 1958, S. 204; Martschukat 2002, S. 184–188.) In den USA erfolgte noch 1936 eine Exekution vor den Augen von etwa 20 000 Menschen in Owensboro/Kentucky (vgl. Martschukat 2002, S. 58). Die am 16. Mai 2001 vollstreckte Hinrichtung von Timothy McVeigh durch eine Giftspritze wurde auf einer Videoleinwand in Oklahoma City den Opferangehörigen übertragen (vgl. ebd., S. 192).

516 Vgl. zur heutigen Praxis in den USA: ebd.

517 Ingo Wirth beschreibt die erste in den USA vollzogene Hinrichtung durch eine Giftinjektion. Sie wurde an dem Schwarzen Charles Brooks in Huntsville am 7. Dezember 1982 vollzogen. Vgl. Wirth 1993, S. 238 f.

518 Vogeln 1714, S. 979; vgl. auch für den Galgenaufbau in Nürnberg: van Dülmen 1995, S. 99 f.; vgl. zu Frankfurt: auch Lersner 1734, II. Theil, 1. Buch, S. 715–718.

519 Vgl. Nelson 1896, S. 61; vgl. außerdem: Evans 2001, S. 90 f.; von Hentig 1958, S. 213 ff.

520 Vogeln 1704, S. 979.

521 Vgl. zu Zeremonien der Ehrlichmachung der am Abriß des Gefängnisses beteiligten Handwerker in Wien (1722) und Hamburg (1811): von Hentig 1958, S. 216.

522 Vgl. van Dülmen 1995, S. 98 ff.; Evans 2001, S. 90 f.; Martschukat 2000, S. 31; Keller 1921, S. 204 ff., von Hentig 1958, S. 203, 213 f.; Evans 2001, S. 91.

523 Vgl. Meuli 2 (1975), S. 952.

524 Vgl. Rehfeldt 1942, S. 129; von Hentig 1954, S. 232 ff.; ders. 1958, S. 172 ff.

525 So gehören Maske und schwarze Kleidung häufig zu den Insignien von Amokläufern. Aber auch als sich zur Wende vom 19. zum 20. Jahrhundert die aseptische und weiße Kleiderordnung im Operationssaal durchzusetzen begann, wurden die Patienten teilweise wie Mumien ohne jegliche Armfreiheit vollends eingehüllt. Auch die Körper der operierenden Chirurgen waren mit talarähnlichen Gewändern, Mund- und Kopftüchern, Kitteln, Schürzen und Handschuhen bedeckt, so daß man von ihnen bis auf die Augenschlitze nichts sah, während die beobachtenden Ärzte noch in normaler oder auch weißer Kleidung unverhüllt sich um das Operationsgeschehen gruppierten. Vgl. Eckart 1997 a, S. 50–54, und zur Anonymisierung des Organspenders durch seine Verhüllung während einer Explantation im Text S. 162 f.

526 So ist das Anlegen einer schwarzen Gesichtsmaske über den Kopf des zu Tötenden wie des Henkers in der amerikanischen Exekutionsweise durch den elektrischen Stuhl erhalten geblieben (vgl. Lawes 1933, S. 7; Wirth 1993, S. 12 f.). Von Hentig berichtet über ein Beispiel aus dem amerikanischen Gefängnis *Sing Sing*: »Ein Wärter im Totenhaus von Sing-Sing erzählte dem Henker Elliott, daß er einmal eine Elektrode am Fuße des armen Sünders befestigte. Er blickte auf und der Mann ›hypnotisierte‹ ihn. Er wußte nicht mehr, was er tun solle. Er konnte nicht wegsehen, konnte sich nicht mehr bewegen. Erst als der Henker die Maske über den Kopf des Sterbenden gestreift hatte, war ihm wieder wohl.« (Von Hentig 1958, S. 176.) Nach dieser Erfahrung blickte Elliot einem Verurteilten nie wieder in die Augen.

527 Vgl. ebd., S. 204.

528 Todorov 1985, S. 175.

529 Ebd.

530 Vgl. von Hentig 1954, S. 60; vgl. zu Tierstrafen im Text S. 122 f.; zum Aspekt des freiwilligen Geständnisses vgl. Fried 1985, S. 388–425.

531 Vgl. Kosir/Möderndorfer 1967, S. 56.

532 Zit. n. Keller 1921, S. 131.

533 Vgl. für das Folgende: Nowosadtko 1994; Keller 1921, S. 107 ff.; Schuhmann 1964, S. 136 ff., 190 ff.; Glenzdorf/Treichel 1 (1970), S. 89 ff.; Mattias 1947, S. 19.

534 Vgl. Kühnel 1996, S. 41.

535 Vgl. Vgl. Foucault 1977 a, S. 44 ff.; grundlegend auch für das Folgende: Herzog 1994, S. 309–332; Nowosadtko 1994, S. 162 ff.; Mattias 1947.

536 Vgl. Wilbertz 1976, S. 169 f.

537 Vgl. für das Folgende: Heinemann 1900, S. 1–16; Angstmann 1928, S. 90 ff.; Dau 1963, S. 338–350; Schuhmann 1964, S. 215 ff.; Glenzdorf/Treichel 1 (1970), S. 104 ff.; Keller 1921, S. 224 ff.; Spinner 1934, S. 32 ff.

538 Vgl. Wilbertz 1976, S. 164.

539 Wilbertz 1979, S. 67.

540 Vgl. Herzog 1994, S. 320.

541 Vgl. Angstmann 1928, S. 10.

542 Vgl. Maier-Schicht 1996, S. 29.

543 Vgl. Herzog 1994, S. 319 f.; Schuhmann 1964, S. 217, 195 ff.; Schild 1985, S. 180; vgl. auch Sächsische Verordnungen von 1750 u. 1751, abgedr. in Kühn 1809, S. 160 f., 163, 176.

544 Man entschied sich allerdings für den studierten Arzt. Vgl. Heinemann 1900, S. 15; Dau 1963, S. 339.

545 So liegt z. B. im Archiv der Stadt Kaufbeuren das von dem reichsstädtischen Scharfrichter Johann Seitz handgeschriebene *Buch der Medicie* von 1715 vor, das an die 500 Arzneimittelverordnungen enthält: vgl. abgedruckte Auszüge in: Schuhmann 1964, S. 217 ff.

546 Vgl. Schumann 1996, S. 26 ff., vgl. zu Coblentz: Fischer 1876, S. 62; Glenzdorf/Treichel 1 (1970), S. 106. Der Sohn von Friedrich Wilhelm I., Friedrich der Große (1712–1786), geriet als Kronprinz mit seinem Vater in Konflikt und versuchte mit Hilfe seines Freundes Hans Hermann von Katte (1704–1730) nach England zu fliehen. Als Fluchthelfer wurde Katte verhaftet und zum Tode verurteilt. Der König ordnete die Hinrichtung Kattes am 6. November 1730 vor den Augen seines Sohnes an. Vermutlich erfolgte die Todesvollstreckung durch den aus der Scharfrichterfamilie des Hofmedikus' Martin Coblentz stammenden Johann Heinrich Coblentz aus Seelow. Vgl. Köhler 1996, S. 14–17; Glenzdorf/Treichel 1 (1970), S. 466.

547 Vgl. Rüster 1993, S. 166 f.

548 Vgl. zum Spektrum volksmedizinischer Heilbehandlungen nach sympathetischen Grundsätzen des magischen Denkens: Grabner 1967. Sabine Sander macht in ihrer Lokalstudie über das Chirurgenhandwerk Württembergs im 18. Jahrhundert auf das von der Medi-

zingeschichte eher verachtete und diffamierte reichhaltige Repertoire von Heilbehandlungen der Handwerkschirurgen aufmerksam (vgl. Sander 1989, S. 12 ff.).

549 Als kaiserlicher Hofarzt hatte Vesal in den Jahren zwischen 1543 und 1552 Karl V. auf Feldzügen begleitet. Neben seiner chirurgischen Praxis (z. B. Amputationen) verordnete er auch Arzneien, die er aus der Volksmedizin übernommen hatte, oder er balsamierte Leichen für Sekundärbestattungen ein. Vgl. Roth 1892, S. 203 ff., 217 ff., 237 ff.; O'Malley 1964, S. 189 ff., 203 ff., 260 ff.

550 Putscher 1991, S. 117.

551 Vgl. zum Zusammenhang von Krieg und dem standespolitischen Transformationsprozeß von der Barbierchirurgie zur Gelehrtenmedizin: Koehler 1899; Schickert 1895; Schipperges 1967, S. 49 ff.; Wolner 1982, S. 140–145; Illustrierte Geschichte der Medizin 1992, Bd. 2, S. 966 ff.

552 »In exercitus populique salutem« – vgl. Abbildung der Inschrift in: Schickert 1895, S. 4.
Auch der Stabsarzt des Medizinisch-chirurgischen Instituts der Berliner Friedrich-Wilhelm-Universität, Otto Schickert, erklärte 1895, daß das im Jahre 1724 als Ausbildungsanstalt für Chirurgen errichtete *Collegium medico-chirurgicum* und das daran gekoppelte Anatomische Theater den »Hauptzweck« verfolgten, »Medicochirurgen für das Heer zu bilden« (Schickert 1895, S. 5).

553 In sogenannten Transplantationskuren wurde der sympathetische Grundsatz mit der seit Mitte des 16. Jahrhunderts zunehmenden alchimistischen Medizin vermischt. Koehler moniert, daß noch in Lehrbüchern des 18. Jahrhunderts diese Transplantationsmethoden zu finden sind, und selbst Friedrich Wilhelm I. sei im Jahre 1737 eine solche Kur empfohlen worden. Vgl. Koehler 1899, S. 45; vgl. außerdem Thorndike 1958, S. 226, 413 ff., 433 ff.

554 Koehler 1899, S. 44; vgl. auch z. B.: Rüster 1993, S. 134; Mattias 1947, S. 16; Döpler 1693, S. 577.

555 Vgl. Gordon-Grube 1988, S. 406 f. Karen Gordon-Grube zählt zur Epoche der kannibalistischen Medizin allerdings nicht mehr das 19. Jahrhundert, obwohl die Nutzung des Blutes Hingerichteter noch in diesem Jahrhundert gängig war.

556 *Mumia* hat die Wortbedeutung von »einbalsamierte Leiche« und bezieht sich darüber hinaus auf aus Leichen gewonnene Bestandteile für die Herstellung von Arzneimitteln. Der Begriff ist gleichbedeutend mit dem Griechischen *ásphaltos:* »unzerstörbar« – im Persischen »mumia« genannt. Er bezeichnet ein paraffinhaltiges Öl (»Erdpech«, Asphalt), das als Baumaterial und in Ägypten um 1500 der vorchristlichen Zeit auch zum Einbalsamieren von Leichen verwendet wurde. Seit etwa 1000 n. Chr. kam der Glaube über die me-

dizinische Wirkung des in der ägyptischen Mumie enthaltenen »Totenpechs« auf. Vgl. Schott 1997, S. 120; EWD 1995, S. 897; außerdem Zedler 22 (1739), S. 735–746; Vorwahl 1967, S. 257 f.; Herzog 1994, S. 330.

557 Zit. n. Fischer 1854, S. 112.

558 Vgl. Fichtner 1968, S. 22.

559 Paracelsus 1931, S. 346; vgl. ebd., S. 343–349; ders. 1933, S. 305–308. Aber auch aus einem lebendigen Körper gewinnbare Stoffe und Flüssigkeiten (z. B. Haare, Blut oder Urin) verstand Paracelsus als *mumia*, wobei er vor der Verwendung des Menstrualblutes warnte, da es giftig sei. Vgl. Fichtner 1968, S. 44.

560 Paracelsus 1931, S. 346; vgl. außerdem zur paracelsischen Mumienmedizin: Fichtner 1968, S. 42 ff.; Gordon-Grube 1988, S. 406 f.; Herzog 1994, S. 330, Anm. 85.

561 Vgl. Thorndike 1958, S. 197. Nach dem analogischen Prinzip soll die Warze wie die Leiche im Grab vergehen. (Vgl. Marzell 1967, S. 108; Vorwahl 1967, S. 254; vgl. zur Warzenbehandlung mit einer toten Hand: Männling 1713, S. 242.) Neben Boyle waren von Paracelsus auch solche berühmten Ärzte des 17. und 18. Jahrhunderts beeinflußt wie z. B. Johan Baptista van Helmont (1579–1644), Thomas Willis (1621–1675), Ernst Stahl (1660–1734) oder Herman Boerhaave (1668–1738). Vgl. Schipperges 1991, S. 112.

562 Vgl. Gordon-Grube 1988, S. 406; vgl. außerdem zur Verwendung von menschlichen Körperteilen in der Medizin des 17., 18. u. 19. Jahrhunderts: Thorndike 1958, S. 89, 97, 333, 391, 413 ff., 523 f.; Baldinger 1967, S. 157; Münsterer 1967, S. 307 f.; Vorwahl 1967, S. 257 ff.

563 Vgl. Gordon-Grube 1988, S. 406; vgl. außerdem zu Lémery: Thorndike 1958, S. 146 ff.; Verwendung von menschlichem Schädel und Gehirn: ebd., S. 147, Anm. 214.

564 Rüster 1993, S. 134.

565 Vgl. EWD 1995, S. 897.

566 Vgl. Zedler 20 (1739), S. 748 ff. Unter dem Stichwort *»Menschen-Fett«* wird sogar eine Anleitung zur pharmazeutischen Verarbeitung gegeben (vgl. ebd., S. 749).

567 Löwenstimm 1897, S. 108.

568 Vgl. Nowosadtko 1994, S. 168.

569 Vgl. so auch Herzog 1994, S. 313, 319 f.

570 Winter 1953/54, S. 254.

571 Vgl. Moser 1982, S. 47.

572 Vgl. dazu grundlegend: Herzog 1994, S. 309–332; ders. 1992, S. 367–376.

573 Vgl. HBA 2 (1929/30), S. 1373–1385.

574 Zit. n. ebd., S. 1384.

575 So wurde z. B. in Pommern 1538 eine Frau als Hexe verbrannt, weil sie ihren Türrahmen mit Haarbutter bestrichen und dabei einen Zauberspruch aufgesagt hatte. Vgl. ebd., S. 1374.
576 Vorwahl 1967, S. 258 f.
577 Vgl. ebd., S. 259 f.; Evans 2001, S. 125; Mattias 1947, S. 16; Fischer 1876, S. 62; van Dülmen 1995, S. 163.
578 Evans 2001, S. 125 f.
579 Herzog 1994, S. 330.
580 Ebd., S. 312.
581 Vgl. dazu grundlegend: Herzog 1994, S. 322 ff.; van Dülmen 1995, S. 10; Angstmann 1928, S. 90 ff.; von Hentig 1958, S. 199 ff.
582 Vgl. von Hentig 1958, S. 203 f.
583 Vgl. Herzog 1994, S. 324.
584 Vgl. EWD 1995, S. 981; Foucault 1977 a, S. 55; von Hentig 1958, S. 139. Während im deutschsprachigen Raum von »armer Sünder« und in der Schweiz von »armer Mensch« die Rede war, nannte man die zum Tode Verurteilten in Frankreich »patient« und in Italien »paziente« (vgl. ebd.).
585 In Frankfurt (Oder) beispielsweise wurden öffentliche Zergliederungen zwischen 1542 und 1727, in Basel zwischen 1543 und 1776, in Heidelberg zwischen 1574 und 1797, in Helmstedt zwischen 1585 und 1805 durchgeführt. Vgl. Tasche 1989, S. 70.
586 In Deutschland wurde das erste Anatomische Theater mit einer temporär errichteten Zergliederungsbühne 1509 in Rostock etabliert, es folgten 1525 Augsburg, 1528 Marburg, 1555 Leipzig, 1558 Tübingen. Vgl. genauer: Tasche 1989, S. 31 ff., 36.
587 Abgedr. und zit. n. Mörike 1988, S. 16.
588 Vgl. für das folgende: von Töply 1903, S. 201 ff.; Richter 1936; Heckscher 1958, S. 27 ff.; Stürzbecher 1958, S. 236–239; Wolff-Heidegger/Cetto 1967, S. 48 ff.; Brockbank 1968, S. 371–384; Rückbrod 1973, S. 44–48; Lunsingh Scheuleer 1975, S. 217 f.; Bonati 1989/ 1990, S. 145–165; Ferrari 1987, S. 50–106; Tasche 1989; Winkler 1993, S. 65–80; Ulbricht 1997, S. 365–378; Bergmann 1996, S. 45–64; Schwarte 2003, S. 75–102.
589 Vgl. Richter 1936, S. 56; Ferrari 1987, S. 97; Schwarte 2003, S. 77.
590 Bachtin 1990, S. 35. Vgl. zum Zusammenhang von Anatomischem Theater und Karneval: Ferrari 1987, S. 102 ff.
591 Vgl. z. B.: Richter 1936, S. 38, 43f.; Wolff-Heidegger/Cetto 1967, S. 53; Jegel 1933, S. 1124; Wegner 1917, S. 114; Schumacher/Wischhusen 1970, S. 202.
592 Vgl. Molière 1970, S. 79, Anm.
593 Ebd., 2. Akt, 5. Szene, S. 78 f.
594 So berichtete über diese Zergliederung am Hofe des Herzogs von Weimar die Hessen-Darmstädtische privilegirte Land-Zeitung,

Nr. 67 vom 19. August 1780. Vgl. Wenzel 1988, S. 241; Fischer 1876, S. 98.

595 Vgl. Wenzel 1988, S. 241. Vgl. Goethes Verbindungen zur Anatomie: Wenzel 1988, S. 239–257; ders. 1985, S. 11–33; von Hagen 1961, S. 74–85.

596 Vgl. von Hagen 1961, S. 77. Goethe sezierte selbst im Jenaer Anatomischen Theater und entdeckte 1784 dort den Zwischenkieferknochen.

597 Vgl. Wenzel 1988, S. 241, 243; Müller-Dietz 1988, S. 261.

598 Vgl. zu maskierten Theaterbesuchern: Richter 1936, S. 56, Anm. 65.

599 Vgl. Richter 1936, S. 45.

600 Vgl. Wolff-Heidegger/Cetto 1967, S. 65; Töply 1903, S. 212; Rabl 1952, S. 151; Heckhausen 1966, S. 7.

601 Vgl. Winter 1953/54, S. 251.

602 Abgedr. in: ebd., S. 253; vgl. ähnliche gedruckte Einladungen, abgebildet in: Bargmann 1943, S. 165; Lindeboom 1961, S. 231; Schumacher/Wischhusen 1970, S. 177; Stürzbecher 1958, S. 236; Tasche 1987, S. 7. In Innsbruck wurden z. B. ab 1690 solche Einladungen verschickt (vgl. Probst 1869, S. 46, Anm. 2).

603 Einladung zur Leichenzergliederung ab dem 29. Nov. 1713 im Berliner Anatomischen Theater, in: BBAW (KAW), I–XIV, Nr. 1, Bl. 17, 18.

604 Friedlaender 1902, S. 61, 68.

605 Die von Spener unterzeichnete Einladung zur öffentlichen Leichenzergliederung am 5. Februar 1714 in Berlin (oberer Stock im Marstall: Eckpavillion zur Dorotheenstraße und Charlottenstraße) in: BBAW (KAW), I–XIV, Nr. 1, Bl. 16. Auch bei dieser Sektion handelte es sich u. a. um einen wegen Desertion hingerichteten Soldaten. Vgl. Friedlaender 1902, S. 88.
Andreas-Holger Maehle beobachtet ebenso eine übliche Berufung auf »die Autorität der Alten« (Demokrit, Hippokrates, Aristoteles und Galen) in der im 17. Jahrhundert geführten ethischen Debatte über die moralische Rechtfertigung des Tierversuchs und interpretiert diese Rückbindung als einen Legitimationsversuch. Vgl. Maehle 1992, S. 56 ff.

606 Vgl. Harms/Heß/Peil 1999, S. 82 f.

607 Vgl. Biedermann 2000, S. 237.

608 Vgl. LCI 1 (1968), S. 691; Mohr 1971, S. 27.

609 Vgl. ebd.; Biedermann 2000, S. 21 f.

610 Abgebildet in: Faller 1947, S. 401.

611 Auch anläßlich der im Jahre 1651 in Kopenhagen von dem berühmten Anatomen Thomas Bartholin (1616–1680) durchgeführten öffentlichen Zergliederung befand sich dieses Motiv auf der Eintrittsmarke. Vgl. Faller 1947, S. 402.

612 Vgl. zur matriarchalen Deutung von klassischen Bildern der auf dem Thron sitzenden Demeter mit Ähren: Meier-Seethaler 1993, S. 153 ff.

613 Psalm 3,8: Wohlan denn, o Herr, verleihe mir Rettung, mein Gott! Allen Feinden zerschlägst du die Backenknochen, ja, den Ruchlosen brichst du die Zähne entzwei.

614 Vgl. Frank 6/2 (1817), S. 122; Wolff-Heidegger/Cetto 1967, S. 98.

615 Die frühesten Eintrittsmarken sind 1497 in Padua und die spätesten für das Jahr 1829 in Edinburgh belegt. Vgl. Heckscher 1958, S. 32, 129, Anm. 33; vgl. außerdem z. B. Eriksson 1959, S. 87; Wolff-Heidegger 1967, S.54.

616 Zit. n. Faller 1947, S. 401.

617 Einladung zur Leichenzergliederung ab dem 29. Nov. 1713 im Berliner Anatomischen Theater, in: BBAW (KAW), I–XIV, Nr. 1, Bl. 18.

618 Vgl. Jegel 1933, S. 1123.

619 Vgl. Alphabetisches Verzeichnis 1801, S. 474.

620 Fischer 1876, S. 96.

621 Vgl. zu diesem Konflikt in Italien: Ferrari 1987, S. 98 f.

622 Vgl. Ulbricht 1997, S. 370; Molière 1970, S. 79, Anm. 1.

623 Vgl. Haeser 1881, Bd. 2, S. 280; Heckhausen 1966, S. 63.

624 Vgl. Lersner 1734, II. Theil, 1. Buch, S. 711.

625 Abgedruckter Einladungstext in: Ingerslev 1883, S. 460, Anm.

626 Abgedr. im Lateinischen in: Ingerslev 1883, S. 459 f., Anm. (Hervorhebung A. B.).

627 Programmzettel der Einladung zur Leichenzergliederung ab dem 29. Nov. 1713 im Berliner Anatomischen Theater, in: BBAW (KAW), I–XIV, Nr. 1, Bl. 18. In Rostock führte 1655 der Anatom Johann Bacmeister d. J. (1624–1686) seine erste öffentliche Leichzergliederung an einer geköpften Frau vor: »Das Interesse und der Zuspruch für diese Demonstration war so gross, dass sie im Collegio unicornis der Juristen stattfinden musste.« Wegner 1917, S. 85 f.; vgl. zur Sektion der 1675 wegen Diebstahl hingerichteten Anna Simbsen ebd., S. 89; Schumacher/Wischhusen 1970, S. 61.

628 Alphabetisches Verzeichnis 1801, S. 439; vgl. auch für Prag 1605: Hyrtl 1843, S. 88.

629 Vgl. Heckscher 1958, S. 32. Im 18. Jahrhundert zahlten in Nürnberg die städtische Oberschicht zwei und andere Besucher einen Gulden für einen anatomischen Theaterbesuch. Vgl. Jegel 1933, S. 1123.

630 Vgl. Fischer 1876, S. 95; vgl. auch zur Rarität von schwangeren Frauenleichen als Sektionsobjekte: von Töply 1903, S. 207.

631 Vgl. Roderich 1850. S. 305, 319.

632 Ebd., S. 330.

633 Frank 6,2 (1817), S. 81; vgl. genauso in Jena: Wenzel 1988, S. 243.

634 Für Übergriffe auf die anatomische Bühne vgl. z. B.: Eriksson 1959, S. 293.

635 Vgl. Bonati 1989/90, S. 146; Heckhausen1966, S. 65; Wegner 1917, S. 91. Vgl. außerdem zum Einsatz von Musik in Italien: Ferrari 1987, S. 82.
So berichtet auch der Trierer Stadthalter über ein Beifall klatschendes Publikum während einer öffentlichen Zergliederung im Jahre 1785. Vgl. Bley 1940, S. 36.

636 Vgl. von Töply 1903, S. 212; Ulbricht 1997, S. 366; Brockbank 1968, S. 377; Heckscher 1958, S. 32; Schwarte 2003, S. 12, Anm. 7.

637 Vgl. Frank 6,2 (1817), S. 88, Anm.*.

638 Vgl. so Stukenbrock 2001, S. 122.

639 In Berlin waren 1713 die Sektionen einstündig am frühen Abend anberaumt, die täglichen Präparationen vormittags von neun bis elf Uhr sowie nachmittags von zwei bis vier Uhr. Vgl. Programmzettel in: BBAW (KAW), I–XIV, Nr. 1, Bl. 18.

640 Harnack 1,1 (1900), S. 194. Ebenso wurde 1681 der Elefant von Versailles im *Jardin du Roi* in Anwesenheit des Königs seziert. Vgl. Schwarte 2003, S. 95, Anm. 60.

641 So berichtete Robert Boyle 1662 davon, daß er seine Vakuumexperimente an Tieren einmal abbrach, weil ihn eine mitleidvolle Zuschauerin – eine »Fair Lady« – darum gebeten hatte (vgl. Maehle 1992, S. 89). Vgl. zu Ankündigungen von öffentlichen Vivisektionen z. B.: Bargmann 1943, S. 166, 176; Stukenbrock 2001, S. 117; Wolff-Heidegger/Cetto 1967, S. 63; vgl. zum Gebrauch von Tieren aus Leichenmangel: Stukenbrock 2001, S. 135 f.; Faller 1948, S. 14, Legende zur Abbildung.

642 Vesalius 1568, 7. Buch, 19. Kap., S. 506–510: *De vivorum sectione nonnula.*

643 Vgl. Meyer-Steineg 1912, S. 1494 ff.; von Töply 1903, S. 214.

644 Vgl. Vesalius 1568, S. 506–510.

645 Vgl. ebd., S. 509.

646 Vgl. dazu: Eckart 1979, S. 301 f.; Faller 1948, S. 12.

647 Vgl. Eriksson 1959, S. 85.

648 Vgl. ebd., S. 291, 293.

649 Abgedr. in lateinischer und englischer Fassung: Eriksson 1959, S. 290 ff.

650 Vgl. dazu grundlegend Schwarte 2003. Schwarte geht von der Raumarchitektur aus, die im Vergleich zu einer nur über das Wort vermittelte und auf den Hörsinn reduzierte, im Stil Galens gehaltene Vorlesung eine »Lecture-Performance« erzeugte. Vgl. ebd., S. 77.

651 So schildert Vesal den Vorfall, wie eine vivisezierte Katze noch nach der Herzentfernung vom Sektionstisch sprang und davonrannte

(vgl. Vesal 1568, S. 509). Auch Colombo beobachtete: »Wie man einem Hunde das Herz abschneiden kann, und dennoch erübrigt ihm einiges Leben.« (Colombo 1910, S. 112.)

652 Vgl. Lindeboom 1975, S. 279; vgl. zur ethischen Debatte über die Vivisektion von Tieren im 17. und 18. Jahrhundert: Maehle 1992.

653 Vgl. Harvey 1910; vgl. dazu auch Maehle 1992; Fuchs 1992. Auf den Zusammenhang von Vivisektion, Anatomie und Physiologie hat Gerrit A. Lindeboom aufmerksam gemacht. Vgl. dazu grundlegend Lindeboom 1975, S. 279–293. Die frühesten bildlich festgehaltenen Vivisektionen sind 1647 bei dem im Leidener Anatomischen Theater experimentierenden niederländischen Mediziner Jan de Wale (1604–1649) und 1651 bei dem an der Académie Royale des Sciences vivisezierenden Jean Pequet (1622–1674) in seiner Schrift *Experimenta nova anatomica* (Paris 1651) zu finden. Vgl. Putscher 1972, S. 84.

654 Reinier de Graaf veröffentlichte die Ergebnisse dieser Experimente 1668 in der Schrift: *Ein Traktat über die der Fortpflanzung dienenden Organe der Frauen, der anzeigt, daß so die Menschen wie alle anderen Tiere, die man »lebend Geborene« nennt, ihren Ursprung nicht weniger als die »Eigeborenen« vom Ei herleiten.*

655 Vgl. Lindeboom 1975, S. 281.

656 So würdigt Moritz Roth das Verdienst Versals, die Vivisektion »ins Leben zurückgerufen, das wichtige Experiment der künstlichen Respiration entdeckt« zu haben (Roth 1892, S. 152).

657 Vesal stellt Verfahren vor, welche die Herstellung eines kompletten menschlichen Skeletts mit sämtlichen Knorpeln und Knochen ermöglicht. Vgl. Vesalius 1568, S. 114–121. Abbbildungen des Instrumententisches ebd., S. 120, 118 (Knochenbohrer).

658 Für anatomische Zwecke erwähnt erstmals 1521 Berengario da Carpi (um 1470–1530) das Siedeverfahren: Er hatte den Fuß einer menschlichen Leiche gekocht (vgl. Faller 1948, S. 40). Vesal dagegen stellt die Kochmethode für ganze Leichen und die anschließende Skelettmontage vor. Vgl. im Text S. 208 f.

659 Diese Initiale befindet sich im 1. Buch des ersten Kapitels der *Fabrica*: »Quide os, quisque ossium usus & differentia« (Über die Knochen, den Gebrauch von Knochen und deren Verschiedenheit) (vgl. Vesalius 1568, S. 1 ff.), sie ist in der von mir benutzten Ausgabe von 1568 ersetzt worden: Eine Puttin hält in der linken Hand eine Geige, in der anderen einen Bogen, welche die Form eines Anatomiemessers ergeben. Die insgesamt 21 Initialen stehen am Anfang der einzelnen Kapitel und Bücher, sie erläutern bildlich den Text. Putten vollziehen die jeweiligen anatomischen Handlungen: Sie graben eine Leiche aus, holen sie vom Galgen, sezieren einen Hund,

vivisezieren ein Schwein, eröffnen einen Schädel und sind sogar beim Geburtsakt behilflich. Auch zeigt Vesal in der *Fabrica* einen Leichentransport vom Galgen zum Anatomischen Theater unter militärischem Begleitschutz. In einer anderen Szene (»O«-Majuskel) reicht der Scharfrichter am Galgen den Anatomiedienern den Kopf eines Enthaupteten, für den Transport halten sie einen Korb bereit. Vgl. Herrlinger 1963/64, S. 108; vgl. zu den Initialen in der *Fabrica*: ders. 1967, S. 106 ff.; Roth 1892, S. 176 f.

660 Die anatomische Küche mit einem Kessel oder einem Herd zum Auskochen der Knochen war, wahrscheinlich wegen der Geruchsbildung, der erste Nebenraum des Anatomischen Theaters, aber diese architektonische Veränderung begann sich erst im 18. Jahrhundert durchzusetzen. Im Altdorfer Zergliederungshaus des 17. Jahrhunderts z. B. befand sich abgetrennt, aber noch im Theaterraum die Kochstelle mit einem herausführenden Rauchfang. Vgl. Richter 1936, S. 53; Bargmann 1943, S. 175; Tasche 1989, S. 49, 54.

661 So z. B. auch 1620 von Caspar Bauhin im Zusammenhang mit dem zur Vivisektion aufgebundenen Schwein oder 1626 auf dem Instrumententisch des Guido Guide. Vgl. Faller 1948, S. 13.

662 Vgl. Vesalius 1568, S. 120. Vgl. zur Funktion und geschichtlichen Entwicklung der einzelnen Materialien dieser Instrumente: Faller 1948, S. 7 ff.

663 Adolf Faller geht davon aus, daß es sich bei der Instrumentenabbildung in Vesals *Fabrica* mehr um eine Schaustellung als um die tatsächlich gebrauchten Instrumente handelte, da auch Vesal nur drei bis vier Messer, Nadel und Faden für Anatomien benutzte (vgl. Faller 1948, S. 13).

664 Ulbricht 1997, S. 369. So griff auch Johann Peter Frank den Vergleich von Vivisektionen im Anatomischen Theater mit den römischen Tierhetzen auf (vgl. Frank 6,2, S. 62, Anm.*).

665 Vgl. dazu grundlegend Hönle/Henze 1981; Ville 1981.

666 Vgl. Grawert-May 1987, S. 9 ff. Erik Grawert-May verweist auf diese begriffliche Verbindung noch zu den nuklearen Waffen (Cruise Missiles und Pershing 2), die 1982 von dem damaligen amerikanischen Präsidenten Ronald Reagan als »Theatre Nuclear Forces« (TNF) bezeichnet wurden.

667 Auch Johann Peter Frank bezeichnete den Raum des anatomischen Theaters als »anatomische Schaubühne« und »Zergliederungsbühne« (vgl. z. B.: ders. 6,2, S. 85, 120, 121 Anm.). Vgl. außerdem zum Gebrauch dieses Theaterbegriffs: Tasche 1989, S. 5 ff.; Ulbricht 1997, S. 368.

668 Vgl. Brockbank 1968, S. 372; Ruffini 1983, S. 47 ff.; Richter 1936, S. 23 ff. Richter zitiert Benedetti nach der Pariser Ausgabe von 1514 (Erstausgabe Venedig 1493): vgl. Richter 1936, S. 24, Anm. 28. Vgl.

auch den ins Deutsche übersetzten Auszug der Schrift Benedettis in: Carmichael/Ratzan 1994, S. 79 f.

669 Vgl. von Töply 1903, S. 236.

670 Vgl. Richter 1936, S. 35; vgl. zur Geschichte des Anatomischen Theaters in Padua: Bonati 1989/1990, S. 145–165.

671 Richter 1936, S. 33.

672 Vgl. dazu grundlegend Richter 1936. Die provisorisch errichteten Anatomischen Theater, die im Sommer wieder abgebaut wurden, hielten sich stellenweise bis zum 18. Jahrhundert.

673 Vgl. Richter 1936, S. 26.

674 Alphabetisches Verzeichnis 1801, S. 424–476; vgl. Richter 1936, S. 36.

675 Vgl. Alphabetisches Verzeichnis 1801, S.463; Schwarte 2003, S. 77.

676 Es hatte folgende Meßdaten: Raum: 8,75 x 10 Meter; Höhe: 12 Meter; Reihenabstand: 0,40 Meter; Höhenunterschied zwischen den Rängen: 0,92 Meter. Vgl. Richter 1936, S. 38.

677 Vgl. grundlegend: Schwarte 2003, S. 75–102. Rückbrod 1973, S. 44–48.

678 Vgl. Ferrari 1987, S. 61; Richter 1936, S. 27, 32, 66, 71; von Töply 1903, S. 212, 295; Tasche 1989, S. 13, 27, 52; Ulrich 1997, S. 372; Schwarte 2003, S. 76 ff.

679 Stukenbrock 2001, S. 122 f.

680 Die Gesichtsverhüllung mit einem Tuch ist auf anatomischen Abbildungen häufiger zu sehen, und auch Richard Wegner schildert diese Praxis (vgl. Wegner 1917, S. 100).

681 Ariès 1982, S. 519 ff.

682 Freud 1974, S. 49.

683 Die kulturelle Beziehung zum Tod drückt sich gegenwärtig auch in den Bilderfluten vom Sterben und Töten im Fernsehen aus. Laut einer amerikanischen Untersuchung hatte 1971 ein vierzehnjähriges Kind während seines bisherigen Lebens etwa 18000 Menschen sterben sehen, wobei die meisten von ihnen getötet wurden. Eine solche Todesinszenierung im Fernsehen erzeugt das Phantasma von der Vermeidbarkeit der eigenen Sterblichkeit. Vgl. Bauman 1994, S. 209.

684 Wie Thomas Macho hervorhebt, ist zwischen »dem Tod« und »dem Toten« eine wichtige Unterscheidung vorzunehmen, da »der Tod« *sui generis* immer nur als Metapher zu verstehen ist (vgl. Macho 1987). Insofern kann auch die Säkularisierung »des Todes« nur aporetisch verstanden werden.

685 Tillich 1991, S. 56.

686 BBAW (KAW), I–XIV, Nr. 1, Bl. 18. Wurde zu dieser Zeit ohne hygienische Rituale ein an Tuberkulose verstorbener Mensch öffentlich seziert, so kam es erst im 19. Jahrhundert z. B. in Königsberg aus sanitätspolizeilichen Gründen zu Schwierigkeiten, als der Prosektor

und Professor der Zoologie, Karl Ernst von Baer (1792 bis 1876), im Jahr 1831 den Magistrat der Stadt Königsberg um »›so viele als irgend möglich‹« (zit. n. Bargmann 1943, S. 199) Choleraleichen für die Sektion bat und diese ihm verweigert wurden (vgl. abgedruckter Briefwechsel ebd., S. 199 f.). In Heidelberg fürchtete man nicht nur um die Gesundheit der Anatomiestudenten, sondern Bewohner des Altstadtviertels, in dem sich das *Theatrum anatomicum* befand (Brunnen- und Ziegelgasse, Untere Neckarstraße), richteten 1847 an das Ministerium eine Petition und schilderten die für sie bedrohliche Situation, ausgelöst von dem Anblick der anatomischen Mazerationsgeräte sowie dem Gestank. Vgl. Hoepke 1951, S. 6 f.

687 Baudrillard 2001, S. 16.

688 Zit. n. Wegner 1917, S. 100 f.

689 Vgl. Frank 6,2, S. 125.

690 Vgl. Richter 1936, S. 40.

691 Vgl. ebd., S. 45 ff.; Lipp/Gruber 1959, S. 30 ff.; Eriksson 1959, S. 86 f.; Heckscher 1958, S. 28; Brockbank 1968, S. 374; Tasche 1989, S. 22, 38; Richter 1936, S. 49 ff.

692 Vgl. Lipp/Gruber 1959.

693 Vgl. Tasche 1989, S. 69.

694 Vgl. Richter 1936, S. 40, 70; Tasche 1989, S. 54.

695 Vgl. z. B. Bonati 1989/90, S. 147 f.; von Töply 1903, S. 251.

696 Vgl. Schumacher/Wischhusen 1970, S. 172; Wegner 1917, S. 7, 156.

697 Vgl. Spinner 1934, S. 33.

698 Platter 1976, S. 352, vgl. Anm. S. 353. Etwa 300 Sektionen hatte Platter in Basel durchgeführt.

699 Vgl. Heckhausen 1966, S. 64.

700 Vgl. Schwarte 2003, S. 99.

701 Vgl. Tasche 1989, S. 31 ff.

702 Vgl. Richter 1936, S. 45; Wegner 1917, S. 10.

703 Vgl. Mörike 1988, S. 19 ff.

704 Zit. n. ebd., S. 40.

705 Ebd., S. 23, Anm. 7. Vgl. andere Zergliederungsbühnen in christlichen Gotteshäusern: in Leiden: Lunsingh Scheuleer 1975, S. 1; in Groningen: Richter 1936, S. 44; in Heidelberg: Hoepke 1951, S. 5 f.

706 Vogeln 1714, S. 963. Diese Einweihungsfeier des Leipziger Anatomischen Theaters am 10. September 1704 war offensichtlich nicht mit einer Leichenzergliederung verbunden.

707 Vgl. ebd., S. 963 f. Auch die Einweihungsfeier des Anatomischen Theaters am 3. November 1780 in Rostock fand anläßlich der Neuerbauung eines Zergliederungshauses mit einem Weihgesang von 16 Strophen statt. Vgl. Wegner 1917, S. 112.

708 So wurde zu den öffentlichen Sektionen im Kopenhagener Anatomischen Theater Mitte des 17. Jahrhunderts mit folgendem Text ge-

laden: »Für Erfolg, Glück und der Sterblichen Heil, mit Beistand des Höchsten Gottes im Auftrag des gnädigsten Königs [...] wird Herr Thomas Bartholinus morgen, an dem ... des Jahres ... um 1 Uhr Nachmittag, mit der Zerlegung einer männlichen Leiche beginnen und, wenn Gott das will und die Gesundheit erlaubt, wird er (die Zerlegung) an den darauffolgenden Tagen fortsetzen.« Ingerslev 1873, S. 459.

709 Vgl. de Francesco 1941, S. 2830.

710 Eine entsprechend religiöse Metaphorik wurde auch in anatomischen Schriften und Einladungen zu öffentlichen Sektionen des 16., 17. und 18. Jahrhunderts benutzt. Vgl. Schumacher/Wischhusen 1970, S. 24, 69; vgl. außerdem Ulbricht 1997, S. 373; Stukenbrock 2000, S. 216 ff.

711 Vgl. dazu grundlegend: Felfe 2004, S. 25–56; Scheuchzer/Krauss 1984.

712 Encyclopédie 1 (1751), S. 410. »Le corps humain est une des plus belles machines qui soient sorties des mains du Créateur.«

713 Vgl. Eckart 1979, S. 302 ff.

714 Vgl. Mohr 1971, S. 80.

715 Vgl. Eckart 1979, S. 304. Vgl. außerdem zur christlichen Ikonographie am Beispiel des Anatomischen Theaters in Leiden: Lunsingh Scheuleer 1975, S. 217–278; Sawday 1990, S. 129 ff.

716 Vgl. EWD 1995, S. 31.

717 Vgl. so z. B. Mollenhauer 1989, S. 182; Eckart 1979, S. 302.

718 Vgl. Wolff-Heidegger/Cetto 1967, S. 51, 60.

719 Vgl. Urech 1992, S. 169.

720 Vgl. Heinrich 1995, S. 32.

721 Ebd. Vgl. zur Wortableitung auch Drexler 1993, S. 9 ff.

722 Die englische Bezeichnung für Operationssaal lautet *operating theatre*. Dieser Begriff akzentuiert den Aspekt des Theatralischen, aber auch den des Opfers.

723 Vgl. Schneider 1983, S. 204 ff.

724 Abgedr. und ins Deutsche übersetzt in: Mörike 1988, S. 16; im Original in lateinischer Sprache: ebd., S.153 f.

725 Vgl. von Töply 1903, S. 206 f.

726 Vgl. Wolff-Heidegger/Cetto 1967, S. 72; Stukenbrock 2000, S. 154; Haeser 1881, Bd. 2, S. 280; Clemen 1943, S. 104.

727 Vgl. z. B. zur gegenwärtigen Praxis: Schneider 1983; dies. 1984; Lindner/Zippel 2001, S. 32; Vorpahl 1997, S. 8; Eggers 1998, S. 626–629; Linkert 1989; dies. 1993; Mitscherlich 1968, S. 260 ff.

728 Vgl. Bommer 1956, S. 276. Vgl. Abdruck des Programms eines solchen Begräbniszeremoniells in Rostock 1572, in: Wegner 1917, S. 54 f., Anm. 2; zum ehrlichen Begräbnis: ebd., S. 57; vgl. genauso: Schumacher/Wischhusen 1970, S. 175; Heckscher 1958 , S. 33.

729 Vgl. Herzog 1994, S. 326, Anm. 68.
730 Von Leveling 1801, S. 314.
731 Putscher 1972, S. 49; vgl. auch Faller 1948; von Hagens 1997, S. 206 ff.
732 Vgl. Vesalius 1568, S. 114.
733 Ebd., S. 115 f.
734 Vgl. Linkert 1989; dies. 1993, S. 135–143.
735 Schneider 1983, S. 215 f.; vgl. dies. 1984, S. 188 f.
736 Ebd., S. 216.
737 Sprenger/Institoris I (1982), S. 106.
738 Waldeyer 1907, S. 247 f.
739 Vgl. von Werlhof 1997, S. 79–115; dies. 2000, S. 13–31.
740 So lautet der Fachterminus. Vgl. Putscher 1972, S. 62.
741 Vgl. Vesalius 1568, S. 123 ff.
742 Der Grund dafür, daß Frauen als Zergliederungsobjekte auf anatomischen Abbildungen seltener zu sehen sind als Männer, kann nicht darin liegen, daß sie von den Hinrichtungen prozentual weniger betroffen waren – wie dies Maria Cetto vermutet (in: Wolff-Heidegger/Cetto 1967, S. 215) und Thomas Laqueur behauptet (vgl. Laqueur 1992, S. 293 Anm. 35). Abgesehen davon, daß eine statistische Aussage nicht exakt zu treffen ist, gab es Regionen und Zeiträume, in denen die klassischen Frauenverbrechen – der Kindsmord und die Hexerei – teilweise sogar noch häufiger mit Todesstrafe belegt wurden als die von Männern verübten Delikte (vgl. z. B. zum Kindsmord: van Dülmen 1991, S. 67 f.). Zusätzlich hing die Zergliederungsfähigkeit einer Leiche von der Hinrichtungsart ab. Klassische Frauenstrafen wie z. B. Lebendigbegraben oder Verbrennen (vgl. Schuhmann 1964, S. 39 ff., 74 ff., 188 ff.) ließen eine Sektion nicht mehr zu. Erst im 18. Jahrhunderts kam die Repräsentation auch von weiblichen Skeletten in Mode. Der deutsche Anatom Samuel Thomas von Soemmerring zeigte ein grazil präsentiertes weibliches Skelett – genannt die »schöne Mainzerin« (vgl. Mann 1976 a, S. 172 ff.) –, nun allerdings, um die »weibliche Minderwertigkeit« anthropologisch unter Beweis zu stellen. Vgl. dazu grundlegend: Schiebinger 1987, S. 267–297; Honegger 1991, S. 170 ff.
743 Vgl. dazu grundlegend: Duden 1991, S. 42 ff. Barbara Duden untersucht die Wahrnehmungsgeschichte der Körpers und hinterfragt die Lebensdefinition, die sich auf die Schau von Leichenteilen stützt.
744 Erdheim 1988, S. 297. Mario Erdheim stellt diesen Zusammenhang hinsichtlich der Erfindung von furchterregenden Göttergestalten her, die durch ihre Personifizierung die Funktion der Angstreduktion bekommen.

745 Vgl. The National Library of Medicine's Visible Human Project: http://www.nlm.nih.gov/research/visible/visible_human.html (Stand: 26. Mai 2004).

746 Pahl 1996, S. 8; Artikelüberschrift und Beitrag in Life (2/1997), S. 41–44, von C. Dowling.

747 Vgl. ebd.; http://www.nlm.nih.gov/research/visible/getting_data.html (Stand: 20. Januar 2003); Sachse u. a. 1997, S. 99. In diesem Fall, so wird berichtet, habe man die Zustimmung des Sektionsobjekts vor seiner Hinrichtung eingeholt.

748 Zit. n. Heckhausen 1966, S. 25.

749 Fischer 1876, S. 96.

750 Vgl. Heckhausen 1966, S. 12 f.; auch Eriksson 1959, S. 55.

751 Vgl. Feuerstein 1995, S. 121, Anm. 1.

752 Vgl. Baureithel/Bergmann 1999, S. 202.

753 Vgl. Latsch 2002, S. 24 ff.; *amnesty international*-Bericht vom 17. März 2004: People's Republic of China: Executed »according to law«? – The death penalty in China. In: http://web.amnesty.org/library/print/ENGASA170032004 (Stand: 5. Juli 2004), S. 1, 20 ff. (9. Organ harvesting); Briggs 1996, S. 238 ff.; Schuh 1997, S. 49; Thielbeer 1998, S. 5; Frankfurter Allgemeine Zeitung, Nr. 44 vom 21. Februar 1996, S. N1; Salzburger Nachrichten vom 10. Jänner 2000, S. 12. Berliner Zeitung, Nr. 47 vom 25. Februar 1998, meldete: »Ein US-Chirurg berichtete Rothman [David Rothman, Medizinprofessor in New York, A. B.], er sei zu einer Herz-Transplantation nach China eingeladen worden. Auf seine Frage, ob zum Termin ein Herz verfügbar sein werde, bekam er die Antwort, man werde eine Hinrichtung arrangieren.«

754 Vesal: Epistola Andr. Vesalii ad Joach. Rolaendts, Basel 1546, S. 199, zit. n. Hyrtl 1843, S. 88.

755 Von Töply 1903, S. 228.

756 Vgl. Moser 1982, S. 46 f. ; außerdem Hyrtl 1843, S. 88; von Töply 1903, S. 228.

757 Vgl. Moser 1982, S. 48.

758 Vgl. Mann 1976, S. 21–80. Außerdem wurden alle zwanzig Leichen der Hingerichteten nach den Experimenten seziert, aus dem Leichnam von »Schinderhannes« stellte man ein Skelett her (vgl. ebd., S. 24 f.).

759 Vgl. Martschukat 2000, S. 124 ff.; Mann 1976, S. 21–80. Zu galvanischen Versuchen am Menschen in dem 1877 eröffneten ersten deutschen Klinischen Institut der Münchner Klinik unter Prof. Hugo Wilhelm Ziemssen (1829–1902) vgl.: BArch, 15.01, Nr. 111854, Bl. 25 ff.

760 Binding/Hoche 1920; vgl. dazu Hafner/Winau 1974, S. 227–254; Baader 2002, S. 206 ff.; Bergmann 1992, S. 647 ff.; Schmuhl 1987, S. 115 ff.

761 Hoche 1936, S. 229.
762 Vgl. Martschukat 2000, S. 129.
763 Vgl. zum Diagnoseschema des Hirntodes: Baureithel/Bergmann 1999, S. 55 ff.; Lindemann 2000, S. 376 ff.
764 Vgl. Bergmann 1998, S. 135 ff. Daß medizinische Schädel- und Hirnuntersuchungen von politischen Gefangenen bis in die Gegenwart unter kriminalbiologischen Fragestellungen vorgenommen werden, verdeutlicht die jüngst von den Medien aufgegriffene Obduktion von Ulrike Meinhof (1934–1976). Sie war 1976 im Gefängnis Stuttgart-Stammheim erhängt aufgefunden worden. Die Gehirne auch von den anderen Häftlingen der »Rote-Armee-Fraktion« (Gudrun Ensslin, Jan Carl Raspe, Andreas Baader) wurden im Institut für Hirnforschung der Universität Tübingen ohne Zustimmung der Angehörigen präpariert. In die Hände des an der Magdeburger Universität tätigen Hirnforschers Bernhard Bogerts gelangt, untersuchte dieser das Hirn von Ulrike Meinhof unter kriminalbiologischen Aspekten und stellte eine Kausalität zwischen ihrer Biographie als Terroristin und der im Präparat anatomisch vorfindbaren Hirnstrukturen her: Meinhofs politischer Weg sei auf hirnmorphologische Veränderungen zurückzuführen, sie seien für ihre »erhöhte pathologische Aggressivität« verantwortlich. Für die empirische Beweisführung vergleicht Bogerts seine Diagnose mit dem Hirnpräparat des Amokläufers Ernst August Wagner, der 1913 in dem schwäbischen Dorf Mühlhausen mehrere Menschen getötet hatte. Vgl. http://www.zdf.de/ZDFde/inhalt/0,1872,2022745,00.html (Stand: 15. Dezember 2002); Füller 2002, S. 7; ders. 2002 a, S. 3.
765 Vgl. grundlegend zur Medikalisierung in Deutschland während des 18. und 19. Jahrhunderts und zum hygienischen Mentalitätenwandel: Sarasin 2001; Frevert 1984; Labisch 1992; zur Entwicklung des Krankenhauses in Deutschland: Labisch/Spree 1996; Spree 1995, S. 75–105; zum Medikalisierungsprozeß im Zeichen der Degenerationslehre im 19. und 20. Jahrhundert: Bauman 1994, S. 221 ff.; Bergmann 1998; vgl. grundlegend zu Zusammenhängen von Kolonialimperialismus und Kolonialmedizin: Eckart 1997.
766 Vgl. dazu und für das Folgende: Maehle 1992.
767 Vgl. zu solchen Gerichtsurteilen: Maehle 1992, S. 133 ff. Außerdem ist der medizinische Fortschritt seit dem 19. Jahrhundert immer wieder von Antivivisektionsbewegungen begleitet gewesen.
768 Vgl. Kästner 1985, S. 89; Maehle 1992, S. 137.
769 Vgl. dazu ebd., S. 71 ff.
770 Ebd., S. 71f.
771 Vgl. ebd., S. 86–99.
772 Haller 1752, S. 14.

773 Vgl. ebd., S. 24.
774 Ebd., S. 12.
775 Zit. n. Maehle 1992, S. 92, 65.
776 Haller 1922, S. 12.
777 Zit. n. Heinemann 1908, S. 370.
778 Vgl. Maehle 1992, S. 85.
779 Vgl. dazu grundlegend: Kutschmann 1986.
780 Selbst wenn die Anästhesiologie mittlerweile die Versuchstiere vor Schmerzen während einer Operation bewahrt, so bleiben ihnen nicht ein qualvolles Leben unter Käfigbedingungen und andere Verstümmelungen für medizinische Experimente erspart.
781 Vgl. Illustrierte Geschichte der Medizin 5 (1992), S. 2772 f.
782 Vgl. Bergmann 1996, S. 17 ff.
783 Vgl. zu Tötungsexperimenten an Hunden: Lindemann 2003, S. 56 ff.
784 Der Neurochirurgieprofessor Robert J. White, der an die 800 Arbeiten auf den Gebieten der klinischen Neurochirurgie, der Hirnforschung und der Medizinethik vorgelegt hat, publizierte 1999 in dem Wissenschaftsjournal *Scientific American* seine im Jahre 1970 begonnenen Kopftransplantationsversuche an enthaupteten Rhesusaffen. Vgl. White, Robert J.: Head Transplants, in: http://www.scientificamerican.com/1999/0999bionic/0999white.html (Stand: September 1999); vgl. außerdem zu Kopftransplantationsversuchen: Linke 1993, S. 96 f.; Dieckmann 1997, S. 33; zu Katzenexperimenten: Downman 1946, S. 80.
785 Vgl. Stiller/Weiss 1979, S. 77. Vgl. auch zur Rechtfertigung dieser Praxis: Kästner 1985, S. 93.
786 Vgl. Roth 1892, S. 478–481; Herzog 1994, S. 315 ff.
787 Herzog 1994, S. 315.
788 Vgl. Maehle 1992, S. 72 f.
789 Deklaration 1964, S. 2533; vgl. dazu auch Baader 1986, S. 41. Auf internationaler Ebene entstanden anläßlich der Nürnberger Ärzteprozesse erstmals im Juli 1946 ethische Leitlinien zur Durchführung von Humanversuchen. Auch in ihnen hielt man an der Notwendigkeit des Menschenexperiments fest. Das Gericht schloß sich der Erklärung des von der Anklagebehörde ernannten Sachverständigen, des Chicagoer Medizinprofessors Andrew C. Ivy an: Er bekundete, »daß gewisse medizinische Experimente an Menschen, wenn sie innerhalb ziemlich klar festgelegter Grenzen bleiben, der ärztlichen Ethik entsprechen, da solche Versuche für das Wohl der Menschheit Ergebnisse erzielen, welche durch andere Methoden oder Studien nicht zu erlangen sind«. (Abgedr. in: Wille 1949; vgl. Seidel 2001, S. 370). Ein Zehn-Punkte-Katalog fixierte ethische Kriterien für künftige Menschenversuche: Die umfassende Aufklärung und freiwillige Zustimmung der Versuchsperson wurden als

unabdingbar vorausgesetzt und jedes Experiment als verboten erachtet, durch das der Tod der Probanden oder ein dauerhafter Schaden riskiert würden. Versuche an Kindern und geistig behinderten Patienten sollten gänzlich untersagt sein. 1964 verabschiedete der Weltärztebund eine neue Deklaration zur Forschung an Menschen, die hinter den Nürnberger Kodex zurückfiel: Denn sie führte die Unterscheidung zwischen einem Heilversuch und einem wissenschaftlichen Experiment ein. Im Falle eines therapeutischen Experiments sollte, sofern es die psychologische Verfassung des Patienten erlaubte, der Arzt »ihn aufklären und seine Zustimmung einholen. Ist der Patient rechtlich handlungsunfähig, bedarf es auch der Zustimmung des gesetzlichen Vertreters«. (Deklaration 1964, S. 2534) Diese Erklärung revidierte 1975 der Weltärztebund in Tokio und gab dem Menschenversuch in Waisenhäusern, Behindertenheimen und Anstalten für geistig Behinderte eine neue Legitimation. Unter Punkt 11 heißt es: »Wenn physische oder geistige Unfähigkeit eine Zustimmung (der Versuchsperson, A. B.) verhindert oder die Versuchsperson minderjährig ist, ersetzt die Einwilligung des nach nationalem Recht zuständigen Rechtsvertreters oder des Erziehungsberechtigten die der Versuchsperson.« (Deklaration 1975, S. 3167) Seit den 70er Jahren wurden in den USA und im Laufe der 80er Jahre auch in Europa Ethikkommissionen etabliert. Neben einem Juristen und gegebenenfalls einem Nichtmediziner gehören ihnen in der Regel ausschließlich Ärzte, häufig Medizinprofessoren an, die selbst Forschungsinteressen verfolgen. Die Ablehnungsraten sind entsprechend gering: In der Bundesrepublik Deutschland schwankten sie in den achtziger Jahren an vier großen Universitäten bei 500 Anträgen zwischen null und sechs Prozent. Vorbehalte wurden immerhin bei durchschnittlich fünfzig Prozent geäußert. (vgl. Weß 1994, S. 14; ethische Leitlinien abgedr. in Held 1988.

790 Agamben 2002, S. 136).

791 Ebd., S. 137; vgl. Arendt 1986, S. 426.

792 Agamben 2002, S. 140.

793 Vgl. Encyclopédie 1 (1751), S. 409 f.

794 Vgl. Zedler 2 (1732), S. 90.

795 Encyclopédie 1 (1751), S. 410.

796 Vgl. die hier benutzte Ausgabe: Maupertuis 1768, S. 407–413: »§ XI. *Utilités du supplice des criminels*.«

797 Vgl. Encyclopédie 1 (1751), S. 410.

798 Vgl. Maupertuis 1768, S. 410.

799 Ebd., S. 412 f.: »Nous nous moquons, avec raison, de quelques nations qu'un respect mal entendu pour l'humanité a privées des connoissances qu'elles pouvoient tirer de la dissection des cadavres: nous sommes peut-être encore moins raisonnables, de ne pas mettre

à profit une peine dont le Public pourroit retirer une grande u tilité, & qui pourroit devenir avantageuse même à celui qui la souffriroit.«

800 Vgl. ebd., 1768, S. 408 f.

801 Jonas 1987, S. 115.

802 Ebd., S. 117.

803 Von Weizsäcker 1947, S. 77. Victor von Weizsäcker war selbst als Arzt in die nationalsozialistische Rassenhygiene und Euthanasie involviert. Trotz seiner scharfsinnigen Verurteilung nach 1945 hatte er sich zuvor zu ihr bekannt. Vgl. Roth 1986, S. 65–99; Kater 2000, S. 372; Friedlander 1997, S. 256.

804 Von Weizsäcker 1947, S. 90.

805 Vgl. dazu grundlegend: Baader 1988, S. 14–45.

806 Feyerabend 1981, Bd. 2, S. 53.

807 Maupertuis 1768, S. 411.

808 Zum Opferaspekt des »Euthanasie«-Konzepts der Binding/Hoche-Schrift vgl.: Bergmann 1992, S. 647–660; Agamben 2002, S. 145 ff. Binding und Hoche führten den Begriff des »geistigen Toten« und der »leeren Menschenhülse« (Binding/Hoche 1920, S. 55) ein und definierten Menschen mit dieser Semantik aus dem Personenstatus heraus.

809 Seit Anfang der achtziger Jahre engagiert sich der an der Monash University in Australien lehrende Professor für Philosophie Peter Singer als Protagonist der weltweit führenden australischen Invitro-Fertilisationsmedizin. In viele Sprachen übersetzt, wurde 1984 auch in Deutschland seine Schrift *Practical Ethics* vom Reclam Verlag verlegt. Darin erklärt Singer, »daß die Zugehörigkeit eines menschlichen Wesens der Spezies Homo sapiens alleine keine Bedeutung dafür hat, ob es verwerflich ist, es zu töten; entscheidend sind vielmehr Eigenschaften wie Rationalität, Autonomie und Selbstbewußtsein. Mißgebildete Säuglinge haben diese Eigenschaften nicht. Sie zu töten kann daher nicht gleichgesetzt werden mit dem Töten normaler menschlicher Wesen« (Singer 1984, S. 179).

810 Vgl. Spittler 1995, S. 130.

811 Singer 1984, S. 104; vgl. zur eugenischen Verwendung dieses Begriffs: Schön 1998, und zur Rhetorik der Transplantationsmedizin im angelsächsischen Sprachraum: Jonas 1987, S. 228.

812 Vgl. dazu genauer: Bergmann 1999, S. 79–103; Lindemann 2000, dies. 2003.

813 Singer 1984, S. 84.

814 Vgl. auch zur rassenhygienischen Rezeption des Darwinismus seit Ende des 19. Jhs.: Bergmann 1998.

815 Vgl. z. B. Spree 1997, S. 416 f.

816 Vgl. Kraepelin 1915, S. 2076–2116.

817 Vgl. Fodéré 6 (1813), S. 427 f.; vgl. außerdem zu diesem international geführten Diskurs: Herzog, S. 315 ff.

818 Vgl. Fodéré 2 (1813), S. 80 f.; ders. 6 (1813), S. 426–432: § 1283.

819 Vgl. ebd., S. 428 ff.

820 Zwar blieb der Häftling ein »ideales Objekt« für medizinische Experimente. Eine bevorzugte Probandengruppe bilden beispielsweise in den USA Gefängnisinsassen gegen eine Umwandlung ihrer Strafe, mitunter auch für Geld und Zigaretten (vgl. Pappworth 1968, S. 70 ff.). Im amerikanischen Zentralgefängnis Ohio in Columbus beispielsweise wurde 1954 und 1956 die onkologische Forschung durch eine Versuchsreihe vorangetrieben, indem man bösartige Krebsgeschwülste in die Körper der Häftlinge verpflanzte. Da keiner der Probanden an Krebs erkrankte, war der Beweis erbracht, daß diese Krankheit nicht übertragbar ist (vgl. Illustrierte Geschichte der Medizin 1992, Bd. 5, S. 2774). Selbst der an der University of Illinois Physiologie lehrende Andrew Conway Ivy hielt 1947 als medizinischer Sachverständiger zu Fragen der ärztlichen Ethik im Nürnberger Ärzteprozeß an dem Gebrauch von zum Tode verurteilten Häftlingen durch die experimentelle Medizin fest, sofern diese ihre Zustimmung geben (vgl. Seidel 2001, S. 371 f.).

821 Klein 1800, S. 48.

822 BArch 3001, Nr. 105990, Bd. 3, Bl. 22, 23. Es handelte sich um folgende Broschüre: Erhardt, W.: Die Ausgeschiedenen. Ein Vorschlag zur Verbesserung der Menschheit. Wiesbaden 1905. Hier zitiert: S. 3 ff.

823 Arendt 1986, S. 669.

824 Vgl. Baader 1988, S. 36; vgl. dazu grundlegend: Metz-Becker 1997, S. 73 ff.; 192 ff.; Wolf 1998, S. 105–133; Pawlowsky 2001.

825 Vgl. Jütte 1996, S. 42 ff.; Moll 1902, S. 264 ff.

826 Vgl. Spree 1996, S. 51–88; Eckart 1990, S. 244.

827 Vgl. Münchner Freie Presse, Nr. 222 vom 1. Okt. 1898; Nr. 225 vom 5. Okt. 1898; Nr. 226 vom 6. Okt. 1898; Nr. 229 vom 9. Okt. 1898; Nr. 250 vom 31. Okt. 1900 (Fortsetzung).

828 Vgl. Elkeles 1985, S. 136; vgl. auch für das Folgende: Moll 1902, S. 474 ff.

829 Vgl. Moll 1902, S. 505.

830 Ebd., S. 506 (Hervorhebung, A. B.).

831 Vgl. ebd., S. 506–509.

832 Vgl. ebd., S. 509–513.

833 Vgl. ebd., S. 513–527.

834 Vgl. Epstein 1892, S. 287–301.

835 Ebd., S. 291.

836 Vgl. ebd., S. 298.

837 Vgl. ebd., S. 295 ff.

838 Vgl. Tashiro 1991, S. 30; Elkeles 1991, S. 255 f.

839 Vgl. Moll 1902, S. 532–552. Unter anderem nennt Moll auch die 1897 durchgeführten Impfversuche an Gefängnisinsassen mit Pesterregern in einem Bombayer Zuchthaus durch den russischen Bakteriologen Waldemar Mordeai Wolff Haffkine (1860–1930). Vgl. ebd., S. 537; vgl. dazu auch: Illustrierte Geschichte der Medizin 5 (1992), S. 2572. Vgl. grundlegend zu anderen bakteriologischen Versuchen um die Jahrhundertwende: Tashiro 1991.

840 Moll 1902, S. 544.

841 Ebd., S. 533.

842 Eckart/Gradmann 1995, S. 215.

843 Probst 1995, S. 771.

844 Elkeles 1991, S. 260.

845 Rudolf Virchow stellte durch die Obduktion der verstorbenen mit dem Kochschen Tuberkulin behandelten Patienten fest, daß Koch die Versuchstiere nicht seziert und somit die Neubildung von Tuberkeln übersehen hatte und statt dessen nur die durch seine Behandlung nekrotisch gewordenen Areale wahrgenommen hatte. Vgl. Elkeles 1991, S. 262.

846 Vgl. Koch 1890, S. 1030; vgl. außerdem: Elkeles 1991, S. 260 ff.; Horbach o. J., S. 21.

847 Koch 1890, S. 1029.

848 Vgl. ebd., S. 1031.

849 Ebd., S. 1029, Anm. 1.

850 Barbara Elkeles spricht von einem »Tuberkulinrausch« (Elkeles 1991, S. 261). Auch Julius Schreiber (1848–1932) – Ordinarius und seit 1886 Direktor der Medizinischen Universitäts-Poliklinik in Königsberg – ging in den Jahren 1890 und 1891 der Frage nach, ob eine Immunisierung durch Injektionen mit dem Kochschen Extrakt aus Tuberkulosebakterien zu erreichen sei. Er publizierte seine Versuchsergebnisse in der *Deutschen medizinischen Wochenschrift* (vgl. Schreiber 1891, S. 306–309). Um die Impfbarkeit von Säuglingen aus Familien, in denen Tuberkulose vorkam, zu erproben, führte Schreiber Experimente an insgesamt 40 Neugeborenen auf der geburtshilflichen Abteilung der Königsberger Universitätsklinik durch: »*Wie aber reagiren Neugeborene auf solche Injectionen?* Die Beantwortung dieser Frage machte es mir wünschenswerth, ein ausreichendes Material zu finden, und es wurde mir dieses durch die freundlichste Bereitwilligkeit unseres Herrn Vorsitzenden sogleich in reichem Masse zu Theil; mit seiner Erlaubniss habe ich die Neugeborenen auf der hiesigen geburtshülflichen Klinik injicirt, bisher bereits 40 an der Zahl. Dass ich mit der grössten Vorsicht hier vorgegangen, brauche ich Ihnen wohl nicht erst zu sagen: ich fing mit

einem Decimilligramm an, und, offen gestanden, die erste Nacht danach habe ich fast schlaflos zugebracht; ich sah im voraus die armen Kinder schon mit hochrothen Wangen und gewaltiger Temperatursteigerung vor mir, ich glaubte sie wimmern zu hören u.s.w.; von alledem war nichts. Muthiger injicirte ich jetzt 2 dmg, am folgenden Tage drei dmg« (Schreiber 1891, S. 309).

851 Vgl. Deutsche Medizinische Wochenschrift 16 (1890), Extra-Beilage zu Nr. 48, S. 1111 f.; vgl. außerdem zu Kochs politischen Ehrungen: Elkeles 1991, S. 263.

852 Vgl. Deutsche Medizinische Wochenschrift 16 (1890), Extra-Beilage zu Nr. 48, S. 1112.

853 Vgl. Olpp 1932, S. 207.

854 Wie von Koch vermutet, konnte dagegen die Methode seines Verfahrens als diagnostisches Hilfsmittel verwendet werden. Als eine mit Tuberkulin versetzte Testsubstanz entwickelte später der Kinderarzt Ernst Moro (1874–1951) für die Tuberkulosediagnostik eine Salbe. Sie weist eine Tuberkuloseinfektion oder einen bestehenden Impfschutz nach.

855 Vgl. Elkeles 1991, S. 262.

856 Vgl. Eckart 2002, S. 102–107.

857 Vgl. zum Konzentrationslager als Zwangsarbeitssystem in Namibia: Krüger 1999, S. 24 f., 53 ff.; 126 ff.; Zimmerer/Zeller 2003. Vgl. zum Begriff des *Konzentrationslagers* in der Einleitung.

858 Vgl. Elkeles 1991, S. 269; vgl. ausführlich zu Kochs experimenteller Forschung in Deutsch-Ostafrika: Eckart 1997, S. 340 ff.

859 Vgl. ebd., S. 345.

860 Vgl. ebd., S. 162, 343.

861 Vgl. Kleine 1910, S. 28.

862 Zit. n. Eckart 1997, S. 343.

863 Kleine 1910, S. 28.

864 Vgl. Eckart 1997, S. 164 ff., 205 f., 284 f., 345 ff.

865 Vgl. ebd., S. 164 ff.; vgl. außerdem: Zupitza 1910, S. 294 ff.

866 Vgl. z. B. Medizinal-Berichte 1910.

867 So waren Ärzte selbst Mitglieder der kolonialen militärischen »Schutztruppen«. Ein Oberstabsarzt z. B. erhielt eine ebenso hoch bemessene Besoldung wie ein Stabsoffizier. Vgl. z. B. Ranglisten, Ärzteanteil und Besoldung der deutschen »Schutztruppen« in Afrika: Haupt 2001, S. 25, 39, 43, 66, 156 f., 160.

868 Vgl. Eckart 1997, S. 13, 19 f.; ders. 1990, S. 129–139; Bergmann/Czarnowski/Ehmann 1989, S. 121–142; Jusatz 1977, S. 227–238.

869 Krüger 1999, S. 64; vgl. außerdem Zimmerer/Zeller 2003.

870 Vgl. Eckart 1997, S. 277 ff.

871 Vgl. ebd., S. 546, 273 ff.; Krüger 1999, S. 45 ff., 62 ff.; Gründer 2000, S. 121 ff.; Zeller 2001, S. 226–243; Baer/Schröter 2001; Zimmerer/

Zeller 2003. Eine verläßliche Angabe über die Opferzahlen ist nicht möglich, da zu dieser Zeit kein Zensus durchgeführt wurde.

872 Vgl. Eckart 1997, S. 283 und Anm. 111: Graf von Schlieffen benutzte diesen Begriff in einem Brief vom 23. November 1904 an Reichskanzler Fürst Bernhard von Bülow (1849–1929). Vgl. außerdem Krüger 1999, S. 52, 62, Anm. 130.

873 Vgl. Fetzer 1914, S. 96 f.

874 Vgl. ebd., S. 95–161. Die grausamen Lebensbedingungen in den Lagern waren Bestandteil der Vernichtungsstrategie. Die Sterblichkeit dort war entsprechend hoch und betrug 45 Prozent. Vgl. Gründer 2000, S. 121; Zeller 2003, S. 76.

875 Fetzer 1914, S. 140.

876 Vgl. Helmstädter 2001; Kammandel 1994.

877 Auch in Hamburg führte Arning mehrere Menschenversuchsreihen durch, deren Ergebnisse er publizierte und in deren Rahmen er Patienten schädigte (vgl. Arning 1890, S. 1169 ff.; Kammandel 1994, S. 17). Außerdem erprobte Arning in Hamburg an 120 Patienten das arsenhaltige Präparat Arsacetin, wodurch zwei Versuchsopfer erblindeten (vgl. Tashiro 1991, S. 116).

878 Vgl. Vorwort Thilenius, in: Arning 1931.

879 Die 1859 gegründete Alexander-von-Humboldt-Stiftung hatte die Aufgabe, naturwissenschaftliche Arbeiten und größere Forschungsreisen zu unterstützen. An der Akademie der Wissenschaften war ein aus fünf Mitgliedern bestehendes Kuratorium eingerichtet. Zwei ordentliche Akademiemitglieder verwalteten die Gelder der Stiftung. Als Arning die von der Humboldt-Stiftung finanzierte Forschungsreise unternahm, hatte Emil du Bois-Reymond den Vorsitz des Kuratoriums, und Rudolf Virchow fungierte als Arnings Ansprechpartner. In seinem Schreiben vom 16. März 1884 an Emil du Bois-Reymond hatte er Rudolf Virchow als seinen »Fürsprecher« genannt: Vgl. BBAW (PAW), II–XI, Nr. 74, Bl. 146. Vgl. außerdem die von Arning von den Hawaii-Inseln an Virchow gerichteten Briefe in: BBAW, NL Virchow, Nr. 55, Bl. 1–128.

880 Vgl. die beiden Schreiben des Vorsitzenden Sekretärs der Akademie der Wissenschaften an die Humboldt-Stiftung vom 26. Mai 1883 (Bewilligung des Finanzierungsantrags Arnings in Höhe von 6000 Mark) und vom 24. April 1884 (Bewilligung von 4000 Mark). In: BBAW (PAW), II–XI, Nr. 74, Bl. 117, Bl. 137.

881 Du Bois-Reymond S. 304.

882 Vgl. Arning 1931, S. 84 f.

883 Ders. 1886, S. 1143.

884 Arning am 11. Febr. 1883 an die Humboldt-Stiftung: Entwurf zu meinem Plan des Studiums der Lepra auf den Sandwich Inseln. In: BBAW (PAW), II–XI, Nr. 74, Bl. 113 f.

885 Arning 1891, S. 12.
886 Ders. 1886, S. 1142. Vgl. außerdem Arning an Virchow vom 20. Januar 1884. In diesem Brief bezeichnet Arning die Segregationsmaßnahmen der Regierung als Farce: In: BBAW, NL Virchow, Nr. 55, Bl. 1; ebenso, ders. Brief vom 16. Januar 1885, ebd., Bl. 2.
887 Du Bois-Reymond S. 303.
888 Arnings Forschungsskizze vom 11. Febr. 1883 an die Humboldt-Stiftung, in: BBAW (PAW), II–XI, Nr. 74, Bl. 115.
889 Vgl. Arning am 30. April 1884 an Virchow, in: BBAW, NL Virchow, Nr. 55, nicht foliiert.
890 Vgl. Arning am 11. Febr. 1883 an die Humboldt-Stiftung: Entwurf zu meinem Plan des Studiums der Lepra auf den Sandwich Inseln. In: BBAW (PAW), II–XI, Nr. 74, Bl. 115.
891 Vgl. Arning 1891, S. 17; ders. am 16. Januar 1885 an Virchow, in: BBAW, NL Virchow, Nr. 55, Bl. 2; vgl. außerdem: Kammandel 1994, S. 59 f.
892 Vgl. Arning 1889, S. 9–25; vgl. außerdem: ders. 1891, S. 18 ff.
893 Arning 1889, S. 11.
894 Ebd.
895 Arning am 16. Januar 1885 an Virchow, in: BBAW, NL Virchow, Nr. 55, Bl. 8 f.
896 Arning 1889, S. 12.
897 Vgl. ebd.; ders. 1891, S. 18
898 Arning 1889, S. 11.
899 So beschränkt sich Sabine B. Kammandel 1994 in ihrer Dissertation auf folgenden Kommentar zu Arnings Experiment an einem zum Tode verurteilten Häftling: »Dieser Hawaiianer war *wegen seiner schweren Verbrechen zum Tode verurteilt* worden. […] Schon vor und während Arnings Zeit wurden in vielen Teilen der Welt Verurteilte zu Versuchszwecken benutzt, um mit der Übertragbarkeit von Krankheiten zu experimentieren. *Arnings Impfung war also nichts ungewöhnliches*.« (Kammandel 1994, S. 64, Hervorhebung A. B.).
900 Arning 1889, S. 12.
901 Ebd.
902 Ebd., S. 18. Vgl. Protokoll dieses Experiments in: ebd., S. 11–21; ders. 1891, S. 18 ff.
903 Arning 1889, S. 19.
904 Ebd., S. 20.
905 Eckart/Gradmann 1995, S. 263.
906 So heißt es auch in dem Schreiben des Berliner Oberstaatsanwalts vom 24. Mai 1897 an das Preußische Justizministerium: GStA PK, I. HA Rep. 84a, Nr. 57726, Bl. 2.
907 Vgl. Neisser 1898, S. 431–539; vgl. auch für das Folgende: Elkeles 1985, S. 135–148; Tashiro 1991, S. 84 ff.; Baader 1988, S. 35 f.

908 Vgl. Neisser 1898, S. 455. Vgl. zu bakteriologischen Menschenexperimenten dieser Forscher: Tashiro 1991, S. 25 f., 75.
909 Neisser 1898, S. 431.
910 So z. B. durch den Berliner Dermatologen Edmund Saalfeld (1862–1930). Vgl. Tashiro 1991, S. 86.
911 Neisser 1898, S. 485.
912 Ebd., S. 486 f.
913 § 361, Nr. 6, in: Reichgesetzblatt 1871, S. 198.
914 Vgl. § 361, Nr. 6, § 362, in: Reichsgesetzblatt 1871, S. 198; Hirschfeld 1930, S. 343 f. Vgl. auch: »Unter sittenpolizeiliche Aufsicht gestellte Frauensperson« des Breslauer Polizeipräsidiums, in: GStA PK, I. HA Rep. 76 Va, Sekt. 1. Tit. X, Nr. 47, Adh., Bl. 121 f.
915 Vgl. ebd., Bl. 122.
916 Neisser 1898, S. 487.
917 Schreiben Neissers vom 2. März 1900, in: GStA PK, I. HA Rep. 76 Va, Sekt. 1. Tit. X, Nr. 47, Adh., Bl. 111.
918 Neisser 1898, S. 487.
919 Sloterdijk 1983, S. 503.
920 Neisser 1898, S. 492 f.
921 Vgl. GStA PK, I. HA Rep. 84 a, Nr. 57726, Bl. 49 f.: Vossische Zeitung vom 2. Januar 1901 (Abend-Ausgabe).
922 Vgl. Urteil vom 29. Dezember 1900, in: GStA PK, I. HA Rep. 76, Va, Sekt. 1, Tit. X, Nr. 47, II, Bl. 191–204; vgl. außerdem: Tashiro 1991, S. 90–93, Elkeles 1985, S. 139 f.
923 Vgl. solche Broschüren: Adamski, S.: Warnung vor ärztlich-approbirten Kurpfuschern, S. 49–64: Kap. Beispiele ärztlicher grausamer und zweckloser Experimente. Berlin 1898; Horbach, Phil.: Menschen als Versuchsthiere o. J., in: GStA PK, I. HA Rep. 84a, Nr. 8228, Bl. 70, 77; Dr. med. Koch: Ärztliche Versuche an lebenden Menschen. Öffentliche Anklage wider Professor Dr. Ziemssen und andere. Leipzig 1898, in: BArch 1501, Nr. 111854, Bl. 4–29.
924 Vgl. Anweisung des Ministeriums der Geistlichen, Unterrichts- und Medizinalangelegenheiten an die Vorsteher der Kliniken, Polikliniken und sonstigen Krankenanstalten vom 29. Dezember 1900, in: GStA PK, I. HA Rep. 84a, Nr. 8228, Bd. 2, Bl. 80. Vgl. dazu außerdem: Sauerteig 2000, S. 303–334; Elkeles 1985, S. 135–148; Tashiro 1991, S. 97 f.
925 Vgl. weiter im Text und z. B. Petitionseingabe zum Verbot wissenschaftlicher Versuche an Menschen sowie Berichte der Kommission für die Petitionen im Deutschen Reichstag während der Legislaturperiode 1912/13, in: BArch 3001, Nr. 105891, Bl. 107 f., Bl. 117 ff., und in: Verh. d. Reichstags, Sten.Ber., 13. Leg.Per., 1. Sess., Bd. 288, Sitzg. vom 5. März 1913, S. 4291 f.; Verh. d. Reichstags, Sten.Ber., Anlagen, 13. Leg.Per., 1. Sess., Bd. 301, S. 957 f.; vgl. ausführlich zu

Menschenversuchen und Ethikdebatten während der Weimarer Republik: Steinmann 1975.

926 Vgl. §§ 223–230 (17. Abschnitt: Körperverletzung), in: Reichsgesetzblatt 1871, S. 168 f.

927 Vgl. Bergmann 1998, S. 163 ff.; §§ 218–220 (16. Abschnitt: Verbrechen und Vergehen wider das Leben), in: Reichsgesetzblatt 1871, S. 167 f.

928 Vgl. z. B. Schreiben des Oberstaatsanwalts des Königlichen Kammergerichts vom 24. Dezember 1900 an das Preußische Justizministerium, in: GStA PK, I. HA Rep. 84a, Nr. 57726, Bl. 47 f.; ebenso: Bericht des Oberstaatsanwalts des Königlichen Kammergerichts an das Preußische Justizministerium vom 20. März 1902, in: GStA PK, I. HA Rep. 84a, Nr. 8228, Bl. 73–76.

929 Vgl. im folgenden und die Aktenvorgänge: GStA PK, I. HA Rep. 76 Va, Sekt. 1. Tit. X, Nr. 47, Bd. I–III. Vgl. ebenso »der Fall Professor Henkel« (1915), in: Bergmann 1998, S. 228 ff.

930 In einem Disziplinarverfahren gegen Neisser spielte u. a. das Sektionsprotokoll der vierzehnjährigen Clara Grossert, die am 5. Dezember 1892 auf der Dermatologischen Station des Allerheiligenhospitals verstorben war, eine zentrale Rolle für seine Verurteilung zu 300 Mark Strafe. Denn aus dem Obduktionsbericht ging hervor, daß am Hals eine Geschwürbildung nachzuweisen war. Es wurde jedoch offengelassen, woran das Mädchen letztlich verstorben war, denn der Gutachter stellte außerdem Vergiftungserscheinungen infolge eines zu hoch dosierten Medikaments fest. Vgl. Urteil vom 29. Dezember 1900, in: GStA PK, I. HA Rep. 76 Va, Sekt. 1. Tit. X, Nr. 47, II, Bl. 195; vgl. außerdem Sektionsbericht, in: GStA PK, I. HA Rep. 76 Va, Sekt. 1. Tit. X, Nr. 47, Adh., Bl. 135.

931 Schreiben Neissers vom 2. März 1900, in: ebd., Bl. 114.

932 Moll 1902, S. 561.

933 In: GStA PK, I. HA Rep. 76, Va, Sekt. 1, Tit. X, Nr. 47, II, Bl. 399.

934 In: ebd., Bl. 420 f.

935 »Wer hat Recht? Eine Anfrage an die Öffentlichkeit über den neuen ›Fall Neisser‹ in Stettin«. Sonderabdruck der »Deutschen Hochwacht«, Stettin. In: GStA PK, I. HA Rep. 84a, Nr. 57726, Bl. 56. Tatsächlich hatte Rudolf Virchow am 6. März 1900 vor dem Berliner Abgeordnetenhaus zu Neissers Experimentierpraxis Stellung genommen und erklärt: »Ohne Versuche geht es nun einmal nicht« und »daß man das ohne Thierexperimente nicht machen kann. [...] Wenn man aber damit auf eine gewisse Höhe gelangt ist, so ist es auch natürlich – und ich kann es auch nicht für eine Niederträchtigkeit, für eine Bosheit, für ein Verbrechen erklären –, wenn die Erfahrungen an Thieren [...] auf den Menschen übertragen wer-

den.« Verh. d. Preuß. Abgeordn., Sten.Ber., 19. Leg.Per., 2. Sess., Bd. 2, Sitzg. vom 6. März 1900, S. 2390.

936 Julius Moses arbeitete seit 1893 als Arzt im Berliner Norden. Zwischen 1920 und 1924 war er Reichstagsabgeordneter der USPD und von 1924 bis 1932 der SPD. Als Jude wurde Moses 1942 im Alter von 74 Jahren nach Theresienstadt deportiert. Dort starb er noch im selben Jahr am 24. September.

937 Vgl. Steinmann 1975, S. 29 ff.; vgl. auch für das Folgende Reuland 2001; Moses' Rede, in: Verh. d. Reichstags, Sten.Ber., 3. Wahlper. 1924, Bd. 395, Sitzg. v. 26. März 1928, S. 13725 f.

938 Vollmer 1927, S. 1634; vgl. ausführlich zu diesem Experiment: ders. 1928, S. 265–288.

939 In: Vorwärts, Nr. 116 vom 8. März 1928 (Abend-Ausgabe). Vgl. Moses: Kinder als Versuchsobjekte. Gegen die Experimentierwut. In: Vorwärts, Nr. 140 vom 22. März 1928 (Abend-Ausgabe).

940 Vgl. Steinmann 1975, S. 37. Vgl. zu den Verfechtern der Kritik an der experimentellen Praxis in Krankenhäusern: Sitzung der Ärztekammer für Berlin am 16. Juni 1928, S. 278 ff.

941 Entschließung des Kammervorstandes der Ärztekammer für Berlin vom 16. Juni 1928 betreffend Heilversuche an Menschen 1928, S. 278.

942 Ebd. (Hervorhebung, A. B.).

943 Vgl. ausführlich Steinmann 1975, S. 48 ff.; Reuland 2001, S. 124 ff.

944 Vgl. Sitzungsprotokoll des Reichsgesundheitsrates vom 14. März 1930, in: GStA PK, I. HA Rep. 76, Va, Sekt. 1, Tit. X, Nr. 47, III, Bl. 6–44.

945 Vgl. Referat Moses' am 14. März 1930, in: ebd., Bl. 47–53.

946 Verh. d. Reichstags, Sten.Ber., 4. Wahlper. 1928, Bd. 428, Sitzg. vom 18. Juni 1930, S. 5546.

947 Ebd., S. 5547.

948 Reichsinnenministerium vom 28. Febr. 1931 an die Preußischen Landesregierungen etc., in: GStA PK, I. HA Rep. 76, Va, Sekt. 1, Tit. X, Nr. 47, III, Bl. 54; Richtlinien für die neuartige Heilbehandlung und für die Vornahme wissenschaftlicher Versuche am Menschen, in: ebd., Bl. 96–98.

949 Abgedr. in: Deutsche Medizinische Wochenschrift 57 (1931), H. 12, S. 509.

950 Baader 1988, S. 40 f.

951 Vgl. ders. 1988 a, S. 49 ff. Vier Medizinprofessoren wurden zum Tode verurteilt, die übrigen neun Ärzte – darunter vier Professoren – erhielten eine Haftstrafe. Vgl. zum Nürnberger Ärzteprozeß: Mitscherlich/Mielke 1960; Ebbinghaus/Dörner 2002.

952 Vgl. zur nationalen und internationalen Weiterverwertung der nationalsozialistischen experimentellen Medizin: Müller-Hill 1984;

Klee 1997, S. 61 ff.; Kaupen-Haas 1988, S. 88–97; dies. 1999; Baader 1988 a, S. 53 ff.; Bower 1988, S. 285 ff.; Hansen 1988, S. 98 ff.; Kaufmann Bd. 1,1 (2000), 1,2 (2000).

953 Baader 1988 a, S. 53.

954 Vgl. zur wissenschaftlichen Förderung und Finanzierung der Menschenversuche in Auschwitz durch die DFG und die Kaiser-Wilhelm-Gesellschaft (heutige Max-Planck-Gesellschaft): Klee 1997, S. 61 ff., 458; Bergmann/Czarnowski/Ehmann 1989; Kaufmann Bd. 1,1 (2000), 1,2 (2000); vgl. zur Involvierung des Hamburger Tropeninstituts: Weß 1992, S. 38–61; zum Robert-Koch-Institut: Klee 1997, S. 117 ff., 289 ff., 322 ff.

955 Vgl. Mitscherlich/Mielke 1960, S. 51 ff.; Roth 2002, S. 110 ff.

956 Vgl. ebd., S. 111.

957 Vgl. Bower 1988, S. 285 ff.; Roth 2002, S. 143 ff.

958 Klee 1997, S. 231f.

959 Vgl. Mitscherlich/Mielke 1960. Das Original erschien 1947.

960 Dies. 1960, S. 7.

961 Nitzschke 1988, S. 156 f.

962 Vgl. anders die Arbeiten Gerhard Baaders. Die historische Beschränkung des medizinischen Verbrechens auf den Nationalsozialismus suggeriert auch der Buchtitel der vom Europa Verlag jüngst herausgegebenen Schrift des Autors Michael H. Kater: »Ärzte als Hitlers Helfer«. Von dieser verstellenden Sicht hebt sich allerdings der Originaltitel »Doctors under Hitler« ab. Eine Wendung wie »Hitler als Helfer der medizinischen Forschung« würde der historischen Wahrheit näher kommen.

963 Vgl. Burschel/Distelrath/Lembke 2000, S. 3 f. Überblicksdarstellung der Folterforschung vgl. ebd., S. 2–19.

964 Arendt 1986, S. 679.

965 Ebd., S. 676 f.

966 Vgl. dazu grundlegend: Kutschmann 1986, S. 125 ff.

967 Vgl. z. B. so: Encyclopédie 1 (1751), S. 410.

968 Vgl. Tashiro 1991, S. 147; so auch Maupertuis 1768, S. 408; Fodéré 2 (1811), S. 80. So wurde z. B. auch Christiaan Barnard, weil er 1968 als erster öffentlich eine Herztransplantation gewagt hatte, als männlicher Held von der westlichen Welt gefeiert und durfte als solcher Sophia Loren küssen. Vgl. Leach 1973, S. 309, und genauer im Text S. 278 f., 282, 295.

969 Lejeune 1943, S. 428. Ich danke Maria Wolf (Innsbruck) für diesen Hinweis.

970 Fischer-Homberger 1997, S. 114.

971 Ebd., S. 104.

972 Vgl. ebd., S. 118 f.

973 Ebd., S. 105 f.

974 Schlich 1998, S. 141. Folglich kennzeichnet Schlich diese Focussierung als »Chirurgisierung«. Ebd., S. 222.

975 Vgl. ebd., S. 17.

976 Vgl. zu Transplantationen: ebd., S. 132 ff.; zu Hoden- und Ovarientransplantationen in den zwanziger Jahren: Herrn (Buchmanuskript).

977 Vgl. Bergmann 1998, S. 199 ff.

978 Vgl. genauer: Bock 1986.

979 Fischer-Homberger 1997, S. 105.

980 Illich 1975, S. 98. Vgl. außerdem zur kulturellen Wahrnehmung des Schmerzes: Toellner 1971, S. 36–44; Morris 1994; Wolf 1998.

981 Spittler 1995, S. 130.

982 Zit. n. Baureithel/Bergmann 1999, S. 65. Im folgenden benutze ich Argumentationen, die ich in den von mir verfaßten Kapiteln (2, 4, 5) in dem mit Ulrike Baureithel gemeinsam geschriebenen Buch »Herzloser Tod« (1999) sowie in dem Aufsatz »Zerstückelter Körper – zerstückelter Tod« (1999) entwickelt habe.

983 Die Transplantationsmedizin führt die Hirntoddefinition auf die Entwicklung der Herz-Lungen-Maschine in den fünfziger Jahren zurück (vgl. z. B. Schlake/Roosen o. J., S. 11; Schott 1993, S. 531). Hier entstand die Frage nach der Wiederbelebbarkeit bzw. dem Ende therapeutischer Bemühungen gegenüber hirnsterbenden Menschen. Die Veröffentlichungen der beiden Franzosen Pierre Mollaret und Maurice Goulon (1959) vom Claude-Bernard-Hospital in Paris wurden für diese Diskussion maßgebend. Sie teilten Komapatienten in vier Kategorien ein und beschrieben das tiefste Komastadium als »coma dépassé«. Diese historische Rückbindung der Transplantationsmedizin auf Mollaret und Goulon ist durch nichts gerechtfertigt und stellt den Versuch dar, von der Zweckgebundenheit der Hirntoddefinition für die Transplantationsmedizin abzulenken. Denn Mollaret und Goulon betonen die Prozeßhaftigkeit des Hirnsterbens allein durch die Wahl der Begrifflichkeit: »Coma dépassé« hat die Bedeutung von einem »Zustand dazwischen, nachdem das Koma vorbei ist; überschrittenes Koma«. Von einem »Hirntod« ist in dieser Schrift keine Rede. Mollaret und Goulon waren weit davon entfernt, eine neue Todesvorstellung einführen zu wollen. Auch sahen sie keine Veranlassung, die medizinische Behandlung bei »Coma-Depassé«-Patienten zu beenden. Vgl. Mollaret/ Goulon 1959, S. 14; vgl. ausführlich: Lindemann 2003, S. 75 ff.

984 »Ich halte das nicht für unmoralisch.« Professor Christiaan Barnard zum Problem der Herzverpflanzung. Abgedr. in: DER SPIEGEL, Nr. 2 vom 8. Januar 1968, S. 73 f.

985 Vgl. zur Entwicklung der Organtransplantation in ihrem experimentellen Charakter: Leach 1973, S. 295 ff.; zur Geschichte grundlegend: Schlich 1998; ders. 1999.

986 Lindemann 2003, S. 95.
987 Vgl. Roloff 1972, S. 65; Leach 1973, S. 308.
988 Vgl. dazu grundlegend: Lindemann 2003, S. 49 ff.
989 Vgl. so z. B. Schlake/Roosen o. J., S. 12, 48. Vgl. Harvard-Kriterien: Ad Hoc Committee 1968, S. 337–342.
990 Vgl. ebd., S. 337 f.
991 Vgl. Bronisch 1969; Becker 1970; Duven/Kollrack 1970, S. 1346 ff.
992 Lindemann 1998, S. 5.
993 Vgl. Binder u. a. 1979, S. 103 ff.
994 Ebd., S. 105; vgl. genauso: Pendl 1986, S. 31 f.
995 Vgl. genauer: Schmuhl 2000, S. 37 ff.; Roth 2002, S. 144. 1944 erhielt Tönnis das Ritterkreuz zum Kriegsverdienstkreuz und wurde Herausgeber des *Zentralblatts für Neurochirurgie*. 1951 wurde er Professor in Köln und 1957 Geschäftsführender Direktor des Max-Planck-Instituts für Hirnforschung.
996 Lindemann 2000, S. 88; vgl. dies., 2003, S. 82 ff.; Tönnis/Frowein 1963, S. 169–190: *»Das noch schlagende Herz und der anfangs noch gute Blutdruck dürfen nicht darüber hinwegtäuschen, daß der cerebrale Tod infolge des cerebralen Zirkulationsstillstandes bereits eingetreten ist.* [...] Die Diagnose des eingetretenen Todes muß und darf gestellt werden.« (Ebd., S. 187.) Vgl. außerdem zur deutschen Entwicklung in den sechziger Jahren: Wiesemann 2001, S. 209–235; Baureithel/ Bergmann 1999, S. 69 ff.
997 Vgl. zum Medienspektakel über die Herztransplantationen: Roloff 1972; ders. 1992, S. 30; vgl. zu den vielen tödlichen Herztransplantationen, die auf dieses Experiment schlagartig folgten: Leach 1973, S. 308 ff.
998 Barnard 1994, S. 62. Ein ähnliches Medienspektakel spielte sich bei der in Japan ersten legal durchgeführten Herztransplantation am 2. März 1999 ab. Aufgrund der buddhistischen und shintoistischen Tradition war es in Japan bis dahin verboten, Organe von Hirntoten zu entnehmen. Vgl. Schneppen 1999, S. 13.
999 Vgl. Roloff 1972, S. 65.
1000 Abgedr. in: Bundesgesetzblatt 1997, Teil I, Nr. 74, S. 2631–2676. Im Juni 1997 votierten 449 Bundestagsabgeordnete von insgesamt 629 für die erweiterte Zustimmungslösung: Wenn keine schriftliche Einwilligung vorliegt (gültig ab dem vollendeten 16. Lebensjahr), sind die Angehörigen des »hirntoten« Patienten unter Berücksichtigung seines mutmaßlichen Willens einer Zustimmung zur Organentnahme befugt. Vgl. ebd., S. 2631 ff.; vgl. Bundestagsdebatte: Verh. d. DB, Sten. Ber., 13. Wahlper., Bd. 189, Sitzg. v. 25. Juni 1997, S. 16401–16457. 151 Abgeordnete stimmten gegen diese Regelung, und 29 enthielten sich. Vgl. namentliches Abstimmungsergebnis: ebd., S. 16503–16505.

1001 Schlake/Roosen o. J., S. 52; vgl. auch Schwarz 1990, S. 45.
1002 Vgl. ebd., S. 54.
1003 Zit. n. Baureithel/Bergmann 1999, S. 152.
1004 Zit. n. ebd., S. 56.
1005 Jonas 1987, S. 222, Anm. 6, S. 240.
1006 Vgl. »Doctor criticizes heart transplant ›vultures‹«, in: The Times, Nr. 57353 vom 11. September 1968, S. 1.
1007 Forßmann gelang 1929 die erste Herzkatheterisierung am Menschen im Selbstversuch während seiner chirurgischen Ausbildung im Auguste-Victoria-Heim in Eberswalde bei Berlin. 1956 erhielt er den Nobelpreis für Medizin. In den Jahren zwischen 1958 und 1970 war er als Chefarzt der chirurgischen Abteilung im Evangelischen Krankenhaus in Düsseldorf tätig.
1008 Vgl. Forßmann 1968, S. 9. Vgl. zu diesen Transplantationsexperimenten: Mitscherlich/Mielke 1960, S. 153 ff.
1009 Forßmann 1968, S. 9.
1010 Gerlach 1969, S. 734.
1011 Vgl. Stapenhorst 1999, S. 31.
1012 Gorynia/Ulrich 1996, S. 6. Vgl. außerdem: Geisler 1996; Stellungnahme Arbeitskreis der Ärzte 1997; Kritik aus juristischer Perspektive: Rixen 1999; Kritik vom philosophischen und soziologischen Standpunkt aus: Stoecker 1999; Schneider 1999; vgl. zur Kontroverse: Hoff/Schmitten in der 1994; Ach/Quante 1997.
1013 Zieger 1997, S. 155.
1014 Klein 1996, S. 22 f.
1015 Mitscherlich 1968, S. 260.
1016 Linkert 1993, S. 135; vgl. auch Schneider 1984, S. 188–201.
1017 Vgl. § 168 (1998), S. 3370; vgl. dazu genauer: Hirsch/Schmidt-Didczuhn 1992; Wichmann 1995.
1018 Feuerstein 1995, S. 229; vgl. dazu genauer: Striebel/Link 1991; Rotondo 1997; Putz 1996.
1019 DER SPIEGEL, Nr. 20 vom 14. Mai 1990, S. 10.
1020 Zit. n. Baureithel/Bergmann 1999, S. 171.
1021 Zit. n. ebd.
1022 Vgl. Schwarz 1990, S. 44; vgl. die Schilderung dieses Vorgangs durch eine Operationsschwester: Grosser 1991, S. 62 f.
1023 Vgl. dazu ausführlich in Baureithel/Bergmann 1999, S. 55 ff.
1024 Zit. n. ebd., S. 145 f.
1025 Zit. n. ebd., S. 150.
1026 Zit. n. ebd., S. 151.
1027 Vgl. grundlegend: Fischer-Homberger 1997.
1028 Barnard 1994, S. 56.
1029 Ebd., S. 55.
1030 Zit. n. Baureithel/Bergmann 1999, S. 173.

1031 Zit. n. ebd., S. 177.

1032 Vgl. z. B. News, Nr. 11 vom 16. März 2000, S. 54 f.

1033 Zit. n. Baureithel/Bergmann 1999, S. 177.

1034 Zit. n. ebd., S. 179.

1035 Zit. n. ebd.

1036 Vgl. auch für das Folgende grundlegend: Feuerstein 1995.

1037 Vgl. zum Aspekt der Finanzierung der Transplantationsmedizin: Fuchs 1996; ders. 1999.

1038 Organspende rettet Leben! S. 8.

1039 Ebd.; Presseinformation, Arbeitskreis Organspende, August 1998.

1040 Die Verpflichtung zur Organspender-Werbung durch Bundesbehörden und Krankenkassen wurde im Transplantationsgesetz, § 2,1 »Aufklärung der Bevölkerung, Erklärung zur Organspende, Organspenderegister, Organspendeausweis«, verankert: »Die nach Landesrecht zuständigen Stellen, die Bundesbehörden im Rahmen ihrer Zuständigkeit, insbesondere die Bundeszentrale für gesundheitliche Aufklärung, sowie Krankenkassen sollen auf Grundlage dieses Gesetzes die Bevölkerung über die Möglichkeiten der Organspende, die Voraussetzungen der Organentnahme und die Bedeutung der Organübertragung aufklären. Sie sollen auch Ausweise für die Erklärung zur Organspende [...] zusammen mit geeigneten Aufklärungsunterlagen bereithalten.« Gesetz über die Spende, Entnahme und Übertragung von Organen 1997, S. 2631.

1041 Vgl. http://www.laekh.de/Aktuelles/aktuelles (Stand: 9. Juni 2004).

1042 »Ist ein Körperspender zugleich Organspender, wird die betreffende Leiche erst nach der Entnahme der Organe an das Institut für Plastination in Heidelberg geschickt, um dort für Plastination verwendet zu werden. *Die Überführung zum Institut für Plastination Heidelberg muss jedoch unverzüglich nach der Organentnahme erfolgen.*« www.koerperspender.de/html/organspende.htm (Stand: Mai 2001).

1043 Vgl. dazu genauer Baureithel/Bergmann 1999, S. 55–92.

1044 So hatten in den Jahren zwischen 1997 und 1999 nur drei bis vier Prozent der Organspender zu ihren Lebzeiten einen Spenderausweis ausgefüllt. Bis 2001 ist dieser Anteil auf fünf Prozent gestiegen, während sich die Ablehnungen der Angehörigen seit 1999 von 32,5 bis 2001 auf 39,3 Prozent ebenfalls erhöht haben. Vgl. Kalitzkus 2003, S. 100.

1045 Vgl. ebd., S. 111.

1046 Vgl. Feuerstein 1995, S. 81; vgl. die sogenannten Jahres-Funktionsraten (Überlebens- und Mortalitätsraten) ebd., S. 77 ff.; Rötsch/Bachmann 1994, S. 5–20, Baureithel/Bergmann 1999, S. 191 ff; Anm. 10, S. 215.

1047 Vgl. Decker 2004, S. 109 f.; Stapenhorst 1999, S. 15 f.; Wiebel-Fanderl 2003, S. 47 ff., Kalitzhus 2003, S. 189 ff.

1048 Vgl. Kalitzkus 2003, S. 232, Anm. 210, S. 112 ff.; Rötsch/Bachmann 1994, S. 13 f.

1049 Weber 1976, S. 563. Günter Feuerstein hat Weber für die Deutung dieses Zusammenhangs aufgegriffen.

1050 Anders 1988, S. 25.

1051 Zit. n. Baureithel Bergmann 1999, S. 165.

1052 Zit. n. ebd., S. 149.

1053 Zit. n. ebd., S. 67.

1054 Vgl. ebd., S. 88; vgl. auch Angstwurm/Kugler 1978.

1055 Zit. n. Baureithel/Bergmann 1999, S. 89.

1056 Zit. n. ebd.

1057 Zit. n. ebd., S. 89 f.

1058 Vgl. House/Thompson 1988, S. 537; vgl. außerdem: Wolcott 1993; Surman 1989; Mai/McKenzie/Kostuk 1986; Koch/Neuser 1997.

1059 So berichtete ein in einem Transplantationszentrum tätiger Psychotherapeut, daß er wegen Suzidgefahr zwei Organempfänger in die geschlossene Abteilung der Psychiatrie überweisen mußte (vgl. Baureithel/Bergmann 1999, S. 213; vgl. zur Suizidgefährdung außerdem Wiebel-Fanderl 2003, S. 103). Oliver Decker berichtet von einer Studie über die psychische Befindlichkeit von Lebertransplantierten, die im Zeitraum von zwei Monaten bis neun Jahren nach der Operation interviewt wurden. Von diesen 29 Patienten hatten drei Suizidversuche unternommen (vgl. Decker 2004, S. 109).

1060 Vgl. biographische Zeugnisse von Organempfängern, die ihre Gefühle und Probleme schildern: Claussen 1996; Bütler 1997; Sylvia 1998; Krahe 1999; Nancy 2000.

1061 Vgl. Baureithel/Bergmann 1999, S. 204 ff.; vgl. auch Wiebel-Fanderl 2003, S. 59.

1062 Krahe 1999, S. 53, 61.

1063 Vgl. Wiebel-Fanderl 2003, S. 60 ff.; vgl. zu dem Verhältnis von Gabe und Tausch, das Vera Kalitzkus für die Transplantationsmedizin analysiert hat: Kalitzkus 2003.

1064 Zit. n. Baureithel/Bergmann 1999, S. 198.

1065 Vgl. Nancy 2000, S. 35.

1066 Zit. n. Wiebel-Fanderl 2003, S. 359.

1067 Weltweit sind unter den Herztransplantierten nur etwas mehr als zehn Prozent Frauen (vgl.ebd., S. 76).

1068 Castelnuovo-Tedesco 1973, S. 351.

1069 Vgl. Kimbrell 1994, S. 35.

1070 Decker 2004, S. 116 f.

1071 Vgl. Freeman u. a. 1988, S. 47.

1072 Vgl. Kuhn 1990, S. 27; House/Thompson 1988; Levenson/Olbrisch 1993, S. 116.

1073 Wellendorf 1996, S. 60.

1074 Der Begriff »Kannibalismus« stammt aus dem spanischen *caníbal* und geht zurück auf die Kariben. *Caribe, cariba, caniba* heißt in der Sprache der Kariben »stark, geschickt, klug«. Im 16. Jahrhundert drang mit dem Wahrnehmungsmuster der spanischen Eroberer der Begriff des »Kannibalen« in die europäischen Sprachen. Vgl. EWD, S. 615 f.; Lebek 2001, S. 53 ff.

1075 Vgl. Lewis 1989, S. 93 ff. So kritisiert Lewis die von Freud unkritische Übernahme kannibalistischer Projektionsmuster für die Begründung seiner Zivilisationstheorie. Lewis weist darauf hin, daß auch die furchteinflößende Erscheinung des »weißen Mannes« in afrikanischen Ländern mit der Angst der Europäer, gefressen zu werden, verknüpft war.

1076 Vgl. dazu genauer: Bergmann 2005, Teil II.

1077 Greinert 1993, S. 64.

1078 Anders 1956, S. 279, 281.

1079 Organspende – eine gemeinsame Aufgabe, S. 13.

1080 Vgl. ebd., S. 30.

1081 So z. B. Prof. Dr. Heinz Angstwurm (Neurologe), Prof. Dr. Friedrich Wilhelm Eigler (Chirurg), Prof. Dr. Rudolf Pichlmayr (Chirurg).

1082 Organspende – eine gemeinsame Aufgabe, S. 30.

1083 Vgl. z. B. Wernitznig 1997, S. 14.

1084 Vgl. Kieffer/Bergman 1997.

1085 Vgl. Barnard 1994, S. 51, 53.

1086 Emmrich 1992 (Hervorhebung A. B.).

1087 Schlocker 1996, S. 1.

1088 Sloterdijk 1983, S. 502.

Abkürzungen

Auss. f. Gesundheit	Gesundheitsausschuß des Deutschen Bundestages
BArch	Bundesarchiv
BBAW	Archiv der Berlin-Brandenburgischen Akademie der Wissenschaften
BGB	Bundesgesetzblatt
BPK	Bildarchiv Preußischer Kulturbesitz
DB	Deutscher Bundestag
EDH	Enzyklopädie des Holocaust
EWD	Etymologisches Wörterbuch des Deutschen
GStA	Geheimes Staatsarchiv Preußischer Kulturbesitz, Berlin-Dahlem
HBA	Handwörterbuch des Deutschen Aberglaubens
KAW	Bestand Königliche Akademie der Wissenschaften
LCI	Lexikon der christlichen Ikonographie
NL	Nachlaß
PAW	Bestand Preußische Akademie der Wissenschaften
RJA	Reichsjustizministerium/Reichsjustizamt
RMI	Reichsamt des Innern/Reichsministerium des Innern
RStGB	Reichsstrafgesetzbuch
StGB	Strafgesetzbuch
Verh. d. Dt. BT, Sten.Ber., Wahlpe.	Verhandlungen des Deutschen Bundestages, Stenographische Berichte, Wahlper.
Verh. d. Preuß. Abgeordn.	Verhandlungen des Preußischen Abgeordnetenhauses
Verh. d. Reichstags, Sten.Ber., Leg.Per., Sess.	Verhandlungen des Reichstags, Stenographische Berichte, Legislaturperiode, Session

Quellen und Literatur

Zitierte archivalische Quellen

Archiv der Berlin-Brandenburgischen Akademie der Wissenschaften

a) Bestand Preußische Akademie der Wissenschaften

II–XI, Nr. 74: Humboldt-Stiftung (1812–1945)

II–XI, Nr. 95: Inventarium der Humboldt-Stiftung für Naturforschung und Reisen (1864–1896)

b) Bestand Nachlaß Virchow

Nr. 55: Humboldt-Stiftung

Nr. 2668: Vorstellung einer ungarischen Mikrocephalen

c) Bestand Königliche Akademie der Wissenschaften

I–XIV, Nr. 1, Wissenschaftliche Institute, Theatrum Anatomicum (1714–1719)

I–XIV, Nr. 7: Correspondentz 1. mit dem Obercollegio Medico; 2. Mit anderen Departements; 3. Mit dem Collegio Medico-Chirurgico

I–XV, Nr. 33 Anatomisches Museum

I–XV, Nr. 34: Die Einrichtung, Anordnung und Aufstellung des von S. M. angekauften Walterschen anatomischen Kabinetts 1803–1804

I–XV, Nr. 36, Anatomisches Museum (1806–1809)

Bundesarchiv

a) 1501 Reichsinnenministerium

Nr. 111854, Die Verhütung mißbräuchlicher medizinischer Eingriffe am Menschen (1898–1913), Bd. 1

b) 3001 Reichsjustizministerium

Nr. 105590, Petitionen und Eingaben in bezug auf das Strafrecht und andere Materialien, Bd. 3 (1909–1919)

Nr. 105795, Das deutsche Strafgesetz nach der Revision von 1876 (1909–1914), Bd. 12

Nr. 105891, Anträge, Vorschläge und Materialien zur Revision des Strafgesetzbuches, Bd. 3 (1907–1915)

Geheimes Staatsarchiv Preußischer Kulturbesitz, Berlin-Dahlem

a) PK, I. HA Rep. 76 Kultusministerium, Va, Sekt. 1. Tit. X

Nr. 47, Adhibendum, Verhandlungen des Untersuchungskommissars in der Disziplinarsache gegen den Geheimen Medizinalrat Prof. Dr. Neisser (März–Aug. 1900)
Nr. 47, I Ärztliche Versuche an Menschen (1898–1900)
Nr. 47, II Ärztliche Versuche an Menschen (1901–1927)
Nr. 47, III Ärztliche Versuche an Menschen (1928–1934)

PK, I. HA Rep. 84a Justizministerium

Nr. 8228, Körperverletzungen RStGB §§ 223–233, Bd. 2 (1871–1932)
Nr. 57726, Körperverletzung durch den Geheimen Medizinalrat Prof. Dr. Neisser in Breslau (1899–1901)

Herzog August Bibliothek Wolfenbüttel

Leichenpredigten aus dem Besitz der Herzog August Bibliothek Wolfenbüttel

Gedruckte Quellen

Aktenpublikationen, Gesetzessammlungen, Literatur bis 1800, Protokolle, Sitzungs- und Verhandlungsberichte

§ 168 StGB Störung der Totenruhe, Teil I, Nr. 75, in: Bundesgesetzblatt (1998), S. 3370.

§§ 218–220, RStGB Reichsgesetzblatt 24 (1871), S. 167 f.

§§ 223–230, RStGB Reichsgesetzblatt 24 (1871), S. 168 ff.

§ 361, RStGB Nr. 6, und § 362, Reichsgesetzblatt 24 (1871), S. 198.

Auss. f. Gesundh., DB, 13. Wahlper., 14. Auss., Prot. Nr. 17, Sitzg. v. 28. Juni 1995, S. 356–433.

Auss. f. Gesundh., DB, 13. Wahlper., 14. Auss., Prot. Nr. 64, Sitzg. v. 25. September 1996, S. 1649–1682.

Auss. f. Gesundh., DB, 13. Wahlper., 14. Auss., Prot. Nr. 67, Sitzg. v. 9. Oktober 1996, S. 1719–1767.

Adamski, S.: Beispiele ärztlicher grausamer und zweckloser Experimente. Berlin 1898. In: GStA, PK, HA Rep. 84a, Nr. 8228, Bl. 70.

Agricola, Georgius (1554): De peste libri III. Abgedr. in: ders.: Ausgewählte Werke. Vermischte Schriften I. Übers. u. bearb. von Georg Fraustadt, Berlin 1961, S. 235–367.

Allgemeines Landrecht für die Preußischen Staaten von 1794. Textausgabe. Mit einer Einführung von Hans Hattenhauer und einer Bibliographie von Günther Bernert. Frankfurt/M. – Berlin 1970.
Anderweites Generale, wegen der, in Ungarn und Siebenbürgen, grassirenden pestilenzialischen Seuche; 22. Nov. 1738. Abgedr. in: Kühn (Hg.) 1809, S. 102–110.

Boccaccio, Giovanni (1353): Das Dekameron. Übers. von Karl Witte. Hrsg. von Helmut Bode. München 1964.
Brief Francesco Petrarcas an seinen Bruder Gherardo. Abgedr. in: Die Pest in Italien 1989, S. 136–145.

Colombo, Realdo (1559): Über Vivisektion (De re anatomica, 14. Buch). Abgedr. in: Harvey, William: Die Bewegung des Herzens und des Blutes. Übersetzt und erläutert von Robert Ritter von Töply. Leipzig 1910, S. 111–120.

Defoe, Daniel: Die Pest zu London. Frankfurt/M. – Berlin 1996 (Original: A Journal of the Plague Year. London 1722).
Deklaration der 28. Generalversammlung des Weltärztebundes in Helsinki. Empfehlungen an die Ärzte für die Durchführung wissenschaftlicher Versuche am Menschen. Abgedr. in: Deutsches Ärzteblatt 61 (1964), H. 48, S. 2533–2534.
Deklaration der 29. Generalversammlung des Weltärztebundes vom 6. bis 10. Oktober 1975 in Tokio. Abgedr. in: Deutsches Ärzteblatt 72 (1975), H. 46, S. 3161–3163, 3167–3170.
Der Mord im Dienste der Wissenschaft (Vivisektion an Menschen und Tieren). In: GStA PK, I. HA Rep. 76, Va, Sekt. 1, Tit. X, Nr. 47, II, Bl. 420 f.
Dessen Rescript, die zum Behuf des anatomischen Theaters zu Jena dahin aus den Bezirken der Aemter Eckartsberga und Tautenburg zu verabfolgenden Leichname betreffend, vom 8. Juli 1794. Abgedr. in: Kühn (Hg.) 1809, S. 364–367.
Die Behandlung der Leichen, und die, damit nicht todtscheinende Menschen zu frühzeitig begraben werden, auch sonst dabey zu beobachtende Vorsicht betreffend, vom 11. Febr. 1792. Abgedr. in: Kühn (Hg.) 1809, S. 349–357.
Die Bieberauer Chronik (1579–1654) des Pfarrers Johann Daniel Minck. In: Südhessische Chroniken aus der Zeit des Dreißigjährigen Krieges. Bearb. von Rudolf Kunz u. Willy Lizalek. Lorsch 1983, S. 229–288.
Die Greueltaten der Schulmedizin. In: GStA PK, I. HA Rep. 76, Va, Sekt. 1, Tit. X, Nr. 47, II, Bl. 399.
Die Pest 1348 in Italien. 50 zeitgenössische Quellen. Hrsg. u. übers. von Klaus Bergdolt. Heidelberg 1989.

Doctor Konrad Schwestermiller und sein Pestregiment von 1484. Abgedr. in: Konrad Haebler: Aus den ersten Zeiten des Berliner Buchdrucks. Berlin 1910, S. 23–29.

Döpler, Jacob: Theatrum Poenarum, supplicarum et executionum criminalium. Oder Schauplatz derer Leibes- und Lebens-Strafen, welche nicht allein von alters bey allerhand Nationen und Völckern in Gebrauch gewesen, sondern auch noch heut zu Tage in allen vier Welt-Theilen üblich sind. 2 Bde. Sondershausen 1693–1697.

Dr. med. Koch: Ärztliche Versuche an lebenden Menschen. Öffentliche Anklage wider Professor Dr. Ziemssen und andere. Leipzig 1898. In: BArch 1501, Nr. 111854, Bl. 4–29.

Du Bois-Reymond, Emil: Bericht über die Wirksamkeit der Humboldt-Stiftung für Naturforschung und Reisen, ausgegeben am 31. März 1887. In: BBAW (PAW), II–XI, Nr. 74 (nicht foliiert).

Ebendesselben Befehl, daß nicht nur aus dem Chur- und Leipziger- sondern auch aus denen mehrern Creyssen dero Landen, die Cadavera derer Enthaupteten, Gesäckten, Gehangenen, Ertrunkenen und desperaten Selbst-Mörder, zur Anatomie; die Cörper der Verstorbenen in Hospitälern und Kranken-Häusern aber nur zur Section und Inspection an die medicinischen Facultäten zu Leipzig und Wittenberg, auf derselben Requisition und Kosten sollen geliefert werden. Heinrich von Bünau, Dresden 12. Apr. 1723. Abgedr. in: Kühn (Hg.) 1809, S. 83 ff.

Ebendesselben Generale, die zu den anatomischen Theatern auf den Universitäten Leipzig und Wittenberg, und bey dem collegio medico-chirurgico zu Dresden zu verabfolgende Leichname betreffend, vom 8. Jul. 1794. Abgedr. in: Kühn 1809, S. 362–364.

Encyclopédie ou Dictionnaire raisonné des sciences, des arts et des métiers. Hrsg. von Denis Diderot u. Jean le Rond d'Alembert. Bd. 1. Paris 1751.

Entschließung des Kammervorstandes der Ärztekammer für Berlin vom 16. Juni 1928 betreffend Heilversuche an Menschen. Abgedr. in: Berliner Ärzte-Correspondenz 33 (1928), S. 278.

Erhardt, W.: Die Ausgeschiedenen. Ein Vorschlag zur Verbesserung der Menschheit. Wiesbaden 1905. In: BArch 3001, Nr. 105990, Bd. 3, Bl. 20–24.

Ermländische Pestordnung vom 14. Juni 1602. Abgedr. in: Sahm 1905, S. 120–125.

Erneuerte Begräbnisordnung, so bei einreissender Pest Anno 1625 von einem ehrwürdigen Ministerio der Altenstadt Königsberg gestellet und E. E. Rat kommunicieret worden. Wegen Bestätigung der Leichen ist dieses unser einhelliges christliches Bedenken. Abgedr. in: Sahm 1905, S. 125–128.

Frank, Johann Peter: System einer vollständigen medicinischen Polizey. Bd. 4, Mannheim 1788; Bd. 6,2, Wien 1817.
Friedlaender, Ernst (Hg.): Berliner geschriebene Zeitungen aus den Jahren 1713 bis 1717 und 1735. Ein Beitrag zur Preußischen Geschichte unter König Friedrich Wilhelm I. Berlin 1902.

Generale, wegen der, im Fürstenthum Siebenbürgen, sich hervor gethanen pestilenzialischen Seuche; 14. Jan. 1738, S. 98–102. Abgedr. in: Kühn (Hg.) 1809, S. 98–102.
Geschärftes Generale, wegen der, in Ungarn, grassirenden Pestilenzialischen Seuche; d. d. 23. Oct. 1739. Abgedr. in: Kühn (Hg.) 1809, S. 113–117.
Gesetz über die Spende, Entnahme und Übertragung von Organen. In: Bundesgesetzblatt 1997, Teil I, Nr. 74, S. 2631–2676.
Grundsätze des Nürnberger Ärzteprozesses. Abgedr. in: Neue Juristische Wochenschrift 2 (1949), H. 10, S. 377.

Haller, Albrecht von (1742): Über den Reiz der Anatomie. Abgedr. In: Ebel, Wilhelm (Hg.): Göttinger Universitätsreden aus zwei Jahrhunderten (1737–1934). Göttingen 1978, S. 16–19.
Ders. (1752): Von den empfindlichen und reizbaren Teilen des menschlichen Körpers. Eine Vorlesung gehalten am 22. April 1752 in der Königlichen Gesellschaft der Wissenschaft zu Göttingen. Abgedr., deutsch herausgegeben und eingeleitet von Karl Sudhoff. Leipzig 1922, S. 12–32.
Ders. (1752 a): Von den empfindlichen und reizbaren Teilen des menschlichen Körpers. Zweiter Abschnitt, vorgelesen am 6. Mai 1752. Abgedr., deutsch herausgegeben und eingeleitet von Karl Sudhoff. Leipzig 1922, S. 33–57.
Harvey, William (1628): Die Bewegung des Herzens und des Blutes. Übersetzt und erläutert von Robert Ritter von Töply. Leipzig 1910.
Herrn Friedrich Christians, Königl. Prinzens in Pohlen c. u. Chur-Fürstens zu Sachsen c. Befehl, die Abgebung derer Leichname zu dem Theatro anatomico in Dresden betreffend, den 19. Oct. 1763. Abgedr. in: Kühn (Hg.) 1809, S.188 f.
Herrn Joh. Georgens des II., Churf. zu Sachsen, Patent wegen der Pestilentz und von verdächtigen Oertern kommenden Personen, den 26. Juli 1666. Abgedr. in: Kühn (Hg.) 1809, S. 1 f.
Horbach, Philipp: Menschen als Versuchsthiere! O. J. In: GStA, PK, HA Rep. 84a, Nr. 8228, Bd. 2, Bl. 77.

Instruction für die Land- Creyß- und Stadt-Physicos in denen Königl. Preuß. Ländern, No. 12 vom 17. October 1776. In: Novum corpus constitutionum Prussico-Brandenburgensium praecipue Marchicarum, oder Neue Sammlung Königlich-Preußischer und churfürstlich-Brandburgischer, sonderlich in der chur- und Marck-Brandenburg, wie auch andern Provinzien, publicirten und ergangenen Ordnungen, Edicten, Mandaten, Rescripten. Nd. 6, Berlin 1781, S. 3315–3332.

Katsch, Christoph von: Schreiben vom 8. März 1727 an den Preußischen König. Abgedr. in: Koehler, Albert: Die Kriegschirurgen und Feldärzte Preussens und anderer deutscher Staaten in Zeit- und Lebensbildern. I. Theil: Kriegschirurgen und Feldärzte des 17. und 18. Jahrhunderts. Berlin 1899, S. 246–247 (aus der Registratur des Königl. Charité-Krankenhauses *Acta des Königlichen Armen-Directorii, die Stiftung des Maison de Charité an der Oranienburger Landwehre betreffend*, XIII–1, 1725).

Königlich Preussisches Reglement, wie es sowohl in Städten als Dörffern mit der Reinigung derer von der Pest inficirten Häuser und Sachen soll gehalten werden [Anfangs 1710]. Abgedr. in: Sahm 1905, S. 142–148.

Kühn, Carl Gottlob (Hg.): Sammlung Königlich Sächsischer Medizinalgesetze. Leipzig 1809.

Leibniz (1669/70): Grundriß eines Bedenckens von Aufrichtung einer Societät in Teutschland zu Aufnehmen der Künste und Wißsenschaften. Abgedr. In: Harnack 2 (1900), S. 8–18.

Leibniz (1699/70 a): Bedencken von Aufrichtung einer Academie oder Societät in Teutschland, zu Aufnehmen der Künste und Wissenschaften. Abgedr. In: Harnack 2 (1900), S. 19–26.

Leibniz (1701): Summarische Punctation, die medicinalische Observationes betreffend, so durchgehends anzustellen und beständig fortzusetzen sein möchten. Abgedr. In: Harnack 2 (1900), S. 138–140.

Lersner, Achilles August: Chronica der weltberühmten Freyen Reichs-, Wahl- und Handels-Stadt Frankfurt am Mayn. II. Theil, erstes und zweytes Buch. Frankfurt/ M. 1734.

Luther, Martin (1527): Ob man vor dem Sterben fliehen möge. In: D. Martin Luthers Werke. Kritische Gesamtausgabe. Abt. 1, Bd. 23. Weimar 1901, S. 323–386.

Männling, Johann C.: Denckwürdige Curiositäten. Frankfurt–Leipzig 1713.

Maupertuis, Pierre Louis Moreau de: Lettre sur le Progrès des Sciences. In: Œuvres II. Lyon 1768, S. 375–431.

Medizin ohne Menschlichkeit. Dokumente des Nürnberger Ärzteprozesses. Hrsg. und kommentiert von Alexander Mitscherlich u. Fred Mielke, Frankfurt/M. 1960 (Original unter dem Titel Das Diktat der Menschenverachtung 1947).

Medizinal-Berichte über die Deutschen Schutzgebiete. Deutsch-Ostafrika, Kamerun, Togo, Deutsch-Südwestafrika, Neu-Guinea, Karo-

linen, Marshall-Inseln und Samoa für das Jahr 1908//09. Hrsg. vom Reichs-Kolonialamt. Berlin 1910.
Meister Johann Dietz des Großen Kurfürsten Feldscher und Königlicher Hofbarbier. Nach der alten Handschrift in der Königlichen Bibliothek zu Berlin, hrsg. von Ernst Consentius. Ebenhausen bei München 1915.
Moehsen, Johann Carl Wilhelm: Geschichte der Wissenschaften in der Mark Brandenburg, besonders der Arzneiwissenschaft; von den ältesten Zeiten an bis zum Ende des sechzehnten Jahrhunderts. Berlin – Leipzig 1781.
Molière: Le Malade Imaginaire. Comédie-ballet. Élomire Hypocondre (extraits) avec une Notice biographique, une Notice historique et litteraire, un Lexique, des Notes explicatives, une Documentation thématique, des Jugements, un Questionaire et des Sujets de Devoirs par Yves Hucher. Paris 1970 (Original: 1673).

Ordnung, wie es bey grassierender Pest auf der Churf. Freyheiten zu Königsberg zu halten. 20. October 1657. Abgedr. in: Sahm 1905, S. 128–130.

Paracelsus (1529/30): Prologus in die Bücher meteorum nach Abschriften des Montanus und Anderer. In: Sämtliche Werke. 1. Abtlg.: Medizinische naturwissenschaftliche und philosophische Schriften. Bd. 13. Hrsg. von Karl Sudhoff. München – Berlin 1931, S. 243–286.
Paracelsus: De mumiae arcanis. In: Sämtliche Werke. 1. Abtlg.: Medizinische naturwissenschaftliche und philosophische Schriften. Bd. 14. Hrsg. von Karl Sudhoff. München – Berlin 1933, S. 305–308.
Paracelsus; Philosophia tractus quinque, tract. 3: Von dem fleisch und mumia. In: Sämtliche Werke. 1. Abtlg.: Medizinische naturwissenschaftliche und philosophische Schriften. Bd. 13. Hrsg. von Karl Sudhoff. München – Berlin 1931, S. 343–349.
Pepys, Samuel: Das Geheimtagebuch des Sir Samuel Pepys 1660–1969. Übers. und bearb. von Maja Schwartzkopff-Winter. München 1931 (Erstauflage: 1829).
Pest-Consilium vom 5. Dezember 1708. Abgedr. in: Sahm 1905, S. 130–135.
Pestreglement vom 4. September 1709. Abgedr. in: Sahm 1905, S. 135–142.
Platter, Felix: Tagebuch (Lebensbeschreibung) 1536–1567. Basel – Stuttgart 1976.
Preußisches Pestreglement vom 4. September 1709. Abgedr. in Sahm 1905, S. 135–148.
Richtlinien für neuartige Heilbehandlungen und für die Vornahme wissenschaftlicher Versuche am Menschen. Ausgearbeitet vom Reichsministerium des Innern auf Grund von Vorschlägen des Reichsgesund-

heitsrates, zugeleitet an die Landesregierungen. Abgedr. in: Deutsche Medizinische Wochenschrift 57 (1931), H. 12, S. 509.

Schaarschmidt, August D.: Verzeichnis der Merkwürdigkeiten, welche bei dem anatomischen Theater zu Berlin befindlich sind. Berlin 1750.

Schmedding, Adolf: Die Gesetze betreffend der Bekämpfung ansteckender Krankheiten. Münster i. W. 1905.

Schmidt, Franz (1573): Maister Franntzn Schmidts Nachrichters in Nürnberg all sein Richten. Nach der Handschrift herausgegeben und eingeleitet von Albrecht Keller. Leipzig 1913.

Schreiben König Maximilians bezüglich der Isolierung von Pestkranken an einen ungenannten Adressaten vom 13. November 1497, Hall in Tirol; Schreiben König Maximilians bezüglich der Isolierung von Pestkranken an den Bürgermeister, Richter und Rat der Stadt Hall im Unterinntal vom 15. November 1497, Innsbruck. Abgedr. in: Schadelbauer, Karl: Zwei Schreiben König Maximilians über die Isolierung der Pestkranken. In: Centaurus 1 (1950/51), S. 141 f.

Sitzung der Ärztekammer für Berlin am 16. Juni 1928. Abgedr. in: Berliner Ärzte-Correspondenz 33 (1928), S. 278 ff.

Sitzungsprotokoll des Reichsgesundheitsrates vom 14. März 1930. In: GStA PK, I. HA Rep. 76, Va, Sekt. 1, Tit. X, Nr. 47, III, Bl. 6–44.

Sprenger, Jakob/Institoris, Heinrich (1487): Der Hexenhammer (Malleus maleficarum). Übers. von J. W. R. Schmidt. 3 Bde. Berlin 1906 (einbändiger ND München 1982).

Verh. d. DB, Sten.Ber., 13. Wahlper., Bd. 189, Sitzg. vom 25. Juni 1997, S. 16401–16457; namentliches Abstimmungsergebnis.: ebd., S. 16503 bis 16505).

Verh. d. Preuß. Abgeordn., Sten.Ber., 19. Leg.Per., 2. Sess., Bd. 2, Sitzg. vom 6. März 1900.

Verh. d. Reichstags, Sten.Ber., 13. Leg.Per., 1. Sess., Bd. 288, Sitzg. vom 5. März 1913.

Verh. d. Reichstags, Sten.Ber., 3. Wahlper. 1924, Bd. 395, Sitzg. vom 26. März 1928.

Verh. d. Reichstags, Sten.Ber., 4. Wahlper. 1928, Bd. 428, Sitzg. vom 18. Juni 1930.

Verh. d. Reichstags, Sten.Ber., Anlagen, 13. Leg.Per ., 1. Sess., Bd. 301.

Vesalius, Andreas: De humani corporis fabrica libri septem. Basel 1543 (hier benutzte Ausgabe: 3. Aufl. 1558).

Vogeln, Johann Jacob M.: Leipzigisches Geschicht-Buch oder Annales, Das ist: Jahr- und Tage-Bücher Der Weltberühmten Königl. und Churfürstlichen Sächsischen Kauff- und Handels-Stadt Leipzig, In welchem die meisten merckwürdigsten Geschichte und geschehene Veränderungen, die in und bey belobter Stadt und Gegend, beydes in geistl.

und weltl. Sachen, so wohl in Friedens- als Krieges-Zeiten, von Anno 661 nach Christi Geburth an, bis in das 1714 Jahr. Leipzig 1714.

Wer hat Recht? Eine Anfrage an die Öffentlichkeit über den neuen »Fall Neisser« in Stettin. Sonderabdruck der »Deutschen Hochwacht«, Stettin. In: GStA PK, I. HA Rep. 84a, Nr. 57726, Bl. 56 f.

XLVII. Pestkonsilium des Arztes Dionysus Secundus Colle. Abgedr. in: Bergdolt 1989, S. 156–163.

Zedlers Universal-Lexicon aller Wissenschaften und Künste. Bd. 1–64. Halle – Leipzig 1732–1754.

Zupitza, Maximilian: D. Tätigkeit der Schlafkrankheitskommission. In: Medizinal-Berichte Reichs-Kolonialamt (Hg.) 1910, S. 292–335.

AUSWAHLBIBLIOGRAPHIE

Literatur ab 1800

Abel, Wilhelm: Wüstungen und Preisverfall im spätmittelalterlichen Europa. In: Jahrbücher für Nationalökonomie und Statistik 165 (1953), S. 380–427.

Ders.: Agrarkrise und Agrarkonjunktur. Eine Geschichte der Land- und Ernährungswirtschaft Mitteleuropas seit dem hohen Mittelalter. Hamburg – Berlin 1966.

Ders.: Landwirtschaft 1350–1500. In: Von der Frühzeit bis zum Ende des 18. Jahrhunderts. Bd. 2. Hrsg. von Wilhelm Abel u. a. Stuttgart 1971, S. 300–334.

Ders.: Massenarmut und Hungerkrisen im vorindustriellen Deutschland. Göttingen 1972.

Ders.: Die Wüstungen des ausgehenden Mittelalter. Stuttgart 1976 (3. neubearb. Aufl.).

Ach, Johann S./Quante, Michael (Hg.): Hirntod und Organverpflanzung. Ethische, medizinische, psychologische und rechtliche Aspekte der Transplantationsmedizin. Stuttgart 1997.

Ad Hoc Committee of the Harvard Medical School to Examine the Definition of Brain Death: A Definition of Irreversible Coma. Report. In: Journal of the American Medical Association 205 (1968), H. 6, S. 337–342.

Agamben, Giorgio: Homo sacer. Die souveräne Macht und das nackte Leben. Frankfurt/M. 2002 (Original: Torino 1995).

Alphabetisches Verzeichnis der Anstalten für die Zergliederungskunst in und außerhalb Deutschlands. In: Beiträge für Zergliederungskunst 2 (1801), H. 3, S. 424–476.

Altvater, Elmar: Der Preis des Wohlstands oder Umweltplünderung und neue Welt(un)ordnung. Münster 1992.
Aly, Götz/Roth, Karl Heinz: Die restlose Erfassung. Vollkszählen, Identifizieren, Aussondern im Nationasozialismus. Berlin 1984.
Aly, Götz: »Aktion T 4« – Modell eines Massenmordes. In: ders. 1987 (Hg.), S. 11–20.
Ders.: Das Posener Tagebuch des Anatomen Hermann Voss, in: Beiträge zur Nationalsozialistischen Gesundheits- und Sozialpolitik: Biedermann und Schreibtischtäter. Materialien zur deutschen Täterbiographie (1987 a), H. 4, S. 15–66.
Ders. (Hg.): Aktion T4: 1939–1945. Die »Euthanasie«-Zentrale in der Tiergartenstraße 4. Berlin 1988.
Anders, Günther: Die Antiquiertheit des Menschen. Über die Seele im Zeitalter der zweiten industriellen Revolution Bd. 1. München 1956.
Ders.: Wir Eichmannsöhne. Offener Brief an Klaus Eichmann. München 1988 (2. erg. Aufl.).
Angenendt, Arnold: Heilige und Reliquien. Die Geschichte ihres Kultes vom frühen Christentum bis zur Gegenwart. München 1997 (2. überarb. Aufl.).
Angstmann, Else: Der Henker in der Volksmeinung. Seine Namen und sein Vorkommen in der mündlichen Volksüberlieferung. Halle/S. 1928.
Angstwurm, Heinz/Kugler, J.: Ärztliche Aspekte des Hirntodes und Feststellung des Todeszeitpunkts. In: Fortschritte der Neurologie – Psychiatrie und ihrer Grenzgebiete 46 (1978), S. 297–311.
Appleby, Andrew B.: Epidemics and Famine in the Little Ice Age. In: Rotberg, R. I./Rabb, Theodore K. (Hg.): Climate and History. Studies in Interdisciplinary History. Princeton – New Jersey 1981, S. 63–83.
Arendt, Hannah: Elemente und Ursprünge totaler Herrschaft. München 1986 (Original: New York 1951).
Ariès, Philippe: Studien zur Geschichte des Todes im Abendland. München – Wien 1976.
Ders.: Geschichte des Todes. München 1982 (Original: Paris 1978).
Arning, Eduard: Bericht über eine mit Mitteln der Humboldt-Stiftung unternommene Reise nach den Sandwich-Inseln, zur Erforschung der dort herrschenden Lepra (Vorgelegt von Herrn Virchow am 2. December). In: Sitzungsberichte der Königlich Preussischen Akademie der Wissenschaften zu Berlin vom 2. December 1886. Physikalisch-mathematische Classe, L. (1886), S. 1141–1146.
Ders.: Eine Lepra-Impfung beim Menschen und Demonstration einer Sammlung von Lepraabgüssen. Vortrag, gehalten auf dem ersten Kongreß zu Prag 10.–12. Juni 1889 der Deutschen Dermatologischen Gesellschaft. In: Verhandlungen der Deutschen Dermatologischen Gesellschaft. Hrsg. von Filipp Pick und Albert Neisser. Wien 1889, S. 9–25.

Ders.: Mittheilungen über Versuche mit der Koch'schen Injectionsflüssigkeit bei Lepra und Lupus erythematodes. In: Deutsche medizinische Wochenschrift 16 (1890), S. 1169 ff.

Ders.: Lepra mit besonderer Berücksichtigung der Uebertragung durch Heredität oder Contagion. In: Archiv für Dermatologie und Syphilis 23 (1891), S. 9–20.

Ders.: Ethnographische Notizen aus Hawaii 1883–86. Hamburg 1931.

Arnold, Klaus: Lebensalter. Mittelalter In: Dinzelbacher, Peter (Hg.): Europäische Mentalitätsgeschichte. Hauptthemen in Einzeldarstellungen. Stuttgart 1993, S. 216–222.

Artelt, Walter: Die Anatomisch-Pathologischen Sammlungen Berlins im 18. Jahrhundert. In: Klinische Wochenschrift 15,1 (1936), H. 3, S. 96–99.

Ders.: Die ältesten Nachrichten über die Sektion menschlicher Leichen im mittelalterlichen Abendland. Berlin 1940 (= Abhandlungen zur Geschichte der Medizin und der Naturwissenschaften, hrsg. von Paul Diepgen u. a., Heft 34).

Ders.: Medizinische Wissenschaft und ärztliche Praxis im alten Berlin in Selbstzeugnissen. Teil 1: Von Elsholtz und Mentzel bis zum Ausgang des 18. Jahrhunderts. Berlin 1948.

Assmann, Jan/Hölscher, Tonio (Hg.): Kultur und Gedächtnis. Frankfurt/M. 1988.

Assmann, Jan: Das kulturelle Gedächtnis. Schrift, Erinnerung und politische Identität in frühen Hochkulturen. München 1992.

Assmann, Jan: Der Tod als Thema der Kulturtheorie. Mit einem Beitrag von Thomas Macho: Tod und Trauer im kulturellen Vergleich. Frankfurt/M. 2000.

Attali, Jacques: Die kannibalische Ordnung. Von der Magie zur Computermedizin. Frankfurt/M. 1981 (Original: Paris1979).

Aumüller, Gerhard: Zur Geschichte der Anatomischen Institute von Kassel und Mainz (II und III). In: Medizinhistorisches Journal 5 (1970), S. 145–160, 268–288.

Baader, Gerhard: Zur Anatomie in Paris im 13. und 14. Jahrhundert. In: Medizinhistorisches Journal 3 (1968), S. 41–53.

Ders.: Medizinische Menschenversuche im Nationalsozialismus. In: Helmchen/Winau (Hg.) 1986, S. 41–82.

Ders.: Versuch – Tierversuch – Menschenversuch. In: Osnowski (Hg.) 1988, S. 14–45.

Ders.: Das Humanexperiment in den Konzentrationslagern. Konzeption und Durchführung. In: Osnowski (Hg.) 1988 a, S. 48–69.

Ders.: Heilen und Vernichten. Die Mentalität der NS-Ärzte. In: Ebbinghaus/Dörner (Hg.) 2002, S. 275–294.

Ders.: Vom Patientenmord zum Genozid. Forschungsansätze und aktuelle Fragestellungen. In: Gabriel, Eberhard/Neugebauer, Wolfgang (Hg.): Von der Zwangssterilisation zur Ermordung. Zur Geschichte der NS-Euthanasie in Wien, Teil II. Wien – Köln – Weimar 2002, S. 189–236.

Bachtin, Michail M.: Literatur und Karneval. Zur Romantheorie und Lachkultur. Aus dem Russischen übersetzt und mit einem Nachwort versehen von Alexander Kaempfe. Frankfurt/M. 1990 (Original: Leningrad 1929).

Baer, Martin/Schröter, Olaf: Eine Kopfjagd. Deutsche in Ostafrika. Berlin 2001.

Dies.: Schädelsammler. In: Heyden, Ulrich van der/Zeller, Joachim (Hg.): Kolonialmetropole Berlin. Eine Spurensuche. Berlin 2002, S. 287–292.

Bakay, Gunter/Streng, Petra: Tiroler Wettergeschichten. Unter Mitarbeit von Erhard Berger. Innsbruck 2000.

Baldinger, Max: Aberglaube und Volksmedizin in der Zahnheilkunde. In: Grabner (Hg.) 1967, S. 116–199.

Bargmann, W.: Zur Geschichte der Anatomie in Königsberg (Pr.) bis zum Jahre 1860. In: Anatomischer Anzeiger 94 (1943), S. 161–208.

Barley, Nigel: Tanz ums Grab. Aus dem Englischen übersetzt von Ulrich Enderwitz. Stuttgart 1998 (Original: London 1995).

Barloewen von, Constantin (Hg.): Der Tod in den Weltkulturen und Weltreligionen. München 1996.

Ders.: Der lange Schlaf. Der Tod als universelles Phänomen der Weltkulturen und Weltreligionen. In: ders. (Hg.) 1996, S. 9–91.

Barnard, Christiaan: Das zweite Leben. Die Erinnerungen des weltberühmten Herzchirurgen. München 1994 (Original: Cape Town 1993).

Barthel, Christian: Medizinische Polizey und medizinische Aufklärung. Aspekte des öffentlichen Gesundheitsdikurses im 18. Jahrhundert. Frankfurt/M. – New York 1989.

Bath van, Slicher: Die europäischen Agrarverhältnisse im 17. und der ersten Hälfte des 18. Jahrhunderts. In: Afdeling Agrarische Geschiedenis van de Landbouwhogeschool Wageningh Bijdragen (1965/13), S. 134–147.

Baudrillard, Jean: Der symbolische Tausch und der Tod. Aus dem Französischen von Gerd Bergfleth, Gabriele Ricke und Roland Vouillié. München 1991 (Original: Paris 1976).

Baudrillard, Jean: Der Geist des Terrorisums. In: Süddeutsche Zeitung, Nr. 260 vom 12. November 2001, S. 16.

Bauman, Zygmunt: Tod, Unsterblichkeit und andere Lebensstrategien. Frankfurt/M. 1994 (Original: Oxford 1992).

Baureithel, Ulrike/Bergmann, Anna: Herzloser Tod. Das Dilemma der Organspende. Stuttgart 1999.

Becker, Donald P., u. a. : An evaluation of the definition of cerebral death. In: Neurology 20 (1970), S. 459–462.

Behringer, Wolfgang: Die Krise von 1570. Ein Beitrag zur Krisengeschichte der Neuzeit. In: Jakubowski/Tiessen (Hg.) 2003, S. 51–156.
Beling, Günter: Leichen an Haltestellen. »Körperwelten«-Macher von Hagens soll illegal Tote aus kirgisischen Gefängnissen bezogen haben. In: Der Tagesspiegel, Nr. 18 293 vom 7. November 2003, S. 32.
Benzenhöfer, Udo: NS-»Kindereuthanasie«: »Ohne jede moralische Skrupel«. In: Deutsches Ärzteblatt 97 (2000), H. 42, S. B. 2352–2355.
Berg, F.: Ueber die Anwendung von Blut zu Injectionen anatomisch-pathologischer Präparate. In: Archiv für Anatomie, Physiologie und Wissenschaftliche Medicin (1842), S. 468–472.
Bergdolt, Klaus: Der Schwarze Tod in Europa. Die Große Pest und das Ende des Mittelalters. München 1995 (3. durchgesehene Auflage).
Bergmann, Anna/Czarnowski, Gabriele/Ehmann, Annegret: Menschen als Objekte humangenetischer Forschung und Politik im 20. Jahrhundert. In: Der Wert des Menschen. Medizin in Deutschland 1918–1915. Hrsg. von der Ärztekammer Berlin in Zusammenarbeit mit der Bundesärztekammer. Redaktion: Pross, Christian/Aly, Götz. Berlin 1989, S. 121–142.
Bergmann, Anna: Die verhütete Sexualität. Die medizinische Bemächtigung des Lebens. Berlin 1998 (1. Aufl. Hamburg 1992).
Dies.: Historisch-philosophische Hintergründe des modernen Menschenopfers. In: PROKLA. Zeitschrift für kritische Sozialwissenschaft 22 (1992), S. 647–660.
Dies.: Die hygienische Ordnung und der rationalisierte Tod. In: metis 5 (1996), H. 10, S. 8–24.
Dies.: Die Verlebendigung des Todes und die Tötung des Lebendigen durch den medizinischen Blick. In: Trallori, Lisbeth N. (Hg.): Die Eroberung des Lebens. Technik und Gesellschaft an der Wende zum 21. Jahrhundert. Wien 1996, S. 255–271.
Dies.: Zur Kultur der Nebenwirkung: Menschenexperimente, wissenschaftlicher Fortschritt und sexuelle Emanzipation. In: Ernst, U./Riedl, G. (Hg.): Liebe, Technik und Ökonomie. Wien 1996 a, S. 141–152.
Dies.: Töten, Opfern, Zergliedern und Reinigen in der Entstehungsgeschichte des modernen Körpermodells, in: metis (1997), H. 6, S. 45–64.
Dies.: Zerstückelter Körper – zerstückelter Tod. In: Fuchs/Schachtschneider (Hg.) 1999, S. 79–103.
Dies.: Wissenschaftliche Authentizität und das verdeckte Opfer im medizinischen Erkenntnisprozeß. In: Fischer-Lichte, Erika/Pflug, Isabel (Hg.): Inszenierung von Authentizität. Tübingen – Basel 2000, S. 323–350.
Dies.: Massensterben und Todesangst im 17. Jahrhundert. Zur rituellen Leichenzergliederung im Anatomischen Theater. In: Fischer-Lichte,

Erika (Hg.): Theatralität und die Krisen der Repräsentation. Stuttgart – Weimar 2001 (Germanistisches Symposion Berichtsbände, 22).
Dies.: Klimakatastrophen, Pest und Massensterben in Europa: Christliche Angstbewältigung zwischen Magie und Rationalität. Bamberg 2004.
Bernatzky, Jürgen: »Juden – Läuse – Flecktyphus«. Der nationalsozialistische Antisemitismus im Spiegel des politischen Plakats. In: Ginzel (Hg.) 1991, S. 389–417.
Berr, Marie-Ann: Technik und Körper. Berlin 1990.
Binder, H., u. a.: Das spinale Reflexgeschehen beim sogenannten »Hirntoten«. In: Anaesthesiologie und Intensivmedizin 129 (1979), S. 103–109.
Binding, Karl/Hoche, Alfred: Die Freigabe der Vernichtung lebensunwerten Lebens. Ihr Maß und ihre Form. Leipzig 1920.
Biraben, Jean-Noel: Les hommes et la peste en France et dans les pays européens et méditerranéens. Bd. 1: La peste dans l'histoire. Mouton – Paris – Le Havre 1975; Bd. 2: Les hommes face à la peste. Mouton – Paris – Le Havre 1976.
Bleker, Johanna/Schmiedebach, Heinz-Peter (Hg.): Medizin und Krieg. Vom Dilemma der Heilberufe 1865–1985. Frankfurt/M. 1987.
Bley, Fritz: Die Geschichte des Medizinalwesens im Kurfürstlichen Trier 1580–1794. Köln 1940 (= Trierer Jahrbuch, Beiheft 1).
Blumenberg, Hans: Die Lesbarkeit der Welt. Frankfurt/M. 1983 (1. Aufl. 1981).
Bock, Gisela: Zwangssterilisation im Nationalsozialismus. Studien zur Rassenpolitik und Frauenpolitik. Opladen 1986.
Böhme, Hartmut/Böhme Gernot: Das Andere der Vernunft. Die Rationalitätsstrukturen am Beispiel Kants. Frankfurt/M. 1983.
Bommer, Sigwald: Die medizinische Fakultät in den ersten 4 Jahrhunderten. In: Festschrift zur 500-Jahr-Feier der Universität Greifswald, 17.10.1956. Bd. 2. Greifswald 1956.
Bonati, Maurizio Rippa: Le tradizioni relative al Teatro Anatomico dell' Università di Padova con particolare riguardo al progetto attribuito a fra' Paolo Sarpi. In: Acta medicae historiae patarina 35/36 (1989/1990), S. 145–165.
Borkin, Joseph: Die unheilige Allianz der I.G. Farben. Eine Interessengemeinschaft im Dritten Reich. Frankfurt/M. 1979 (Original: New York 1978).
Borst, Arno: Das Erdbeben von 1348. Ein historischer Beitrag zur Katastrophenforschung. In: Historische Zeitschrift 233 (1981), S. 529–569.
Ders. u. a. (Hg.): Tod im Mittelalter. Konstanz 1993.
Bower, Tom: Verschwörung Paperclip. NS-Wissenschaftler im Dienste der Siegermächte. München 1988.

Braudel, Fernand: Europäische Expansion und Kapitalismus: 1450–1650. In: Schulin, Ernst (Hg.): Universalgeschichte. Köln 1974, S. 255–294.
Ders.: Geschichte und Sozialwissenschaften. Die lange Dauer. In: Schriften zur Geschichte 1. Gesellschaften und Zeitstrukturen. Aus dem Französischen übersetzt von Gerda Kurz und Siglinde Summerer. Stuttgart 1992, S. 49–87 (Original: Paris 1969).
Braun, Julius W.: Die Pest in Berlin. In: Der Bär 16 (1890), S. 452 ff.
Braun von, Christina: Das Behagen in der Schuld. In: Gast, Lilli/Körner, Jürgen (Hg.): Psychoanalytische Anthropologie I. Über die verborgenen anthropologischen Entwürfe der Psychoanalyse. Tübingen 1997, S. 61–94.
Bredekamp, Horst/Brüning, Jochen/Weber, Cornelia (Hg.): Theater der Natur und Kunst. Katalog Wunderkammern des Wissens. Eine Ausstellung der Humboldt-Universität zu Berlin vom 10. Dezember 2000 bis 4. März 2001 im Gropius-Bau Berlin. 2 Bde. Zwickau 2000.
Briese, Olaf: »Das Juste-milieu hat die Cholera.« Metaphern und Mentalitäten im 19. Jahrhundert. In: Zeitschrift für Geschichtswissenschaft (46) 1998, S. 120–138.
Ders.: Defensive, Offensive, Straßenkampf. Die Rolle der Medizin und Militär am Beispiel der Cholera in Preußen. In: Medizin, Gesellschaft und Geschichte 16 (1997), S. 9–32.
Ders.: Angst in Zeiten der Cholera. Über kulturelle Ursprünge des Bakteriums. Seuchen-Cordon I, Berlin 2003.
Briggs, J. D.: The use of organs from executed prisoners in China, In: Nephrology Dialysis Transplantation 11 (1996), S. 238 ff.
Brockbank, William: Old Anatomical Theatres and what took place Therin. In: Medical History 12 (1968), S. 371–384.
Bronisch F. W.: Zum Reflexverhalten im Hirntod, in: Der Nervenarzt 40 (1969), H. 12, S. 592 f.
Brooks, C.: Climate through the Ages. A Study of the Climate Factors and their Variations. New York 1970 (Original: 1926).
Bulst, Neithard: Der Schwarze Tod. Demographische, wirtschafts- und kulturgeschichtliche Aspekte der Pestkatastrophe von 1347 bis 1352. Bilanz der neueren Forschung. In: Saeculum 30 (1979), S. 45–67.
Ders.: Vier Jahrhunderte Pest in niedersächsischen Städten. Vom Schwarzen Tod (1349–1351) bis in die erste Hälfte des 18. Jahrhunderts. In: Meckseper, Cord (Hg.): Stadt im Wandel. Bd. 4. Stuttgart – Bad Cannstatt 1985, S. 251–285.
Ders.: Kleidung als sozialer Konfliktstoff. Probleme kleidergesetzlicher Normierung im sozialen Gefüge. In: Saeculum 44 (1993), S. 32–46.
Burgdörfer, Friedrich: Volk ohne Jugend. Geburtenschwund und Überalterung des deutschen Volkskörpers. Ein Problem der Volkswirtschaft – der Sozialpolitik der nationalen Zukunft. Berlin 1932.

Burkert, Walter: Homo Necans. Interpretationen altgriechischer Opferriten und Mythen. Berlin – New York 1972.
Ders.: Anthropologie des religiösen Opfers. München 1983.
Ders.: Kulte des Altertums. Biologische Grundlagen der Religion. München 1998.
Burschel, Peter/Distelrath, Götz/Lembke, Sven (Hg.): Das Quälen des Körpers. Eine historische Anthropologie der Folter. Köln – Weimar – Wien 2000 a.
Dies.: Eine historische Anthropologie der Folter. Thesen, Perspektiven, Befunde. In: dies. (Hg.) 2000, S. 1–26.
Bütler, Heinz: Herzversagen. Vom Warten auf ein neues Herz, dem nach der Transplantation nicht ein geschenktes Leben, sondern der Tod ein Ende gesetzt hat. In: NZZ-Folio (2/1997), S. 13–18.

Campbell, Anna Montgomery: The Black Death and Men of Learning. New York 1931.
Capra, Fritjof: Wendezeit. Bausteine für ein neues Weltbild. Bern – München – Wien 1982.
Carmichael, Ann G./Ratzan, Richard M.: Medizin in Literatur und Kunst. Köln 1994 (Original: New York 1991).
Carpentier, Élisabeth: Famines et épidémies dans l'histoire du XIVe siècle. In: Annales. Économies – Sociétés – Civilisations 17 (1962), S. 1062–1092.
Cassirer, Ernst: Philosophie symbolischer Formen. 2. Teil: Das mythische Denken. Darmstadt 1964.
Castelnuovo-Tedesco, Pietro: Organ Transplant, Body Image, Psychosis. In: The Psychoanalytic Quarterly 42 (1973), H. 3, S. 349–363.
Chiari, H.: Geschichte der pathologischen Anatomie des Menschen. In: Handbuch der Geschichte der Medizin. Bd. 2. Hrsg. von Max Neuburger und Julius Pagel. Jena 1903, S. 473–559.
Cipolla, Carlo M.: Europäische Wirtschaftsgeschichte. Bd. 1: Mittelalter. Stuttgart – New York 1978.
Ders.: Die Bevölkerung Europas 1500–1700. In: ders. (Hg.) 1979, S. 5–49.
Ders. u. a. (Hg.): Europäische Wirtschaftsgeschichte. Bd. 2: Sechzehntes und siebzehntes Jahrhundert. Stuttgart – New York 1979 a.
Claussen, Peter Cornelius: Herzwechsel. Ein Erfahrungsbericht. München – Wien 1996.
Clemen, Otto: Einladung zu einer Anatomia publica in Leipzig 1646. In: Sudhoffs Archiv für Geschichte der Medizin und Naturwissenschaft 36 (1943), S. 103 ff.
Crookshank, F.G.: Der Mongole in unserer Mitte. Ein Studium des Menschen und seiner drei Gesichter. Aus dem Englischen übersetzt von Dr. E. Kurz, a. o. Professor der Anatomie an der Universität Münster i. W. München 1928.

Curschmann, Fritz: Hungersnöte im Mittelalter. Ein Beitrag zur deutschen Wirtschaftsgeschichte des 8. bis 13. Jahrhunderts. Diss. Phil. Leipzig 1900.

Danckert, Werner: Unehrliche Leute. Die verfemten Berufe. Bern – München 1963.

Dau, Wolfgang: Scharfrichter und Henker als Medici und Chirurgi. In: Materia medica Nordmark 15 (1963), S. 338–350.

Decker, Oliver: Der Prothesengott. Subjektivität und Transplantationsmedizin. Gießen 2004.

Delumeau, Jean: Angst im Abendland. Die Geschichte kollektiver Ängste im Europa des 14. bis 18. Jahrhunderts. Reinbek bei Hamburg 1985 (Original: Paris 1978).

Devitt, Napier: The Concentration Camps in South Africa during the Anglo-Boer War of 1899–1902. Pietermaritzburg 1941.

Dieckmann, Friedrich: »Kopflos«. In: Frankfurter Allgemeine Zeitung, Nr. 260 vom 8. November 1997, S. 33.

Diepgen, Paul: Geschichte der Medizin. Die Historische Entwicklung der Heilkunde und des ärztlichen Lebens. Bd. 1: Von den Anfängen der Medizin bis zur Mitte des 18. Jahrhunderts. Berlin 1949.

Ders.: Der Kirchenlehrer Augustin und die Anatomie im Mittelalter. In: Centaurus 1 (1950/51), S. 206–211.

Dinges, Martin/Schlich, Thomas (Hg.): Neue Wege in der Seuchengeschichte. Stuttgart 1995.

Ders.: Neue Wege in der Seuchengeschichte? In: Dinges/Schlich (Hg.) 1995 a, S. 7–24.

Ders.: Pest und Staat: Von der Institutionengeschichte zur sozialen Konstruktion. In: Ders./Schlich (Hg.) 1995 b, S. 71–103.

Ders.: Soldatenkörper in der Frühen Neuzeit. In: van Dülmen (Hg.) 1996, S. 71–98.

Döring-Hirsch, Erna: Tod und Jenseits im Spätmittelalter. Zugleich ein Beitrag zur Kulturgeschichte des deutschen Bürgertums. Berlin 1927 (= Studien zur Geschichte der Wirtschaft und Geisteskultur. Hg. von Rudolf Häpke, Bd. 2).

Downman, C. B. B./McSwiney, B. A.: Reflexes Elicited by visceral Stimulation in the acute Spinal Animal. In: The Journal of Physiology 105 (1946), H. 1, S. 80–94.

Dreßen, Wolfgang: Die pädagogische Maschine. Zur Geschichte des industrialisierten Bewußtseins in Preußen/Deutschland. Frankfurt/M. – Berlin – Wien 1982.

Drexler, Josef: Die Illusion des Opfers. Ein wissenschaftlicher Überblick über die wichtigsten Opfertheorien ausgehend vom deleuzianischen Polyperspektivismusmodell. München 1993.

Dubnow, Simon: Weltgeschichte des jüdischen Volkes von seinen Uranfängen bis zur Gegenwart. Bd. 5: Das späte Mittelalter. Berlin 1927.

Duby, George: Die Landwirtschaft des Mittelalters 700–1500. In: Cipolla (Hg.) 1978, S. 11–139.
Duden, Barbara: Geschichte unter der Haut. Ein Eisenacher Arzt und seine Patientinnen um 1730. Stuttgart 1987.
Dies.: Der Frauenleib als öffentlicher Ort. Hamburg – Zürich 1991.
Duerr, Hans Peter (Hg.): Der Wissenschaftler und das Irrationale. Bd. 1: Beiträge aus Ethnologie und Anthropologie. Bd. 2: Beiträge aus Philosophie und Psychologie. Frankfurt/M. 1981.
Ders.: Der Mythos vom Zivilisationsprozeß. Bd. 1: Nacktheit und Scham (1988); Bd. 2: Intimität (1990); Bd. 3: Obszönität und Gewalt (1993). Frankfurt/M.
Dülmen, Richard van: Frauen vor Gericht. Kindsmord in der Frühen Neuzeit. Frankfurt/M. 1991.
Ders.: Kultur und Alltag in der Frühen Neuzeit. Bd. 1: Das Haus und seine Menschen 16.–18. Jahrhundert (1990); Bd. 2: Dorf und Stadt (1992); Bd. 3: Religion, Magie, Aufklärung (1994). München.
Ders.: Theater des Schreckens. Gerichtspraxis und Strafrituale in der frühen Neuzeit. Frankfurt/M. 1995 (4. durchges. Auflage).
Ders. (Hg.): Erfindung des Menschen. Schöpfungsträume und Körperbilder 1500–2000. Wien – Köln – Weimar 1998.
Ders.: Der ehrlose Mensch. Unehrlichkeit und soziale Ausgrenzung in der Frühen Neuzeit. Köln – Weimar – Wien 1999.
Duven, H. E./Kollrack, H. W.: Areflexie: kein obligates Symptom bei dissoziiertem Hirntod, in: Deutsche medizinische Wochenschrift 95 (25/1970), S. 1346 ff.

Easton, W.: Les Hivers dans L'Europe Occidentale. Leiden 1928.
Ebbinghaus, Angelika/Dörner, Klaus (Hg.): Vernichten und Heilen. Der Nürnberger Ärzteprozeß und seine Folgen. Berlin 2002.
Eckart, Wolfgang: Zur Titelgestaltung medizinischer Fachbucheditionen des 17. Jahrhunderts. In: Medizinhistorisches Journal 14 (1979), S. 292–311.
Ders.: Die Medizin und das »Größere Deutschland«. Kolonialpolitik und Tropenmedizin in Deutschland, 1884–1914. In: Berichte zur Wissenschaftsgeschichte 13 (1990), S. 129–139.
Ders.: Medizin und Kolonialimperialismus: Deutschland 1884–1945. Paderborn u. a. 1997.
Ders.: Die Eröffnung des Körpers. Sektions- und Operationsszenen des 19. und 20. Jahrhunderts. In: Frankensteins Kinder. Film und Medizin. Hg. von Jutta Philips-Krug und Cecilia Hausheer. Museum für Gestaltung Zürich. Ostfildern 1997 a, S. 50–54.
Ders.: Robert Koch – ein Bakteriologe für die Kolonien. In: Heyden, Ulrich van der/Zeller, Joachim (Hg.): Kolonialmetropole Berlin. Eine Spurensuche. Berlin 2002, S. 102–107.

Eckert, Edward A.: The Structure of Plagues and Pestilences in Early Modern Europe. Central Europe 1560–1640. Basel u. a. 1996.

Eddy, John A./Oeschger, Hans: The Role of Solar Output Variations. In: dies. (Hg.): Global Changes in the Perspective of the Past. Chichester u. a. 1992, S. 279–294.

Edelstein, Ludwig: Die Geschichte der Sektion in der Antike. In: Quellen und Studien zur Geschichte der Naturwissenschaften und der Medizin 3 (1933), S. 50–106.

Eliade, Mircea: Das Heilige und das Profane. Vom Wesen des Religiösen. Frankfurt/M. 1990 (Original: Paris 1965).

Elias, Norbert: Über den Prozeß der Zivilisation. Soziogenetische und psychogenetische Untersuchungen. Bd. 1: Wandlungen des Verhaltens in den weltlichen Oberschichten des Abendlandes. Bd. 2: Wandlungen der Gesellschaft – Entwurf zu einer Theorie der Zivilisation. Frankfurt/M. 1976.

Elkeles, Barbara: Medizinische Menschenversuche gegen Ende des 19. Jahrhunderts und der Fall Neisser. In: Medizinhistorisches Journal 20 (1985), S. 135–148.

Dies.: Robert Koch (1843–1910). In: Engelhardt/Hartmann (Hg.), 2 (1991), S. 247–271.

Dies.: Der Patient und das Krankenhaus. In: Labisch/Spree (Hg.) 1996, S. 357–373.

Emmrich, Michael: Das fremde Herz. In: Frankfurter Rundschau vom 28. November 1992.

Ders.: Schaudernder Blick auf Monströses und Abnormes. Berliner Charité will Rudolf Virchows pathologisch-anatomisches Cabinet in moderner Form neu erstehen lassen. In: Frankfurter Rundschau vom 12. Oktober 1996, S. 10.

Endres, Franz Carl/Schimmel, Annemarie: Das Mysterium der Zahl. Zahlensymbolik im Kulturvergleich. München 1993 (7. Aufl.).

Engelhardt, Dietrich von/Hartmann, Fritz (Hg.): Klassiker der Medizin. 2 Bde. München 1991.

Epstein, Alois: Ueber die Uebertragung des menschlichen Spulwurms (Ascaris lumbricoides). Eine klinisch-experimentelle Untersuchung. In: Jahrbuch für Kinderheilkunde und Physische Ereziehung. N. F. 33 (1892), S. 287–301.

Erdheim, Mario: Psychoanalyse und Unbewußtheit in der Kultur. Aufsätze 1980–1987. Frankfurt/M. 1988.

Eriksson, Ruben: Andreas Vesalius' First Public Anatomy At Bologna 1540. An Eyewitness Report By Baldasar Heseler Together With His Notes On Matthaeus Curtius' Lectures On »Anatomia Mundini«. Uppsala – Stockholm 1959.

Eßer, Raingard: Fear of water and floods in Low Countries. In: Naphy, William G./Roberts, Penny: Fear in early modern Society, Manchester 1997, S. 62–77.

Evans, Richard J.: Rituale der Vergeltung. Die Todesstrafe in der deutschen Geschichte 1532–1987. Berlin 2001 (Original: Oxford 1996).

Fagan, Brian: Die Macht des Wetters. Wie das Klima die Geschichte verändert. Düsseldorf 2001 (Original: USA Basic Books 1999).

Faller, Adolf: Eintrittskarten für das Anatomische Theater. In: Acta Anatomica 2 (1947), H. 3/4, S. 401 f.

Ders.: Die Entwicklung der makroskopisch-anatomischen Präparierkunst von Galen bis zur Neuzeit. Basel 1948.

Felfe, Robert: Naturgeschichte als kunstvolle Synthese. Physikotheologie und Bildpraxis bei Johann Jakob Scheuchzer. Berlin 2004.

Ferrari, Giovanna: Public Anatomy Lessons and the Carnival: The Anatomy Theatre of Bologna. In: Past & Present 117 (1987), S. 50–106.

Fetzer, Christian: Rassenanatomische Untersuchungen an 17 Hottentottenköpfen. In: Zeitschrift für Morphologie und Anthropologie 16 (1914), S. 95–156.

Feuerstein, Günter: Das Transplantationssystem. Dynamik, Konflikte und ethisch-moralische Grenzgänge. Weinheim – München 1995.

Feyerabend, Paul: Irrationalität oder: Wer hat Angst vor dem schwarzen Mann? In: Duerr (Hg.), Bd. 1, 1981, S. 37–59.

Fichtner, Gerhard: Transplantatio. Zur Geschichte eines Begriffs und einer Vorstellung in der Medizin. Diss. med. Tübingen 1968.

Fischer, Friedrich: Paracelsus in Basel. In: Beiträge zur vaterländischen Geschichte. Hg. von der historischen Gesellschaft zu Basel. Bd. 5 (1854), S. 107–137.

Fischer, Georg: Chirurgie vor 100 Jahren. Historische Studie über das 18. Jahrhundert aus dem Jahre 1876 (ND: Berlin – Heidelberg – New York 1978).

Fischer-Homberger, Esther: Hunger – Herz – Schmerz – Geschlecht. Brüche und Fugen im Bild von Leib und Seele. Bern 1997.

Fleck, Ludwik: Entstehung und Entwicklung einer wissenschaftlichen Tatsache. Einführung in den Denkstil und Denkkollektiv. Frankfurt/M. 1980 (Original: Basel 1935).

Flesch, M.: Notizen zur Technik der Konservation von Gehirnpräparaten. In: Anatomischer Anzeiger 2 (1887), S. 294 f.

Flinn, Michael W.: The Stabilisation of Mortality in Pre-industrial Western Europe. In: The Journal of Economic History 3/2 (1974), S. 285–318.

Flohn, Hermann: Das Problem der Klimaveränderungen in Vergangenheit und Zukunft. Darmstadt 1985.

Ders.: Climatic Evolution during the last Millennium: What can we learn from it? In: Eddy/Oeschger (Hg.) 1992, S. 295–316.

Flügge, Sybilla: Hebammen und heilkundige Frauen. Recht und Rechtswirklichkeit im 15. und 16. Jahrhundert. Frankfurt/M. 1998.

Fodéré, François Emmanuel: Traité de Médecine Légale et d'Hygiène Publique, ou de Police de Santé, adapté aux Codes de l'Empire Français, et aux Connaissances actuelles. A l'usage des gens de l'Art, de ceux du Barreau, des Jurés et des Administrateurs de la santé publique, civils, militaires et de marine. 6 Bde. Paris 1813.

Forßmann, Werner: Warten auf den Tod eines »Organ-Spenders«. Professor Werner Forßmann über Konsequenzen der Herztransplantation. In: Der Tagesspiegel, Nr. 6784 vom 4. Januar 1968, S. 9.

Foucault, Michel: Die Geburt der Klinik. Eine Archäologie des medizinischen Blicks. Berlin 1976 (Original: Paris 1972).

Ders.: Sexualität und Wahrheit. Bd. 1: Der Wille zum Wissen. Übers. von Ulrich Raulf und Walter Seitter. Frankfurt/M. 1977 (Original: Paris 1976).

Ders.: Überwachen und Strafen. Die Geburt des Gefängnisses. Frankfurt/M. 1977 a (Original: 1975).

Ders.: Dispositive der Macht. Über Sexualität, Wissen und Wahrheit. Berlin 1978.

Ders.: Leben machen und sterben lassen. Die Geburt des Rassismus. Vorlesung, gehalten im März 1976 am Collège de France. Abgedr. In: Reinfeldt, Sebastian/Schwarz, Richard: Bio-Macht. Biopolitische Konzepte der neuen Rechten 1993, S. 27–50 (=DISS-Texte Nr. 25).

Francesco de, Grete: Das Theatrum Anatomicum in Bologna. In: Ciba Zeitschrift 7 (1941), H. 81, S. 2830–2833.

Frank, Johann Peter: System einer vollständigen medicinischen Polizey. Bd. 4, Mannheim 1788. Bd. 6,2, Wien 1817.

Fraustadt, Georg: Historisch-philologische Einführung. In: Gregorius Agricola – Ausgewählte Werke, Berlin 1961, S. 235–253.

Freeman, Arthur M. u. a.: Cardiac Transplantation: Clinical Correlates of Psychiatric Outcome. In: Psychosomatics 29 (1988), H. 1, S. 47–54.

Freud, Sigmund (1912): Totem und Tabu. In: Studienausgabe. Hg. von Alexander Mitscherlich u. a. Bd. 9. Frankfurt/M. 1974, S. 287–444.

Ders. (1915): Zeitgemäßes über Krieg und Tod. In: Studienausgabe. Hg. von Alexander Mitscherlich u. a. Bd. 9. Frankfurt/M. 1974, S. 33–60.

Ders. (1926): Hemmung, Angst und Symptom. In: Studienausgabe. Hg. von Alexander Mitscherlich u. a. Bd. 6. Frankfurt/M. 1971, S. 227–308.

Frevert, Ute: Krankheit als politisches Problem 1770–1880. Göttingen 1984.

Frey, Peter: Pest. In: Schadewaldt, Hans (Hg.): Die Rückkehr der Seuchen. Köln 1994, S. 21–42.

Fried, Johannes: Wille, Freiwilligkeit und Geständnis um 1300. Zur Beurteilung des letzten Templergroßmeisters Jacques de Molay. In: Historisches Jahrbuch 105 (1985), S. 388–425.

Friedell, Egon: Kulturgeschichte der Neuzeit. Die Krisis der europäischen Seele von der Schwarzen Pest bis zum Ersten Weltkrieg. München 1989 (Original: in drei Bänden 1927–1931).

Friedland, Klaus: Dänemark 1350–1650. In: Handbuch der Europäischen Wirtschafts- und Sozialgeschichte. Hg. von Wolfram Fischer. Bd. 3. Stuttgart 1986, S. 438–467.

Friedlander, Henry: Der Weg zum NS-Genozid. Von der Euthanasie zur Endlösung. Berlin 1997 (Original: Chapel Hill – London 1995).

Fuchs, Richard: Tod bei Bedarf. Das Mordsgeschäft mit Organtransplantationen, Frankfurt – Berlin 1996.

Ders.: Entnahme von Organen nach »Hirntod« mit Zustimmung der Angehörigen, in: Gutjahr, I./Jung, M (Hg.): Sterben auf Bestellung, Lahnstein 1997, S. 13–73.

Ders./Schachtschneider, Karl A. (Hg.): Spenden was mir nicht gehört. Hamburg 1999.

Ders.: Vorsicht Krankenhaus! Heiligt der Scheck die Mittel, in: ders./Schachtschneider (Hg.) 1999, S. 54–57.

Fuchs, Thomas: Die Mechanisierung des Herzens. Harvey und Descartes – Der vitale und der mechanische Aspekt des Kreislaufs. Frankfurt/M. 1992.

Fulda, Daniel: Gewalt gegen Gott und die Natur. Ästhetik und Metaphorizität von Anthropophagieberichten aus dem Dreißigjährigen Krieg. In: Meumann/Niefanger (Hg.) 1997, S. 240–269.

Füller, Christian: Ein Gehirn auf Abwegen. In: die tageszeitung, Nr. 6903 vom 13. November 2002 a, S. 3.

Ders.: Meinhofs später Weg nach Osten. In: die tageszeitung, Nr. 6901 vom 9./10. November 2002, S. 7.

Gassen, Hans Günter: Gene und Genome: das Vierbuchstabenspiel. In: Spektrum der Wissenschaft. Sondernummer: Gene und Genome 2 (1997), S. 6 f.

Geerken, Karin, u. a. : Bombenkulte. In: Kramer (Hg.) 1983, S. 100 bis 113.

Geisler, Linus S.: Ärztliche Sicht des Hirntodes, in: Herrmann 1996, S. 80–88.

Geist, Johann Friedrich/Kürvers, Klaus: Das Berliner Mietshaus 1740–1862. Eine dokumentarische Geschichte der »von Wülcknitzschen Familienhäuser« vor dem Hamburger Tor, der Proletarisierung des Berliner Nordens und der Stadt im Übergang von der Residenz zur Metropole. München 1980.

Gerchow, Hans (Hg.): Ebenbilder. Kopien von Körpern – Modelle des Menschen. Mit Essays von Hans Belting u. a. Ostfildern 2001.

Gerlach, Joachim: Gehirntod und totaler Tod, in: Münchner medizinische Wochenschrift 111 (1969), S. 732–736.

Gernhuber, Joachim: Strafvollzug und Unehrlichkeit. In: Zeitschrift der Savigny-Stiftung für Rechtsgeschichte 74 (1957), S. 119–177.
Geschichtliche Nachrichten über das Königliche Charité-Krankenhaus zu Berlin. In: Annalen des Charité-Krankenhauses 1 (1850), S. 1–45.
Geyskes, D. C., unter Mitarbeit von Klaauw, C. J. van der: Der heutige Zustand der anatomischen Kabinette früherer Jahrhunderte in Leiden, in: Janus. Archives internationales pour l'Histoire de la Médicine et la Géographie médicale 38 (1934), S. 13–28.
Gilman, Sander L.: Rasse, Sexualität und Seuche. Stereotype aus der Innenwelt der westlichen Kultur. Reinbek bei Hamburg 1992.
Ginzel, Günther B. (Hg.): Antisemitismus. Erscheinungsformen der Judenfeindschaft gestern und heute. Bielefeld 1991.
Girard, René: Das Heilige und die Gewalt. Aus dem Französischen von Elisabeth Mainberger-Ruh. Frankfurt/M. 1992.
Gladigow, Burkhard: Unsterblichkeit und Moral. Riten der Regeneration als Modelle einer Heilsthematik. In: ders. (Hg.): Religion und Moral. Düsseldorf 1976, S. 99–117.
Glaser, Rüdiger: Klimageschichte Mitteleuropas. 1000 Jahre Wetter, Klima, Katastrophen. Darmstadt 2001.
Glenzdorf, Johann/Treichel, Fritz: Henker, Schinder und arme Sünder. Bd. 1. Bad Münster am Deister 1970.
Godau-Schüttke, Klaus-Detlev: Die Heyde/Sawda-Affäre. Wie Juristen und Mediziner den NS-Euthanasieprofessor Heyde nach 1945 deckten und straflos blieben. Hamburg 1998.
Gordon-Grube, Karen: Anthropophagy in Post-Renaissance Europe: The Tradition of Medicinal Cannibalism. In: American Anthropologist 90 (1988), H. 2, S. 405–409.
Gorynia, Inge/Ulrich, Gerald: Bei der Aufklärung über Organspenden ist mehr Redlichkeit nötig, in: Hospiz-Bewegung 5+6 (1996), S. 5–7.
Grabner, Elfriede (Hg.): Volksmedizin. Probleme und Forschungsgeschichte. Darmstadt 1967.
Graetz, Heinrich: Volkstümliche Geschichten der Juden. Bd. 4: Das Judentum im Mittelalter bis zu den Verfolgungen in der Zeit des Schwarzen Todes, Berlin – Wien 1923 (ND: München 1985).
Grant, Alexander: The Story of the University of Edinburgh during its first three hundred Years. London 1884.
Graus, František: Das Spätmittelalter als Krisenzeit. Ein Literaturbericht als Zwischenbilanz. In: Mediaevalia Bohemica 1 (1969), Supplementum.
Ders.: Randgruppen der städtischen Gesellschaft im Spätmittelalter. In: Zeitschrift für Historische Forschung 8 (1981), S. 385–437.
Ders.: Pest – Geissler – Judenmorde. Göttingen 1987.
Grawert-May, Erik: Das Drama des Krieges. Tübingen 1987.
Greinert, Renate: Organspende – Nie wieder. In: dies./Wuttke (Hg.) 1991, S. 64–75.

Greinert, Renate/Wuttke, Gisela (Hg.): Organspende. Kritische Ansichten zur Transplantationsmedizin. Göttingen 1991.
Gronemeyer, Marianne: Das Leben als letzte Gelegenheit. Sicherheitsbedürfnisse und Zeitknappheit. Darmstadt 1993.
Grosser, Monika: Organentnahme aus der Sicht einer Krankenschwester im Operationsdienst, in: Striebel/Link (Hg.) 1991, S. 56–67.
Grove, Jean M.: The Little Ice Age. London – New York 1988.
Gruber, Georg B.: Frühgeschichte der pathologischen Anatomie in Göttingen. In: Sudhoffs Archiv der Geschichte der Medizin und der Naturwissenschaften 39 (1955), S. 315–333.
Gründer, Horst: Geschichte der deutschen Kolonien. Paderborn u. a. 2000 (4. verbess. u. erg. Auflage).
Gutjahr, Ilse/Jung, Matthias (Hg.): Sterben auf Bestellung. Fakten zur Organentnahme. Lahnstein 1997.

Haeser, Heinrich: Lehrbuch der Geschichte der Medicin und der epidemischen Krankheiten. Bd. 1. Jena 1875; Bd. 2. Jena 1881 (3. überarb. Aufl.); Bd. 3. Jena 1879 (3. überarb. Aufl.).
Hafner, Karl Heinz/Winau, Rolf: »Die Freigabe der Vernichtung lebensunwerten Lebens«. Eine Untersuchung zu der Schrift von Karl Binding und Alfred Hoche. In: Medizinhistorisches Journal 9 (1974), S. 227–254.
Hagen, Benno von: Die Anatomie im Leben und Schaffen Goethes. In: Anatomischer Anzeiger. Zentralblatt für die gesamte wissenschaftliche Anatomie 109 (1961), H. 1, S. 74–85.
Hagens, Gunther von: Der plastinierte Mensch. In: Körperwelten 1997, S. 201–218.
Hagner, Michael (Hg.): Der falsche Körper. Beiträge zu einer Geschichte der Monstrositäten. Göttingen 1995.
Ders.: Homo cerebralis. Der Wandel vom Seelenorgan zum Gehirn. Frankfurt/M. – Leipzig 2000.
Hansen, Friedrich: 40 Jahre Nürnberger Prozesse. In: Osnowski (Hg.) 1988, S. 98–111.
Ders.: Biologische Kriegsführung im Dritten Reich. Frankfurt/M.–New York 1993.
Hanssen, Peter: Über Seuchenbekämpfung in Kiel im 18. Jahrhundert. In: Archiv für Geschichte der Medizin 17 (1965), S.171–180.
Harmening, Dieter: Dämonologie und Anthropologie der christlichen Hexe. In: Lorenz/Bauer (Hg.) 1995, S. 45–63.
Harms, Wolfgang/Heß, Gilbert/Peil, Dietmar (Hg.): SinnBilderWelten. Emblematische Medien in der Frühen Neuzeit. München 1999.
Harnack, Adolf: Geschichte der Königlich Preussischen Akademie der Wissenschaften zu Berlin. Bd. 1,1; Bd. 1,2. Berlin. 1900; Bd. 2: Urkunden und Actenstücke zur Geschichte der Königlich Preussischen Akademie der Wissenschaften. Berlin 1900.

Hartkopf, Werner/Wangermann, Gert: Dokumente zur Geschichte der Berliner Akademie der Wissenschaften 1700 bis 1990. Berlin – Heidelberg – New York 1991.

Hartung, Wolfgang: Gesellschaftliche Randgruppen im Spätmittelalter, in: Kirchgässner, Bernhard/Reuter, Fritz (Hg.): Städtische Randgruppen und Minderheiten. Sigmaringen 1986, S. 49–114.

Hasenfratz, Hans-Peter: Der moderne nordamerikanische Totenkult als religionsgeschichtliches Problem. In: Numen 24 (1977), S. 60–71.

Ders.: Die Toten Lebenden. Eine religionsphänomenologische Studie zum sozialen Tod in archaischen Gesellschaften. Zugleich ein kritischer Beitrag zur sogenannten Strafopfertheorie. Leiden 1982.

Ders.: Zum sozialen Tod in archaischen Gesellschaften. In: Saeculum 34 (1983), S. 126–137.

Hatje, Frank: Leben und Sterben im Zeitalter der Pest. Basel im 15. bis 17. Jahrhundert. Basel 1992.

Haupt, Werner: Die Deutsche Schutztruppe 1889/1918. Auftrag und Geschichte. Utting 2001.

Hecker, Justus Friedrich Carl: Der schwarze Tod im vierzehnten Jahrhundert. Nach den Quellen für Aerzte und gebildete Nichtaerzte bearbeitet. Berlin 1832.

Ders.: Die großen Volkskrankheiten des Mittelalters. Gesammelt und in erweiterter Bearbeitung hrsg. von August Hirsch. Berlin 1865 (ND: Hildesheim 1964).

Heckhausen, Christel: Anatomen und Anatomie im Urteil der Öffentlichkeit seit 1500. Diss. med. Freie Universität Berlin 1966.

Heckscher, William, S.: Rembrandt's Anatomy of Dr. Nicolaas Tulp. An Iconological Study. New York 1958.

Heinemann, Franz: Die Henker und Scharfrichter als Volks- und Vieh-ärzte seit Ausgang des Mittelalters. In: Archives Suisses des Traditions Populaires 4 (1900), S. 1–16.

Ders.: Albrecht von Haller als Vivisektor. Ein Beitrag zu seinem 200. Geburtstag. In: Wissen und Leben 1/2 (1908), S. 323–330, 362– 370.

Heinrich, Klaus: Mythologie und Gesellschaft II: Probleme der Opferlogik. Unveröffentlichtes Vorlesungsmanuskript, Fachbereich Religionswissenschaft der Freien Universität Berlin, Sommersemester 1995.

Held, Paul: Medizinische Diagnostik. Strafrechtliche Beurteilung von Humanexperiment und Diagnoseversuch. Diss. jur. München 1988.

Helfer, Christian: Henker Studien. Teil III: Die Begnadigung zum Henkeramt. In: Archiv für Kulturgeschichte 47 (1965), S. 96–117.

Heller, Agnes: Der Mensch in der Renaissance. Frankfurt/M. 1988 (Original: Köln-Lövenich 1982).

Hellmann, Gustav: Die Meteorologie in den deutschen Flugschriften und Flugblättern des XVI. Jahrhunderts. Ein Beitrag zur Geschichte der

Meteorologie. Berlin 1921 (= Abhandlungen der Preußischen Akademie der Wissenschaften 1921,1: Physikalisch-Mathematische Klasse).
Helmchen, Hanfried/Winau, Rolf (Hg.): Versuche mit Menschen in Medizin. Humanwissenschaft und Politik. Berlin – New York 1986.
Helmstädter, Axel: Hundert Jahre Solutio Arning. In: Pharmazeutische Zeitung 26 (2001).
Henneke, Mechthild: Ein tätowierter Unterarm bringt die »Körperwelten« in Misskredit. Vorwurf des MDR: Ausstellung zeigt einen russischen Lagerhäftling. In: Berliner Zeitung, Nr. 61 vom 13. März 2001, S. 20.
Hennig, R.: Katalog bemerkenswerter Witterungsereignisse von den ältesten Zeiten bis zum Jahre 1800. Berlin 1904 (= Abhandlungen des Königlich Preußischen Meteorologischen Instituts, Bd. II, No. 4).
Hentig, Hans von: Die Strafe. Frühformen und kulturgeschichtliche Zusammenhänge. Berlin – Göttingen – Heidelberg 1954.
Ders.: Vom Ursprung der Henkersmahlzeit. Tübingen 1958.
Herlihy, David: Der Schwarze Tod und die Verwandlung Europas. Berlin 1998 (Original: Cambridge [Mass.] 1997).
Herrlinger, Robert: Die Initialen in der »Fabrica« des Andreas Vesalius. In: Acta Medicae Historiae Patavina 10 (1963/64), S. 97–117
Ders.: Geschichte der medizinischen Abbildung. München 1967.
Ders./Kudlien, Fridolf (Hg.): Frühe Anatomie. Eine Anthologie. Stuttgart 1967.
Herrmann, Uwe (Hg.): Die Seele verpflanzen? Organtransplantation als psychische und ethische Herausforderung. Gütersloh 1996.
Herrn, Rainer: Monographie des Berliner Instituts für Sexualwissenschaft (Buchmanuskript in Vorbereitung).
Herzlich, Claudine/Pierret, Janine: Kranke gestern, Kranke heute. Die Gesellschaft und das Leiden. München 1991 (Original: Paris 1984).
Herzog, Markwart: Helfende Tote in der Gemeinschaft der Heiligen. In: Geist und Leben 62 (1989), S. 416–424.
Ders.: Hingerichtete Verbrecher als Gegenstand der Heiligenverehrung. In: Geist und Leben 65 (1992), S. 367–386.
Ders.: Scharfrichterliche Medizin. Zu den Beziehungen zwischen Henker und Arzt, Schafott und Medizin. In: Medizinhistorisches Journal 29 (1994), H. 4, S. 309–332.
Heydecker, Joe/Leeb, Johannes: Der Nürnberger Prozeß. Neue Dokumente, Erkenntnisse und Analysen. Überarb. Aufl. Köln 1985 (Original: Köln 1958).
Heymann, Walter: Das Verhalten des Rachitikers gegenüber parenteral zugeführten organischen und anorganischen Phosphaten. In: Zeitschrift für Kinderheilkunde 45 (1928), H. 3, S. 232–241.
Hille, Martin: Mensch und Klima in der frühen Eiszeit. In: Archiv für Kulturgeschichte 83 (2001), S. 63–91.

Hirsch, G./Schmidt-Didczuhn, A.: Transplantation und Sektion. Heidelberg 1992.
Hirschfeld, Magnus: Geschlechtskunde. Bd. 3, Stuttgart 1930.
His, Wilhelm: Zur Geschichte des anatomischen Unterrichts in Basel. In: Gedenkschrift zur Eröffnung des Vesalianum, der neu errichteten Anstalt für Anatomie und Physiologie in Basel (28. Mai 1885). Leipzig 1885, S. 1–39.
Hobom, Barbara: Durch Seuchen zehn Millionen Tote im Jahr. Alte Erreger und neue Epidemien. In: Frankfurter Allgemeine Zeitung (Sonntagszeitung), Nr. 83 vom 8. April 2001, S. 3.
Hoche, Alfred E.: Jahresringe. Innenansicht eines Menschenlebens. München 1936.
Hoeniger, Robert: Der Schwarze Tod in Deutschland. Berlin 1882.
Hoepke, Hermann: Die Geschichte der Anatomie in Heidelberg. In: Reden bei der Jahrhundert-Feier des Anatomischen Instituts in Heidelberg am 24. und 25. Juni 1949. Berlin – Göttingen – Heidelberg 1951, S. 1–16 (=Schriften der Universität Heidelberg, Heft 5).
Hoff, Johannes/Schmitten, Jürgen in der: Kritik der »Hirntod«-Konzeption. Plädoyer für ein menschenwürdiges Todeskriterium. In: dies.: Wann ist der Mensch tot? Organverpflanzung und Hirntodkriterium. Reinbek bei Hamburg 1994, S. 153–252.
Dies.. (Hg.): Wann ist der Mensch tot? Organverpflanzung und Hirntodkriterium, Reinbek bei Hamburg 1994.
Honegger, Claudia: Die Ordnung der Geschlechter. Die Wissenschaften vom Menschen und das Weib; 1750–1850. Frankfurt – New York 1991.
Hönle, Augusta/Henze, Anton: Römische Amphitheater und Stadien. Gladiatorenkämpfe und Circusspiele. Zürich – Freiburg i. Br. 1981.
Hossli, Peter: Explodierende Umsätze. In: Süddeutsche Zeitung. Magazin, Nr. 5 vom 31. Januar 2003, S. 18–24.
House, Robert M./Thompson, Troy L.: Psychiatric Aspects of Organ Transplantation. In: Journal of the American Medical Association 260 (1988), H. 4, S. 535–539.
Houtte, Jan A. van: Europäische Wirtschaft und Gesellschaft von den großen Wanderungen bis zum Schwarzen Tod. In: Handbuch der europäischen Wirtschafts- und Sozialgeschichte. Bd. 2. Hg. von Herrmann Kellenbenz. Stuttgart 1980, S. 1–149.
Hubenstorf, Michael, u. a. (Hg.): Medizingeschichte und Gesellschaftskritik: Festschrift für Gerhard Baader. Husum 1997 (=Abhandlungen zur Geschichte der Medizin und der Naturwissenschaften, H. 81).
Hyrtl, Joseph: Geschichte der Anatomie und ihrer Anstalt an der Carl-Ferdinands-Universität in Prag. In: Medicinische Jahrbücher des kais. königl. Österreichischen Staates 42 (1843), S. 82–90, 196–203,

330–334; Bd. 43 (1843 a), S. 76 ff., 205–208, 331–335; Bd. 44 b (1843), S. 73–76 (ND: Bad Reichenhall 1967).
Ders.: Die alten deutschen Kunstworte der Anatomie. Wien 1884.

Illich, Ivan: Die Enteignung der Gesundheit. »Medical Nemesis«. Reinbek bei Hamburg 1975 (Original: London 1974).
Informationsbroschüre Körperspende zur Plastination. Hg. vom Institut für Plastination Heidelberg. 3. Aufl. 1997.
Ingerslev, V.: Danmarks Laeger og Laegevaesen fra de aeldste Tider indtil Aar 1800. En Fremstilling efter trykte Kilder. Bd. 1. Kjobenhavn 1873.
Isenflamm, Heinrich F.: Nachricht von einer Mißgeburt ohne Extremitäten. In: Beiträge für Zergliederungskunst 1 (1800), H. 2, S. 268–273, u. ebd., H. 3, S. 435 f.
Ders.: Ueber das anatomische Theater in Erlangen. In: Beiträge für Zergliederungskunst 2 (1801), H.1, S. 121–130.
Ivan, L. P.: Spinal reflexes in cerebral death. In: Neurology 23 (1973), H. 6, S. 650 ff.

Jakubowski-Tiessen, Manfred: Sturmflut 1717. Die Bewältigung einer Naturkatastrophe in der Frühen Neuzeit. Oldenburg 1992.
Ders./Lehmann, Hartmut (Hg.): Um Himmels Willen. Religion in Katastrophenzeiten. Göttingen 2003.
Jaritz, Gerhard: Kleidung und Prestige-Konkurrenz. Unterschiedliche Identitäten in der städtischen Gesellschaft unter Normierungszwängen. In: Saeculum 44 (1993), S. 8–31.
Jegel, A.: Zergliederungskunst an Toten und Lebendigen während des 16. bis 18. Jahrhunderts vor allem in Nürnberg. In: Die Medizinische Welt 7 (1933), H. 31, S. 1121–1124.
Jeismann, Michael (Hg.): Das 14. Jahrhundert. Abschied vom Mittelalter. München 2000.
Jenks, Stuart: Von den archaischen Grundlagen bis zur Schwelle der Moderne (ca. 1000–1450). In: North, Michael (Hg.): Deutsche Wirtschaftsgeschichte. Ein Jahrtausend im Überblick. München 2000, S. 15–106.
Jetter, Dieter: Gemeinschaft und Absonderung der Kranken als antagonistische Faktoren historischer Hospitäler. In: Medizinhistorisches Journal 4 (1969), H. 2, S. 121–138.
Ders.: Das Isolierungsprinzip in der Pestbekämpfung des 17. Jahrhunderts. In: Medizinhistorisches Journal 5 (1970), H. 5, S. 115–124.
Jonas, Hans: Technik, Medizin und Ethik. Frankfurt/M. 1987.
Jusatz, Helmut J.: Wandlungen der Tropenmedizin am Ende des 19. Jahrhunderts. In: Mann, Gunter/Winau, Rolf (Hg.): Medizin, Naturwissenschaft, Technik und das Zweite Kaiserreich. Vorträge eines Kon-

gresses vom 6. bis 11. September 1973 in Bad Nauheim. Göttingen 1977, S. 227–238.

Jütte, Robert: Stigma-Symbole als identitätsstiftendes Merkmal bei spätmittelalterlichen und frühneuzeitlichen Randgruppen (Juden, Dirnen, Aussätzige, Bettler). In: Saeculum 44 (1993), S. 65–89.

Ders.: Dutzbetterinnen und Sündfegerinnen. Kriminelle Bettelpraktiken von Frauen in der Frühen Neuzeit. In: Ulbricht, Otto (Hg.): Von Huren und Rabenmüttern. Weibliche Kriminalität in der Frühen Neuzeit. Köln – Weimar – Wien 1995, S. 117–137.

Ders.: Vom Hospital zum Krankenhaus: 16.–19. Jahrhundert. In: Labisch/Spree (Hg.) 1996. S. 31–50.

Ders.: Die Entdeckung des »inneren« Menschen 1500–1800. In: Dülmen, Richard van (Hg.): Erfindung des Menschen. Schöpfungsträume und Körperbilder 1500–2000. Wien – Köln – Weimar 1998, S. 240–258.

Ders: Schwarz ist der Tod, blattrig seine Zunge. Aus der Geschichte der Maul- und Klauenseuche. In: Frankfurter Allgemeine Zeitung vom 7. März 2002, S. 51.

Kalitzkus, Vera: Leben durch den Tod. Die zwei Seiten der Organtransplantation. Eine medizinethnologische Studie. Frankfurt/M. 2003.

Kammandel, Sabine Beatrice: Eduard Christian Arning (1855–1936). Leben und wissenschaftliches Werk, insbesondere seine Reise zu den Hawaii-Inseln von 1883–1886 zum Studium der Lepra. Diss. med. dent. Hannover 1994.

Kästner, Ingrid: Ethische Positionen zum Tierexperiment in der zweiten Hälfte des 19. Jahrhunderts. In: Kaiser, Wolfram/Völker, Arina (Hg.): Ethik in der Medizin und Naturwissenschaften. Halle/S. 1985, S. 88–94.

Kater, Michael H.: Ärzte als Hitlers Helfer. Mit einem Geleitwort von Hans Mommsen. Aus dem Amerikanischen übersetzt von Helmut Dierlamm und Renate Weitbrecht. Hamburg – Wien (Original: Chapel Hill 1989).

Kaufmann, Doris (Hg.): Geschichte der Kaiser-Wilhelm-Gesellschaft im Nationalsozialismus. Bestandsaufnahme und Perspektiven der Forschung. Bd. 1,1 u. Bd.1,2. Göttingen 2000 (=Geschichte der Kaiser-Wilhelm-Gesellschaft im Nationalsozialismus. Hg. von Reinhard Rürup und Wolfgang Schieder im Auftrag der Präsidentenkommission der Max-Planck-Gesellschaft).

Kaupen-Haas, Heidrun: Das Experiment Gen- und Reproduktionstechnologie. Nationalsozialistische Fundamente in der internationalen Konzeption der modernen Geburtshilfe. In: Osnowski (Hg.) 1988, S. 88–97.

Dies./Saller, Christian (Hg.): Wissenschaftlicher Rassismus. Analysen einer Kontinuität in den Human- und Naturwissenschaften. Frankfurt/M. 1999.

Kellenbenz, Hermann: Wirtschaft und Gesellschaft Europas 1350–1650. In: ders. (Hg.): Europäische Wirtschafts- und Sozialgeschichte vom ausgehenden Mittelalter bis zur Mitte des 17. Jahrhunderts. Stuttgart 1986 (= Handbuch der Europäischen Wirtschafts- und Sozialgeschichte. Bd. 3), S. 1–387.

Keller, Albrecht: Der Scharfrichter in der deutschen Kulturgeschichte. Bonn – Leipzig 1921 (ND: Hildesheim 1968).

Keller, Christoph: Der Schädelvermesser. Otto Schlaginhaufen – Anthropologe und Rassenhygieniker. Zürich 1995.

Kelter, Ernst: Das deutsche Wirtschaftsleben des 14. und 15. Jahrhunderts im Schatten der Pestepidemien. In: Jahrbücher für Nationalökonomie und Statistik 165 (1953), S. 161–208.

Kershaw, Alister: Die Guillotine. Eine Geschichte des mechanischen Fallbeils. Hamburg 1959 (Original: A History of the Guillotine, London).

Kessel, Martina: Die Angst vor dem Scheintod im 18. Jahrhundert. Körper und Seele zwischen Religion, Magie und Wissenschaft. In: Schlich, Thomas/Wiesemann, Claudia (Hg.): Hirntod. Zur Kulturgeschichte der Todesfeststellung. Frankfurt/M. 2001, S. 133–166.

Kieckhefer, Richard: Magie im Mittelalter. München 1995 (Original: Cambridge 1990).

Kieffer, René/Bergman, Jan (Hg.): La Main de Dieu. Die Hand Gottes. Tübingen 1997.

Kimbrell, Andrew: Ersatzteillager Mensch. Die Vermarktung des Körpers. Frankfurt/M. 1994 (Original: New York 1993).

Kinzelbach, Annemarie: »Böse Blattern« oder »Franzosenkrankheit«: Syphiliskonzept, Kranke und Genese des Krankenhauses in oberdeutschen Reichsstädten der frühen Neuzeit. In: Dinges/Schlich (Hg.) 1995, S. 43–69.

Kirchhoff, Gisela: Martin Münz. Professor der Anatomie in Würzburg (1829–1849). Zugleich ein Beitrag zur Geschichte des Theatrum anatomicum. Würzburg 1964 (= Mainfränkische Hefte 42).

Kirchner, Martin: Die Gesetzlichen Grundlagen der Seuchenbekämpfung im Deutschen Reiche unter besonderer Berücksichtigung Preußens. Jena 1907 (= Festschrift dargeboten von dem Preußischen Minister der geistlichen Unterrichts- und Medizinalangelegenheiten).

Kittsteiner, Heinz D.: Die Entstehung des modernen Gewissens. Frankfurt/M. 1995.

Klee, Ernst: Auschwitz, die NS-Medizin und ihre Opfer. Frankfurt/M. 1997.

Klein, Ernst: Der Ritus des Tötens bei den nordischen Völkern. In: Archiv für Religionswissenschaft 28 (1930), H. 1/2, S. 166–182.

Klein, Ernst Ferdinand: Ueber einen Vorschlag, die Wundärzte zu Henkern zu machen. In: Archiv des Criminalrechts 3 (1800), Drittes Stück, S. 48 f.

Klein, Martin: Organspende – Geschenk eines Sterbenden, in: Herrmann U. (Hg.), Die Seele verpflanzen, Gütersloh 1996, S. 22–27.

Kleine, Friedrich Karl: 6. Schlafkrankheit. In: Medizinal-Berichte 1910, S. 25–28.

Knefelkamp, Ulrich: Das Gesundheits- und Fürsorgewesen der Stadt Freiburg im Breisgau im Mittelalter. Freiburg 1981 (=Veröffentlichungen aus dem Archiv der Stadt Freiburg 17).

Ders.: Das Heilig-Geist-Spital in Nürnberg vom 14. bis 17. Jahrhundert. Geschichte, Struktur, Alltag. Nürnberg 1989 (= Nürnberger Forschungen 26).

Ders.: Individuum und öffentliches Gesundheitssystem vom 14. bis 16. Jahrhundert. In: Curare. Zeitschrift für Ethnomedizin 14 (1991), S. 71–78.

Ders.: Merkmale der Kontrolle und Ausgrenzung von Kranken in der städtischen Gesellschaft. In: Visualisierung städtischer Ordnung. Zeichen – Abzeichen – Hoheitszeichen. Hg. von Hermann Maué. Anzeiger des Germanischen Nationalmuseums und Berichte aus dem Forschungsinstitut für Realienkunde. Nürnberg 1993, S. 231–239.

Ders.: Armut, Krankheit, Tod. Von den Anfängen einer Sozialpolitik im Mittelalter. In: Universitätsschriften der Europa-Universität Viadrina Frankfurt (Oder) 7 (1995), S. 227–247.

Ders.: Das Verhalten von Ärzten in Zeiten der Pest (14.–18. Jahrhundert). In: Joerden, Jan C. (Hg.): Der Mensch und seine Behandlung in der Medizin. Bloß ein Mittel zum Zweck? Berlin u. a. 1999, S. 13–39 (=Schriftenreihe des Interdisziplinären Zentrums für Ethik an der Europa-Universität Viadrina Frankfurt [Oder] 1).

Koch, Robert: Ueber bacteriologische Forschung. Vortrag, gehalten auf der Allgemeinen Sitzung des zehnten internationalen medicnischen Congress. Abgedr. in: Deutsche Medizinische Wochenschrift 16 (1890 a), S. 756–757.

Ders.: Weitere Mittheilungen über ein Heilmittel gegen Tuberculose. In: Deutsche Medizinische Wochenschrift 16 (1890), H. 46 a, S. 1029–1032.

Koch, Tankred: Lebendig Begraben. Geschichte und Geschichten vom Scheintod. Leipzig 1990.

Koch, Uwe/Neuser, Jürgen (Hg.): Transplantationsmedizin aus psychologischer Perspektive. Göttingen u. a. 1997.

Koehler, Albert: Die Kriegschirurgen und Feldärzte Preussens und anderer deutscher Staaten in Zeit- und Lebensbildern. I. Theil: Kriegschirurgen und Feldärzte des 17. und 18. Jahrhunderts. Berlin 1899.

Koenigsberger, Helmut G.: Die Krise des 17. Jahrhunderts. In.: Zeitschrift für Historische Forschung 9 (1982), S. 143–165.

Kogon, Eugen: Der SS-Staat. Das System der deutschen Konzentrationslager. München 1974.

Köhler, Heike: Das Katte-Richtschwert. In: Die Mark Brandenburg (1996), H. 22, S. 14–17.

Koppitz, Ulrich/Woelk, Wolfgang: Die Desinfektionsmaschinerie. In: Paedagogica Historica. International Journal of the History of Education 33 (1997), H. 3, S. 833–860.

Kopsch, Friedrich: Zweihundert Jahre Berliner Anatomie. In: Deutsche Medizinische Wochenschrift 39 (1913), S. 948 f. u. 1003 ff.

Körperwelten: Einblicke in den menschlichen Körper (Ausstellung vom 30. Oktober 1997 bis 1. Februar 1998; Institut für Plastination; Landesmuseum für Technik und Arbeit in Mannheim). Hg. vom Landesmuseum für Technik und Arbeit in Mannheim und vom Institut für Plastination in Heidelberg. Heidelberg 1997 (3. erweit. Auflage).

Kosir, Pavel/Möderndorfer, Vinko: Die Volksmedizin bei den Kärntner Slowenen. In: Grabner (Hg.) 1967, S. 27–71.

Koslofsky, Craig: Die Trennung der Lebenden von den Toten: Friedhofverlegungen und die Reformation in Leipzig 1536. In: Oexle, Otto Gerhard (Hg.): Memoria als Kultur. Göttingen 1995, S. 335–385.

Köster-Lösche, Kari: Die großen Seuchen. Von der Pest bis Aids. Frankfurt/M. – Leipzig 1995.

Kraepelin, Emil: Psychiatrie. Ein Lehrbuch für Studirende und Ärzte. Bd. 4. Leipzig 1915 (8. umgearb. Aufl.).

Krahe, Susanne: Adoptiert: Das fremde Organ. Transplantation als Grenzerfahrung. Gütersloh 1999.

Kramer, Fritz: Bikini oder die Bombardierung der Engel. Auch eine Ethnographie. Mit Beiträgen von Annegret Betert u. a. Frankfurt/M. 1983.

Kretschmayr, Heinrich: Geschichte von Venedig. Bd. 3: Der Niedergang. Stuttgart 1934 (ND: Aalen 1964).

Krietsch, Peter/Dietel, Manfred: Pathologisch-anatomisches Cabinet. Vom Virchow-Museum zum Berliner Medizinhistorischen Museum in der Charité. Berlin 1996.

Krüger, Gesine: Kriegsbewältigung und Geschichtsbewusstsein: Realität, Deutung und Verarbeitung des deutschen Kolonialkriegs in Namibia 1904 bis 1907. Göttingen 1999.

Kudlien, Fridolf: Mondinos Standort innerhalb der Entwicklung der Anatomie. In: Herrlinger/Kudlien (Hg.) 1967, S. 1–14.

Kuhn, Wolfgang, u. a.: Psychiatric Distress during Stages of the Heart Transplant Protocol. In: The Journal of Heart Transplantation 9 (1990), H. 1, S. 25–29.

Kühnel, Harry (Hg.): Alltag im Spätmittelalter. Graz – Wien – Köln 1996 (Original: 1984).

Kürten, Heinz: Die Wanderungen der Pest in der Kulturgeschichte. In: Universitas 6 (1951), S. 173–182.

Kutschmann, Werner: Der Naturwissenschaftler und sein Körper. Die Rolle der »inneren Natur« in der experimentellen Naturwissenschaft der frühen Neuzeit. Frankfurt/M. 1986.

Labisch, Alfons: Homo Hygienicus. Gesundheit und Medizin in der Neuzeit. Frankfurt/M. – New York 1992.

Ders./Spree, Reinhard (Hg.): »Einem jeden Kranken in einem Hospitale sein eigenes Bett.« Zur Sozialgeschichte des Allgemeinen Krankenhauses in Deutschland im 19. Jahrhundert. Frankfurt/M. 1996.

Labouvie, Eva: Zauberei und Hexenwerk. Ländlicher Hexenglaube in der frühen Neuzeit. Frankfurt/M. 1991.

Dies.: Beistand in Kindsnöten. Hebammen und weibliche Kultur auf dem Land (1550–1910). Frankfurt/M. – New York 1999.

Dies.: Andere Umstände. Zur Kulturgeschichte der Geburt. Köln – Weimar – Wien 2000.

Lamb, Hubert H.: Klima und Kulturgeschichte. Der Einfluß des Wetters auf den Gang der Geschichte. Reinbek bei Hamburg 1989 (Original: London 1982).

Lanza, Benedetto, u. a. (Hg.): Le Cere Anatomiche della Specola. Firenze 1997 (2. erweit. Aufl.).

Laqueur, Thomas: auf den Leib geschrieben. Die Inszenierung der Geschlechter von der Antike bis Freud. Aus dem Englischen von H. Jochen Bußmann. Frankfurt/M. – New York 1972 (Original: Cambridge 1990).

Latsch, Marie-Luise: »Der Gebrauch von Körpern oder Organen muss geheim bleiben«. Die chinesische Regierung handelt mit Organen hingerichteter Gefangener. In: Dr. med. Mabuse. Zeitschrift im Gesundheitswesen 27 (2002), H. 140, S. 24 ff.

Lawes, Lewis E.: Life & Death in Sing Sing. With a Foreword by Adolph Lewisohn. London 1929.

Ders.: Twenty Thousand Years in Sing Sing. New York 1933.

Lawrence, Ghislaine: Surgery (Traditional). In: Bynum, William F./Porter, Roy (Hg.): Companion Encyclopedia of the History of Medicine. Bd. 2. 1993, S. 961–983.

Le Goff, Jacques: Das Hochmittelalter. Aus dem Französischen von Sigrid Metken. Frankfurt/M. 1965.

Ders.: Wucherzins und Höllenqualen. Ökonomie und Religion im Mittelalter. Stuttgart 1988 (Original: Paris 1986).

Le Roy Ladurie, Emanuel: Histoire et Climat. In: Annales. Economies, Sociétés, Civilisations 14 (1959), H. 1, S. 3–34.

Ders.: Times of Feast, Times of Famine. A History of Climate since the Year 1000. London 1971 (Original: Paris 1967).

Leach, Gerald: Medizin ohne Gewissen? Macht und Ohnmacht der Ärzte. Aus dem Englischen übersetzt von Grete Felten. München – Zürich 1973 (Original: The Ethics of Medical Progress, 1970).

Lebek, Wolfgang Dieter: Kannibalen und Kariben auf der Ersten Reise des Columbus. In: Fulda, Danile/Pape, Walter (Hg.): Das Andere Essen. Kannibalismus als Motiv und Metapher in der Literatur. Freiburg i. Br. 2001, S. 53–112.

Lebrun, François: L'Intervention des autorités face aux crises de mortalité dans la France d'ancien régime. In: Imhof, Arthur E. (Hg.): Leib und Leben in der Geschichte der Neuzeit. Berlin 1983, S. 39–52.

Lehmann, Hartmut: Das Zeitalter des Absolutismus. Gottesgnadentum und Kriegsnot. Stuttgart u. a. 1980 (= Christentum und Gesellschaft. Hg. von Henneke Gülzow und Hartmut Lehmann, Bd. 9).

Ders.: Frömmigkeitsgeschichtliche Auswirkungen der »Kleinen Eiszeit«. In: Schieder, Wolfgang (Hg.): Volksreligiosität in der modernen Sozialgeschichte. Göttingen 1986, S. 31–50.

Lejeune Fritz: Das männliche Prinzip in der Geschichte der Medizin. In: Wiener Klinische Woschenschrift 56 (1943), H. 27/28, S. 423 bis 429.

Lembke, Sven: Folter und gerichtliches Geständnis. Über den Zusammenhang von Gewalt, Schmerz und Wahrheit im 14. und 15. Jahrhundert. In: Burschel/Distelrath/Lembke (Hg.) 2000, S. 171–199.

Lengen, Hajo von: Land und Stadt im ostfriesischen Küstenraum während des späten Mittelalters und der frühen Neuzeit. In: Meckseper (Hg.) 1985, S. 39–62.

Lesky, Erna: Die österreichische Pestfront an der k k. Militärgrenze. In: Saeculum 8 (1957), S. 82–106.

Leveling von, Heinrich: Ueber Anatomie und Anatomie-Wesen. In: Beiträge für Zergliederungskunst 2 (1801), S. 305–318.

Levenson, James/Olbrisch, Mary Ellen: Psychiatric Aspects of Heart Transplantation. In: Psychosomatics 34 (1993), H. 2, S. 114–123.

Lewis, Ioan M.: Schamanen, Hexer, Kannibalen. Die Realität des Religiösen. Frankfurt/M. 1989 (Original: Cambridge 1986).

Lifton, Robert Jay: Ärzte im Dritten Reich. Stuttgart 1988 (Original: New York 1986).

Lindeboom, Gerrit A.: Inleiding tot de gschiedenis der geneeskunde. Haarlem 1961.

Ders.: Dog and Frog. Physiological experiments at Leiden during the seventheenth century. In: Leiden University in the Seventeenth Century. Hrsg. von Th. H. Lunsingh Scheurleer u. G. H. M. Posthumus Meyjes. Leiden 1975, S. 279–293.

Lindemann, Gesa: Die Praxis des Hirnsterbens. In: Hradl, S., u. a. (Hg.): Grenzenlose Gesellschaft. Frankfurt/M. 1999, S. 1278–1291.

Dies.: Die Grenzen des Sozialen. Zur sozio-technischen Konstruktion von Leben und Tod in der Intensivmedizin. Habilitationsschrift, eingereicht am Fachbereich Gesellschaftswissenschaften der Johann Wolfgang Goethe-Universität, Frankfurt/M. 2000.

Dies.: Beunruhigende Sicherheiten. Zur Genese des Hirntodkonzepts. Konstanz 2003.
Lindner, Martin/Zippel, Edgar: An Leichen lernen. In: bild der wissenschaft (2001), H. 9, S. 25–32.
Linebaugh, Peter: The Tyburn Riot against the Surgeons. In: Hay, Douglas/Ders. (Hg.): Albion's Fatal Tree. Crime and Society in Eighteenth-Century England. Bristol 1975, S. 65–117.
Linke, Detlef B.: Hirnverpflanzung. Die erste Unsterblichkeit auf Erden. Reinbek bei Hamburg 1993.
Linkert, Christine: 75 Träume von Medizinstudenten während des Präparierkurses: Eine psychoanalytisch orientierte empirische, qualitative und quantitative Untersuchung. Diss. med Frankfurt/M. 1989.
Dies.: Die Initiation der Medizinstudenten. In: Ethnopsychoanalyse 3 (1993), S. 135–143.
Lipp, Annemarie/Gruber, Georg Benno: Die Kerze als Symbol des Arzttums. In: Nova Acta Leopoldina 21 (1959), Nr. 140, S. 1–51.
List Elisabeth: Grenzen der Verfügbarkeit. Die Technik, das Subjekt und das Lebendige. Wien 2001.
Livi Bacci, Massimo: Europa und seine Menschen. Eine Bevölkerungsgeschichte. München 1999 (Original: Rom – Bari 1998).
Lorenz, Sönke/Bauer, Dieter L. (Hg.): Hexenverfolgung. Beiträge zur Forschung. Würzburg 1995.
Löwenstimm, August: Aberglaube und Strafrecht. Berlin 1897.
Lunsingh Scheuleer, Th. H.: Un amphithéâtre d'anatomie moralisée. In: Leiden University in the seventeenth Century. In: ders. Posthumus Meyjes. G. H. M. (Hg.): An Exchange of Learning Leiden 1975, S. 217–278.
Lütge, Friedrich: Das 14./15. Jahrhundert in der Sozial- und Wirtschaftsgeschichte. In: Jahrbücher für Nationalökonomie und Statistik 162 (1950), S. 161–213
Luyendijk-Elshout, Antonie M.: »An der Klaue erkennt man den Löwen«. Aus den Sammlungen von Frederik Ruysch (1638–1731). In: Grote, Andreas (Hg.): Macrocosmos in Microcosmos. Die Welt in der Stube. Zur Geschichte des Sammelns. Opladen 1994, S. 643–660.

Maass, Harald: Aus dem Reich der Mitte in die »Körperwelten«. In: Frankfurter Rundschau, Nr. 16 vom 20. Januar, S. 16.
Macho, Thomas: Bemerkungen zu einer philosophischen Theorie der Magie. In: Duerr (Hg.) 2 (1981), S. 330–350.
Ders.: Todesmetaphern. Zur Logik der Grenzerfahrung. Frankfurt/M. 1987.
Ders.: Der zweite Tod. Zur Logik doppelter Bestattungen. In: Paragrana 7 (1998), H. 2, S. 43–60.

Ders.: Träume von Unsterblichkeit? Lebenskunst in der Moderne: Das machbare Leben. In: Neue Zürcher Zeitung, Nr. 300 vom 24. Dezember 1999, S. 75.

Ders.: Tod und Trauer im kulturwissenschaftlichen Vergleich. In: Assmann (Hg.) 2000, S. 91–120.

Maddalena, Aldo de: Das ländliche Europa 1500–1750. In: Cipolla (Hg.) 1979, Bd. 2, S. 171–221.

Maehle, Andreas-Holger: Kritik und Verteidigung des Tierversuchs. Die Anfänge der Diskussion im 17. und 18. Jahrhundert. Stuttgart 1992.

Mai, F. M./McKenzie, F. N./Kostuk, W. J.: Psychiatric aspects of heart transplantation: preoperative evaluation and postoperative sequelae. In: British Medical Journal 292 (1986), S. 311–313.

Maier-Schicht, Bärbel: Eine geborene »Scharfrichtersche«. In: Die Mark Brandenburg (1996), H. 22, S. 28 f.

Mamlock, G. L.: Zur Geschichte des Charitékrankenhauses in Berlin. In: Charité-Annalen 20 (1905), S. 61–86.

Maister Franntzn Schmidts Nachrichten inn Nürnberg all sein Richten. Nach der Handschrift herausgegeben und eingeleitet von Albrecht Keller, Leipzig 1913.

Mann, Gunter: »Die schöne Mainzerin« Samuel Thomas Soemmerings. In: Medizinhistorisches Journal 11 (1976 a), S. 172 ff.

Ders.: Schinderhannes, Galvanismus und die experimentelle Medizin in Mainz um 1800. In: Medizinhistorisches Journal 11 (1976), S. 21–80.

Marius, Richard: Martin Luther. The Christian Between God and Death. London 1999.

Martschukat, Jürgen: Inszeniertes Töten. Eine Geschichte der Todesstrafe vom 17. bis zum 19. Jahrhundert. Köln – Weimar – Wien 2000.

Ders.: Die Geschichte der Todesstrafe in Nordamerika. Von der Kolonialzeit bis zur Gegenwart. München 2002.

Marx, Karl: Das Kapital. Kritik der politischen Ökonomie. Bd. 1: Der Produktionsprozeß des Kapitals. Hg. und überarb. von Friedrich Engels. Hamburg 1890. ND Berlin 1971 (Original: 1867).

Marzell, Heinrich: Die Volksmedizin. In: Grabner (Hg.) 1967, S. 93–115.

Mattias, Horst: Die Entwicklung des Medizinalwesens im Lande Lippe unter besonderer Berücksichtigung des Scharfrichterwesens und seiner Stellung in der Heilbehandlung. Diss. med. Münster 1947.

Mauss, Marcel: Soziologie und Anthropologie 1: Theorie der Magie. Soziale Anthropologie. Mit einer Einleitung von Claude Lévi-Strauss. Frankfurt/M. 1989 (Original: Paris 1950).

Ders.: Die Gabe. Form und Funktion des Austausches in archaischen Gesellschaften. Mit einem Vorwort von E. E. Evans-Pritchard. Übers. von Eva Moldenhauer. Anhang: Henning Ritter: Die ethnologische Wende. Über Marcel Mauss. Frankfurt/M. 1990 (Original: Paris 1950).

McNeill, William H.: Seuchen machen Geschichte. Geißeln der Völker. München 1978 (Original: Oxford 1976).

Meckseper, Cord (Hg.): Stadt im Wandel. Bd. 4: Das Gemeinwesen. Stuttgart – Bad Cannstatt 1985.

Meier-Seethaler, Carola: Von der göttlichen Löwin zum Wahrzeichen männlicher Macht. Ursprung und Wandel großer Symbole. Zürich 1993.

Meiners, Christoph: Kurze Geschichte, und Beschreibung der Stadt Göttingen und der umliegenden Gegend. Berlin 1801.

Meinhardt, Karl-Ernst: Das Peinliche Strafrecht in der freien Reichsstadt Frankfurt am Main im Spiegel der Strafpraxis des 16. und 17. Jahrhunderts. Diss. jur. Frankfurt/M. 1957.

Mesenhöller, Peter: Vermessenheiten. Fremde Körper in der Ethnologie und Anthropologie des 18. und 19. Jahrhunderts. In: Gerchow (Hg.) 2001, S. 147–162.

Metz-Becker, Marita: Der verwaltete Körper. Die Medikalisierung schwangerer Frauen in den Gebärhäusern des frühen 19. Jahrhunderts. Frankfurt/M. 1997.

Meuli, Karl: Gesammelte Schriften. Hg. v. Thomas Gelzer 2 Bde. Basel – Stuttgart 1975.

Meumann, Markus: Findelkinder, Waisenhäuser, Kindsmord. Unversorgte Kinder in der frühneuzeitlichen Gesellschaft. München 1995 (= Ancien Régime, Aufklärung und Revolution, hrsg. von Rolf Reichardt und Hans-Ulrich Thamer, Bd. 29).

Ders./Niefanger, Dirk (Hg.): Ein Schauplatz herber Angst: Wahrnehmung und Darstellung von Gewalt im 17. Jahrhundert. Göttingen 1997.

Meyer-Steineg, Theodor: Die Vivisektion in der antiken Medizin. In: Internationale Monatsschrift für Wissenschaft, Kunst und Technik 6 (1912), H. 12, S. 1491–1512.

Mieck, Ilja: Wirtschaft und Gesellschaft Europas 1650–1850. In: Handbuch der europäischen Wirtschafts- und Sozialgeschichte. Hg. von Wolfram Fischer. Bd. 4. Stuttgart 1993, S. 1–233.

Mischke, Marianne: Der Umgang mit dem Tod. Vom Wandel in der abendländischen Geschichte. Berlin 1996 (= Reihe Historische Anthropologie, Bd. 25).

Mitscherlich, Alexander: Auf dem Weg zur vaterlosen Gesellschaft. Ideen zur Sozialpsychologie. München 1968.

Mitscherlich, Alexander/Mielke, Fred (Hg.): Medizin ohne Menschlichkeit. Dokumente des Nürnberger Ärzteprozesses. Frankfurt/M. 1960.

Moll, Albert: Ärztliche Ethik. Stuttgart 1902.

Mollaret, Pierre/Goulon, Maurice: Le Coma Dépassé. In: Revue Neurologique 101 (1959), H.1, S. 3–15.

Mollenhauer, Klaus: Der Körper im Augenschein – Rembrandts Anatomie-Bilder und einige Folgeprobleme. In: Kamper, Dietmar/Wulf, Christoph (Hg.): Der Schein des Schönen, Göttingen 1989, S. 177–203.

Mols, Roger S. J.: Die Bevölkerung Europas 1500–1700. In: Europäische Wirtschaftsgeschichte. Bd. 2: Sechzehntes und siebzehntes Jahrhundert. Hg. von Carlo M. Cipolla. Stuttgart – New York 1979, S. 5–49.

Moos von, Peter: Petrarcas Einsamkeiten. In: Assmann, Aleida/Assmann, Jan (Hg.): Einsamkeit. Archäologie der literarischen Kommunikation. Bd. VI. München 2000, S. 213–237.

Mörike, Klaus D.: Geschichte der Tübinger Anatomie. Tübingen 1988 (= Contubernium 35. Beiträge zur Geschichte der Eberhard-Karls-Universität Tübingen).

Morris, David B.: Geschichte des Schmerzes. Frankfurt/M. – Leipzig 1994 (Original: California Press 1991).

Moser, Heinz: Die Scharfrichter von Tirol. Ein Beitrag zur Geschichte des Strafvollzuges in Tirol von 1497–1787. Innsbruck 1982.

Moses, Julius: 100 Ratten und 20 Kinder! Arbeiterkinder als Experimentierkarnickel. In: Vorwärts, Nr. 116 vom 8. März 1928 (Abend-Ausgabe).

Ders.: Kinder als Versuchsobjekte. Gegen die Experimentierwut. In: Vorwärts, Nr. 140 vom 22. März 1928 (Abend-Ausgabe).

Mosse, George L.: Die Geschichte des Rassismus in Europa. Aus dem Amerikanischen übersetzt von Elfriede Burau und Hans Günter Holl. Frankfurt/M. 1990 (Original: New York 1978).

Müller-Dietz, Heinz: Briefe von Justus Christian von Loder (1753–1882) in der Staatsbibliothek Preußischer Kulturbesitz Berlin. In: Mann, Gunter/Dumont, Franz (Hg.): Gehirn – Nerven – Seele. Anatomie und Physiologie im Umfeld S. Th. Soemmerings. Stuttgart 1988, S. 259–287.

Müller-Dombois, Florian: Elementare Gewalt. Kulturelle Bewältigung. Aspekte der Naturkatastrophe im 18. Jahrhundert. In: Eybl, F./Heppner, H./Kernbauer, A. (Hg.): Jahrbuch der Österreichischen Gesellschaft zur Erforschung des achtzehnten Jahrhunderts 14/15 (2000), S. 197–216.

Ders.: Was ist ein Erdbeben? Ein Versuch zur Erweiterung seismologischer Darstellungsweisen. Diss. phil. Humboldt-Universität zu Berlin 1998.

Müller-Hill, Benno: Tödliche Wissenschaft. Die Aussonderung von Juden, Zigeunern und Geisteskranken 1933–1945. Reinbek bei Hamburg 1984.

Müller-Jung, Joachim: Verblutete Zwillinge. Eine Operation, die nicht hätte stattfinden müssen. In: Frankfurter Allgemeine Zeitung, Nr. 156 vom 9. Juli 2003, S. 31.

Münsterer, Hanns O.: Grundlagen, Gültigkeit und Grenzen der volksmedizinischen Heilverfahren. In: Grabner (Hg.) 1967, S. 289–314.
Murken, Axel Hinrich: Von den ersten Hospitälern bis zum modernen Krankenhaus. Die Geschichte der Medizin und ihrer Institution vom frühen Mittelalter bis zur Neuzeit unter besonderer Berücksichtigung Niedersachsens. In: Meckseper, Cord (Hg.): Stadt im Wandel. Bd. 4: Das Gemeinwesen. Stuttgart – Bad Cannstatt 1985, S. 189–222.
Ders.: Vom Armenhospital zum Großklinikum. Die Geschichte des Krankenhauses vom 18. Jahrhundert bis zur Gegenwart. Köln 1988.

Nancy, Jean-Luc: Der Eindringling. Berlin 2000 (Original: Paris 1999).
Nauck, Ernst Georg: Die Geißel »Fleckfieber«. Die Fleckfieberforschungsstelle des Hamburger Tropeninstituts im Staatlichen Institut für Hygiene in Warschau. In: Walbaum (Hg.) 1941, S. 83–92.
Nauck, E. Th.: Zur Chronologie und Topographie der Lehranatomien in Mitteleuropa bis zum Jahre 1700. In: Anatomischer Anzeiger 106 (1959), H. 21/24, S. 409–429.
Neisser Albert: Was wissen wir von einer Serumtherapie bei Syphilis und was haben wir von ihr zu erhoffen? In: Archiv für Dermatologie und Syphilis 43/44 (1898), II. Teil, S. 431–539.
Nelson, Heinrich: Die Strafvollstreckung zu Berlin im Jahrhundert der Aufklärung. In: Festschrift zum Deutschen Anwaltstage. Berlin 1896, S. 50–69.
Neumann, J./Lindgrén, S.: Great Historical Events That Were Significantly Affected by the Weather: 4, the Great Famosen in Finnland and Estonia, 1695–97. In: Bulletin of the American Meterological Society (60 H. 7) 1979, S. 775–787.
Nitzschke, Bernd: Die nationalsozialistischen »medizinischen« Experimente oder Die Vernunft empört sich über ihr Spiegelbild, in dem sie nicht sich, sondern das Andere erblickt. In: ders.: Sexualität und Männlichkeit. Zwischen Symbiosewunsch und Gewalt. Reinbek bei Hamburg 1988, S. 146–165.
Nocht, Bernhard/Giemsa, Gustav: Über die Vernichtung von Ratten an Bord von Schiffen als Massregel gegen die Einschleppung der Pest. In: Arbeiten aus dem Kaiserlichen Gesundheitsamte 20 (1904), S. 91–113.
Norlind, Arnold: Einige Bemerkungen über das Klima der historischen Zeit nebst einem Verzeichnis mittelalterlicher Witterungserscheinungen. In: Lunds Universitets Årsskrift. N. F. AFD 1. 10 (1914), H. 1, S. 3–53.
Nowosadtko, Jutta: »Scharfrichter« – »Hangman«. Zwei soziokulturelle Varianten im Umgang mit dem Vollzug der Todesstrafe. In: Archiv für Kulturgeschichte 74 (1992), H. 1, S. 147–172.
Dies.: Scharfrichter und Abdecker. Der Alltag zweier »unehrlicher Berufe« in der Frühen Neuzeit. Paderborn u. a. 1994.

Dies.: Berufsbild und Berufsauffassung der Hexenscharfrichter. In: Franz/Irsigler (Hg.) 1998, S. 193–210.

Oexle, Otto Gerhard: Memoria als Kultur. In: ders. (Hg.): Memoria als Kultur. Göttingen 1995, S. 9–78.
O'Malley, Charles Donald: Andreas Vesalius of Brussels 1514–1564. Berkeley – Los Angeles – London 1964.
Organspende – eine gemeinsame Aufgabe. Hg. vom Arbeitskreis Organspende. Neu-Isenburg o. J.
Organspende rettet Leben! Antworten auf Fragen. Hg. vom Arbeitskreis Organspende, Neu-Isenburg o. J.
Osnowski, Rainer (Hg.): Menschenversuche: Wahnsinn und Wirklichkeit. Köln 1988.

Pahl, Carola: Weiterleben im Cyberspace nach der Hinrichtung. Wissenschaftler arbeiten an der Digitalisierung des menschlichen Körpers. Reise zu den Organen am Bildschirm. In: Frankfurter Rundschau, Nr. 5 vom 6. Januar 1996, S. 8.
Pappworth, M. H.: Menschen als Versuchskaninchen. Experiment und Gewissen. Auf dem Englischen übers. von H. Kramer. Zürich 1968 (Original: Human Guinea Pigs, 1967).
Park, Katharine: The Life of the Corpse: Division and Dissection in Late Medieval Europe. In: The Journal of the History of Medicine and Allied Sciences 50 (1995), S. 111–132.
Parker, Geoffrey: Der Dreißigjähriges Krieg. Frankfurt/M. 1987 (Original: London 1984).
Ders./Smith, Lesley M. (Hg.): The General Crisis of the Seventeenth Century. London – Boston 1978.
Pawlowsky, Verena: Trinkgelder, Privatarbeiten, Schleichhandel mit Armen: Personal und Patientinnen in der inoffiziellen Ökonomie des Wiener Gebärhauses (1784–1908). In: Schlumbohm u. a. (Hg.) 1998, S. 206–220.
Dies.: Mutter ledig & Vater Staat. Das Gebär- und Findelhaus in Wien 1784–1910. Innsbruck 2001.
Pendl, Gerhard: Der Hirntod. Eine Einführung in seine Diagnostik und Problematik. Wien – New York 1986.
Pérez, Louis A.: Cuba: Between Reform and Revolution. New York 1988.
Pfister, Christian: Klimageschichte der Schweiz 1525–1860. Das Klima der Schweiz von 1525 bis 1860 und seine Bedeutung in der Geschichte von Bevölkerung und Landwirtschaft. Bd. 1. Bern – Stuttgart 1985.
Ders.: The Little Ice Age: Thermal and Wetness Indices for Central Europe. In: Rotberg/Rabb (Hg.) 1981, S. 85–116.
Ders.: Jahrhundertwetter. In: Jeismann, M. (Hg.): Das 14. Jahrhundert. Abschied vom Mittelalter. München 2000, S. 24–25.

Pohlen, Manfred/Bautz-Holzherr, Margarethe: Eine andere Aufklärung. Das Freudsche Subjekt in der Analyse. Frankfurt/M. 1991.
Probst, Christian: Robert Koch. In: Die Großen. Leben und Leistung der sechshundert bedeutendsten Persönlichkeiten unserer Welt. Hg. von Kurt Fassmann unter Mitwirkung von Max Bill u. a. Bd. VIII/2, Zürich 1995, S. 763–185.
Probst, Jacob: Geschichte der Universität Innsbruck seit ihrer Entstehung bis zum Jahre 1860. Innsbruck 1869.
Prüll, Cay-Rüdiger: Das Pathologisch-Anatomische Museum. In: Bredekamp, Horst/Brüning, Jochen/Weber, Cornelia (Hg.): Theater der Natur und Kunst. Berlin 2000, S. 107–112.
Pullan, Brian: Plague and Perceptions of the Poor in Early Modern Italy. In: Ranger/Slack (Hg.) 1992, S. 101–123.
Putscher, Marielene: Geschichte der anatomischen Abbildung. Von 1600 bis zur Gegenwart. München 1972.
Dies.: Andreas Vesalius (1514–1564). In: von Engelhardt/Hartmann (Hg.): Klassiker der Medizin 1 (1991), S. 113–129.
Putz, Brigitte: Psychische Belastungen des Pflegepersonals. In: Herrmann 1996, S. 69–79.

Rabb, Theodore K.: The Struggle for Stability in Early Modern Europe. New York 1975.
Ders.: Origins of the Modern West. Essays and Sources in Renaissance & Early Modern European History. New York u. a. 1993.
Rabl, Rudolf: Die Wertung der Sektionen im Wandel der Zeiten. Eine kulturgeschichtliche Betrachtung. In: Virchows Archiv 321 (1952), S. 142–162.
Rahe, Thomas: Demographische und geistig-soziale Auswirkungen der Pest von 1348 bis 1350. In: Geschichte in Wissenschaft und Unterricht 35 (1/1984), S. 125–144.
Rainer, Bettina: Euthanasie. Zu den Folgen eines harmoniesüchtigen Weltbildes. Wien 1995.
Ranger, Terence/Slack, Paul (Hg.): Epidemics and Ideas. Essays on the Historical Perception of Pestilence. Cambridge 1992.
Rehfeldt, Bernhard: Todesstrafen und Bekehrungsgeschichte. Zur Rechts- und Religionsgeschichte der germanischen Hinrichtungsbräuche. Berlin 1942.
Renggli, Franz: Selbstzerstörung aus Verlassenheit. Die Pest als Ausbruch einer Massenpsychose im Mittelalter. Zur Geschichte der frühen Mutter-Kind-Beziehung. Hamburg 1992.
Reuland, Andreas: Humanexperimente in der Weimarer Republik und Julius Moses' »Kampf gegen die Experimentierwut«. Diss. med. Heidelberg 2001.
Richter, Gottfried: Das Anatomische Theater. Berlin 1936 (=Abhandlungen zur Geschichte der Medizin und der Naturwissenschaften, H. 16).

Rixen, Stephan: Lebensschutz am Lebensende. Das Grundrecht auf Leben und die Hirntodkonzeption. Zugleich ein Beitrag zur Autonomie rechtlicher Begriffsbildung. Berlin 1999 (= Schriften zum Öffentlichen Recht, Bd. 795).

Roberts, Kenneth B./Tomlinson, Jim D. W.: The Fabric of the Body: European Traditions of Anatomical Illustration. New York 1992.

Röbel, Sven/Wassermann, Andreas: Händler des Todes. In: DER SPIEGEL, Nr. 4 vom 19. Januar 2004, S. 36–50.

Röckelein, Hedwig (Hg.): Kannibalismus und europäische Kultur. Tübingen 1996.

Rodenwaldt, Ernst: Pest in Venedig 1575–1577. Ein Beitrag zur Frage der Infektkette bei den Pestepidemien West-Europas. Heidelberg 1953 (= Sitzungsberichte der Heidelberger Akademie der Wissenschaften. Mathematisch-naturwissenschaftliche Klasse 1952, Abhandlung 2).

Roderich, Max: Verbrechen und Strafe. Eine Sammlung interessanter Polizei- und Criminal-Rechtsfälle nach den Acten bearbeitet. Jena 1850.

Roeck, Bernd: Außenseiter, Randgruppen, Minderheiten: Fremde im Deutschland der frühen Neuzeit. Göttingen 1993.

Roloff, Eckart Klaus: Als die Welt mit Washy lebte. In: *Rheinischer Merkur*, Nr. 48 vom 27. November 1992, S. 30.

Ders.: Die Berichterstattung über Herztransplantationen in der Westdeutschen Presse. Eine aussagenanalytische Fallstudie zu Phänomenen des Medizinjournalismus. Diss. phil. Salzburg 1972.

Romano, Ruggiero/Tenenti, Alberto: Die Grundlegung der modernen Welt. Spätmittelalter, Renaissance, Reformation. Frankfurt/M. 1967.

Ropper, Allan H.: Unusual spontaneous movements in brain-dead-Patients. In: Neurology 34 (8/1984), S. 1089–1092.

Rosenmüller, J. C.: Nachricht von dem anatomischen Theater zu Leipzig. In: Beiträge für Zergliederungskunst 1 (1800), H. 2, S. 280–286.

Rossi, Paolo: Die Geburt des modernen Menschen in Europa. München 1997 (Original: Rom – Bari 1997).

Rotberg, R. I./Rabb, Theodore K. (Hg.): Climate and History. Studies in Interdisciplinary History. Princeton – Jersey 1981.

Roth, Karl Heinz: Psychosomatische Medizin und »Euthanasie«. Der Fall Victor von Weizsäcker. In: 1999. Zeitschrift für Sozialgeschichte des 20. und 21. Jahrhunderts 1 (1986) H. 1, S. 65–99.

Ders.: Tödliche Höhen. Die Unterdruckkammer-Experimente im Konzentrationslager Dachau und ihre Bedeutung für die luftfahrtmedizinische Forschung des »Dritten Reichs«. In: Ebbinghaus/Dörner (Hg.) 2002, S. 110–151.

Roth, Moritz: Andreas Vesalius Bruxellensis. Berlin 1892 (ND: Amsterdam 1965).

Rothschuh, Karl Ed.: Konzepte der Medizin in Vergangenheit und Gegenwart. Stuttgart 1978.

Rotondo, Roberto: »Hirntote« sind keine Leichen, in: Gutjahr/Jung (Hg.) 1997, S. 75–96.
Rötsch Joachim/Bachmann, Barbara: Scheintot oder hirntot? In: Raum & Zeit 69, 1994, S. 5–20.
Rötzer, Florian: ABC-Alarm auf dem Bauernhof. Biologische Waffen der Natur: Die Maul- und Klauenseuche ist ein Vorbote der »Schwarzen Biologie«. In: Frankfurter Allgemeine Zeitung, Nr. 86 vom 11. April 2001, S. 58.
Rückbrod, Konrad: Das Anatomische Theater – Archetypus des modernen Hörsaals. In: Medizinischer Monatsspiegel 22 (1973), H. 2, S. 44–48.
Ruffié, Jacques/Sournia, Jean-Charles: Die Seuchen in der Geschichte der Menschheit. München 1992 (Original: Paris 1984).
Ruffini, F.: Teatri prima del Teatro. Roma 1983.
Ruppert, Joseph: Die Seucheninsel Polen. Allgemeine Gesundheitspflege unter deutscher Ärzteführung. In: Walbaum (Hg.) 1941, S. 23–36.
Russel, J. C.: Die Bevölkerung Europas 500–1500. In: Cipolla, Carlo M. (Hg.): Europäische Wirtschaftsgeschichte. Bd. 1: Mittelalter. Stuttgart – New York 1978, S. 13–43.
Rüster, Detlef: Der Chirurg. Ein Beruf zwischen Ruhm und Vergessen. Leipzig 1993.

Sachse, F. B., u. a.: Ein Computer-Dummy zur Simulation physikalischer Phänomene im menschlichen Körper. In: Spektrum der Wissenschaft (9/1997), S. 98–101.
Sahm, Wilhelm: Geschichte der Pest in Ostpreußen. Leipzig 1905.
Sander, Sabine: Handwerkschirurgen. Sozialgeschichte einer verdrängten Berufsgruppe. Göttingen 1989 (= Kritische Studien zur Geschichtswissenschaft, Bd. 83).
Sarasin, Philipp: Reizbare Maschinen. Eine Geschichte des Körpers 1765–1914. Frankfurt/M. 2001.
Ders.: Zweierlei Rassismus? Die Selektion des Fremden als Problem in Michel Foucaults Verbindung von Biopolitik und Rassismus. In: Stingelin, Martin (Hg.): Biopolitik und Rassimus. Frankfurt/M. 2003, S. 55–79.
Sauerteig, Lutz: Ethische Richtlinien, Patientenrechte und ärztliches Verhalten bei der Arzneimittelerprobung (1882–1931). In: Medizinhistorisches Journal 35 (2000), S. 303–334.
Sawday, Jonathan: The Fate of Marsyas: Dissecting the Renaissance Body. In: Gent, Lucy/Llewellyn, Nigel (Hg.): Renaissance Bodies. London 1990, S. 111–135.
Ders.: The Body Emblazoned. Dissection and the human body in Renaissance Culture. London – New York 1995.
Schadewaldt, Hans: Bilder vom Tod. Meditationen über Totentänze. In: Winau, Rolf/Rosemeier, Hans Peter (Hg.): Tod und Sterben. Berlin – New York 1984, S. 77–101.

Scharff, Thomas: Seelenrettung und Machtinszenierung. Sinnkonstruktionen der Folter im kirchlichen Inquisitionsverfahren des Mittelalters. In: Burschel/Distelrath/Lembke (Hg.) 2000, S. 151-169.
Scheidt, Walter: Rassenforschung. Eine Einführung in rassenkundliche Methoden. Leipzig 1927.
Schenk, Richard (Hg.): Zur Theorie des Opfers: Ein interdisziplinäres Gespräch. Stuttgart 1996.
Scheuchzer, Johann Jacob/Krauss, Hans: Berühmte Bilder zur Menschheitsgeschichte aus Johann Jacob Scheuchzers Physica Sacra. Konstanz 1984.
Schickert, Otto: Die militärärztlichen Bildungsanstalten von ihrer Gründung bis zur Gegenwart. Berlin 1895.
Schiebinger, Londa: Am Busen der Natur. Erkenntnis und Geschlecht in den Anfängen der Wissenschaft. Aus dem Engl. von Margit Bergner und Monika Noll. Stuttgart 1995 (Original: Boston 1993).
Dies.: Skeletons in the Closet: The First Illustrations of the Female Skeleton in Eighteenth-Century Anatomy. In: Gallagher, Catherine/ Laqueur, Thomas (Hg.): The Making of the Modern Body. Sexuality and Society in the Nineteenth Century. Berkeley 1987, S. 42–79.
Dies.: Schöne Geister. Frauen in den Anfängen der modernen Wissenschaft. Aus dem Amerikanischen von Susanne Lüdemann und Ute Spengler. Stuttgart 1993 (Original: Cambridge 1989).
Schild, Wolfgang: Alte Gerichtsbarkeit. Vom Gottesurteil bis zum Beginn der modernen Rechtsprechung. München 1985 (2. umgearb. Aufl.).
Ders.: Hexen-Bilder. In: Franz/Irsigler (Hg.) 1998, S. 329–413.
Schimitschek, Erwin/Günther, Werner T.: Malaria, Fleckfieber, Pest. Auswirkungen auf Kultur und Geschichte – Medizinische Fortschritte. Stuttgart 1985.
Schipperges, Heinrich: 5000 Jahre Chirurgie. Magie – Handwerk – Wissenschaft. Stuttgart 1967.
Ders.: Utopien der Medizin. Geschichte und Kritik der ärztlichen Ideologie des neunzehnten Jahrhunderts. Salzburg 1968.
Ders.: Paracelsus (1493–1541). In: von Engelhardt/Hartmann (Hg.), 1 (1991), S. 95–112.
Schlake, Hans-Peter/Roosen, Klaus: Der Hirntod als der Tod des Menschen. Neu-Isenburg o. J.
Schlich, Thomas: Die Erfindung der Organtransplantation. Erfolg und Scheitern des chirurgischen Organersatzes (1880–1930). Frankfurt/M. – New York 1998.
Ders.: Transplantation. Geschichte, Medizin, Ethik der Organverpflanzung. München 1998 a.
Schlocker, Edith: Der Herzverpflanzer. In: Tiroler Tageszeitung, Nr. 224 vom 25. Oktober 1996, S. 1 f.
Schlumbohm, Jürgen: »Verheiratete und Unverheiratete, Inländerin und Ausländerin, Christin und Jüdin, Weiße und Negerin«: Die

Patientinnen des Entbindungshospitals der Universität Göttingen um 1800. In: Struktur und Dimension: Festschrift für Karl Heinrich Kaufhold zum 65. Geburtstag. Hg. von Hans Jürgen Gerhard. Bd. 1: Mittelalter und Frühe Neuzeit, Stuttgart 1997, S. 324–343 (= Vierteljahresschrift für Sozial- und Wirtschaftsgeschichte. Beihefte, Nr. 132).

Ders. u. a. (Hg.): Rituale der Geburt. Eine Kulturgeschichte. München 1998.

Ders.: Der Blick des Arztes oder: wie Gebärende zu Patientinnen wurden. Das Entbindungshospital der Universität Göttingen um 1800. In: ders. u. a. (Hg.) 1998, S.170–191.

Schmidt, Götz: Töten, Verbrennen, Desinfizieren. Vorabdruck aus: Arbeitsergebnisse der AG Land- und Regionalentwicklung an der Universität Kassel. In: Frankfurter Rundschau, Nr. 73 vom 27. März 2001, S. 8.

Schmitt, Jean-Claude: Macht der Toten, Macht der Menschen. Gespenstererscheinungen im hohen Mittelalter. In: Lüdtke, Alf (Hg.): Herrschaft als soziale Praxis. Göttingen 1991, S. 143–167.

Schmölzer, Hilde: Die Pest in Wien. »Deß wütenden Todts Ein umbständig Beschreibung …«. Wien 1985.

Schmuhl, Hans-Walter: Rassenhygiene, Nationalsozialismus, Euthanasie. Von der Verhütung zur Vernichtung »lebensunwerten Lebens«. Göttingen 1987 (=Kritische Studien zur Geschichtswissenschaft, hg. von Helmut Berding, Jürgen Kocka, Hans-Ulrich Wehler, Bd. 75).

Ders.: Hirnforschung und Krankenmord. Das Kaiser-Wilhelm-Institut für Hirnforschung 1937–1945. Berlin 2000 (Hg. von Carola Sachse im Auftrag der Präsidentenkommission der Max-Planck-Gesellschaft zur Förderung der Wissenschaften e.V.).

Schnalke, Thomas (Hg.): Natur im Bild. Anatomie und Botanik in der Sammlung des Nürnberger Arztes Christoph Jacob Trew. Eine Ausstellung aus Anlaß seines 300. Geburtstages 8. November–10. Dezember 1995. Erlangen 1995.

Schneider, Gisela: Der Medizinstudent im Seziersaal. In: Lockot, Regine/Rosemeier, Hans Peter (Hg.): Ärztliches Handeln und Intimität. Stuttgart 1983, S. 202–222.

Dies.: Über den Anblick des eröffneten Leichnams. In: Winau, Rolf/Rosemeier, Hans Peter (Hg.): Tod und Sterben. Berlin – New York 1984, S. 188–201.

Schneider, Werner: »So tot wie nötig – so lebendig wie möglich!« Sterben und Tod in der fortgeschrittenen Moderne. Eine Diskursanalyse der öffentlichen Diskussion um den Hirntod in Deutschland. Münster 1999.

Schneppen, Anne: Um zwanzig vor neun beginnt es wieder zu schlagen. Zum ersten Mal seit 31 Jahren wurde in Japan wieder ein Herz verpflanzt. In: Frankfurter Allgemeine Zeitung, Nr. 52 vom 3. März 1999, S. 13.

Schnurrer, Friedrich: Chronik der Seuchen in Verbindung mit gleichzeitigen Vorgängen in der physischen Welt und in der Geschichte der Menschen. Bd. 1: Vom Anfang der Geschichte bis in die Mitte des fünfzehnten Jahrhunderts. Bd. 2: Mitte des 15. Jahrhunderts bis auf die neueste Zeit. Tübingen 1825.

Schön, Johanna: Of Vegetables and Basket Cases: The Promise of Abortion Reform in North Carolina. Vortrag, geh. auf dem 112. Annual Meeting of the American Historical Association in Seattle 1998.

Schreiber, Julius: Ueber das Koch'sche Heilverfahren. In: Deutsche Medizinische Wochenschrift 17 (1891), H. 8, S. 306–309.

Schretter, Bernhard: Die Pest in Tirol 1611–1612. Ein Beitrag zur Medizin-, Kultur- und Wirtschaftsgeschichte der Stadt Innsbruck und der übrigen Gerichte Tirols. Innsbruck 1982.

Schuh, Hans: Chirurg und Henker. In China werden Hingerichtete als Organlieferanten mißbraucht. Ein amerikanischer Wissenschaftler klagt an. In: DIE ZEIT, Nr. 47 vom 14. November 1997, S. 49.

Schuhmann, Helmut: Der Scharfrichter. Seine Gestalt – seine Funktion. Kempten/Allgäu 1964.

Schultz, Magdalena: Fest- und Alltagsbräuche der Juden im Mittelalter – Ursachen von Antijudaismus? In: Birkhan, Helmut (Hg.): Die Juden in ihrer mittelalterlichen Umwelt. Bern u. a. 1992, S. 109–141.

Schulz, Christian: Körperwelten – eine Ausstellung zwischen Faszination und Ekel. Sendemanuskript des FAKT-Beitrages vom 5. März 2001 der MRD-Redaktion Zeitgeschehen.

Schulze, Winfried: Untertanenrevolten, Hexenverfolgungen und »kleine Eiszeit«: Eine Krisenzeit um 1600? In: Roeck, Bernd/Bergdolt, Klaus/Martin, John Andrew (Hg.): Venedig und Oberdeutschland in der Renaissance. Beziehungen zwischen Kunst und Wirtschaft. Sigmaringen 1993, S. 289–308.

Schumacher, Gert-Horst/Wischhusen, Heinzgünter: Anatomia Rostochiensis. Die Geschichte der Anatomie an der 550 Jahre alten Universität Rostock. Berlin 1970.

Schumann, Ilse: Eine ungewöhnliche Biographie. In: Die Mark Brandenburg (1996), H. 22, S. 26 f.

Schwalb, Andrea Birgit: Das Pariser Pestgutachten von 1348. Eine Textedition und Interpretation der ersten Summe. Diss. med. Tübingen 1990.

Schwarte, Ludger: Anatomische Theater als experimentelle Räume. In: Schramm, Helmar/Schwarte, Ludger/Lazardzig, Jan (Hg.): Kunstkammer, Laboratorium, Bühne. Schauplätze des Wissens im 17. Jahrhundert. Berlin – New York 2004.

Schwarz, Gerhard: Dissoziierter Hirntod. Computergestützte Verfahren in Diagnostik und Dokumentation. Berlin u. a. 1990.

Schwarz, Reinhard: Die spätmittelalterliche Vorstellung vom richtenden Christus – ein Ausdruck religiöser Mentalität. In: Geschichte in Wissenschaft und Unterricht 32 (1981), H. 9, S. 526–553.
Seibt, Ferdinand/Eberhard, Winfried (Hg.): Europa 1400 – Die Krise des Spätmittelalters. Stuttgart 1984.
Seidel, Ralf: Die Sachverständigen Werner Leibbrand und Andrew C. Ivy. In: Ebbinghaus/Dörner (Hg.) 2002, S. 358–373.
Sex. Vom Wissen und Wünschen. Herausgegeben von der Stiftung Deutsches Hygiene-Museum. Begleitbuch zur Ausstellung »Sex – Vom Wissen und Wünschen« im Deutschen Hygiene-Museum vom 7. November 2001 bis 11. August 2002. Ostfildern 2001.
Siegl, Elfie: Leichname illegal nach Deutschland exportiert? Strafrechtliche Ermittlungen gegen vierzehn Beamte in Nowosibirsk? In: Frankfurter Allgemeine Zeitung, Nr. 98 vom 27. April 2002, S. 8.
Singer, Peter: Praktische Ethik. Stuttgart 1984 (Original: Cambridge 1979).
Siraisi, Nancy G.: Early Anatomy in Comparative Perspective: Introduction. In: Journal of the History of Medicine and Allied Sciences 50 (1995), H. 1, S. 3–10.
Sloterdijk, Peter: Kritik der zynischen Vernunft. Bd. 2. Frankfurt/M. 1983.
Sofsky, Wolfgang: Die Ordnung des Terrors: Das Konzentrationslager. Frankfurt/M. 1993.
Spinner, J. R.: Anatomie und Chirurgie in Henkerhänden. In: Die medizinische Welt 8 (1934), S. 32 ff.
Spittler, Johann Friedrich: Der Hirntod – Tod des Menschen. Grundlagen und medizinethische Gesichtspunkte. In: Ethik in der Medizin 7 (1995), S. 128–145.
Spree, Reinhard: Quantitative Aspekte der Entwicklung des Krankenhauswesens im 19. und 20. Jahrhundert: »Ein Bild innerer und äußerer Verhältnisse«. In: Labisch/ders. (Hg.) 1996, S. 51–88.
Ders.: Die Finanzierung von Krankenhäusern in Deutschland während des 19. Jahrhunderts. In: Struktur und Dimension: Festschrift für Karl Heinrich Kaufhold zum 65. Geburtstag. Hrsg. von Hans Jürgen Gerhard. Bd. 2: Neunzehntes und Zwanzigstes Jahrhundert. Stuttgart 1997, S. 413–446 (= Vierteljahresschrift für Sozial- und Wirtschaftsgeschichte, Beihefte, Nr. 133).
Staden, Heinrich von: Anatomy as Rhetoric: Galen on Dissection and Persuasion. In: Journal of the History of Medicine and Allied Sciences 50 (1995), S.47–66.
Stammler, Wolfgang: Die Totentänze des Mittelalters. München 1922.
Stapenhorst, Kurd: Unliebsame Betrachtungen zur Transplantationsmedizin. Göttingen 1999 (Transparent, Bd. 55).
Stefenelli, Norbert (Hg.): Körper ohne Leben. Begegnung und Umgang mit Toten. Wien – Köln – Weimar 1998.

Steinmann, Reinhard: Die Debatte über medizinische Versuche in der Weimarer Republik. Diss. med. Tübingen 1975.

Stellungnahme »Arbeitskreis der Ärzte am Dr. Max Otto Bruker Haus/ GGB in Lahnstein, abgedr. in: Jung, M. (Hg.): Sterben auf Bestellung, Lahnstein 1997, S. 157 ff.

Sticker, Georg: Abhandlungen aus der Seuchengeschichte und Seuchenlehre. Bd. 1,1: Die Pest. Die Geschichte der Pest. Gießen 1908. Bd.1,2: Die Pest. Die Pest als Seuche und als Plage. Gießen 1910.

Stiller, Herbert/Stiller, Margot/Weiss, Ilja: Tödliche Tests. Experimente mit Tieren und Menschen, München 1979.

Stoecker, Ralf: Der Hirntod. Ein medizinethisches Problem und seine moralphilosophische Transformation. Freiburg i. Br. – München 1999.

Stoßt auf die Tür zur Wunderkammer der Humboldt-Universität. Ausgrabungen im achten Hügel: Ein Gespräch mit Horst Bredekamp und Jochen Brüning. In: Frankfurter Allgemeine Zeitung, Nr. 71 vom 24. März 2000, S. BS 3.

Striebel, Hans Walter/Link, Jürgen (Hg.): Ich pflege Tote. Die andere Seite der Transplantationsmedizin. Basel 1991.

Stukenbrock, Karin: »Der zerstückte Cörper«. Zur Sozialgeschichte der anatomischen Sektionen in der frühen Neuzeit (1650–1800). Stuttgart 2001.

Stürzbecher, Manfred: Beitrag zur Geschichte der Berliner Anatomie. In: Berliner Medizin 9 (1958), S. 236–239.

Ders.: Zur Geschichte des anatomischen Theaters in Berlin im 18. Jahrhundert. In: Medizinische Mitteilungen der Schering AG Berlin/West 20 (1959), H. 3, S. 2–6.

Ders.: Aus der Geschichte des Collegium medico-chirurgicum in Berlin. In: Medizinische Mitteilungen 21 (1960 a), S. 110–114.

Ders.: Die Geschichte der Medizin in Berlin. In: Neue Zeitschrift für ärztliche Fortbildung 49 (1960), S,460–466, 540–546.

Sudhoff, Karl: Pestschriften aus den ersten 150 Jahren nach der Epidemie des »schwarzen Todes« 1348. XVIII. Pestschriften aus Frankreich, Spanien und England. In: Archiv für Geschichte der Medizin 17 (1965), S. 12–139; XIX. Nachträge und Verbesserungen. XX. Listen und Übersichten. In: Archiv für Geschichte der Medizin 17 (1965), S. 261–291.

Surman, Owen S.: Psychiatric Aspects of Organ Transplantation. In: American Journal of Psychiatry 146 (1989), H. 8, S. 972–982.

Sutter, Alex: Göttliche Maschinen. Die Automaten für Lebendiges bei Descartes, Leibniz, La Mettrie und Kant. Frankfurt/M. 1988.

Sylvia, Claire: Herzensfremd. Wie ein Spenderherz mein Selbst veränderte. Hamburg 1998 (Original: A Change of Heart, Boston u. a. 1997).

Tanz der Toten – Todestanz: Der monumentale Totentanz im deutschsprachigen Raum. Eine Ausstellung des Museums für Sepulkralkultur Kassel. Hg. vom Zentralinstitut und Museum für Sepulkralkultur. Dettelbach 1998.

Tasche, Wilhelm: Die Anatomischen Theater und Institute der deutschsprachigen Unterrichtsstätten (1500–1914). Diss. med. Köln 1989.

Tashiro, Elke: Die Waage der Venus. Venerologische Versuche am Menschen zwischen Fortschritt und Moral. Husum 1991.

Thibaut, Matthias: Ein Brustkorb im Rampenlicht. Schicht für Schicht zeigt Gunther von Hagens das menschliche Innenleben. Die Zuschauer kommen auf ihre Kosten. In: Der Tagesspiegel, Nr. 17 952 vom 22. November 2002, S. 32.

Thielbeer, Siegfried: Chinesischer Handel mit Leichenteilen? Peking reagiert auf amerikanische Berichte. In: Frankfurter Allgemeine Zeitung, Nr. 51 vom 2. März 1998, S. 5.

Thorndike, Lynn: A History of Magic and Experimental Science. Bd. 8: The Seventeenth Century. New York 1958.

Tillich, Paul: Der Mut zum Sein. Berlin – New York 1991 (Original: Yale 1952).

Titow, J.: Evidence of Weather in the Account Rolls of the Bishopric of Winchester, 1209–1350. In: The Economic History Review. Second Series 12 (1960), H. 3, S. 360–407.

Todorov, Tzvetan: Die Eroberung Amerikas. Das Problem des Anderen. Aus dem Französischen von Wilfried Böhringer. Frankfurt/M. 1985 (Original: Paris 1982).

Toellner, Richard: Die Umbewertung des Schmerzes im 17. Jahrhundert in ihren Voraussetzungen und Folgen. In: Medizinhistorisches Journal 6 (1971), S. 36–44.

Tönnies, Wilhelm/Frowein, Reinhold A.: Wie lange ist Wiederbelebung bei schweren Hirnverletzungen möglich? In: Monatsschrift für Unfallkunde, Versicherungs-, Versorgungs- und Verkehrsmedizin 66 (1963), S. 169–190.

Töply, Robert Ritter von: Geschichte der Anatomie. In: Neuburger, Max/Pagel, Julius (Hg.) Handbuch der Geschichte der Medizin. Bd. 2. Jena 1903, S. 155–326.

Uhlbach Rudolf: Messungen an Hand- und Fußskeletten von Hottentotten. In: Zeitschrift für Morphologie und Anthropologie 16 (1914), S. 449–464.

Uhlig, Paul: Die Pest im Spiegel Zwickauer Ratsprotokolle. In: Sudhoffs Archiv für die Geschichte der Medizin und Naturwissenschaften 36 (1943), H. 1 u. 2 , S. 106–115.

Uhsadel-Gülke, Christina: Knochen und Kessel. Meisenheim/a. G. 1972.

Ulbricht, Otto: Die Sektion des menschlichen Körpers als Feier: Anatomie und Geselligkeit im Barockzeitalter. In: Adam, Wolfgang (Hg.): Geselligkeit und Gesellschaft im Barockzeitalter. Teil 1. Wiesbaden 1997, S. 365–378 (= Wolfenbütteler Arbeiten zur Barockforschung. In Zusammenarbeit mit dem Wolfenbütteler Arbeitskreis für Barockforschung, hrsg. von der Herzog August Bibliothek, Bd. 28).

Utterström, Gustaf: Climatic Fluctuations and Population Problems in Early Modern History. In: Scandinavian Economic History Review 3, (1955), S. 3–37.

Vasold, Manfred: Pest, Not und schwere Plagen. Seuchen und Epidemien vom Mittelalter bis heute. München 1991.

Vetter, Theodore: Die Straßburger Anatomie und Museologie im 18. Jahrhundert und die Einflüsse der Stadtverwaltung. In: Medizinhistorisches Journal 11 (1976), H. 3/4, S. 299–318.

Ville, Georges: La Gladiature en Occident des Origines à la Mort de Domitien. Paris – Rom 1981.

Vollmer, Hans: Beitrag zur Ergosterinbehandlung der Rachitis. Vortrag geh. auf der 38. Versammlung der Deutschen Gesellschaft für Kinderheilkunde in Budapest. In: Deutsche Medizinische Wochenschrift 53,2 (1927), S. 1634 f.

Ders.: Experimentelle und klinische Untersuchungen mit bestrahltem Ergosterin. In: Zeitschrift für Kinderheilkunde 45 (1928), H. 3, S. 265–288.

Vorpahl, Annette: Der Tank für den Elefanten steht bereit. Ein Heidelberger Anatom präpariert Leichen. In: Frankfurter Rundschau, Nr. 248 vom 25. Oktober 1997, S. 8.

Vorwahl, Heinrich: Deutsche Volksmedizin in Vergangenheit und Gegenwart. In: Grabner (Hg.) 1967, S. 223–277.

Voß, Hermann: Der Gipfel anatomischer Leidenschaft. In memoriam Philipp Friedrich Theodor Meckel 1755–1803. In: Anatomischer Anzeiger. Zentralblatt für die gesamte wissenschaftliche Anatomie 99 (1952/53), S. 328–332.

Vovelle, Michel: Abendländische Visionen vom Leben nach dem Tode. In: Barloewen, Constantin von (Hg.): Der Tod in den Weltkulturen und Weltreligionen. München 1996, S. 388–405.

Vries de, Jan: Measuring the Impact of Climate on History: The Search for Appropriate Methodologies. In: Journal of Interdisciplinary History 10 (1980), H. 4, S. 599–630.

Walbaum, Jost: Fleckfieber und Volkszugehörigkeit in Polen. In: Münchener Medizinische Wochenschrift 87 (1940), S. 567 f.

Ders.: Kampf den Seuchen! Deutscher Ärzte-Einsatz im Osten. Die Aufbauarbeit im Gesundheitswesen des Generalgouvernements. Krakau 1941.

Waldeyer, Wilhelm: Zur Geschichte des anatomischen Unterrichts in Berlin. Rede zur Gedächtnisfeier des Stifters der Berliner Universität König Friedrich Wilhelm III. in der Aula derselben am 3. August 1899. Berlin 1899.

Ders.: Die Mazerations-Einrichtung an der Anatomischen Anstalt zu Berlin. In: Anatomischer Anzeiger 31 (1907), S. 246–251.

Wallerstein, Immanuel: Das moderne Weltsystem II – Der Merkantilismus. Europa zwischen 1600 und 1750, Wien 1998 (Original: 1980).

Warwick, Peter: Black People and the South African War 1899–1902. Cambridge u. a. 1983.

Weber, Max: Wirtschaft und Gesellschaft. Grundriß der verstehenden Soziologie. Tübingen 1976 (Original: 1921).

Wegner, Richard N.: Zur Geschichte der anatomischen Forschung an der Universität Rostock. In: Anatomische Hefte 55 (1917), H 1, S. 15–167.

Weikinn, Curt: Quellentexte zur Witterungsgeschichte Europas von der Zeitwende bis zum Jahre 1850. Quellensammlung zur Hydrographie und Meteorologie. Bd. 1. Berlin 1958.

Weindling. Paul: Epidemics and genocide in eastern Europe, 1890–1945. New York 2000.

Weizsäcker, Victor von: »Euthanasie« und Menschenversuche. In: Psyche 1 (1947) H. 1 , S. 68–102.

Wellendorf, Elisabeth: Seelische Aspekte der Organverpflanzung. In: Herrmann (Hg.) 1996, S. 56–68.

Wenzel, Manfred: Johann Wolfgang von Goethe und Samuel Thomas Soemmering: Morphologie und Farbenlehre. In: Mann, Gunter/ Dumont, Franz (Hg.): Samuel Thomas Soemmering und die Gelehrten der Goethezeit. Soemmering. Bibliographie. Bearbeitet von Gabriele Wenzel-Naß. Stuttgart 1985, S. 11–33.

Ders.: Die Emanzipation des Schülers: Goethe und sein Anatomie-Lehrer Justus Christian Loder. In: Mann, Gunter/Dumont, Franz (Hg.): Gehirn – Nerven – Seele. Anatomie und Physiologie im Umfeld S. Th. Soemmerings. Stuttgart 1988, S. 239–257.

Werlhof, Claudia von: »Schöpfung aus Zerstörung?« – Die Gentechnik als moderne Alchemie und ihre ethisch-religiöse Rechtfertigung. In: Baier, W. R. (Hg.): Genetik. Einführung und Kontroverse. Graz 1997, S. 79–115.

Dies.: Patriarchat als »alchemistisches System«. Die (Z)erSetzung des Lebendigen. In: Wolf (Hg.) 2000, S. 13–31.

Wernitznig, Kornalia: Neues Leben, bitte warten. In: Forum Gesundheit, Oktober 1997.

Weß, Ludger: Tropenmedizin und Kolonialpolitik: Das Hamburger Institut für Schiffs- und Tropenkrankheiten 1918–1945. In: 1999. Zeitschrift für Sozialgeschichte des 20. und 21. Jahrhunderts 7 (1992), H. 4, S. 38–61.

Ders.: Menschenversuche und Seuchenpolitik – Zwei unbekannte Kapitel aus der Geschichte der deutschen Tropenmedizin. In: 1999. Zeitschrift für Sozialgeschichte des 20. und 21. Jahrhunderts 8 (1993), H. 2, S. 10–50.
Ders.: »Besser als Schimpansen«. In den USA schockieren Atomtests mit menschlichen Versuchskaninchen die Öffentlichkeit. In: Die Woche, Nr. 3 vom 13. Januar 1994 a, S. 22.
Ders.: Freiheit der Forschung oder Schutz der Patienten? In: Freitag, Nr. 11 vom 11. März 1994, S. 14.
Wetz, Franz Josef/Tag, Brigitte (Hg.): Schöne Neue Körperwelten. Der Streit um die Ausstellung. Stuttgart 2001.
Wichmann, Burkhard: Die rechtlichen Verhältnisse des menschlichen Körpers und der Teile, Sachen, die ihm entnommen, in ihn verbracht oder sonst mir ihm verbunden sind. Berlin 1995.
Wiebel-Fanderl, Oliva: Herztransplantation als erzählte Erfahrung. Der Mensch zwischen kulturellen Traditionen und medizinisch-technischem Fortschritt. Münster – Hamburg – London 2003.
Wiedersheim, R.: Neue Wachsmodelle aus dem Atelier des Herrn A. Ziegler in Freiburg im Br.. In: Anatomischer Anzeiger 2 (1887), S. 322 ff.
Wieland, Leo: Tod einer Großmutter in Bushs Texas. Betty Lou hingerichtet. In: Frankfurter Allgemeine Zeitung, Nr. 48 vom 26. Februar 2000, S. 9.
Wiesemann, Claudia: Notwendigkeit und Kontingenz. Zur Geschichte der ersten Hirntod-Definition der Deutschen Gesellschaft für Chirurgie von 1968. In: Schlich, Thomas/dies. (Hg.): Zur Kulturgeschichte der Todesfeststellung. Frankfurt/M. 2001, S. 209–235.
Wilbertz, Gisela: Standesehre und Handwerkskunst. Zur Berufsideologie des Scharfrichters. In: Archiv für Kulturgeschichte 58 (1976), S. 154–177.
Dies.: Scharfrichter und Abdecker im Hochstift Osnabrück. Untersuchungen zur Sozialgeschichte zweier »unerhrlicher« Berufe im nordwestdeutschen Raum vom 16. bis zum 19. Jahrhundert. Osnabrück 1979.
Wilderotter, Hans: »Alle dachten, das Ende der Welt sei gekommen«. Vierhundert Jahre Pest in Europa. In: ders. (Hg.): Das große Sterben. Seuchen machen Geschichte. Dresden 1995, S. 12–53.
Wille, F. C.: Über Stand und Ausbildung der Hebammen im 17. und 18. Jahrhundert in Chur-Brandenburg. Berlin 1934 (=Abhandlungen zur Geschichte der Medizin und der Naturwissenschaften, H. 4).
Wille, Siegfried: Grundsätze des Nürnberger Ärzteprozesses. In: Neue Juristische Wochenschrift 2 (1949), H. 10, S. 377.
Winau, Rolf: Krankheitskonzept und Körperkonzept. In: Kamper, Dietmar/Wulf, Christoph (Hg.): Die Wiederkehr des Körpers. Frankfurt/M. 1982, S. 285–298.

Ders.: Vom kasuistischen Behandlungsversuch zum kontrollierten klinischen Versuch. In: Helmchen/Winau (Hg.) 1986, S. 83–107.
Winau, Rolf/Rosemeier, Hans Peter (Hg.): Tod und Sterben. Berlin – New York 1984.
Windisch, Elke: Makabre Fracht. In Russland sind Ärzte angeklagt, Leichen von Obdachlosen für die »Körperwelten«-Ausstellung geliefert zu haben. In: Der Tagesspiegel, Nr. 17 830 vom 22. Juli 2002, S. 28.
Winkle, Stefan: Geisseln der Menschheit. Kulturgeschichte der Seuchen. Düsseldorf – Zürich 1997 (2. verbess. Aufl.).
Winkler, Mary G.: The Anatomical Theatre. In: Literature and medicine 12 (1993), H. 1, S. 65–80.
Winter, Reinhold: Das Lehrfach der Anatomie an der ehemaligen Universität Frankfurt (Oder). Zum 700jährigen Gründungsjubiläum der Stadt Frankfurt (Oder) (1253–1953). In: Anatomischer Anzeiger 100 (1954), H. 18/20 S. 249–257.
Wirth, Ingo: Exekution. Das Buch vom Hinrichten. Berlin 1993.
Wittern, Renate: Die Anfänge der Anatomie im Abendland. In: Natur im Bild: Anatomie und Botanik in der Sammlung des Nürnberger Arztes Christoph Jacob Trew. Eine Ausstellung aus Anlaß seines 300. Geburtstages, 8. November–10. Dezember 1995. Erlangen 1995, S. 21–51.
Wolcott, Deane L.: Organ Transplantation Psychiatry. In: Psychosomatics 34 (1993), H. 2 S. 112 f.
Wolf, Maria: Der Geburtsschmerz. Von der Schmerzbefreiung zur Befreiung vom Frauenkörper. In: dies (Hg.) 1998, S. 105–133.
Dies. (Hg.): Optimierung und Zerstörung. Intertheoretische Analysen zum menschlich Lebendigen. Innsbruck 2000.
Wolf, Maria u. a. (Hg.): Körper/Schmerz. Intertheoretische Zugänge. Innsbruck 1998.
Wolff, Gerhard: Leichen-Besichtigung und -Untersuchung bis zur Carolina als Vorstufe gerichtlicher Sektion. In: Janus 42 (1938), S. 225–286.
Wolff-Heidegger, Gerhard/Cetto, Anna Maria: Die anatomische Sektion in bildlicher Darstellung. Basel – New York 1967.
Wollheim, Hermann: Versuch einer medicinischen Topographie und Statistik von Berlin. Berlin 1844.
Wolner, E.: Die Chirurgie als Handwerk, Kunst und Wissenschaft. In: Wiener klinische Wochenschrift 94 (1982), H. 6, S. 140–145.
Wolrab, Rudolf: Flecktyphusbekämpfung im Generalgouvernement. In: Münchener Medizinische Wochenschrift 89 (1942), S. 483–488.
Wulf, Christoph (Hg.): Vom Menschen. Handbuch Historische Anthropologie. Weinheim – Basel 1997.
Wulf, Stefan: Das Hamburger Tropeninstitut 1919 bis 1945. Auswärtige Kulturpolitik und Kolonialrevisionismus nach Versailles. Berlin – Hamburg 1994.

Zeller, Joachim: »Wie Vieh wurden hunderte zu Tode getrieben und wie Vieh begraben.« Fotodokumente aus dem deutschen Konzentrationslager in Swakopmund/Namibia 1904–1908. In: Zeitschrift für Geschichtswissenschaft 49 (2001), H. 3, S. 226–243.

Ders.: »Ombepera i koza – Die Kälte tötet mich«. Zur Geschichte des Konzentrationslagers in Swakopmund (1904–1908). In: Zimmerer/Zeller (Hg.) 2003, S. 64–79.

Zieger, Andreas: Personsein, Körperidentität und Beziehungsethik. Erfahrungen zum Dialogaufbau mit Menschen im Koma und Wachkoma aus beziehungsmedizinischer Sicht, in: Strasser, P./Starz, E. (Hg.): Personsein aus bioethischer Sicht. Stuttgart 1997, S. 154–171.

Ziegler, Jean: Die Herren des Todes. In: Barloewen (Hg.) 1996, S. 433–496.

Zielinski, H.: Klimatische Aspekte bevölkerungsgeschichtlicher Entwicklung. In: Imhof, A. E. (Hg.): Historische Demographie als Sozialgeschichte. Bd. 2. Darmstadt – Marburg 1975, S. 919–1015.

Zimmerer, Jürgen: Deutsche Herrschaft über Afrikaner. Staatlicher Machtanspruch und Wirklichkeit im kolonialen Namibia. Hamburg 2002.

Ders.: Krieg, KZ und Völkermord in Südwestafrika. In: Ders./Zeller (Hg.) 2003, S. 45–63.

Ders./Zeller, Joachim (Hg.): Völkermord in Deutsch-Südwestafrika. Der Kolonialkrieg (1904–1908) in Namibia und seine Folgen. Berlin 2003.

Zinn, Karl Georg: Kanonen und Pest. Über die Ursprünge der Neuzeit im 14. und 15. Jahrhundert. Opladen 1989.

Lexika und Nachschlagewerke

Biedermann, Hans: Knaurs Lexikon der Symbole. München 2000 (1. Aufl. 1989).

Biographisches Lexikon der hervorragenden Ärzte der letzten fünfzig Jahre. Hg. u. bearb. von I. Fischer. 2 Bde. Berlin – Wien 1933.

Eckart, Wolfgang U./Gradmann, Christoph: Ärzte-Lexikon. Von der Antike bis zum 20. Jahrhundert. München 1995.

Eckart, Wolfgang: Geschichte der Medizin. Berlin u. a. 1990.

Engelhardt, Dietrich von/Hartmann, Fritz (Hg.): Klassiker der Medizin. 2 Bde. München 1991

Enzyklopädie des Holocaust. 4 Bde. Hauptherausgeber Israel Gutmann. Hg. der deutschen Ausgabe: Eberhard Jäckel, Peter Longerich, Julius H. Schoeps. München – Zürich 1995 (Original: Tel Aviv 1990).

Etymologisches Wörterbuch des Deutschen. Erarbeitet unter der Leitung von Wolfgang Pfeifer. München 2000 (1. Aufl. 1989).

Fischer-Homberger, Esther: Geschichte der Medizin. Berlin u. a. 1977 (2. überarb. Aufl.).

Handwörterbuch des deutschen Aberglaubens. 10 Bde. Berlin – Leipzig 1927–1942.

Heinz-Mohr, Gerd: Lexikon der Symbole. München 1971.

Illustrierte Geschichte der Medizin. Deutsche Bearbeitung unter der fachlichen Beratung des Instituts für Theorie und Geschichte der Medizin an der Universität Münster. 6 Bde. Erlangen 1992 (Original: Unter Mitarbeit von Raymont Villey u. a. Paris 1978).

Kluge, Friedrich: Etymologisches Wörterbuch der deutschen Sprache. Berlin – New York 1975 (1. Auflage 1883).

Lexikon der christlichen Ikonographie. Hg. von Engelbert Kirschbaum in Zusammenarbeit mit Günter Bandmann u. a. 8 Bde. Freiburg i.Br. 1968–1976.

Olpp, Gottlieb: Hervorragende Tropenärzte in Wort und Bild. München 1932.

Schott, Heinz (Hg.): Die Chronik der Medizin. Augsburg 1997.

Urech, Edouard: Lexikon christlicher Symbole. Konstanz 1992.

Wörterbuch des Christentums. Hg. von Volker Drehsen u. a. Gütersloh 1988

Bildnachweis

Bildarchiv Preußischer Kulturbesitz, Berlin 36, 63, 71, 75, 89, 179, 209, 249, 251

Janus, Archives Internationales Pour l'Histoire De La Médecine Et La Géographie Médicale, Leiden 1934 132

Archiv Ernst Klee 133

Peter Krietsch/Manfred Dietl, Pathologisch-Anatomisches Kabinett, Berlin/Wien 1996 134

Körperwelten. Einblicke in den menschlichen Körper, Mannheim 1997 135

Archiv der Berlin-Brandenburgischen Akademie der Wissenschaften, Berlin 180

Adolf Faller, Acta Anatomica, Bd. 2, 1947 181

G. Wolf-Heidegger/ Anna Maria Cetto, Die anatomische Sektion in bildlicher Darstellung, Basel 1967 191

Andreas Vesalius, De humani corporis fabrica libri septem, Basel 1543 213

Privatarchiv Eduard von Arning, Aachen 257

Gerhard Schwarz, Dissoziierter Hirntod, Berlin u. a. 285

Hans-Peter Schlake/Klaus Roosen, Der Hirntod als der Tod des Menschen, Neu-Isenburg o. J. 281

Edgar Zippel, Berlin 291

Ansonsten: Archiv der Autorin

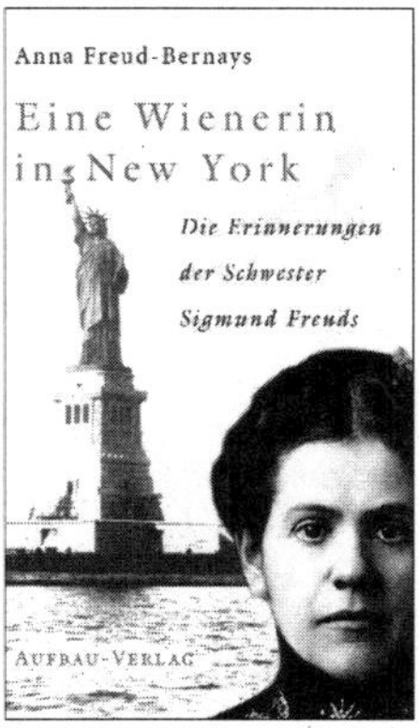

Anna Freud-Bernays
Eine Wienerin in New York
Die Erinnerungen der Schwester Sigmund Freuds
Hrsg. von Christfried Tögel
Mit 24 Abbildungen
272 Seiten. Gebunden
ISBN 3-351-02566-1

Ein Beitrag zum Freudschen Familienroman

Die zwei Jahre jüngere Schwester Sigmund Freuds erzählt von ihrer Kindheit und Jugend im Wien der k.u.k. Monarchie und dem Aufbruch in die Neue Welt, wo sie über sechzig Jahre lang lebte. Die Erinnerungen, plastisch und unprätentiös geschrieben, leben ganz vom Temperament der Verfasserin, einer vielseitig interessierten, selbstbewußten Wienerin, die im alten Österreich aufwuchs, als Vierunddreißigjährige mit Mann und Kindern nach New York auswanderte, sich dort einlebte, fortan zwischen Amerika und Europa hin und her reiste und die Sehnsucht nach Wien nie verlor. Was ihre Memoiren so lesenswert und sympathisch macht, ist das Selbstvertrauen, mit dem sie 65 Jahre ihres Lebens in prägnanten Szenen Revue passieren läßt.
Ein bisher fast unbekanntes Dokument im Umkreis der Familie Freud.

aufbau VERLAG

Weitere Informationen erhalten Sie unter www.aufbau-verlag.de oder in Ihrer Buchhandlung